新文京開發出版股份有限公司
NEW WCDP 新世紀．新視野．新文京 — 精選教科書．考試用書．專業參考書

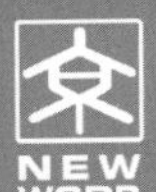

New Wun Ching Developmental Publishing Co., Ltd.

NEW WCDP New Age · New Choice · The Best Selected Educational Publications — NEW WCDP

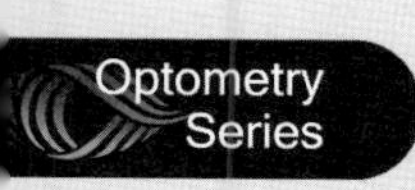

視覺光學
VISUAL OPTICS

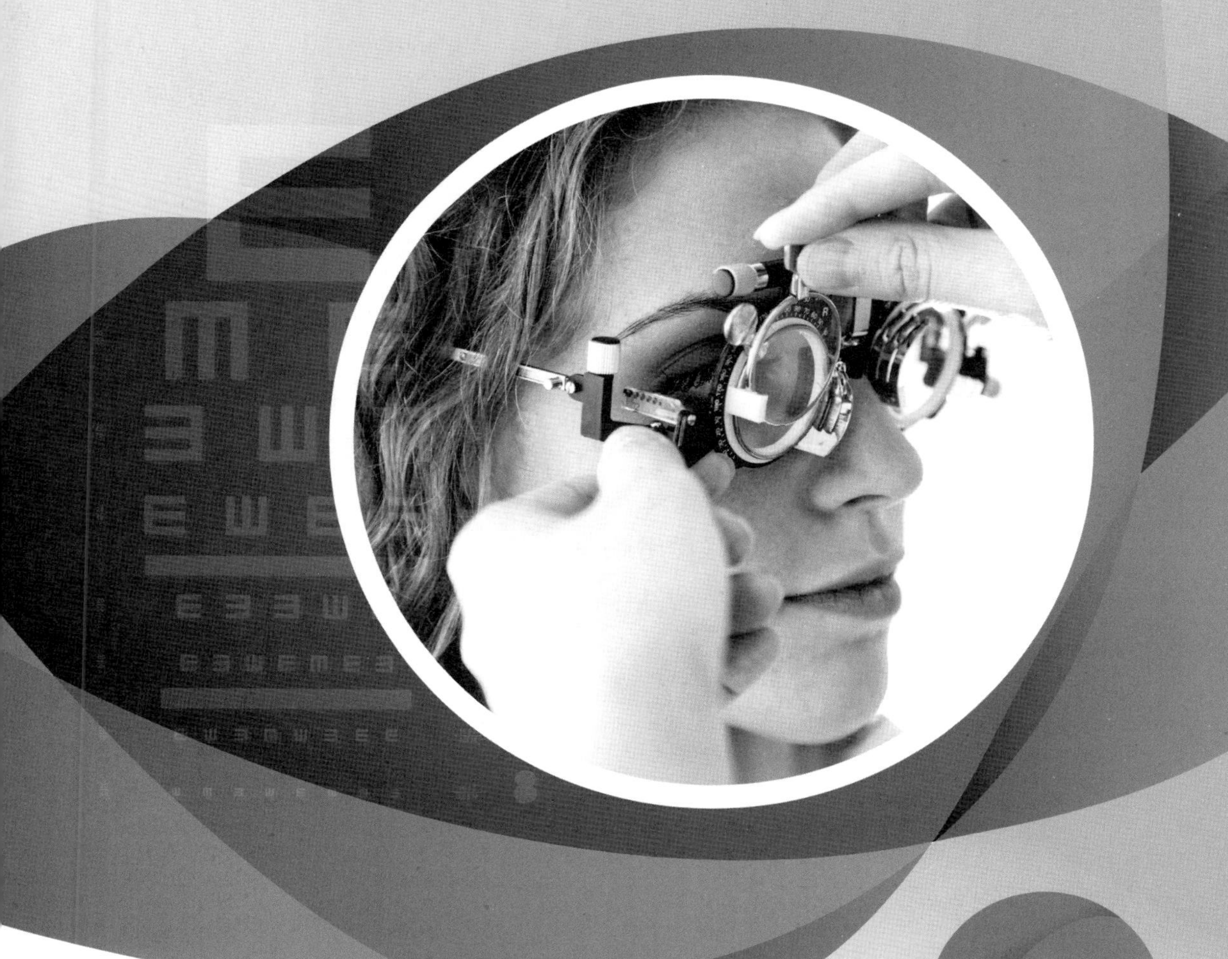

第2版

2nd Edition

林煒富　李建泓　編著

國家圖書館出版品預行編目資料

視覺光學 / 林煒富, 李建泓編著. -- 二版. -- 新北市 :
新文京開發, 2020.05
面 ;　公分

ISBN　978-986-430-619-0（平裝）

1.驗光　2.視力

416.767　　109005472

視覺光學（第二版）　（書號：**B435e2**）

編 著 者　林煒富　李建泓
出 版 者　新文京開發出版股份有限公司
地 址　新北市中和區中山路二段 362 號 9 樓
電 話　(02) 2244-8188（代表號）
F A X　(02) 2244-8189
郵 撥　1958730-2
初 版　西元 2018 年 08 月 10 日
二 版　西元 2020 年 06 月 01 日

建議售價：595 元
法律顧問：蕭雄淋律師
ISBN　978-986-430-619-0

二版序
PREFACE

視覺健康照護是一個結合醫學、光學、材料學等專業的領域。隨著驗光人員考試的實施，使得視覺光學在教學內容上有了更確定的方向與指導。在視覺科學、眼科檢查儀器以及相關輔具上，光學提供非常重要的基本觀念與知識。在重視臨床技術應用的情形下，若能強化光學的基本知能，將更有助於專業人員的專業成長。

本書內容的撰寫循序漸進，第一章到第三章講述光學的基本概念。第四章到第十章介紹球面鏡片、球柱鏡片和稜鏡的光學特性。第十一章到第十四章則是將前述的光學知識運用到眼睛生理上，例如眼睛的光學模型、屈光狀態及其矯正、矯正後的眼鏡放大率，還有調節與景深的關係。第十五章到十九章則介紹其他特定情況的相關應用。

新版內容增加許多選擇題的練習題目，希望讀者能對學習內容有更多的掌握，也希望有助於驗光人員的證照考試。本書之完成仍然要感謝各界先進的鼓勵與諸多建議，雖然經過多次的校對與審閱，恐仍有遺漏、疏失與誤植之處，在此懇請各界先進仍持續給予糾正與指教，無限感荷。

編著者　謹識

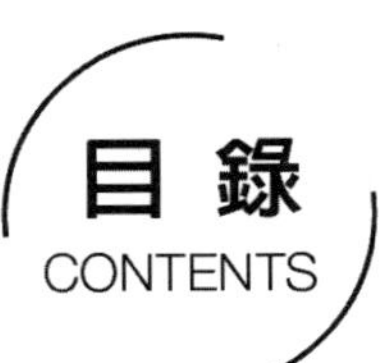

CH 01 光的基本性質

CH 02 聚散度

CH 03 單球面折射

CH 04 薄球面鏡片

CH 05 反射面鏡

CH 06 高斯系統

CH 07 球柱鏡片

CH 08 稜鏡與鏡片的稜鏡效應

CH 09 鏡片度數測量與有效度數

CH 10 像　差

CH 11 眼屈光組成與參數測量

CH 17 屈光參差

CH 18 其他特殊鏡片

CH 19 低視力輔具的光學

CH 01

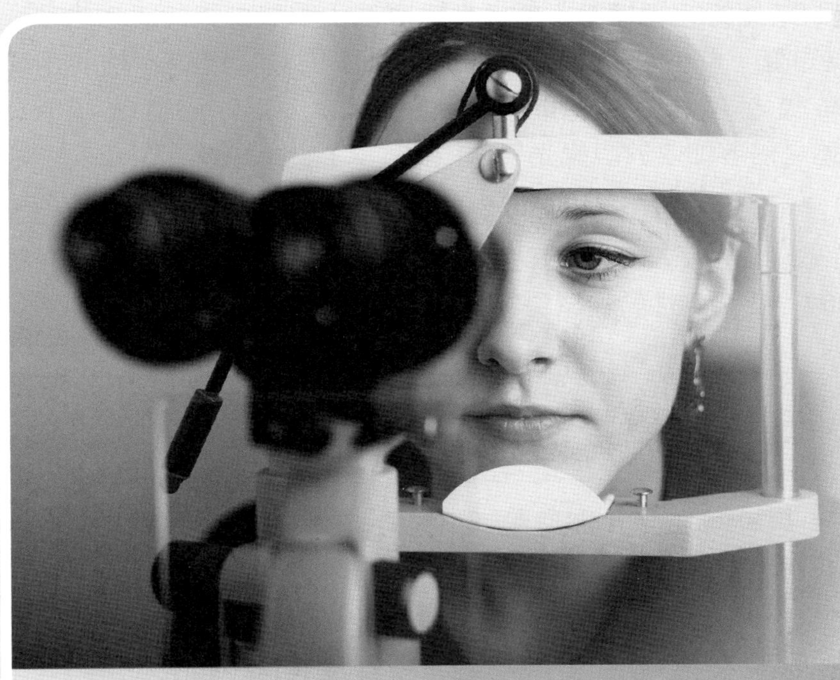

光的基本性質

Visual Optics

第一節　波粒二象性
第二節　可見光與電磁輻射
第三節　光速與折射率
第四節　光的傳播原理
第五節　全反射
第六節　散射
第七節　吸收
第八節　色散
第九節　繞射
第十節　干涉
第十一節　偏振

視覺功能正常的人對於一張開眼睛就能看見萬物總覺得非常理所當然。然而，從光束經過眼睛屈折在視網膜上的成像，再經由視覺神經的訊息處理，最後在大腦形成視知覺，整個歷程牽涉的層面非常廣，包括視覺系統的生理學(physiology)和知覺心理學(perceptual psychology)，還有視覺光學(visual optics)。本書講述之內容即屬於視覺光學領域。

就驗光師而言，除了眼睛解剖生理的專業知識以外，無論視覺功能檢查或光學缺陷矯正，都仰賴光學基礎，所以有必要對光的一切性質作徹底的理解。本章首先針對光的一些基本性質作概略性的介紹。

第一節　波粒二象性

Visual Optics

長期以來，科學家對於光具有波動性質還是粒子性質一直爭論著。牛頓(Newton)是支持粒子的代表；而惠更斯(Huygens)是支持波動的代表。19 世紀初，干涉(interference)和繞射(diffraction)實驗證明光具有波動性。又，透過偏振性(polarization)確認光是橫波而不是縱波。麥斯威爾(Maxwell)的電磁理論(electromagnetic theory)預測電磁波(electromagnetic wave)的存在，並且認為光是電磁輻射的一種。赫茲(Hertz)也證實無線電波(radio wave)的存在，這是一種波長較長的電磁波，同時也具有反射、折射、干涉、繞射等性質。紅外線(infrared ray)、紫外線(ultraviolet ray)和 X 射線(X-ray)等都陸續被證實為電磁波，因此確立了光的電磁理論；可以說光的波動理論取得了絕對的優勢。19 世紀末、20 世紀初開始出現一些經典物理無法解釋的現象，尤其是有關光的發射和吸收現象。首先是黑體輻射(blackbody radiation)。普朗克(Planck)提出「量子(quantum)」假說，認為能量必須是某單位能量的整數倍，成功地解釋了黑體輻射，也說明物體發光的過程是一個量子程序。再來是光電效應(photoelectric effect)。金屬表面在吸收頻率大於某定值的強光後釋放出電子。愛因斯坦(Einstein)提出「光子(photon)」的概念解釋了光電效應，這說明物質吸收光的過程也是一個量子程序。光子概念也定量解釋康卜吞的散射實驗(Compton's scattering experiment)。這些現象說明光具有粒子性質。

20 世紀量子力學的出現，最後認定光同時具有波動性和粒子性。這種雙重特性稱為光的波粒二象性(wave-particle duality)。一般而言，光在傳播的過程中，其波動性比較顯著。比如光的繞射現象、干涉現象、偏振現象等。當牽涉到與物質作用有關時，例如黑體輻射、光電效應、吸收或散射等，則光的粒子性會較鮮明。稍後會說明光的頻率與波長之關係。當光的頻率較高、波長較短時會比較顯現出粒子性質；當光的頻率較低、波長較長時反而波動性質比較明顯。

第二節　可見光與電磁輻射

Visual Optics

在光學上，會發出光束的物體，無論是自行發光，或是反射光束，都稱為光源。物體發光大概可以分為四種方式：熱輻射(thermal radiation)、放電(electric discharge)、螢光(fluorescence)和雷射(LASER)等。熱輻射是物質因為分子熱運動而釋放連續波長組合的電磁輻射，例如蠟燭火焰、高溫煤炭以及燈泡中的燈絲等。放電是由於氣體離子化後，再捕捉電子形成穩定狀態的能量釋放；像水銀弧燈(mercury arc lamp)、鈉蒸氣燈(sodium vapor lamp)以及霓虹燈等。螢光是透過螢光劑(fluorescent agent)或磷光劑(phosphor)吸收紫外光，再轉換成可見光的釋放。雷射光的釋放則比較不同，一般光源是不同原子各自獨立釋放的，所以發出的光不具相干性(coherence)，但雷射則是原子被以一種協調相干方式誘發而釋放的光線；因此，雷射是一種相干性高、能量強並且集中的單色光(monochromatic light)。

人類視覺系統可以感知的電磁輻射稱為可見光(visible light)，其在真空中的波長範圍由 380nm 至 780nm，只占電磁輻射的一小部分。整個電磁光譜(electromagnetic spectrum)，如圖 1-1 所示，從短波長到長波長，包括 X-射線、紫外線(UV)、可見光、紅外線(IR)、微波(microwave)、無線電波等。

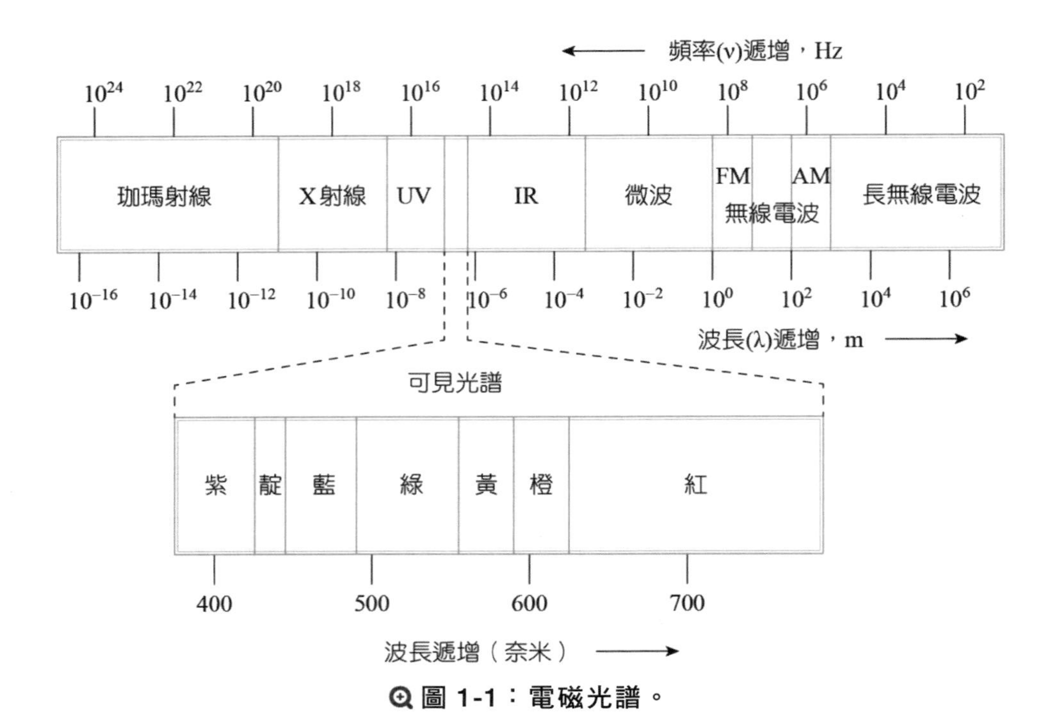

圖 1-1：電磁光譜。

根據波動理論，光的速率(v)與其波長(λ)和頻率(f)具有下列關係：

(1-1) $v = f \cdot \lambda$ 。

當光的頻率越高時，對應的波長就越短。反之，光的頻率越低時，對應的波長就越長。因此，我們知道紫外線的頻率高於可見光的頻率並且可見光的頻率又高於紅外線的頻率，所以紫外線的波長短於可見光的波長並且可見光的波長又短於紅外線的波長。

範例 1-1

人類視覺系統對波長 555nm 的可見光具有最高的敏感度，請問這個波長所對應的頻率為多少？真空中光速為 $3\times10^8\,m/s$ 。

解答

利用公式 $v = f \cdot \lambda$ 得

$$3\times10^8\ m/s = f\times(555\times10^{-9}\,m)$$ 。

解方程式得

$$f=\frac{3\times10^{8}\ m/s}{555\times10^{-9}\ m}=5.41\times10^{14}\ Hz\text{ 。}$$

上式中，單位 Hz（赫）相當於 1/s（秒分之一）。

另外，根據量子理論，每個光子所攜帶的能量為

$$(1\text{-}2)\qquad E=hf=\frac{hc}{\lambda}\text{ ，}$$

上式中 f 為光波頻率、λ 為光波波長、c 是真空中的光速，而 h 是普朗克常數 (Planck constant)，數值為 $h=6.63\times10^{-34}$ Js 。從公式知道，光波的波長越長、頻率越低，則每個光子的能量就越低；若光波的波長越短、頻率越高，則每個光子能量就越高。能量越高的光波對眼睛會有較立即性的破壞，因此要特別重視對紫外線的防護。至於能量越低的光波雖然對眼睛比較沒有立即性的風險，但是也要注意長時間曝露下所造成的影響。

範例 1-2

視網膜中的桿狀細胞(rod)包含感光色素視紫質(rhodopsin)。當視紫質吸收一個光子時就會褪色，其復原的半生期約 5 分鐘。假設被吸收的光子波長為 507nm，則一個 507nm 的光子相當於多少能量？

解答

由公式 $E=hf=\frac{hc}{\lambda}$ 知

$$E=\frac{(6.63\times10^{-34}\ J\cdot s)\times(3\times10^{8}\ m/s)}{507\times10^{-9}\ m}=3.92\times10^{-19}\ J\text{ 。}$$

當視紫質吸收一個 507nm 的光子時，相當於吸收 3.92×10^{-19} 焦耳(J)的能量。

第三節 光速與折射率

經測量，無論哪一種波長的光波，其在真空中的光速都一樣為 $c=3\times10^8 m/s$（準確值為 $c=299792458 m/s$）。當光進入到其他透明的介質時，光波的速率會下降。我們將光波在真空中的光速(c)與在介質中的光速(v)的比值稱為該透明介質的折射率（n, index of refraction 或 refractive index），即

(1-3) $$n=\frac{c}{v}$$ 。

折射率小的介質，稱為光疏介質(less dense medium)，由公式知光速較快；折射率大的介質稱為光密介質(dense medium)，光速較慢。表 1-1 為一些透明材質的折射率。

❑ **表 1-1：材質折射率。**

材質	折射率	材質	折射率
冕牌玻璃(crown)	1.523	CR-39	1.498
鋇冕玻璃(barium crown)	1.573	聚碳酸酯(PC)	1.586
火石玻璃(flint)	1.617	鈦晶(trivex)	1.532

範例 1-3

假設在某介質中的光速為 2.5×10^8 m/s，則此介質之折射率為多少？

解答

利用 $n=\frac{c}{v}$ 可得

$$n=\frac{3\times10^8 m/s}{2.5\times10^8 m/s}=1.2$$ 。

所以該介質之折射率為 1.2。

範例 1-4

當光進入 CR-39 之鏡片材質中，光速變為多少？

解答

因為 CR-39 之折射率為 1.498，利用 $n=\frac{c}{v}$ 可得

$$1.498=\frac{3\times10^{8}\ \text{m/s}}{v}，$$

$$v=\frac{3\times10^{8}\ \text{m/s}}{1.498}=2\times10^{8}\ \text{m/s}。$$

所以 CR-39 鏡片中的光速為 2×10^{8} m/s。

第四節　光的傳播原理

Visual Optics

一、直線傳播原理

在不考慮繞射的情況下，光在均勻介質中以直線方式進行傳播。例如影子的形成、雲層間的光芒、以及針孔成像等都是證明光線直線傳播的自然現象。

針孔成像與一般利用光學鏡片的成像有所不同。當孔徑小到所有物體所發出的光線中只有一條光線可以通過，這時螢幕上會形成與物體一對一對應的清晰影像（圖 1-2）。小孔徑是形成清晰影像的關鍵，稱為針孔效應(pinhole effect)。所以針孔成像是由於模糊光束被最小化所產生而不是透過光的會聚形成。因此，針孔成像時，螢幕的位置不會影響影像的清晰程度，而是改變影像的大小。

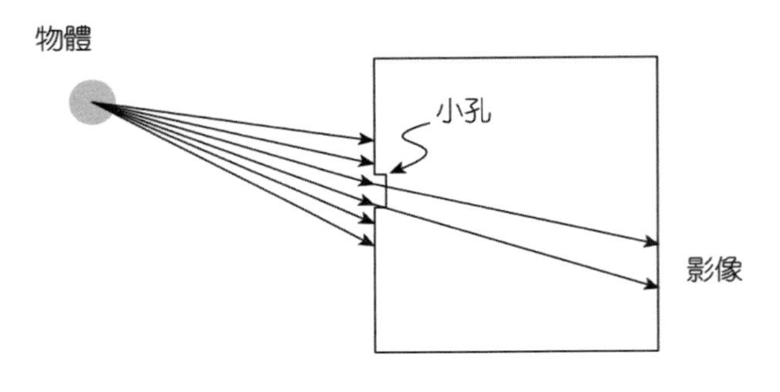

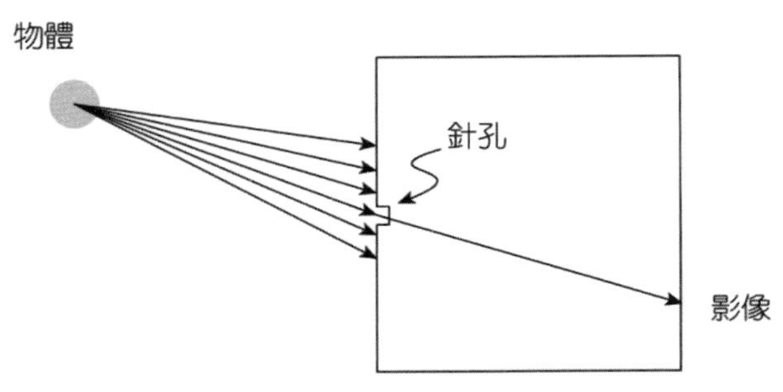

圖 1-2：針孔效應。

假設針孔前方距離 u 的地方有一個大小為 O 的物體，在針孔後方距離 v 的螢幕上形成大小為 I 的影像，則透過相似形的對應邊成比例知道

$$\frac{O}{u}=\frac{I}{v} \quad (1\text{-}4)$$

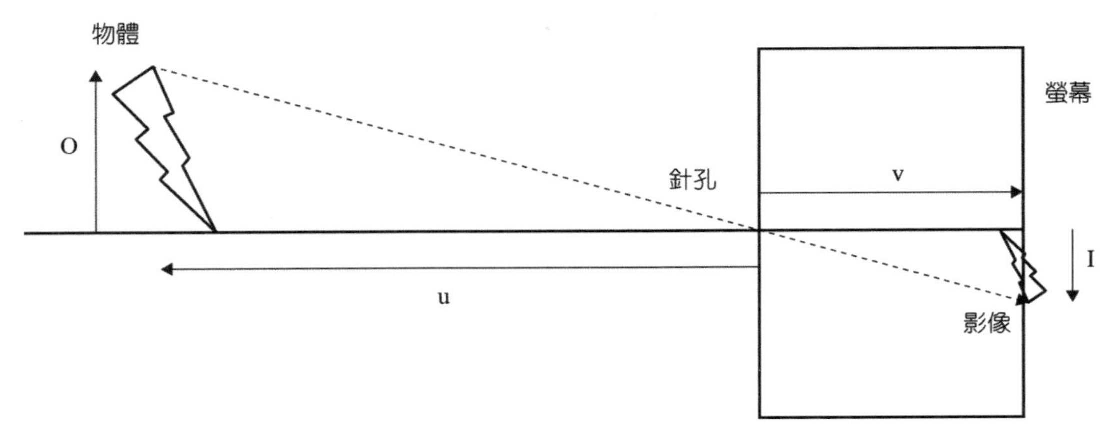

圖 1-3：針孔成像。

範例 1-5

假設一個小型針孔照相機，針孔位置與顯像螢幕之間的距離為 2cm（相當眼睛第二節點至視網膜之距離約 1.7cm）。若針孔前方 6m 之距離上有一高度為 8.73cm 的物體（相當於視力表上 0.1 字體的大小），此物在針孔照相機的顯像螢幕上形成多大的影像？

解答

首先將題目意思畫出如下的簡單圖形來思考。

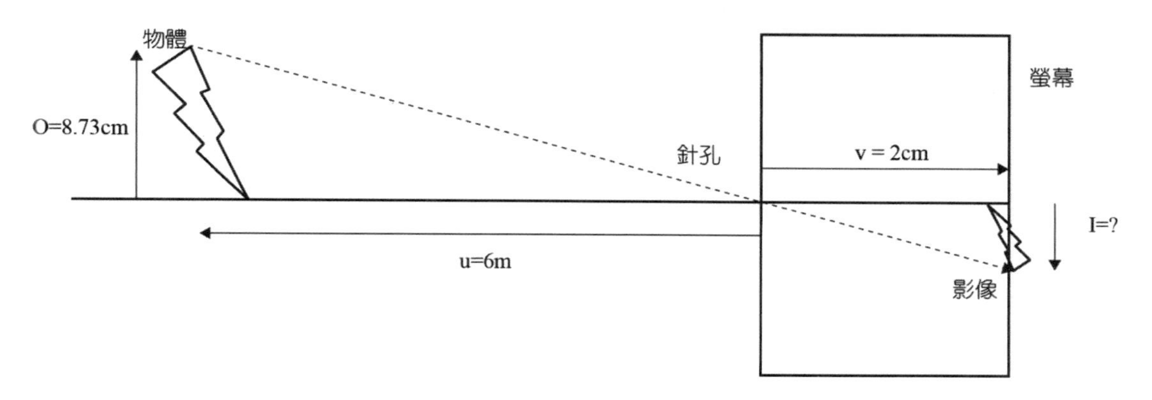

從相似形的對應邊成比例（或利用公式 $\frac{O}{u}=\frac{I}{v}$ ）知

$$\frac{8.73\text{cm}}{600\text{cm}}=\frac{I}{2\text{cm}}$$ （注意單位要一致），

$$I=\frac{8.73\text{cm}}{600\text{cm}}\times 2\text{cm}=0.029\text{cm}$$ 。

所以螢幕上的影像大小約為 0.029cm，即 0.29mm 或說 290μm（微米）。

由於針孔效應可以用來清除鏡片後方的模糊影像，所以針孔可以被用來分辨視力模糊是眼睛光學缺陷造成的結果，還是眼睛或神經的病理造成的結果。如果某人視力模糊並且可以利用針孔來消除這樣的模糊，這指出視力模糊是屬於光學缺陷的問題。但是若某人視力的模糊無法利用針孔消除的話，這就指出有可能是病理上的問題。

二、反射(reflection)與折射(refraction)

當光束傳播到兩個介質之間的界面時，一部分的光被反射回原來的介質中，而另一部分的光則是折射進入另一個介質中。

反射時，光束遵循反射定律(law of reflection)：

1. 入射線(incident ray)、反射線(reflective ray)和法線(normal)都在同一個平面（稱為反射平面）上，並且入射線與反射線在法線的兩側。

2. 反射角(angle of reflection)等於入射角(angle of incidence)。

如圖 1-4 所示，

(1-5) $\theta_r = \theta_i$ 。

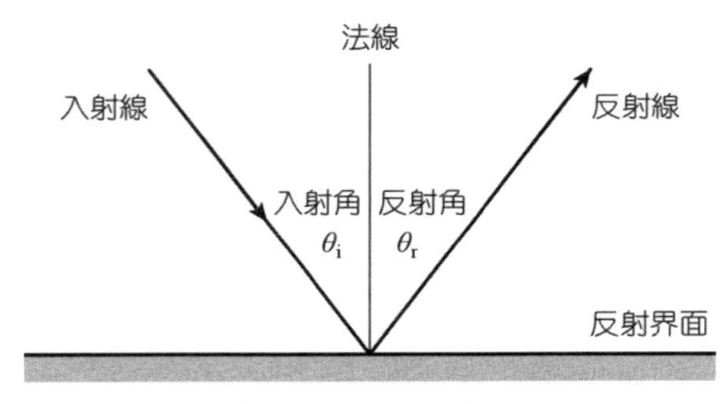

圖 1-4：反射。

折射時，光束遵守折射定律(law of refraction)：

1. 入射線、折射線(refracted ray)和法線都在同一個平面（稱為折射平面）上，並且入射線與折射線分別在法線的兩側並且在不同的介質中。

2. 入射角與折射角(angle of refraction)滿足司乃耳公式(Snell's law)，即

(1-6) $n_1 \sin\theta_1 = n_2 \sin\theta_2$ 。

如圖 1-5 所示。

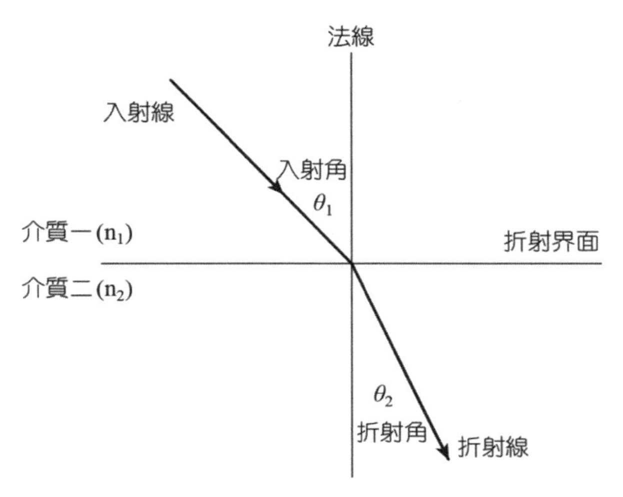

圖 1-5：折射。

當光線由光疏介質（折射率小）進入到光密介質（折射率大）時，頻率不變，但光速會變慢，波長變短，折射角變小，折射線偏向法線。反之，當光線由光密介質（折射率大）進入到光疏介質（折射率小）時，頻率不變，但光速會變快，波長變長，折射角變大，折射線偏離法線。

範例 1-6

有一平面界面分隔空氣與玻璃（折射率為 1.5）兩種介質。當光線以 30°的入射角從空氣中進入玻璃中時，則在玻璃中的折射角為多少？

解答

仿照圖 1-5 畫出光線折射圖如下。

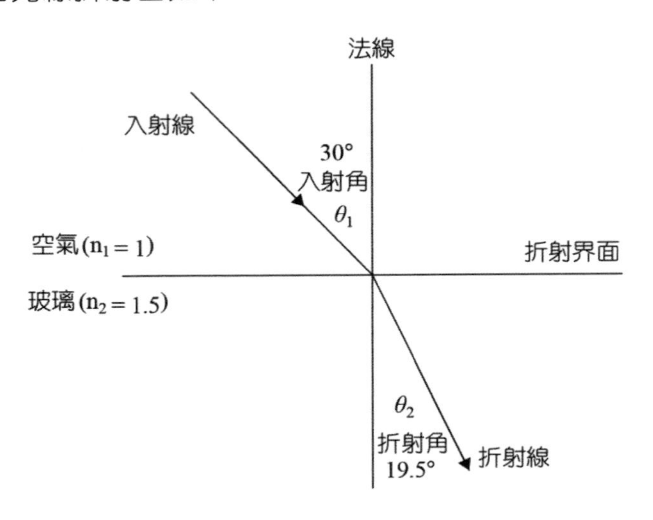

利用司乃耳公式 $n_1 \sin\theta_1 = n_2 \sin\theta_2$ 可寫出

$$1 \times \sin 30° = 1.5 \times \sin\theta_2 \text{ 。}$$

$$\sin\theta_2 = \frac{1 \times \sin 30°}{1.5} = 0.333 \text{ ，}$$

$$\theta_2 = \sin^{-1}(0.333) = 19.5° \text{ 。}$$

因此，進入玻璃中的折射角為 19.5°。從計算結果看到，當光線從空氣（光疏介質）進入玻璃（光密介質）中時，折射角小於入射角，也就是折射線會靠近法線。

範例 1-7

假設光線從水(1.33)中以 45°的角度入射進入某介質中，量得折射角為 30°，則此介質之折射率為多少？

解答

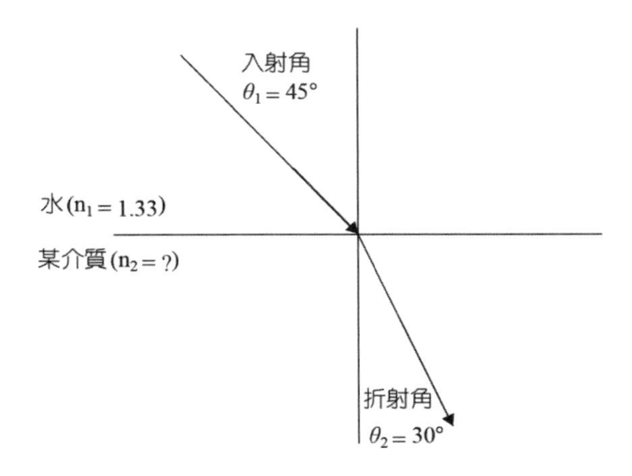

將資料代入 $n_1 \sin\theta_1 = n_2 \sin\theta_2$ 可得

$$1.33 \times \sin 45° = n_2 \times \sin 30°$$ ，

$$n_2 = \frac{1.33 \times \sin 45°}{\sin 30°} = 1.88$$ 。

因此，該介質折射率為 1.88。

三、可逆性原理

假設光線可以從某一點位置傳播到另一點位置時，若將光線從後來的位置以相反方向傳播，則會發現這束反向光線會沿著原來的路徑傳播回到開始的位置。這種光束的傳播性質稱為可逆性原理(principle of reversibility)。

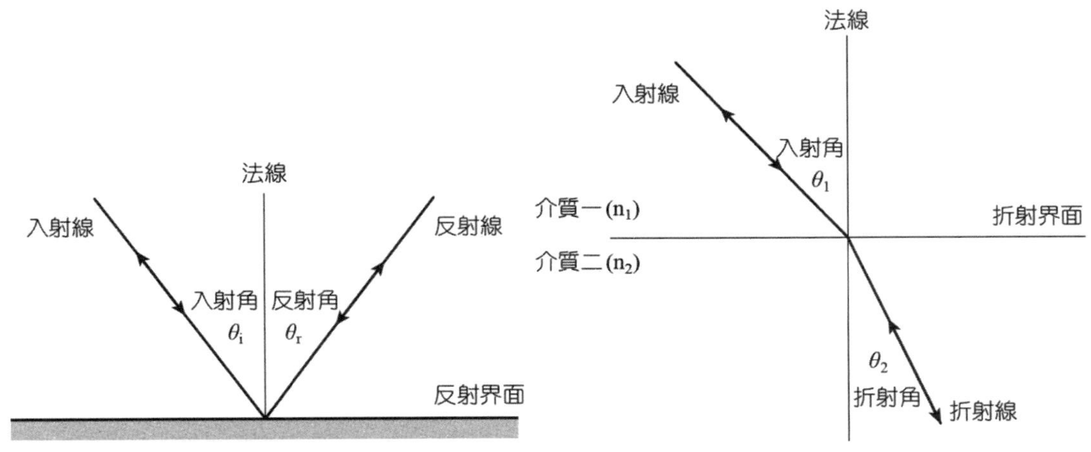

圖 1-6：可逆性原理指出當光線反向傳播時，會沿原路徑返回。

第五節　全反射

我們已經知道，當光線從光密介質進入到光疏介質時，折射角會變大，也就是折射線會偏離法線。因此，當入射角大到某一個角度時，折射角會變成90°，如圖 1-7。這時候的入射角稱為臨界角(critical angle)，符號記作 θ_{crit}。由司乃耳公式知，

$$n_1 \sin\theta_{crit} = n_2 \cdot \sin 90° = n_2 \tag{1-7}$$

所以

$$\theta_{crit} = \sin^{-1}\left(\frac{n_2}{n_1}\right) \tag{1-8}$$

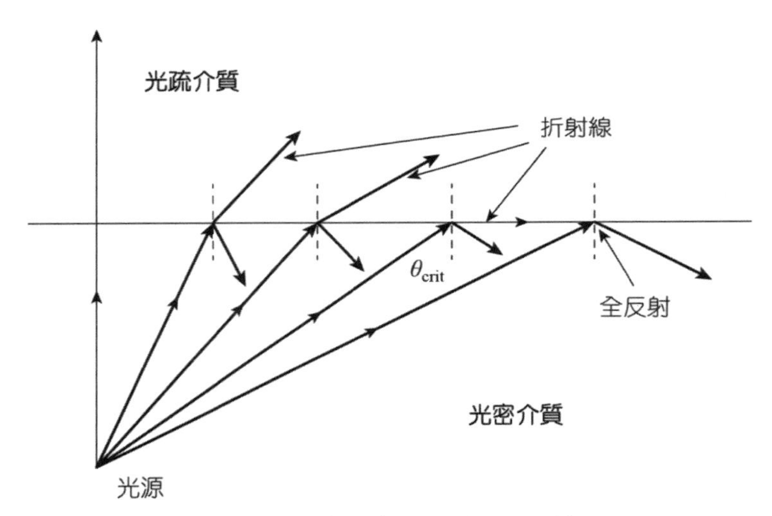

圖 1-7：臨界角(θ_{crit})與全反射。

當光密介質中入射光線的入射角大於臨界角時，入射光線會全部反射回原來的介質，無法折射到光疏介質中，這種現象稱為全反射(total internal reflection)。

範例 1-8

已知眼睛房水折射率約為 1.336，角膜折射率約為 1.376。若光線要從前房往外傳播進入空氣中，則其入射光線角度不可以超過多少度？

解答

如下圖所示，假設光線從前房以 θ_1 的角度入射，最後進入空氣時的折射角最大達到 90°。

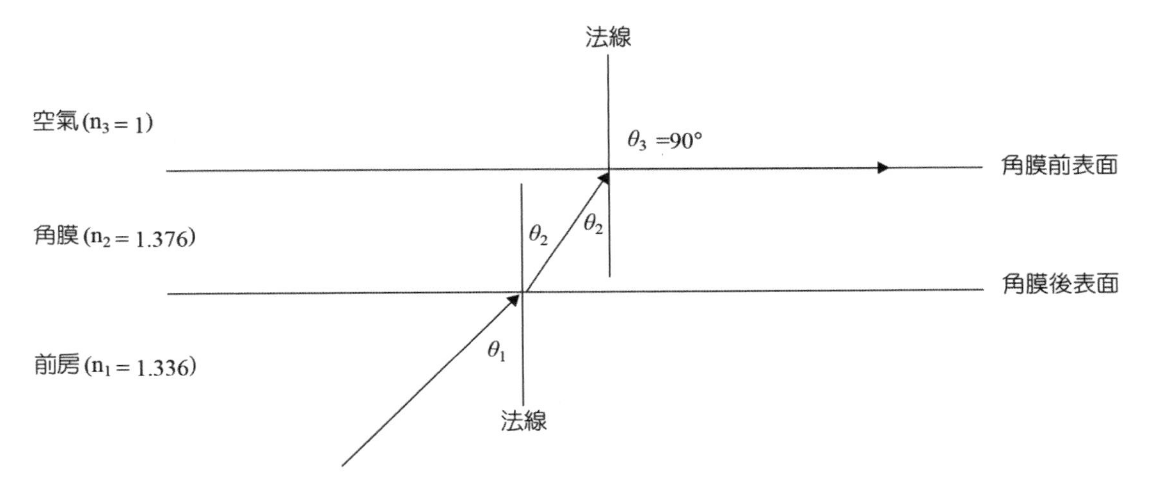

則在角膜後表面的折射滿足：$1.336 \times \sin\theta_1 = 1.376 \times \sin\theta_2$。

而在角膜前表面的折射滿足：$1.376 \times \sin\theta_2 = 1 \times \sin\theta_3$。

因為空氣中的折射角為 $\theta_3 = 90°$，所以房水中的入射角滿足

$$1.336 \times \sin\theta_1 = 1 \times \sin 90°$$。

$$\sin\theta_1 = \frac{1 \times \sin 90°}{1.336} = 0.75 \rightarrow \theta_1 = \sin^{-1} 0.75 = 48.6°$$。

所以從前房內入射光線的角度不可以超過 48.6°，否則會發生全反射現象。

閉鎖型青光眼的眼壓增加可能是因為前房角太小使得房水排流困難而造成。要觀察眼睛前房角的情形，經常需要藉助前房角鏡(gonioscope)。主要是因為來自前房角的光線會在角膜處發生全反射，使得檢查者無法觀察。利用前房角鏡改變房水和眼睛外界之間的折射率差，使得臨界角變小，光線得以順利離

開前房進入前房角鏡中，再透過反射鏡的反射進入檢查者眼睛，如圖 1-8 所示。

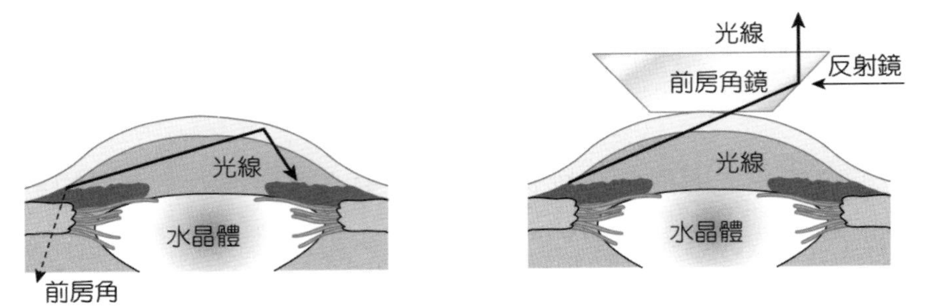

圖 1-8：前房角鏡。

第六節　散射

當光學介質不均勻時，光束會受到不均勻粒子的散射(scattering)而減弱光束強度。光束被散射的程度取決於不均勻介質的性質和不均勻粒子的數量。散射的發生可以對光束波長具有選擇性。例如藍天就是選擇性散射。空氣分子和許多小於可見光波長的粒子一樣，散射藍色光比散射紅色光多，也就是較短波長的散射多於較長波長的散射。觀看遠離太陽的天空時，藍色的散射光進入眼睛，所以天空呈現藍色。觀看夕陽時，藍色光因為散射多因而比紅色光失散較多，進入眼睛的光以紅色光為主，所以會看帶紅色或橙色的夕陽，如圖 1-9 所示。這種比較容易散射短波長藍色光的特性稱為瑞利散射(Rayleigh scattering)。

雲層包含飄浮在大氣中的水滴或冰晶，霧則包含飄浮的水滴。飄浮水滴透過表面的反射將光散射，所以來自水滴的散射本質上與波長無關，因此散射光看起來是白色。因為在雲霧中會發生多次散射(multiple scattering)，所以部分散射光線會向前方進行，稱為前向散射(forward scattering)。前向散射會造成影像對比減弱，因而遠物會模糊不清甚至看不見。

半透明(translucent)物質可以漫射或散射穿透光線，提供比較柔和的照明，但是在濃霧情形下反而是不利的。

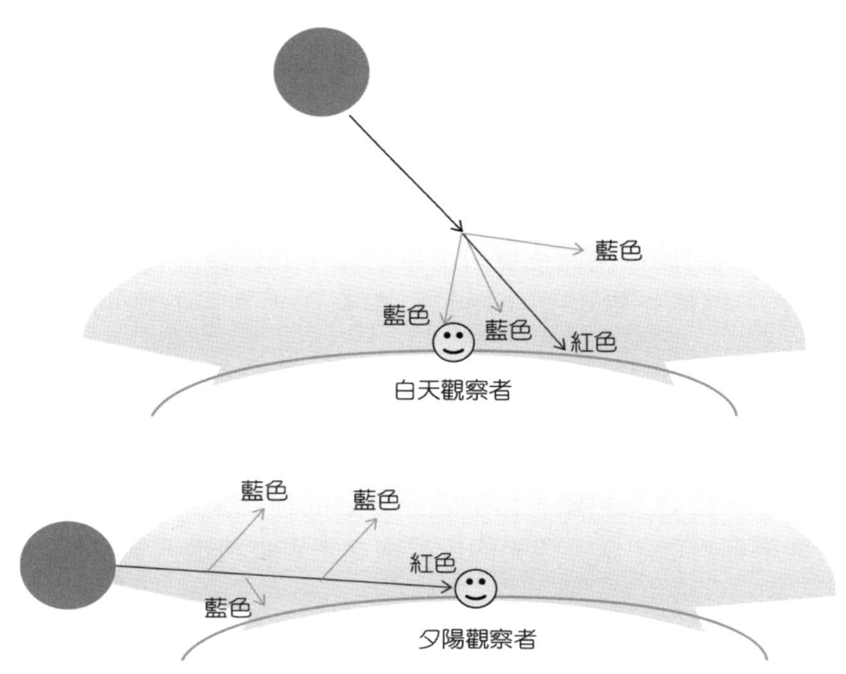

圖 1-9：瑞利散射：白天時，空氣粒子散射藍色光進入觀察者眼睛；夕陽時，光線路徑較長，使得較少散射的紅色光進入觀察者眼睛。

第七節　吸收

Visual Optics

不同物質對可見光有不同的吸收強度，並且有些吸收可能和入射波長有關。光在介質中被吸收的總量和介質吸收強度以及光在此介質中的傳播距離有關。

具有強吸收特性的物質經常是不透明的，不過若該物質變得很薄的時候，也可以穿透顯著比例的光線。比如黃金具有強吸收特性，在一般厚度下顯現不透明狀態。但是，非常薄的金箔可以讓一定比例的光穿透。金對紅色光譜的吸收較強，因此穿透光會呈現帶藍的綠色。

吸收特性薄弱的物質經常是透明的，但是厚度足夠的話也可以變成不透明的。例如水在一般情形下都是透明的。但在陽光照射的海洋裡，因為紅光比較無法穿透較深的海水，因而使得海中影像會偏藍綠色。

另外，透明玻璃在一般厚度下是均勻透明的，而經染色的玻璃會降低被吸收波長的光的穿透性。

第八節　色散

一般光源都是由各種波長的光組成的，這些不同波長的光在真空中的傳播速率都相同。但是當這些不同波長的光進入介質後，光的傳播速率卻會因為不同的波長而有所不同。因此依據折射率定義，介質會因為光波長的不同而有不同的折射率。這種介質中光速和折射率會與光波長有關的現象就稱為色散(dispersion)。

最顯著的例子就是稜鏡色散實驗。當太陽光通過三稜鏡後，會將太陽光分成紅、橙、黃、綠、藍、靛、紫等顏色的光，如圖 1-10。一個介質將光色散的程度大概可以用紅色光與藍（紫）色光分離的程度來判斷，也就是說介質對紅色光的折射率與對藍（紫）色光的折射率之差異來判定。

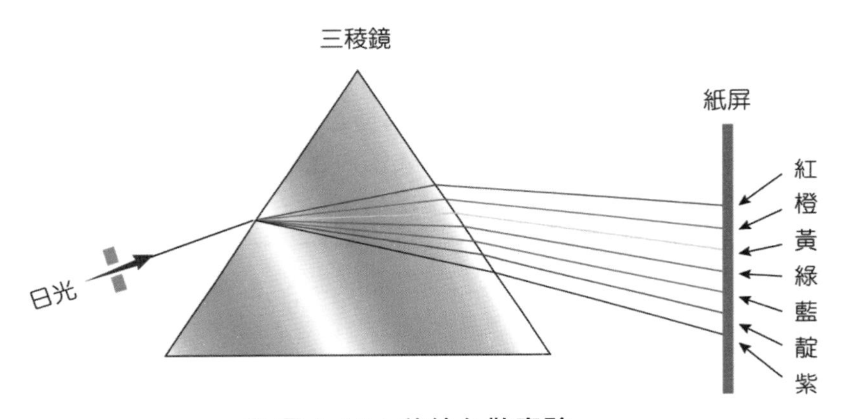

圖 1-10：稜鏡色散實驗。

第九節　繞射

如果光束通過一個小圓孔或是細裂隙時，依據直線傳播原理，光束會在孔徑後方的螢幕上呈現邊界清晰的圓型亮斑或細長光帶。但是事實不是這樣，螢幕上顯現的是在圓斑或光帶邊緣出現明暗相間的條紋，造成影像邊緣不清晰，這種現象稱為繞射(diffraction)，如圖 1-11 所示。

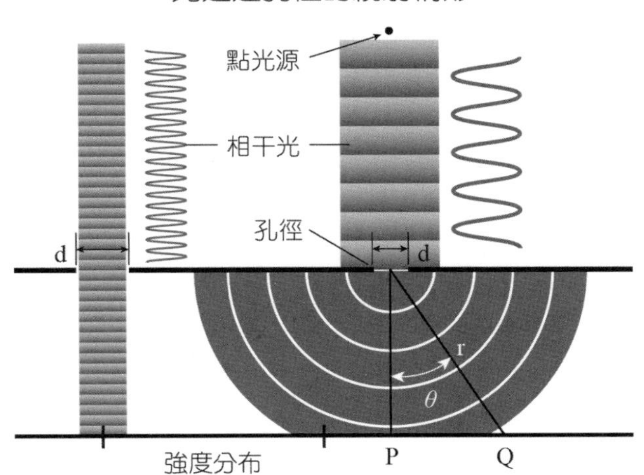

圖 1-11：光通過小圓孔不發生或發生繞射的情形。

由圖 1-11 可以看出，當光線波長與孔徑大小的比值越大時，繞射越明顯；當比值越小，則繞射越不明顯。

一、艾里盤

在繞射圖案有一個中心最大值被第一個最小值圍繞，然後再由一系列漸漸泛白的環圈圍繞。由第一個最小值包圍的明亮中心稱為艾里盤(Airy disk)。艾里盤邊界的張開半角度（參見圖 1-12）是

(1-9) $$\Delta\theta=\frac{1.22\lambda}{D}$$ （弧度）。

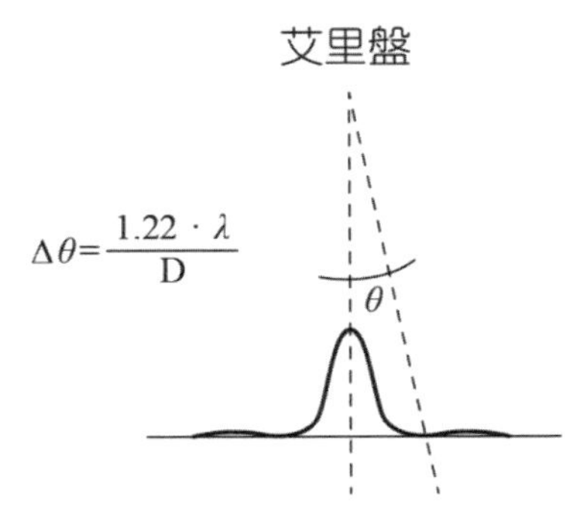

圖 1-12：艾里盤的張開半角度。

孔徑越小，繞射越大，即艾里盤會越大；光的波長越長，繞射越大，意思是紅色光的繞射比藍光的繞射明顯。

範例 1-9

假設有一圓形孔徑，直徑大小為 2mm。當波長為 555nm 的光線通過孔徑後，在孔徑後方 2cm 處所得到的艾里盤大小為多少？

解答

因為孔徑大小為 2mm，波長為 555nm，所以艾里盤邊界所張開的半角度為

$$\Delta\theta = \frac{1.22\times(555\times10^{-9}\text{m})}{2\times10^{-3}\text{m}} = 0.00034\text{rad}$$ 。

因為 $\pi\text{rad} = 180^\circ$，所以 0.00034rad 相當於

$$0.00034\text{rad}\times\frac{180^\circ}{\pi\text{rad}} = 0.0195^\circ$$ 。

因為張開的半角度與艾里盤半徑的關係為

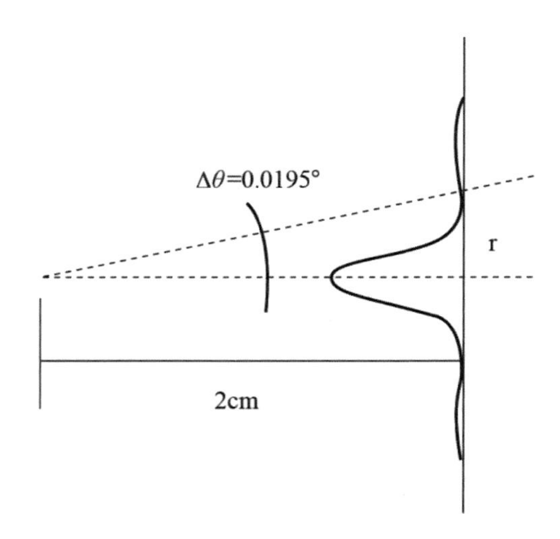

$$\tan 0.0195^\circ = \frac{\text{r}}{2\text{cm}} \rightarrow \text{r} = 6.8\times10^{-4}\text{cm} = 6.8\mu\text{m}$$ ，

所以艾里盤的直徑大小為 13.6μm（微米）。

二、解析力的繞射極限

如果光學系統的繞射現象明顯，即使完美的光學系統，即正確聚焦且所有像差都矯正，仍不會形成一個完美影像。這意味著繞射加諸系統一個形成好品質影像的極限。

雷利準則(Rayleigh's criterion)是一個廣泛被使用的簡單準則。雷利準則敘述兩個光點的解析極限是發生在當一個光點的繞射圖案的第一個最小值（即艾里盤邊緣）和另一個光點的繞射圖案的中央最大值一致的時候。當孔徑大的時候，繞射小，艾里盤小，兩光點的繞射圖案重疊少，容易解析出兩個點。當孔徑小的時候，繞射大，艾里盤大，兩光點的繞射圖案重疊增加，使得看起來像是一個大的繞射圖案，就解析不出來有兩點的存在了，如圖 1-13 所呈現。

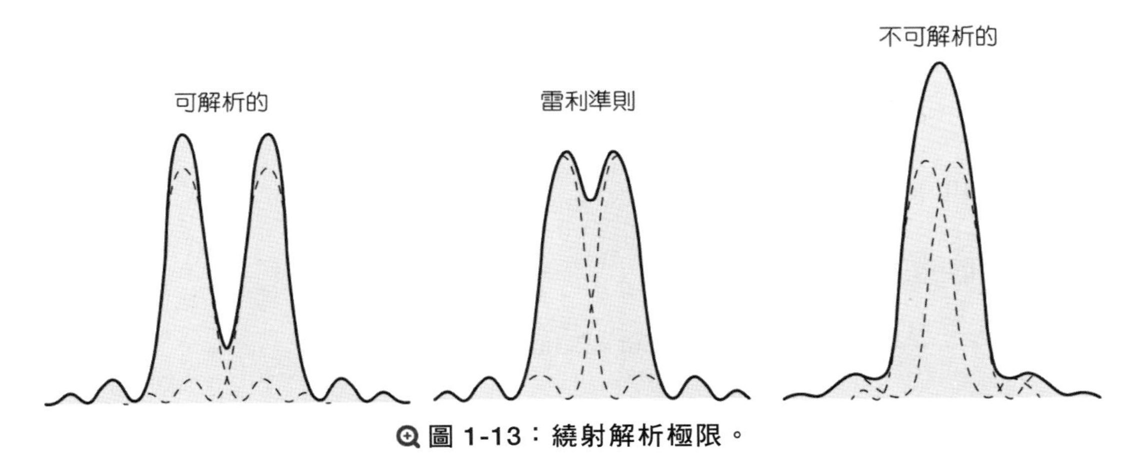

圖 1-13：繞射解析極限。

雷利準則的恰可解析角為

(1-10) $\theta_{min} = \frac{1.22\lambda}{d}$（以弧度表示），

其中 d 是圓形孔徑（或鏡片周緣）的直徑，λ 是光波波長。當 $\theta \geq \theta_{min}$ 時能解析而 $\theta \leq \theta_{min}$ 時不能解析，所以 θ_{min} 越小，解析能力越高。較大的孔徑給出較佳的解析力，然而卻經常受到像差的限制而不是繞射。較小的孔徑可以幫忙解決像差的問題但是卻讓繞射問題更糟。

範例 1-10

人眼正常的最小可分辨角(minimum angle of recognition, MAR)為 1 弧分(minute of arc)。若光線的波長為 555nm，則依雷利準則，瞳孔的大小約為多少？

解答

在利用 $\theta_{min}=\frac{1.22\lambda}{d}$ 公式之前，首先將 1 弧分($1'$)轉換成弧度(rad)。因為 $1'=\frac{1°}{60}$，又 $180°=\pi$（弧度），所以

$$1'=\frac{1°}{60}\times\frac{\pi}{180°}(\text{rad})=2.9\times10^{-4}(\text{rad})。$$

代入公式 $\theta_{min}=\frac{1.22\lambda}{d}$ 中，得

$$2.9\times10^{-4}=\frac{1.22\times(555\times10^{-9}\text{m})}{d}，$$

其中 d 為瞳孔的大小。

$$d=\frac{1.22\times(555\times10^{-9}\text{m})}{2.9\times10^{-4}}=0.0023\text{m}=2.3\text{mm}。$$

因此瞳孔大約為 2.3mm。

從上面的計算範例可以知道，若將瞳孔縮小為 1.15mm，則最小可分辨角將變為 2 弧分，也就是解析能力變差，這是因為受到光線繞射的影響。如果將瞳孔放大為 4.6mm，則最小可分辨角變成 0.5 弧分，解析能力變佳。但是瞳孔變大，光學像差開始變得明顯，又使得成像模糊，影響解析。

第十節　干涉

Visual Optics

當兩束光在同一時刻經過同一地點時所發生的重疊情形就稱為干涉(interference)。兩個或多個光波重疊時，空間上任一點在任一時刻的總振動是各個光波在該時刻點所產生的振動作（向量）總和。干涉的結果有時讓光波的振

動加強，稱為建設性干涉(constructive interference)；有時讓光波的振動減弱，稱為破壞性干涉(destructive interference)。通常光源要頻率相同、相位差恆定以及振動方向相同才會得到明顯且穩定的干涉現象。一般光源不符合上列條件，所以不容易觀察到光的干涉現象。

圖 1-14 顯示利用雙狹縫裝置產生單色光的干涉條紋。進行建設性干涉的位置呈現亮紋，而進行破壞性干涉的位置呈現暗紋。如果實驗時採用白色光而不是單色光，則所得到的干涉圖案會呈現彩色的條紋。

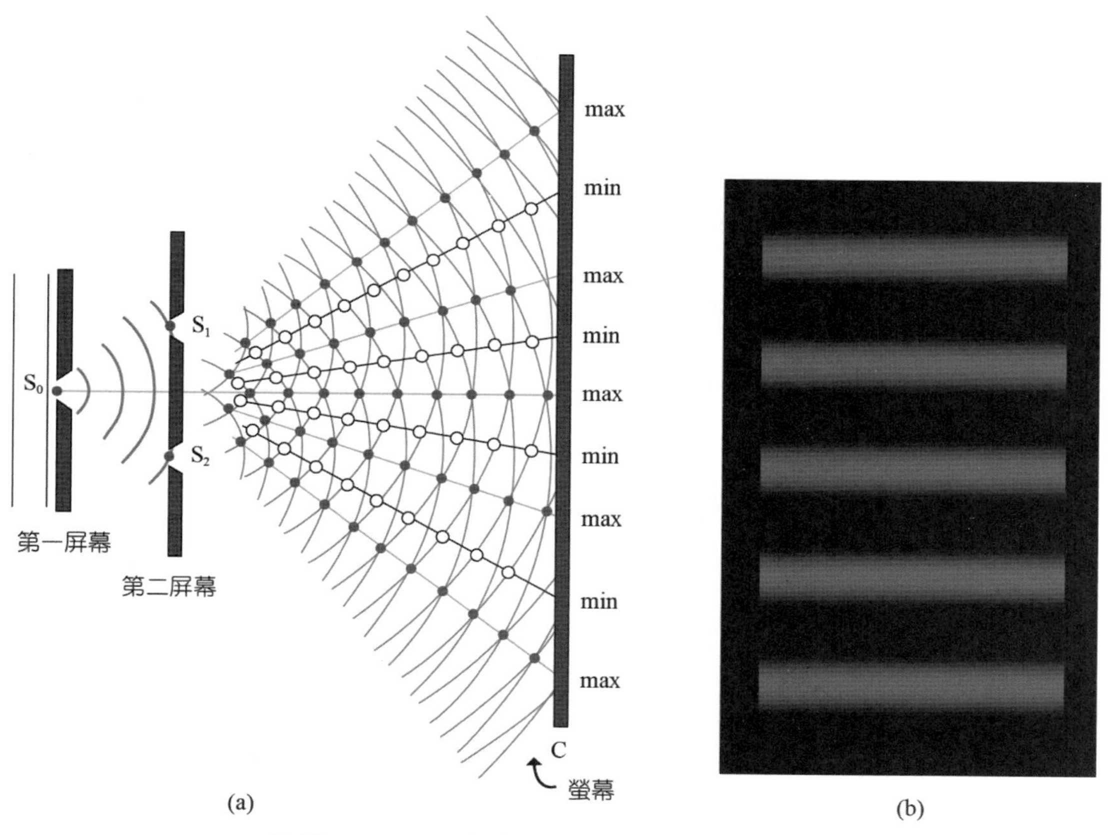

圖 1-14：(a)狹縫干涉實驗；(b)干涉條紋。

第十一節　偏振

電磁波是電場與磁場以相互正交方式振動而向前傳播的，每一種振動方式就是電磁波的偏振性，例如線性偏振、圓形偏振、橢圓偏振（參見圖 1-15）。

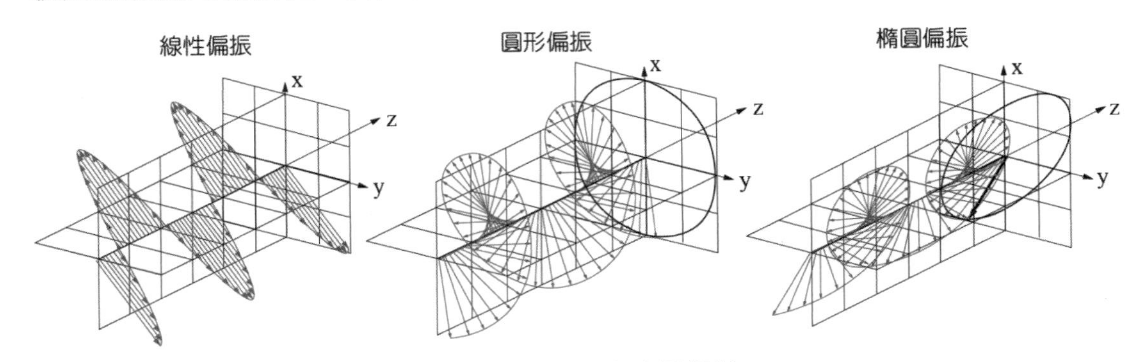

圖 1-15：電磁波的偏振性。

為了容易了解偏振性，我們以繩波來說明。如果繩波振動的方向在鉛直方向上，則稱此繩波具有鉛直方向的線性偏振。當繩子以隨意方式振動時，所得到的繩波是一個非偏振波，如圖 1-16(a)所示。若讓繩子穿過一個具有鉛直方向狹縫的柵欄振動時，柵欄後方繩子的振動方向就只能是鉛直方向，如圖 1-16(b)。因此鉛直方向的狹縫柵欄讓沒有偏振性的繩波變成具有鉛直方向偏振的繩波。

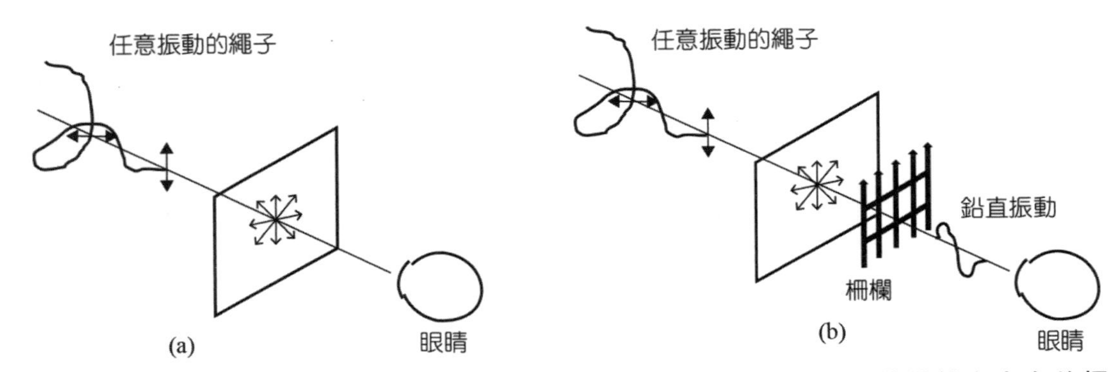

圖 1-16：(a)將繩子任意振動，繩波是非偏振的。(b)非偏振繩波通過鉛直方向的柵欄後，呈現鉛直方向的偏振波。

非偏振光可以透過反射、折射、偏光板等方法來得到具有偏振性的光。利用偏振方向互相垂直的兩塊偏光板可以阻擋所有光線的透過。參見圖 1-17。

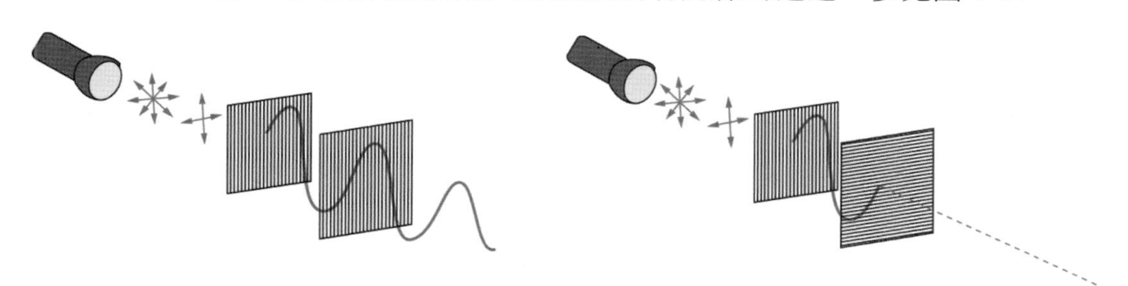

圖 1-17：偏振方向相同的偏光板可以通過相同偏振方向的光線。偏振方向互相垂直的偏光板無法通過任何光線。

自我練習

一、選擇題

( ) 01. 下列何項實驗可以證明光具有波動性？ (A)折射 (B)光電效應 (C)黑體輻射 (D)干涉。

( ) 02. 下列實驗何者可以證明光具有粒子性？ (A)干涉 (B)繞射 (C)光電效應 (D)偏振。

( ) 03. 光進入眼睛，在視網膜被感光細胞吸收，因而開始產生視覺。吸收光線的機制與下列哪一個光的現象有關？ (A)折射 (B)反射 (C)光電效應 (D)繞射現象。

( ) 04. 關於光的波粒二象性，下列說法正確的是 (A)有的光是波，有的光是粒子 (B)光子與光電子是同樣一種粒子 (C)光的波長越長，其波動性越顯著 (D)光強度越強，其波動性越顯著。

( ) 05. 水銀燈是屬於下列哪一種發光方式？ (A)熱輻射 (B)放電 (C)螢光 (D)雷射。

( ) 06. 下列何者波長最長？ (A) X 射線 (B)紅色光 (B)紫外光 (D)無線電波。

( ) 07. 某光線波長為 700nm，則此光線的頻率為多少？ (A) 4.3×10^{14} Hz (B) 4.3×10^{16} Hz (C) 4.3×10^{12} Hz (D) 4.3×10^{18} Hz。

( ) 08. 假設某光波在真空中的波長為 400nm，則其頻率為多少？ (A) 7.5×10^{5} Hz (B) 7.5×10^{9} Hz (C) 1.33×10^{14} Hz (D) 7.5×10^{14} Hz。

( ) 09. 承上題，該光波一個光子的能量為多少？ (A) 4.97×10^{-19} J (B) 2.65×10^{-31} J (C) 6.63×10^{-34} J (D) 4.97×10^{-24} J。

( ) 10. 一個波長為 550nm 的光子所攜帶的能量為下列何者？ (A) 1.5×10^{-15} J (B) 3.32×10^{-27} J (C) 9.95×10^{-19} J (D) 3.62×10^{-19} J。

( ) 11. 下列哪一種光波所帶的能量最低？ (A)黃色光 (B) X 光 (C)紫外光 (D)紅外光。

( ) 12. 光波是帶有能量的電磁波，不同波長的光所帶的能量亦不同，下列哪一種光波所帶的能量最低？ (A)X 光 (B)UV (C)藍光 (D)IR。

( ) 13. 下列何者的一個光子具有較高的能量？ (A)紅光 (B)綠光 (C)紅外光 (D)藍光。

( ) 14. 光在下列哪一種材質的傳播速率最快？ (A)折射率為 1.523 的玻璃鏡片 (B)折射率為 1.498 的 CR-39 鏡片 (C)折射率為 1.586 的 PC 鏡片 (D)折射率為 1.333 的水。

( ) 15. 假設光在某介質中的傳播速率為 $2.5 \times 10^8 m/s$，則此介質的折射率為 (A) 2.0 (B) 1.6 (C) 1.5 (D) 1.2。

( ) 16. 若某介質中的光速為 $1.25 \times 10^8 m$，則此介質折射率為多少？ (A) 0.6 (B) 1.2 (C) 1.8 (D) 2.4。

( ) 17. 光線進入水中的傳播速率為多少？水的折射率為 1.333 (A) $2.25 \times 10^{15} m/s$ (B) $4.0 \times 10^{-5} m/s$ (C) $4.0 \times 10^8 m/s$ (D) $2.25 \times 10^8 m/s$。

( ) 18. 假設一個透鏡放在空氣中，當一束光在透鏡中行進的速度是 $2 \times 10^8 m/s$，則此透鏡的折射率為多少？ (A) 0.67 (B) 1.00 (C) 1.50 (D) 2.00。

( ) 19. 光在某鏡片中的傳播速率為 $1.8 \times 10^8 m/s$，則此鏡片的折射率為何？ (A) 1.12 (B) 1.38 (C) 1.50 (D) 1.67。

( ) 20. 光線在某鏡片中的速率為折射率 1.6 材質中的 4/5 倍，則該鏡片的折射率為 (A) 1.28 (B) 1.25 (C) 2.0 (D) 1.6。

( ) 21. 已知光線在水中的速度為某鏡片中的 4/3 倍，則該鏡片的折射率最接近 (A) 1.55 (B) 1.66 (C) 1.77 (D) 1.88。

( ) 22. 如果光在某材質中的速率是在水中的 2/3，則該材質的折射率為多少？ (A) 1.07 (B) 1.25 (C) 1.67 (D) 2.0。

( ) 23. 有關針孔(pinhole)的敘述，下列何者正確？ (A)針孔試驗無法檢測能否用眼鏡鏡片來改善患者視力 (B)當針孔試驗可以改善視力時，顯示患者是因其他病理因素而影響視力 (C)瞳孔直徑較大的人會比瞳孔直徑較小的人更能忍受度數矯正不足 (D)模糊盤(blur disc)的直徑對於字母來說相對大時，字母的影像較不易辨認。

( ) 24. 在針孔成像中，若物體離針孔 5m，物體大小為 10cm，則在針孔後方 20cm 處所形成的影像大小為多少？ (A) 0.4cm (B) 1.2cm (C) 2cm (D) 5cm。

( ) 25. 某物體高 40cm，在針孔相機前方 2m，若針孔後方 5cm 處放置螢幕，則該物體在螢幕上的影像大小為何？ (A) 4cm (B)3cm (C)2cm (D)1cm。

( ) 26. 若針孔後方 10cm 處的螢幕只有 3cm 高，則離針孔 6m 處的物體最高不要超過多少才能完全成像在螢幕上？ (A)3m (B)2.4m (C)1.8m (D)1m。

( ) 27. 下列有關反射現象的敘述何者錯誤？ (A)反射定律在發生漫反射時也成立 (B)看見鏡子中的物體向右移動，其實是向左移動 (C)滑雪時戴太陽眼鏡可以防止雪地的反射光 (D)鏡片所產生的鬼影大多都是反射產生的結果。

( ) 28. 光由光疏介質進入光密介質，下列何者正確？ (A)折射角會等於入射角 (B)折射角會大於入射角 (C)折射角會小於入射角 (D)光會反射。

( ) 29. 光線由空氣中進入水中時，下列敘述何者正確？ (A)光線偏離法線 (B)光速變慢 (C)波長變長 (D)頻率變低。

( ) 30. 當光線從空氣中入射到水(1.33)中，當入射角為 45 度時，其折射角為 (A) 32 度 (B) 40 度 (C) 45 度 (D) 50 度。

( ) 31. 當光線以 30 度的入射角從空氣中進入折射率為 1.5 的介質時，其折射角為 (A) 19.5 度 (B) 24.5 度 (C) 30 度 (D) 48.5 度。

( ) 32. 光線從空氣中以 45°的入射角進入玻璃（折射率為 1.5）中，則折射角為多少？ (A) 67.5° (B)40° (C)30° (D)28°。

( ) 33. 如果光線以 37°的方式從空氣中進入輝玻璃 $(n = 1.60)$，那麼進入玻璃的折射角是多少？ (A)22° (B)25° (C)35° (D)41°。

( ) 34. 當光線從水中入射到鏡片 $(n = 1.5)$ 中，當入射角為 45 度時，其折射角為？ (A) 30 度 (B) 39 度 (C) 45 度 (D) 56 度。

( ) 35. 光線以入射角 45 度，從折射率 1 的空氣進入某介質，若測得折射角為 30 度，則此介質折射率最接近下列哪個數字？ (A) 1.10 (B) 1.21 (C) 1.41 (D) 1.63。

( ) 36. 若光線從水(1.333)中以入射角 45 度進入某介質中，測量出折射角為 30 度，則此介質折射率為 (A) 1.53 (B) 1.65 (C) 1.75 (D) 1.89。

( ) 37. 若光在某介質中以 30°的入射角進入空氣中，發現折射角為 50°，則該介質折射率為何？ (A) 1.67 (B) 1.53 (C) 1.33 (D) 1.25。

( ) 38. 如果光從空氣中以 30°的入射角進入水（折射率為 1.33）中，則在界面上，反射線和折射線的夾角為多少？ (A) 22° (B) 52° (C) 128° (D) 158°。

( ) 39. 如果光從空氣中以 55°的入射角進入某介質中，已知反射線和折射線垂直，則介質折射率為多少？ (A) 1.73 (B) 1.43 (C) 1.55 (D) 1.81。

( ) 40. 關於光路可逆性原理，下列說法何者正確？ (A)只有在光的直線傳播過程中遵守 (B)只有在鏡面反射中遵守 (C)漫反射不遵守 (D)光的直線傳播、鏡片反射、漫反射都遵循光路可逆性原理。

( ) 41. 空氣中有一光線以 32°的入射角進入某介質，結果折射角為 25°。若有另一光線以 26°的入射角從該介質進入空氣中，則其折射角會如何？ (A)大於 32° (B)等於 32° (C)小於 32° (D)無法計算。

( ) 42. 當光線從光密介質進入光疏介質時，下列敘述何者錯誤？ (A)波長變長 (B)光速變快 (C)不會發生全反射 (D)頻率不變。

( ) 43. 三稜鏡有時可以做為反射使用，這是因為何項因素導致？ (A)色散 (B)散射 (C)干涉 (D)全反射。

( ) 44. 當光線進入眼睛時，可能會在何處發生全反射？ (A)從空氣進入淚膜 (B)從淚膜進入角膜 (C)從角膜進入前房 (D)從前房進入水晶體。

( ) 45. 如果光線從高折射率介質進入到低折射率介質中並且以 50°入射角入射，若臨界角為 40°時會如何？ (A)折射線偏離法線 (B)光線會被全反射 (C)光線會輕擦過兩介質間的界面 (D)折射線會偏向法線。

( ) 46. 如果光線從玻璃(1.5)介質進入空氣中，則臨界角為多少？ (A) 22° (B) 32° (C) 42° (D) 52°。

( ) 47. 當光線從折射率 $n=1.66$ 的介質中進入空氣時的臨界角為多少？ (A) 37° (B) 28° (C) 22° (D) 25°。

( ) 48. 當光線從介質(1.56)進入水(1.333)中時，產生全反射條件的臨界角為多少？ (A)45 度 (B)59 度 (C)68 度 (D)75 度。

( ) 49. 當光線由介質 A 進入介質 B，若 A 的折射係數(refractive index)是 1.75，B 的折射係數是 1.33。則其產生的臨界角(critical angle)是多少度？ (A) 49.5° (B) 48.8° (C) 34.8° (D) 32.4°。

( ) 50. 某光線從折射率 1.7 的介質中進入折射率 1.333 的介質中，臨界角為多少？ (A) 48.6° (B) 33.7° (C) 47.8° (D) 51.6°。

( ) 51. 光線從石英 (n = 1.54) 到水 (n = 1.33) 的臨界角為多少？ (A) 31.3° (B) 45.0° (C) 51.4° (D) 59.7°。

( ) 52. 如果光從水(1.333)中以 50°的入射角進入空氣中，則折射角為多少？ (A) 35° (B) 45° (C) 55° (D)發生全反射。

( ) 53. 天空為藍色，這與下列何種現象有關？ (A)針孔效應 (B)繞射現象 (C)散射現象 (D)色散現象。

( ) 54. 光在介質中被吸收的總量與下列何者有關？ a.介質的吸收特性 b.介質的密度 c.介質的厚度 d.介質的折射特性。 (A)a, c (B)b, d (C)a, b (D)c, d。

( ) 55. 下列哪一種可見光從水中進入空氣中時，折射線離法線最近？ (A)紅光 (B)黃光 (C)綠光 (D)藍光。

( ) 56. 當光線通過小孔而在螢幕上發現模糊圓周邊出現明暗相間的條紋，這是什麼現象？ (A)偏振 (B)反射 (C)折射 (D)繞射。

( ) 57. 有關艾里盤的敘述何者錯誤？ (A)螢幕與小孔的距離越遠，艾里盤越大 (B)螢幕上的藍色光艾里盤比紅色光艾里盤小 (C)艾里盤越大代表繞射越不明顯 (D)艾里盤是繞射圖案的中央亮斑。

( ) 58. 有關光的散射(scattering)之敘述，下列何者錯誤？ (A)白內障影響視力和散射有關 (B)波長越長，發生雷利散射的程度就越小 (C)散射和繞射都顯示光的波動性較明顯 (D)散射會造成影像對比下降使得視力變差。

( ) 59. 有關於艾里盤(Airy disk)的敘述何者錯誤？ (A)光源的光波長越長，艾里盤的影像越大 (B)瞳孔越大，艾里盤的影像越小 (C)眼睛的焦距越小，艾里盤的影像越大 (D)艾里盤中間為亮區。

( ) 60. 當孔徑越來越小時，影像解析下降的原因是下列何像關係？ (A)像差 (B)干涉 (C)繞射 (D)失焦。

( ) 61. 當紅色光與藍色光通過相同大小的圓形孔徑產生繞射圖案時，下列敘述何者正確？ (A)紅光的艾里盤張開較大的角度 (B)藍光的艾里盤張開較大的角度 (C)兩者的艾里盤張開角度一樣大 (D)紅光的艾里盤有比較大的直徑。

( ) 62. 當波長為 500nm 的光，通過半徑為 2.5mm 的圓形孔徑時，艾里盤所張開的角度為多少？ (A) 1.22×10^{-4} 度 (B) 2.44×10^{-4} 度 (C) 4.88×10^{-4} 弧度 (D) 2.44×10^{-4} 弧度。

( ) 63. 當波長為 500nm 的光通過直徑為 2mm 的圓形孔徑時，艾里盤張開的一半角度為多少？ (A) 3.05×10^{-4} 度 (B) 3.05×10^{-4} 弧分 (C) 2.5×10^{-5} 弧度 (D) 1.05 弧分。

( ) 64. 假設孔徑直徑為 5 mm 並且光的波長為 500nm，則艾里盤所張開的角度有多大？ (A) 0.014° (B) 0.007° (C) 0.000122° (D) 0.000244°。

( ) 65. 承上題，若螢幕擺在孔徑後方 10m 處，則螢幕上艾里盤的半徑多大？ (A) 1.22mm (B) 2.44mm (C) 14mm (D) 7mm。

( ) 66. 若以 600nm 的光進行繞射實驗時，艾里盤的半開角度為 0.003 弧度，則改用 400nm 的光做相同實驗，則艾里盤的半開角度變為多少？ (A) 0.004 弧度 (B) 0.003 弧度 (C) 0.002 弧度 (D) 0.001 弧度。

( ) 67. 下列敘述何者正確？ (A)最小可分辨角越小，分辨力越差 (B)繞射明顯時，最小可分辨角越大 (C)當光線通過同樣大小的孔徑時，藍色光的艾里盤所張開的角度較大 (D)孔徑越小，艾里盤越小。

( ) 68. 若瞳孔直徑為 2mm 並且光的波長為 500nm，則可以分辨兩個艾里盤頂點的最小角度為 (A) 0.77 分角 (B) 1.05 分角 (C) 1.23 分角 (D) 1.85 分角。

( ) 69. 若要分辨 10m 遠且相隔 1mm 的兩個點光源，則孔徑的直徑應為多少？（假設波長為 500nm） (A) 6.1mm (B) 4.8mm (C) 3.6mm (D) 1.8mm。

( ) 70. 如果要分辨 6m 遠處相隔 6mm 的兩個光點，則依據雷利準則，圓孔的直徑最少為多少？（假設使用的光波波長為 500nm） (A) 2.5mm (B) 1.22mm (C) 0.61mm (D) 0.12mm。

( ) 71. 假設瞳孔直徑為 3mm，若光波長為 555nm，則依據雷利準則，最小可解析角為多少？ (A) 0.013° (B) 0.00023° (C) 0.011° (D) 0.00019°。

( ) 72. 假設某人瞳孔大小為 3mm，若光的波長為 600nm 時，則其最小可分辨角為 (A) 0.84 度 (B) 0.84 弧分 (C) 2.44 弧度 (D) 2.44 弧分。

( ) 73. 鏡片上鍍抗反射膜是利用何者光學原理？ (A)光電效應 (B)折射定律 (C)干涉 (D)散射。

( ) 74. 下列哪一種波不具有偏振性？ (A)電磁波 (B)聲波 (C)光波 (D)橫波。

( ) 75. 當光線通過兩塊偏振方向互相垂直的偏光板時，光線會呈現出 (A)第二塊偏振方向的偏振光 (B)第一塊偏振方向的偏振光散射 (C)無法通過 (D)部分通過。

( ) 76. 當水平偏振的光經過垂直穿透軸的偏光板時，則 (A)有水平方向的偏振光通過 (B)有 60°方向的偏振光通過 (C)有 30°方向的偏振光通過 (D)不會有任何的光通過。

( ) 77. 下列敘述何者正確？ (A)波長較長的光，瑞利散射程度較大 (B)孔徑越大，繞射越明顯 (C)長波長的光繞射較明顯 (D)長波長的光，色散偏折角度較大。

( ) 78. 下列有關可見光的敘述何者正確？ (A)紅色光的散射比較明顯 (B)紫色光在真空中的速率比較慢 (C)紫色光不會發生干涉現象 (D)紫色光在繞射時，艾里盤張開的角度比較小。

( ) 79. 下列敘述何者正確？ (A)色散時，藍紫色光偏向較少 (B)光由光密介質進入光疏介質時，波長變短 (C)紅外光比紫外光攜帶更高的光子能量 (D)波長越短的光繞射時，艾里盤越小。

( ) 80. 下列有關光的敘述何者正確？ (A)光具有波動性時就不具粒子性 (B)材質的折射率在紅光下最小 (C)可見光通過三稜鏡時，以綠色光偏折最明顯 (D)紅綠測試是利用互補色的原理。

( ) 81. 下列敘述何者正確？ (A)波長越長，繞射不明顯 (B)若兩波重疊時，剛好波峰與波峰對齊，則產生破壞性干涉 (C)干涉是抗反射膜的光學原理 (D)繞射明顯時，艾里盤越小。

(　) 82. 下列敘述何者錯誤？　(A)透明介質越厚，光線的穿透比例越低　(B)當光線從水中進入空氣中，折射角比入射角大　(C)當孔徑過大時，會因為繞射的關係造成影像模糊，不易辨別　(D)垂直偏振光無法通過水平方向的偏光板。

二、計算題

01. 準分子雷射的波長為 190nm，其所對應的頻率為多少？真空中光速為 $3\times10^8\text{m/s}$。

02. 承第 01.題，一個波長 190nm 的光子具有多少能量？

03. 假設在某介質中的光速為$1.6\times10^8\text{m/s}$，則此介質之折射率為多少？

04. 當光進入 PC 鏡片材質（折射率為 1.586）中，光速變為多少？

05. 假設一個小型針孔照相機，針孔位置與顯像螢幕之間的距離為 10cm。若針孔前方 5m 之距離上有一高度為 20cm 的物體，此物在針孔照相機的顯像螢幕上形成多大的影像？

06. 一光束以 20°的入射角從空氣傳播進入玻璃(1.52)中，則折射角為多少？

07. 一光束從某介質傳播進入空氣中。若入射角為 15°，並且折射角為 25°，則該介質折射率為多少？

08. 當鑽石(2.42)被水(1.33)包圍時，臨界角為多少？

09. 為使瞳孔直徑為 5mm 的人能分辨 555nm 的兩個點光源，則兩個光源的艾里盤的中心尖峰至少應該分隔多開？

MEMO

CH 02

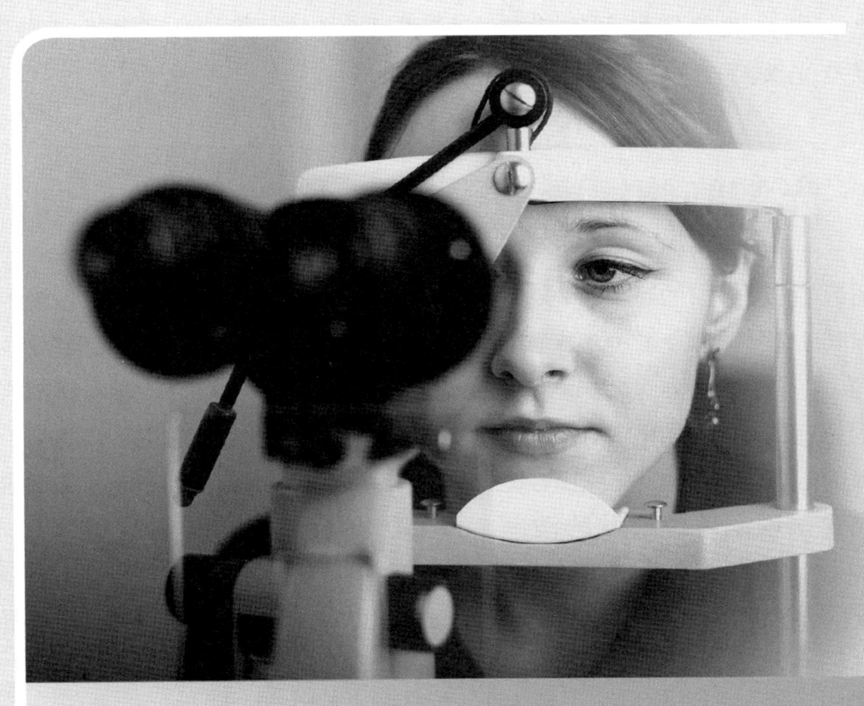

聚散度

Visual Optics

第一節　光波的傳播情形與光線
第二節　聚散度
第三節　光學系統的物與像

本章我們將忽略光繞射之波動性質，也不考慮光與物質作用之現象。先討論在幾何光學上有關光波傳播情形的描述，特別是光波傳播時如何描述其發散或會聚的程度以及光波持續傳播時聚散度的變化情形。

第一節　光波的傳播情形與光線

物體上每個點都是光源而向外界發出光波。在均勻介質中，點光源以相同的速率在所有方向上相等地發射光波。離開點光源的光波前緣可以用波前(wave front)的概念來描述。所謂波前就像是水面上的漣漪。對光波而言，則是指在空間裡具有相等相位(phase)振動的鄰近點所形成的軌跡，也就是說在任一時刻，波前的每一點都處在振動週期上的相同位置。由於光波在每一個方向上的傳播速率相同，所以會呈現出球面形狀的波前。而每一個發散球面波前都是以點光源為中心的，如圖 2-1 所示。如果介質不均勻，那麼光波不會以相同速率傳播，所對應的波前形狀就不會是一個球面。光波形狀也可能是柱面波前、平面波前（參見圖 2-1）。

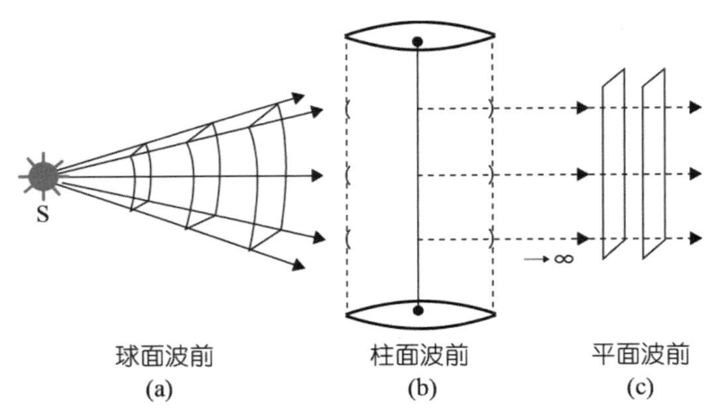

圖 2-1：波前是由空間中振動相位相同的鄰近點所形成的軌跡，由左至右分別為球面波前、柱面波前、平面波前的情形。

在不考慮光的波動性質下，幾何光學使用光線來取代波前的描述。光線(light ray)定義為與波前正交的(orthogonal)軌跡，也就是說每一條光線都與其波前垂直。因此，有了波前形狀就可以決定出穿越波前的每一條光線。就球面波前而言，其對應的光線是從點光源向四面八方散開的直線。而對應平面波前的光線則是一組平行直線。

光學系統的作用之一就是將來自物體的光線屈折後形成影像。點光源發出的光波會向外擴展成球面波，即為發散球面波前。一個理想的會聚成像系統能將來自點光源的發散球面波前變成會聚球面波前離開系統並收斂到空間中的一點，成為點光源的影像。光波會聚成一點之後又會再次發散開來形成發散球面波前，如圖 2-2。

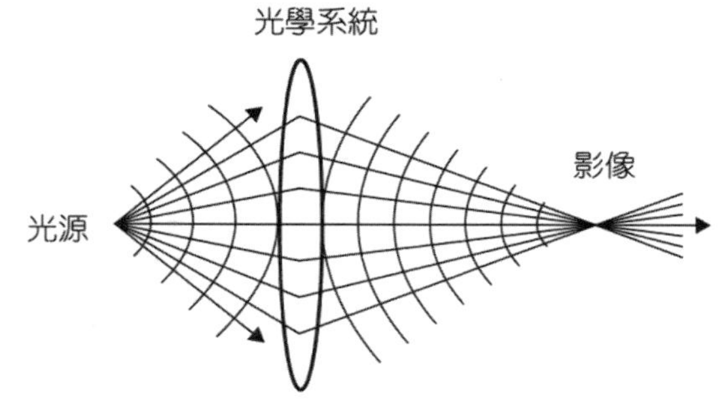

圖 2-2：會聚的光學系統將發散球面波前變成會聚球面波前，收斂到影像位置，再形成發散球面波前。

當發散球面波前繼續傳播而越來越遠時，球面波前變成一個半徑很大的球面。這時候球面局部看起來近似一個平面，我們稱為平面波(plane wave)，如圖 2-3。

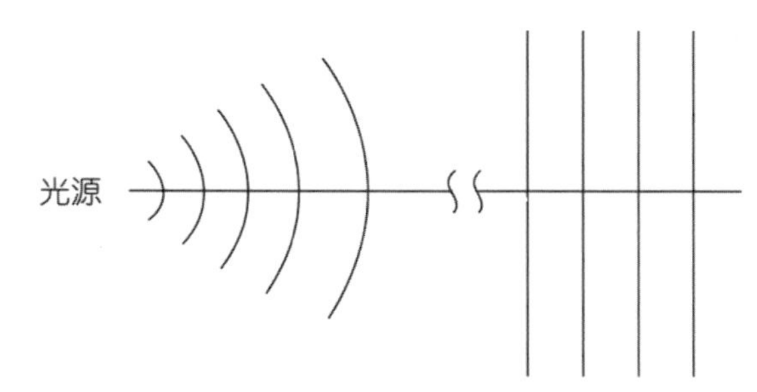

圖 2-3：發散球面波前傳播距離足夠遠時，局部類似一個平面波。

假設光學系統具有圓形孔徑，若在影像位置前面放置螢幕，則螢幕上會顯現出一個圓形亮斑，這個亮斑稱作模糊圓(blurred circle)。若螢幕漸漸移到影像位置時，模糊圓會漸漸變小而收斂成一點。當螢幕繼續移動超過影像位置時，原本收斂成一點的影像又開始漸漸變大形成模糊圓（圖 2-4）。

在實際狀況下，光學系統可能是不理想的，那麼離開系統的會聚光就不會是完美的球面，因而就不會收斂成一點。像這種與理想成像的偏差稱為像差(aberration)。不過，只要將波前侷限在靠近光學系統的光軸附近，那麼我們還是可以得到接近理想的成像情形，我們將這種情形稱為近軸近似(paraxial approximation)。換句話說，在近軸近似下的發散球面波前經光學系統作用後，會形成會聚球面波前而收斂成一點形成影像。以光線來說，滿足近軸近似的光線必須是這些光線非常接近光軸並且和光軸的夾角很小。

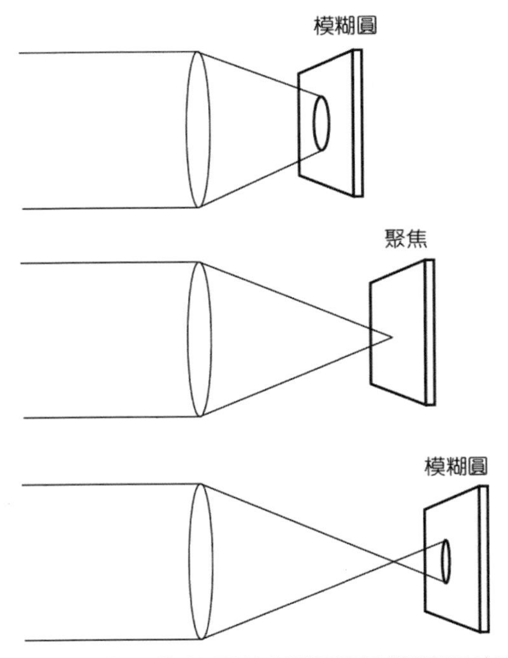

圖 2-4：在非聚焦位置的螢幕顯現模糊圓的亮斑。

第二節　聚散度

聚散度(vergence)是指一個球面波前的會聚或發散程度，此會聚或發散程度與球面的曲率(curvature)有關。當球面波向外發散時，球面波前的半徑越來越大，曲率變得越來越小，對應的聚散度越來越小。當球面波會聚收斂時，球面波前的半徑越來越小，曲率變得越來越大，對應的聚散度越來越大。球面曲率 R 和其曲率半徑 r(radius of curvature)有下列反比的關係

$$R = \frac{1}{r} \text{。} \tag{2-1}$$

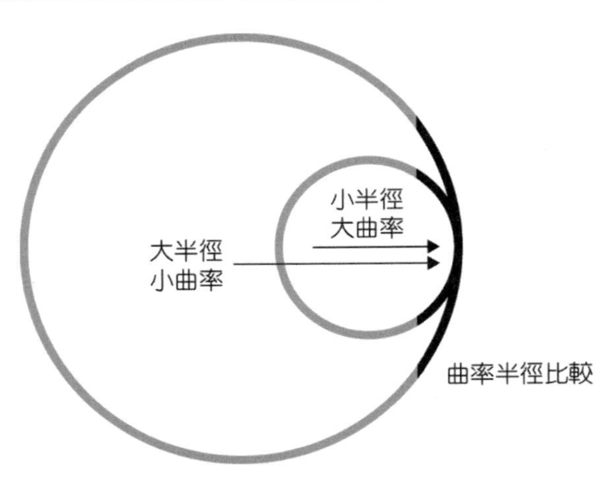

圖 2-5：球面曲率和其半徑之關係。半徑越大，曲率越小；半徑越小，曲率越大。

考量光波在介質中傳播，我們定義光波聚散度為

(2-2) $$V=\frac{n}{r}，$$

上式中，V 代表聚散度，r 是曲率半徑，n 是介質折射率。當曲率半徑以公尺(m)為單位時，對應的聚散度是以屈光度(diopter) 為單位，符號記作 D。同時，為了區分光波是會聚的或是發散的，我們指定會聚球面波前具有正聚散度，發散球面波前具有負聚散度。因此，曲率半徑必須有正負之分，其規定如下（參見圖 2-6）：

1. 測量球面波前的曲率半徑時，一律從球面波前的位置往其對應之曲率中心來測量。
2. 若測量的方向與光傳播的方向相同，則曲率半徑給予正值；若測量的方向與光傳播的方向相反，則曲率半徑給予負值。

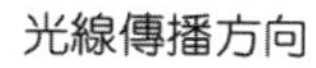

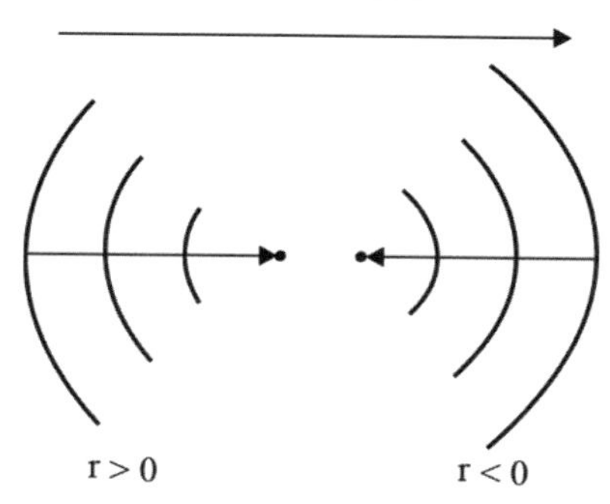

圖 2-6：曲率半徑的正負規定。

明顯可見，當曲率半徑為正值時，聚散度為正值，對應到會聚球面波前；當曲率半徑為負值時，聚散度為負值，正好對應到發散球面波前。

範例 2-1

空氣中有一螢幕，其前方 2m 處有一點光源，則點光源射出之光線到達螢幕時之聚散度為多少？

解答

如右圖所示。

因為光線向右邊傳播，而到達螢幕上的光波之曲率半徑是向左測量，曲率半徑為負，所以有

$$r = -2m \text{ 。}$$

因為在空氣中傳播，折射率為 1，代入聚散度公式可得

$$V = \frac{1}{-2m} = -0.50D \text{ 。}$$

因此，到達螢幕之光波聚散度為 −0.50D 。

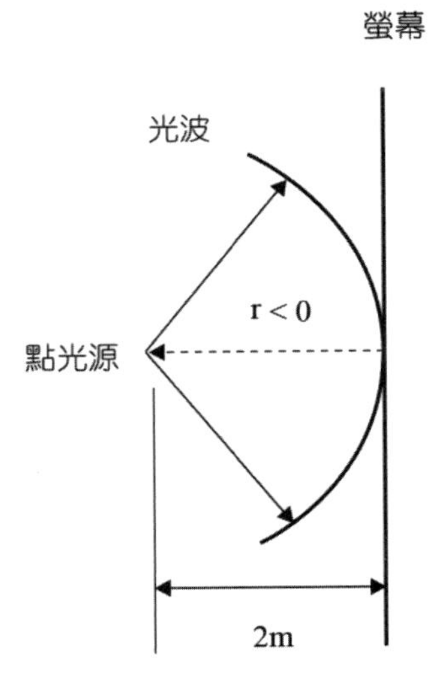

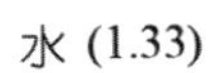

範例 2-2

假設水(1.33)中有一會聚光波，聚散度為+2.66D。當會聚光波繼續傳播 20cm 時，此時光波聚散度變為多少？

解答

如右圖所示。

假設一開始的會聚光波為 V_1，繼續傳播 20cm 後的光波為 V_2。因為 V_1 是會聚光波，可以利用聚散度公式求出光波聚焦點的距離 r_1，

$$+2.66D = \frac{1.33}{r_1}$$

$$\rightarrow r_1 = \frac{1.33}{+2.66D}$$

$$= +0.5m = +50cm \text{ 。}$$

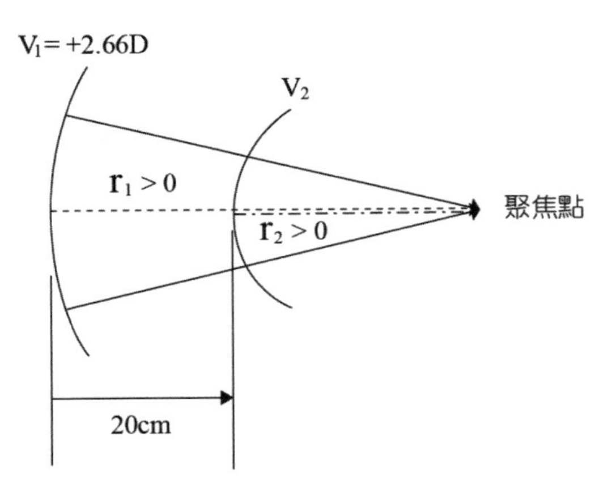

然後再求出光波 V_2 的曲率半徑 r_2，

$$r_2 = (+50\text{cm}) - 20\text{cm} = +30\text{cm} = +0.3\text{m}$$ 。

再利用聚散度公式計算聚散度，

$$V_2 = \frac{1.33}{+0.3\text{m}} = +4.43\text{D}$$ 。

因此，傳播 20cm 後的光波聚散度為+4.43D。

從上一個計算範例可以看到，當光波持續傳遞時，原本的光波聚散度會跟著變化。現在假設介質(n)中一開始的光波聚散度為 V_1。當光波繼續往前傳播 $d(d > 0)$ 的距離至新位置時，此時球面波聚散度為 V_2，如圖 2-7 所示。

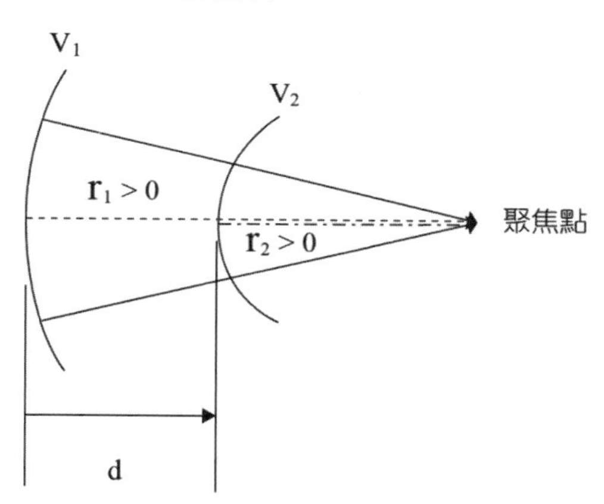

圖 2-7：光波傳播的聚散度變化。

一開始光波聚散度 V_1 所對應的曲率半徑 r_1 為

(2-3) $$r_1 = \frac{n}{V_1}$$ 。

當光波傳播 d 的距離後，到達新位置所對應的曲率半徑 r_2 為

(2-4) $$r_2 = r_1 - d$$ 。

因此，新位置的光波聚散度 V_2 為

$$(2\text{-}5)\qquad V_2=\frac{n}{r_2}=\frac{n}{r_1-d}=\frac{n}{\frac{n}{V_1}-d}=\frac{nV_1}{n-dV_1}=\frac{V_1}{1-\frac{d}{n}V_1}\ 。$$

也就是說，

$$(2\text{-}6)\qquad V_2=\frac{V_1}{1-\frac{d}{n}V_1}\ 。$$

上式說明光波在傳播過程中聚散度的變化情形，無論光波是會聚的還是發散的都成立。若是要回溯先前位置的聚散度（即已知 V_2，要推知 V_1），我們也可以將上式整理為

$$(2\text{-}7)\qquad V_1=\frac{V_2}{1+\frac{d}{n}V_2}\ 。$$

範例 2-3

假設空氣中有一聚散度為 −8.00D 的發散光波，當此光波繼續傳播 12mm 時，新光波的聚散度為多少？

解答

如右圖所示。

利用公式 $V_2=\dfrac{V_1}{1-\frac{d}{n}V_1}$ 得

$$V_2=\frac{-8.00\text{D}}{1-\frac{0.012\text{m}}{1}\times(-8.00\text{D})}=-7.30\text{D}\ 。$$

所以新位置的光波聚散度變為 −7.30D 。

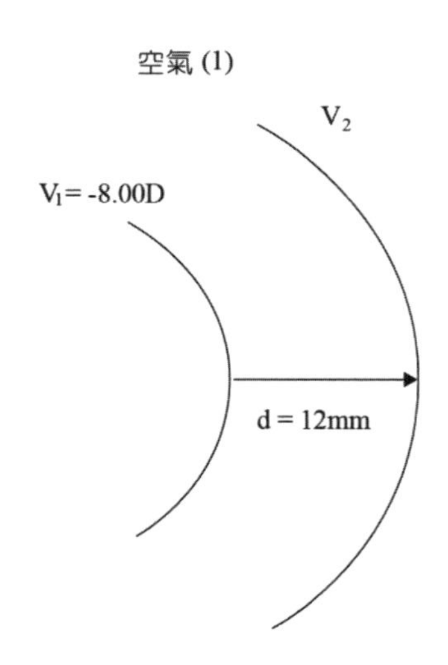

從範例 2-3 的結果可以看到，發散光波持續傳播時，其光波聚散度的負度數會越來越少，也就是說，光波的發散程度越來越弱。可以想像，最後光波的聚散度會趨近於 0，相當於變成平面波（即平行光）。而在範例 2-2 中可以看到，會聚光波持續傳播時，其光波聚散度的正度數會越來越多，也就是說，光波的會聚程度越來越強。當會聚光波聚焦之後，光波又開始變成發散的，聚散度也就變成是負的。如圖 2-8 所示。

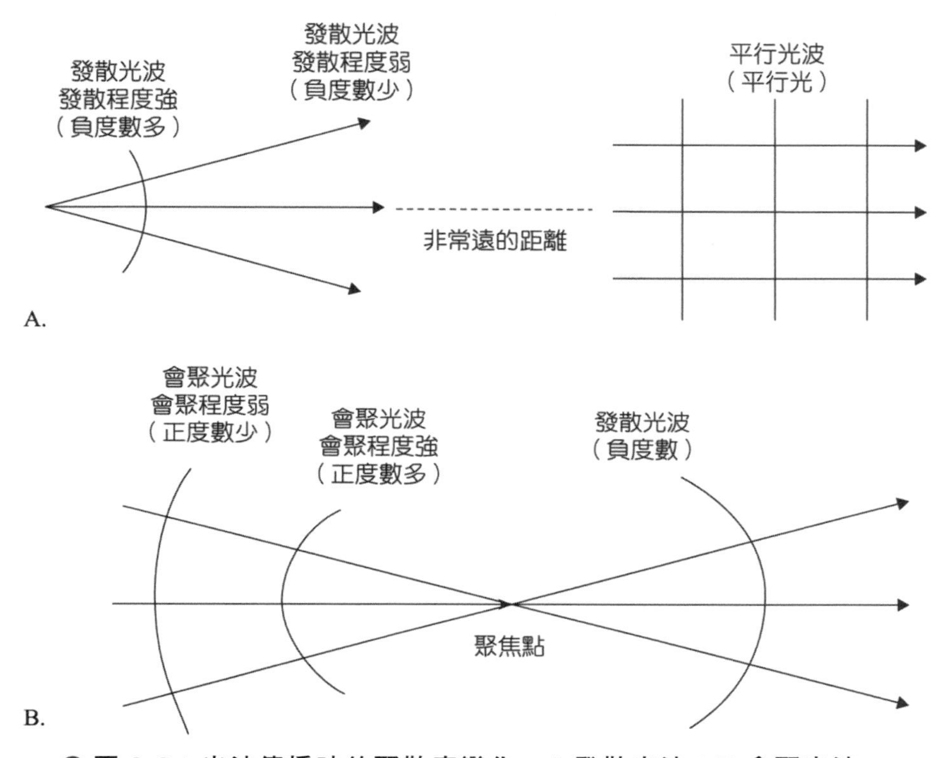

圖 2-8：光波傳播時的聚散度變化。A.發散光波；B.會聚光波。

第三節　光學系統的物與像

Visual Optics

一、實物與虛物

光學系統的作用之一是將入射到系統的光線作屈折來產生影像。至於入射到系統的光線是由真正的物體發射出來還是經由其他光學系統發射出來並不去區分。

進入光學系統的光可能是會聚的，也可能是發散的。在光學上，我們以實物(real optical object)來表示入射到光學系統的光是發散的，也就是對應的入射聚散度為負值。例如眼睛直接觀察蝴蝶，蝴蝶發散光線進入眼睛成像，入射聚散度為負值，所以蝴蝶是眼睛光學系統的實物。若眼睛透過放大鏡觀察蝴蝶，進入眼睛的光線是放大鏡對蝴蝶成像所發散出來的光線，所以放大鏡所形成的蝴蝶影像是眼睛光學系統的實物，並不是蝴蝶本身。因為實物對應到進入光學系統的發散光，因此實物的位置被指定在發散光的曲率中心上。實物離光學系統的距離就是發散光的曲率半徑。

類似地，在光學上，我們以虛物(virtual optical object)來表示入射到光學系統的光是會聚的，也就是對應的入射聚散度為正值。因為虛物對應到進入光學系統的會聚光，因此虛物的位置被指定在會聚光的曲率中心上。虛物離光學系統的距離就是會聚光的曲率半徑。例如矯正遠視眼的正鏡片將遠方物體成像在眼睛後方，但是光線還沒完成會聚就進入眼睛，因此矯正遠視眼的正鏡片所形成的影像是眼睛光學系統的虛物。

二、實像與虛像

離開光學系統的光可能是會聚的，也可能是發散的。在光學上我們以實像(real optical image)來表示離開光學系統的光是會聚的，也就是對應的出射聚散度為正值。因為實像對應到離開光學系統的會聚光，因此實像的位置被指定在會聚光的曲率中心上。實像離光學系統的距離就是會聚光的曲率半徑。實像可以利用螢幕來呈現。當螢幕位置剛好在實像位置時，呈現出清晰影像。若螢幕位置不在實像位置時，呈現出模糊影像。

類似地，在光學上，我們以虛像(virtual optical image)來表示離開光學系統的光是發散的，也就是對應的出射聚散度為負值。因為虛像對應到離開光學系統的發散光，因此虛像的位置被指定在發散光的曲率中心上。虛像離光學系統的距離就是發散光的曲率半徑。虛像無法利用螢幕來顯現，但是可以再經由其他光學系統來成像，例如眼睛、照相機等。

總結以上之說明，光學系統的物體對應入射到光學系統的光，而光學系統的影像對應離開光學系統的光（參見圖 2-9）：

1. 發散光進入光學系統，則系統具有一個實物。實物位置在入射發散光的曲率中心上。

2. 會聚光進入光學系統，則系統具有一個虛物。虛物位置在入射會聚光的曲率中心上。

3. 會聚光離開光學系統，則系統具有一個實像。實像位置在出射會聚光的曲率中心上。

4. 發散光離開光學系統，則系統具有一個虛像。虛像位置在出射發散光的曲率中心上。

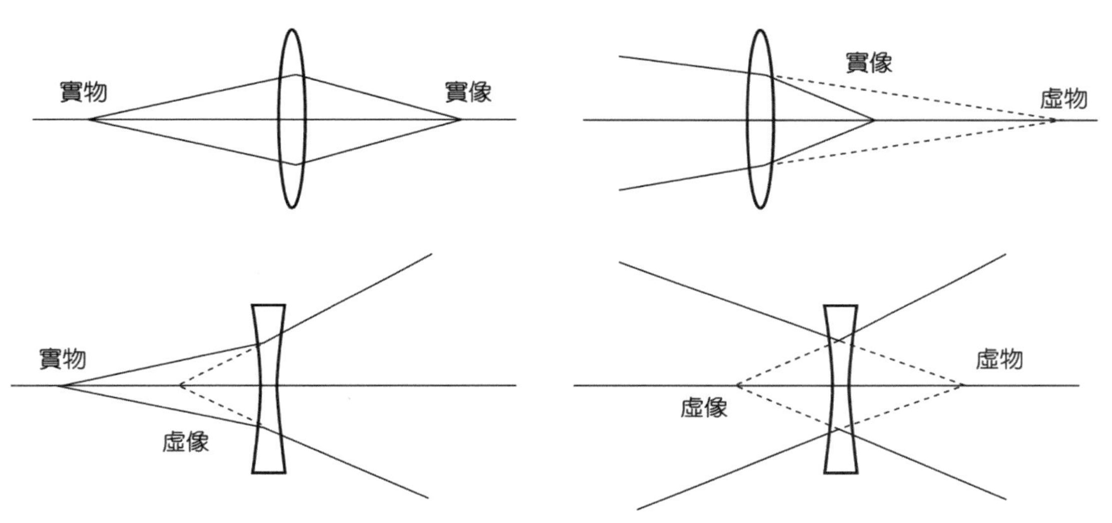

圖 2-9：實物和虛物、實像和虛像的關係。

範例 2-4

下圖是一個雙鏡片光學系統的成像光線圖。請問鏡片一和鏡片二分別對應之物體與影像的位置在哪裡？實的或虛的？

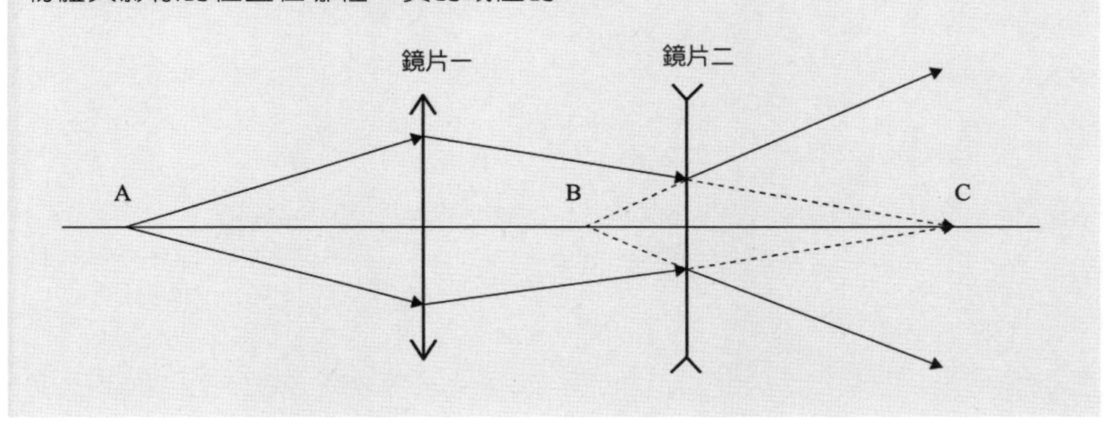

解答

對鏡片一而言：

(1) 接受來自 A 點的發散入射光，所以鏡片一的物體在 A 點且為實物。

(2) 出射光線為會聚光且準備會聚到 C 點，所以鏡片一的影像在 C 點且為實像。

對鏡片二而言：

(1) 接受準備會聚到 C 點的會聚入射光，所以鏡片二的物體在 C 點且為虛物。

(2) 出射光線為發散光且看起來好像從 B 點發散出去，所以鏡片二的影像在 B 點且為虛像。

自我練習

一、選擇題

( ) 01. 有關聚散度的敘述何者錯誤？ (A)介質折射率增加，光線聚散度的絕對值增加 (B)光波的曲率半徑越大，其聚散度的絕對值越小 (C)聚散度的強弱會隨距離成反比 (D)聚散度的描述以公尺為單位。

( ) 02. 某光波的聚散度為 –2.00D，此光波為 (A)會聚光波 (B)發散光波 (C)平面光波 (D)收斂光波。

( ) 03. 一點光源在水(1.333)中發射光線至 5m 遠的螢幕上，則到達螢幕上的光波聚散度為多少？ (A) –0.20D (B) –0.27D (C) +0.20D (D) +0.27D。

( ) 04. 物體置於球面前方空氣中 40cm 處，則入射聚散度為多少？ (A) +0.40D (B) +2.50D (C) –0.40D (D) –2.50D。

( ) 05. 當玻璃 ($n = 1.5$) 中的點光源發出之光到達 40cm 之位置時，其對應的聚散度是多少？ (A) –2.5D (B) –0.6D (C) –3.75D (D) +2.5D。

( ) 06. 空氣中的某光波聚散度為 –4.00D，則其曲率半徑為多少（含正負符號）？ (A) –4cm (B) –40cm (C) –25cm (D) –0.25cm。

( ) 07. 某會聚光線在水(1.333)中的聚散度為 +3.5D，則此光波繼續傳播多少距離會會聚成一點？ (A) 38cm (B) 29cm (C) 22cm (D) 13cm。

( ) 08. 在空氣中有一光波，若再繼續傳播 50cm 可以會聚成一點，則光波原有的聚散度為多少？ (A) –2.00D (B) –0.20D (C) +2.00D (D) +0.20D。

( ) 09. 某介質中有兩個會聚光波，A 波和 B 波，分別距離會聚點 50cm 及 0.75m，則哪一個波的會聚程度較小？ (A)一樣 (B) A 波 (C) B 波 (D)不一定。

( ) 10. 會聚光波持續向前傳播，其聚散度變化如何？ (A)正聚散度減少 (B)正聚散度增加 (C)正聚散度先增加然後再變成負聚散度 (D)正聚散度先減少再增加正聚散度。

( ) 11. 當光波繼續傳播，則下列敘述何者正確？ (A)聚散度會越來越強 (B)聚散度的絕對值會越來越大 (C)發散光波的聚散度會越來越弱 (D)會聚光波的聚散度絕對值會越來越小。

( ) 12. 當發散光波持續傳播時，其聚散度 (A)會越來越強 (B)會越來越弱 (C)絕對值會越來越大 (D)最後會變成會聚光波。

( ) 13. 當會聚光波持續傳播時，其聚散度 (A)會越來越強 (B)會越來越弱 (C)絕對值會越來越大 (D)傳播距離夠遠，可以變成發散光波。

( ) 14. 有關光線在傳播時的聚散度，下列敘述何者正確？ (A)光波持續傳播，其聚散度越強 (B)光波繼續傳播，其聚散度越弱 (C)發散光波繼續傳播，其聚散度越弱 (D)會聚光波繼續傳播，其聚散度越弱。

( ) 15. 有關光線在傳播時的聚散度，下列敘述何者正確？ (A)光波持續傳播，其聚散度的絕對值會增加 (B)光波繼續傳播，其聚散度的絕對值會減少 (C)發散光波繼續傳播，其聚散度的絕對值增加 (D)會聚光波繼續傳播，其聚散度的絕對值會增加。

( ) 16. 假設在水(1.33)中有一發散光波的聚散度為 –5.00D，若光波繼續傳播 20cm，則聚散度變為多少？ (A) –2.50D (B) –2.85D (C) –3.55D (D) –4.65D。

( ) 17. 當聚散度為 –6.00D 的光波在空氣中繼續傳播 5cm，則聚散度變為多少？ (A) –8.57D (B) –7.12D (C) –4.62D (D) –3.52D。

( ) 18. 假設在玻璃(1.5)中有一會聚光波的聚散度為 +4.00D，若光波繼續傳播 30cm，則聚散度變為多少？ (A) +5.00D (B) +10.00D (C) +15.00D (D) +20.00D。

( ) 19. 假設在空氣中有一會聚光波的聚散度為 +6.00D。若此光波繼續傳播 12mm，則其聚散度變為多少？ (A) +5.50D (B) +6.00D (C) +6.50D (D) +7.00D。

( ) 20. 若聚散度為 +8.00D 的光波在玻璃(1.5)中繼續傳播 50cm，則聚散度變為 (A) –4.80D (B) –2.50D (C) +6.75D (D) +9.00D。

( ) 21. 空氣中有一光波，其聚散度為 +10.00D，若持續傳播 20cm，則新位置的光波聚散度為多少？ (A) +10.00D (B) +15.00D (C) –20.00D (D) –10.00D。

( ) 22. 在水（折射率為 1.33）中有一光波，若再繼續傳播 10cm 可以變成聚散度為 –5.00D 的光波，則原來的光波聚散度為多少？ (A) –10.0D (B) –8.0D (C) –5.0D (D) –2.0D 。

( ) 23. 假設在光學系統後方放置一個螢幕，螢幕位置在聚焦影像之前。若將螢幕位置朝向光學系統移動，則 (A)可以看到越來越清晰地影像 (B)螢幕上的亮斑會越來越小 (C)模糊圓越來越大 (D)不影響影像的清晰程度。

( ) 24. 當光線以發散方式離開球面時，物體的影像 (A)是一個虛像 (B)是一個實像 (C)在鏡片的第一焦點(主焦點)上 (D)不存在。

( ) 25. 一個單球面折射界面受到一束會聚光的照射，請問此球面有一個 (A)實物 (B)虛物 (C)實像 (D)虛像。

( ) 26. 下列四種物像關係圖示（①、②、③、④），哪一個圖表示是虛物成虛像？

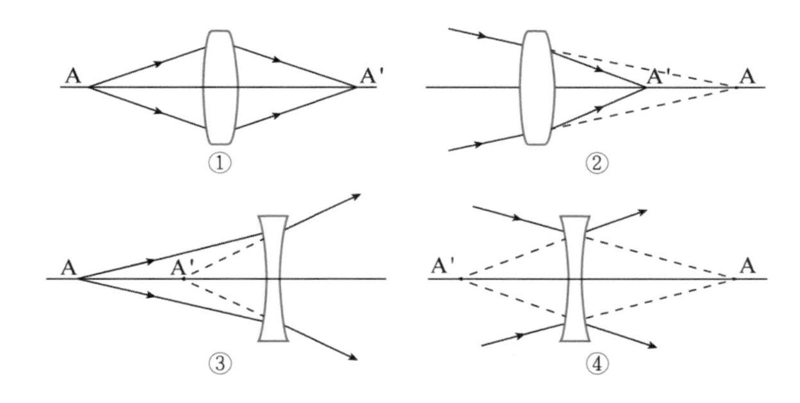

(A)① (B)② (C)③ (D)④。

( ) 27. 在下圖中，光線從 A 點發射，經過五塊鏡片的屈折，最後聚焦在 G 點。請問第 4 塊鏡片的物體 (A)在 B 點為實物 (B)在 B 點為虛物 (C)在 D 點為實物 (D)在 D 點為虛物。

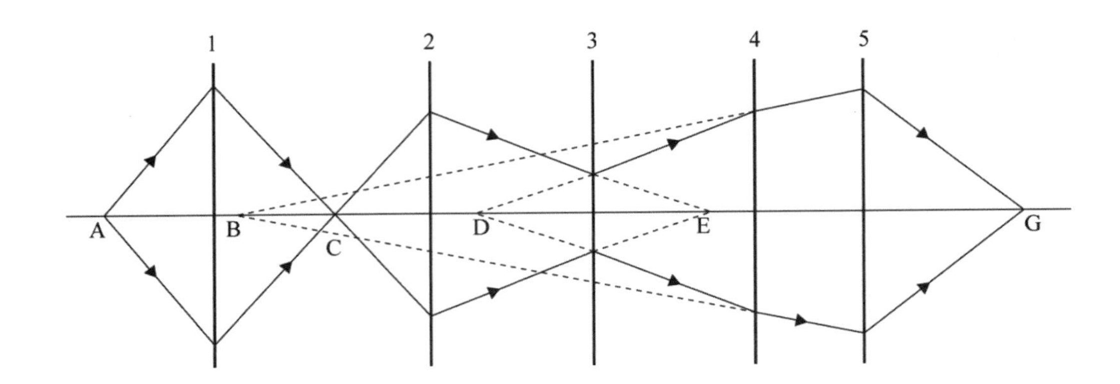

二、計算題

01. 空氣中有一螢幕，其前方 20cm 處有一點光源，則點光源射出之光線到達螢幕時之聚散度為多少？

02. 假設玻璃(1.5)中有一會聚光波，聚散度為+4.00D。當會聚光波繼續傳播10cm 時，此時光波聚散度變為多少？

03. 假設玻璃(1.6)中有一個 −12.00D 的發散光波，則此光波離點光源有多遠？

04. 當空氣中的會聚光與點影像的距離分別為 100cm、75cm、60cm 和 40cm 時，對應的聚散度是多少？

CH 03

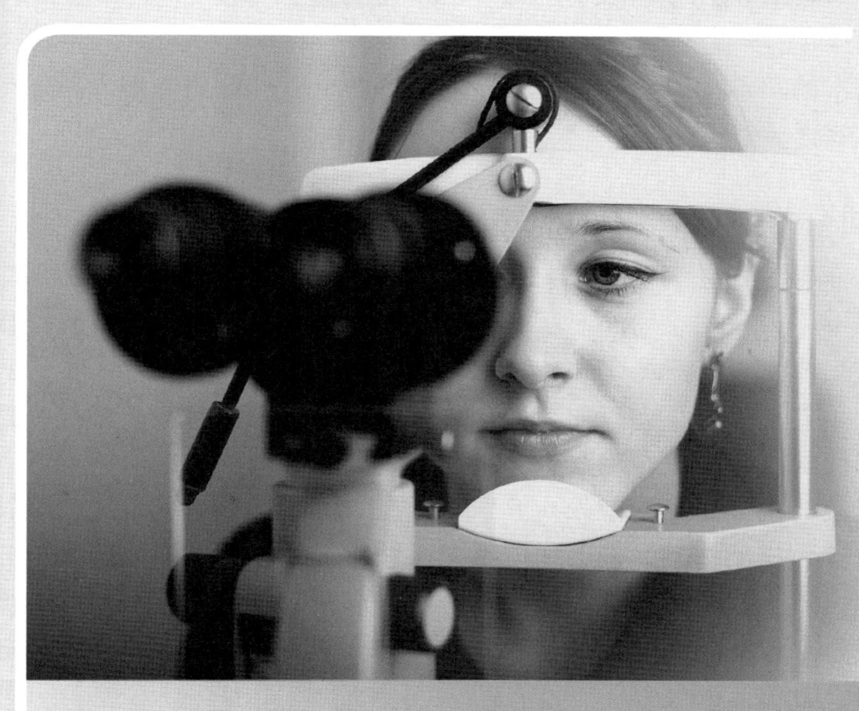

單球面折射

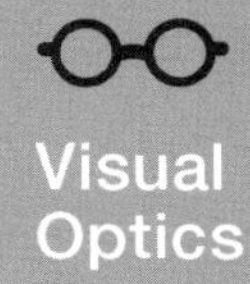

Visual Optics

第一節　球面的聚散性質與球面屈光力

Visual Optics

本章從最基本的單球面折射開始討論。首先了解一下球面對入射光線屈折時所造成的聚散效應。

一、會聚球面

假設一個球面界面分隔兩個介質，前方介質折射率為 n_1，後方介質折射率為 n_2，其中又讓 $n_2 > n_1$。如果球面形狀是由高折射率介質向低折射率介質凸出去，那麼當平行光波由 n_1 介質進入到 n_2 介質時，光波的中心部分先進入 n_2 介質中，所以光波的中心部分會先變慢而落後兩側光波，結果通過球面後變成會聚光波。因此，球面對入射光波產生會聚作用。如果讓平面光波是由 n_2 介質進入到 n_1 介質時，光波的兩側部分先進入 n_1 介質中，所以光波的兩側部分會先變快而領先中心的光波，結果通過球面後變成會聚光波。因此，球面對入射光波還是產生會聚作用。以上說明，無論光線從哪一個方向通過這種球面，這種球面都會對光線產生會聚效應，我們將這種從高折射率介質向低折射率介質凸出去的球面稱為會聚球面或凸球面。

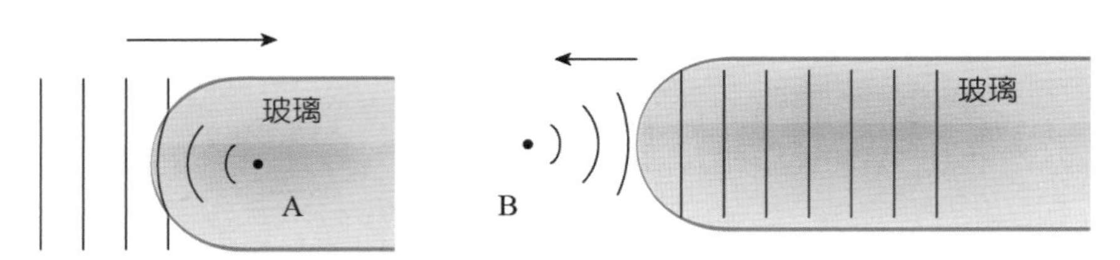

圖 3-1：凸球面的會聚效應：不管光線由左向右傳播(A)還是由右向左傳播(B)，凸球面都產生會聚作用。

二、發散球面

接下來，看球面形狀是由低折射率介質向高折射率介質凸出去的球面。一樣假設球面界面分隔兩個介質，前方介質折射率為 n_1，後方介質折射率為 n_2，其中 $n_2 > n_1$。當平行光波由 n_1 介質進入到 n_2 介質時，因為球面形狀關係，光波的兩側部分先進入 n_2 介質中，所以光波的兩側部分會先變慢而落後，結果通過球面後變成發散光波。因此，球面對入射光波產生發散作用。如果讓平面光波是由 n_2 介質進入到 n_1 介質時，光波的中心部分先進入 n_1 介質中，所以光波的中心部分會先變快而領先兩側光波，結果通過球面後變成發散光波。因此，球面對入射光波還是產生發散作用。以上說明，無論光線從哪一個方向通過這種球面，這種球面都會對光線產生發散效應，我們將這種從低折射率介質向高折射率介質凸出去的球面稱為發散球面或凹球面。

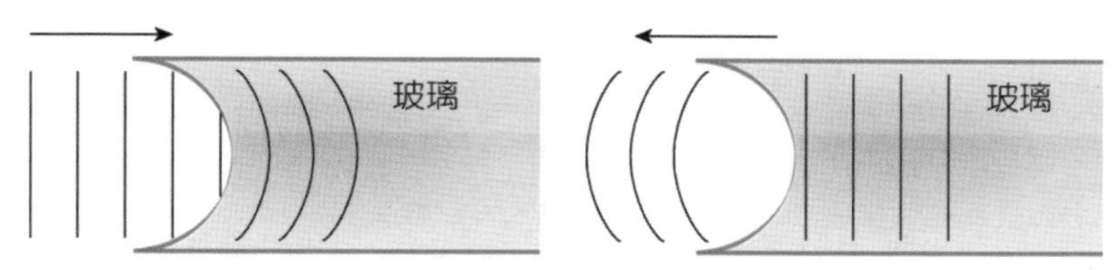

圖 3-2：凹球面的發散效應：不管光線由左向右傳播(A)還是由右向左傳播(B)，凹球面都產生發散作用。

三、球面屈光力

在談球面屈光力之前，先說明一下「近軸近似」的觀念。一個光學系統都會有孔徑的大小，也就是可以讓光線通過的範圍。孔徑向正前方垂直指出的方向決定了光學系統的光軸。如果所討論的光線都在光軸附近並且與光軸的夾角不是很大的情形下，我們稱這種光線為近軸光線。近軸光線所呈現的性質稱為近軸近似。當光線不是近軸光線時，其光學性質會不同於近軸近似，這時就必須考慮如像差的問題了。

球面改變光線聚散度的能力稱為球面屈光力。在近軸近似下，球面屈光力為

$$P=\frac{n_2-n_1}{r}\quad (3\text{-}1)$$ 。

上式中，r 是球面的曲率半徑，其正負符號遵循類似聚散度有關曲率半徑的正負規定。而 n_1、 n_2 分別是球面前方、後方介質的折射率。

範例 3-1

假設有一凸球面界面將空氣與玻璃(1.5)兩介質分開，且此球面之曲率半徑大小為 20cm。請問球面屈光力為多少？

解答

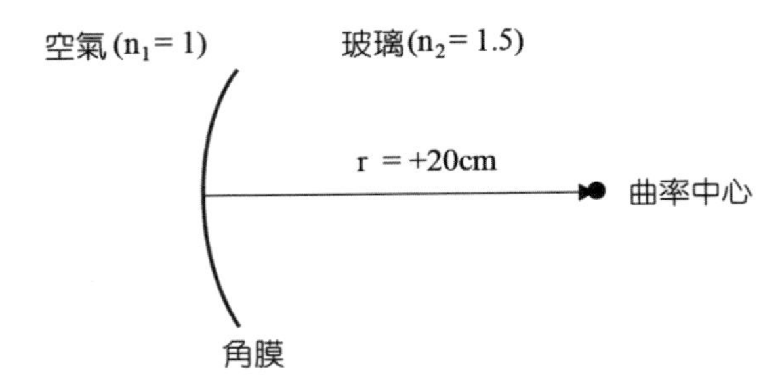

如上圖所示，因為是凸球面，所以球面由高折射率的玻璃介質向低折射率的空氣介質凸出去。因此，球面曲率中心在玻璃介質這一邊。依據正負符號慣例，曲率半徑為

$$r = +20\text{cm} = +0.2\text{m}$$ 。

利用 $P = \frac{n_2 - n_1}{r}$ 得

$$P = \frac{1.5 - 1}{+0.2\text{m}} = +2.50\text{D}$$ 。

故此凸球面之屈光力為+2.50D。

範例 3-2

假設眼睛角膜可以看成是一個凸球面，其前方是空氣介質，後方是房水(1.336)，且曲率半徑大小是 7.5mm。則此角膜的屈光力為多少？

解答

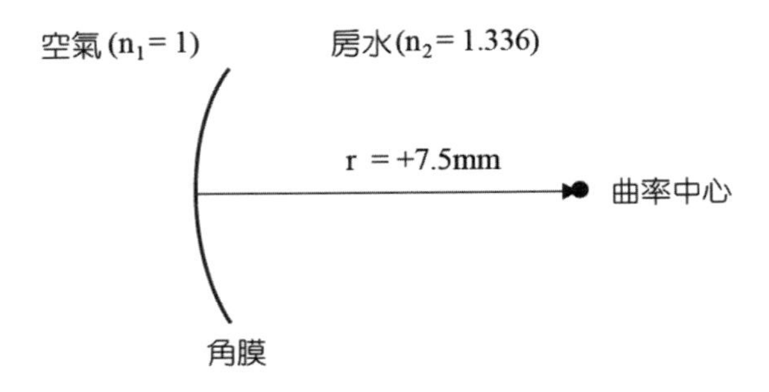

如上圖所示，因為角膜是凸球面，所以從房水向空氣凸出去。因此，球面曲率中心在房水這一邊。依據正負符號慣例，曲率半徑為

$$r = +7.5\text{mm} = +0.0075\text{m}$$ 。

利用 $P = \dfrac{n_2 - n_1}{r}$ 得

$$P = \frac{1.336 - 1}{+0.0075\text{m}} = +44.80\text{D}$$ 。

故角膜的屈光力為+44.80D。

從(3-1)式可以清楚看到，當球面前後介質不改變時，球面曲率半徑越大，曲率越小（即越平坦），則球面屈光力越弱；反之，當球面曲率半徑越小時，曲率越大（即越陡峭或越彎曲），則球面屈光力越強。

範例 3-3

延續範例 3-2 的內容。若眼睛浸入水(1.33)中，則此時角膜的屈光力為多少？

解答

水 (n_1= 1.33)　房水 (n_2= 1.336)

r = +7.5mm

曲率中心

角膜

如上圖所示，因為眼睛浸入水中，所以原本的空氣介質變成水介質，但是角膜的曲率半徑不變。故

$$P = \frac{1.336 - 1.33}{+0.0075\text{m}} = +0.80\text{D}$$ 。

故進入水中的角膜屈光力為+0.80D。

若球面曲率半徑不改變，則兩介質折射率差越大，則球面屈光力越強；反之，兩介質折射率差越小，則球面屈光力越弱。範例 3-3 的前後介質折射率非常接近，所以屈光力降低至非常接近 0。

第二節　聚散度方程式

球面可以將物體發出的光線屈折成像。假設物體（可能實物或虛物）發出的光線傳播到球面時的聚散度為 U，稱為入射聚散度。若物體離球面距離為 u，稱為物距，那麼透過聚散度的定義知

$$(3\text{-}2)\qquad U=\frac{n_1}{u}\text{。}$$

當入射光線經球面屈折作用後，離開球面的光線形成影像（可能實像或虛像），且聚散度為 V，稱為出射聚散度。若影像離球面的距離為 v，稱為像距，則有

$$(3\text{-}3)\qquad V=\frac{n_2}{v}\text{。}$$

在近軸近似下，入射聚散度、出射聚散度和球面屈光力滿足聚散度方程式

$$(3\text{-}4)\qquad V=P+U\text{，}$$

也就是進來球面的入射聚散度加上球面的屈光力會等於離開球面的出射聚散度，見圖 3-3。若以距離來表示聚散度方程式，則為

$$(3\text{-}5)\qquad \frac{n_2}{v}=\frac{n_2-n_1}{r}+\frac{n_1}{u}\text{。}$$

只要知道球面的曲率半徑以及兩介質折射率，當確定物體位置時，即知道物距 u，則可以由上式知道像距 v，即影像位置。所以上式也可以看成是球面成像的公式。

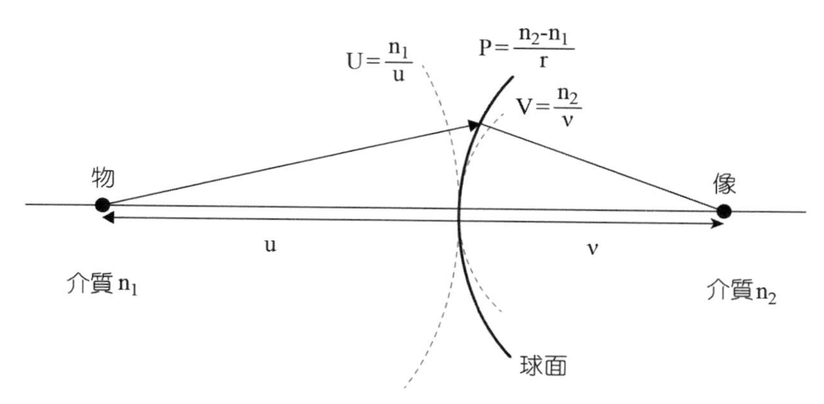

圖 3-3：球面成像。

除了知道成像的位置之外，我們也關心影像的大小情形。假設物體放置的延伸方向與光軸垂直的話，則所形成的對應影像的延伸方向也會與光軸垂直，但方向可能相同或相反。在描述這種物體或影像的大小時，我們利用正負符號的規定來指定物體和影像大小在延伸方向的不同。若物體或影像是朝向光軸上方延伸的，則其大小給正值；若物體或影像是朝向光軸下方延伸的，則其大小給負值，如圖 3-4 所示。

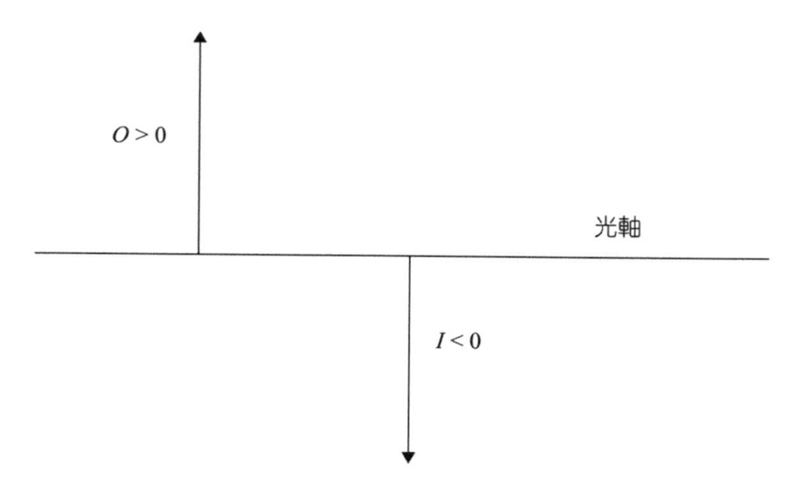

圖 3-4：物體和影像大小的正負符號規定。

我們將這種與光軸垂直的影像大小(I)和物體大小(O)的比值稱為橫向放大率，即

(3-6) $$m = \frac{I}{O}$$ 。

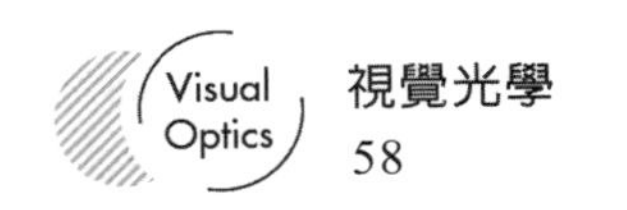

在近軸近似成像下，橫向放大率可證明為

$$(3\text{-}7) \qquad m=\frac{I}{O}=\frac{U}{V}=\frac{n_1 v}{n_2 u} \text{。}$$

當 $m>0$ 時，代表影像與物體是同方向延伸的，稱為正立影像；當 $m<0$ 時，代表影像與物體的延伸方向是相反的，稱為倒立影像。又如果 m 的絕對值 $|m|$ 大於 1，代表影像比物體大，即為放大的影像；如果 m 的絕對值 $|m|$ 小於 1，代表影像比物體小，即為縮小的影像。

範例 3-4

假設有一屈光力為 –5.00D 的球面，分隔空氣與玻璃(1.5)介質。在空氣中有一物體離此球面 40cm，請問此物體經球面屈折後所形成的影像位置在哪裡？放大還是縮小、正立還是倒立的影像？實像還是虛像？

解答

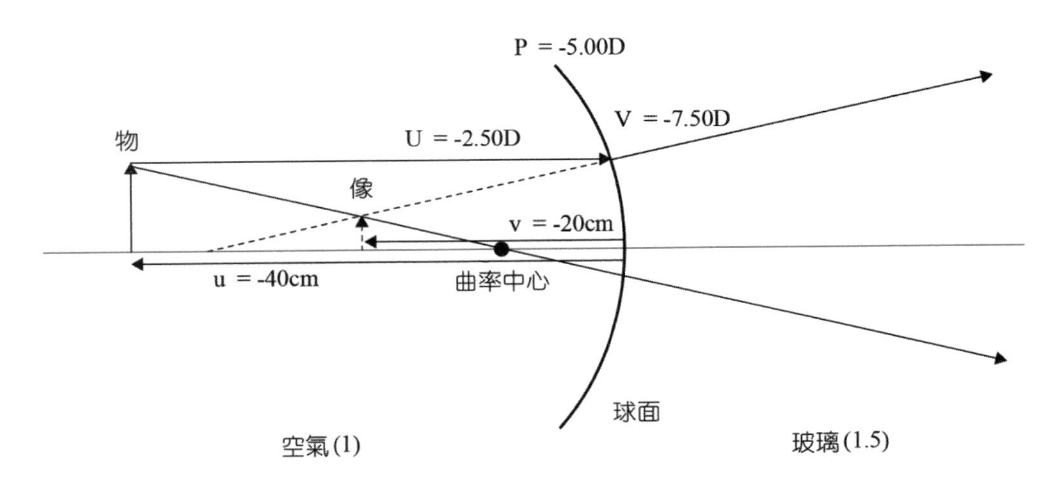

如圖所示。因為物體在球面前（左）方，所以物距為

$$u=-40\text{cm}=-0.4\text{m} \text{，}$$

對應之入射聚散度為

$$U=\frac{n_1}{u}=\frac{1}{-0.4\text{m}}=-2.50\text{D} \text{，}$$

經球面屈折後，利用聚散度方程式得出射聚散度為

$$V = P + U = (-5.00D) + (-2.50D) = -7.50D$$ 。

由於出射聚散度為負值，代表發散光出射，所以形成虛像。其所對應之像距為

$$V = \frac{n_2}{v} \rightarrow v = \frac{n_2}{V} = \frac{1.5}{-7.50D} = -0.2m = -20cm$$ 。

因為像距為負值，代表影像在左邊（即球面前方）。另外，計算橫向放大率

$$m = \frac{U}{V} = \frac{-2.50D}{-7.50D} = +0.33$$ 。

因為是正值，所以為正立影像；又 $0.33 < 1$，為縮小影像。因此，影像位於球面前方 20cm 處，為縮小正立的虛像。

範例 3-5

假設眼睛可以看成是一個具有+60.00D 的球面界面，並且分隔出外界的空氣介質以及內部折射率為 1.336 的介質。相當於視網膜的螢幕位於內部介質且距離球面 23mm。則物體位於何處可以被清晰地聚焦在螢幕（視網膜）上？

解答

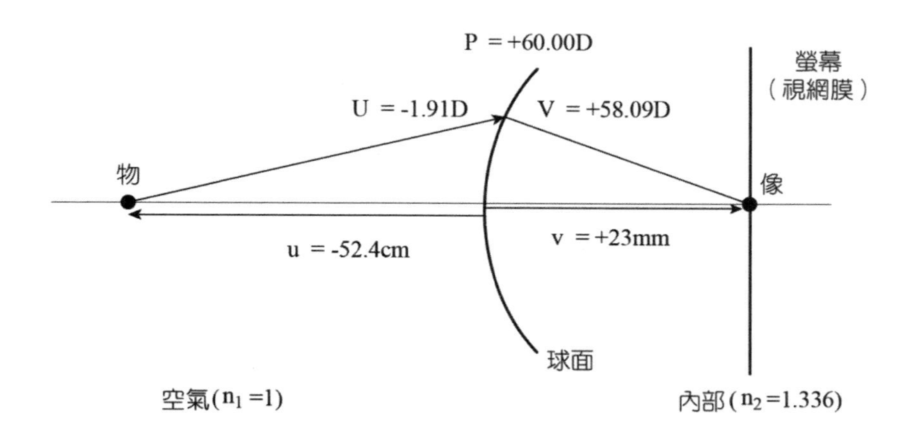

因為清晰影像必須在螢幕上，即在球面的後（右）方，所以像距為

$$v = +23\text{mm} = +0.023\text{m}$$ ，

對應之出射聚散度為

$$V = \frac{n_2}{v} = \frac{1.336}{+0.023\text{m}} = +58.09\text{D}$$ ，

利用聚散度方程式反求入射聚散度為

$$V = P + U \rightarrow U = V - P = (+58.09\text{D}) - (+60.00\text{D}) = -1.91\text{D}$$ 。

其所對應之物距為

$$U = \frac{n_1}{u} \rightarrow u = \frac{n_1}{U} = \frac{1}{-1.91\text{D}} = -0.524\text{m} = -52.4\text{cm}$$ 。

因為物距為負值，代表物體在球面左邊（即球面前方）。故在球面（眼睛）前方 52.4cm 處的物體可以被聚焦在螢幕（視網膜）上。

另外，若物體是沿著光軸延伸的，則所形成的對應影像也是沿著光軸延伸的。此時的影像大小與物體大小的比值稱為軸向放大率

(3-8) $$m_a = \frac{v_2 - v_1}{u_2 - u_1}$$ 。

經計算得知

(3-9) $$m_a = \frac{n_2}{n_1} \times m_1 m_2$$ 。

上式中，m_1、m_2 分別代表物體在 u_1、u_2 的橫向放大率。當物體很小時，軸向放大率與橫向放大率成平方正比的關係，如下式

(3-10) $$m_a = \lim_{u_2 \to u_1} \frac{v_2 - v_1}{u_2 - u_1} = \frac{n_2}{n_1} m^2$$ 。

在第一章說過光線傳播具有可逆性原理，也就是通過光學系統的光線路徑在反轉光線方向時，會沿原來路徑通過光學系統。所以如果讓光線從影像位置反方向發射光線，那麼光線必定沿著原來路徑回到物體位置，如圖 3-5 所示。

這種物體與影像透過光可逆性原理的對應關係稱為物像共軛(object-image conjugation)。

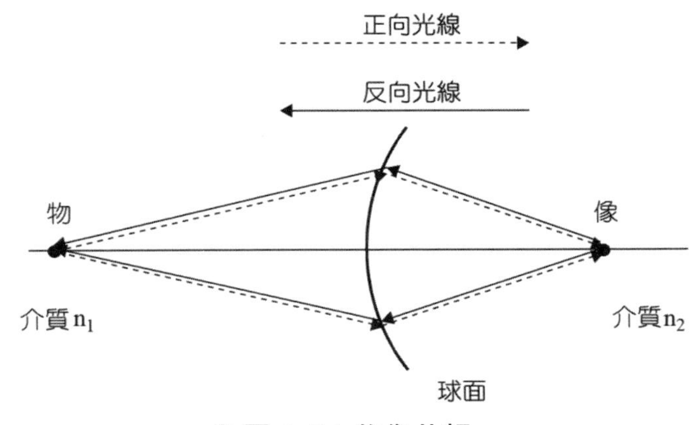

圖 3-5：物像共軛。

第三節　焦點、節點和對稱點

Visual Optics

一、焦點

當光線以平行光軸的方式入射到球面的時候（例如物體離球面很遠），光線若通過會聚球面，則被聚焦到光軸上某一點位置；光線若通過發散球面，則被以光軸上某一點位置發散出來。會聚的點或是發散的點稱為球面的第二焦點(secondary focal point)，F_2，或說第二焦點為平行光入射的影像位置，如圖 3-6 所示。從球面往第二焦點測量的距離稱為第二焦距(secondary focal length)，f_2。因為入射光為平行光，聚散度為 0（即 $U=0$），所以聚散度方程式變為 $V=P$，像距 $v=\frac{n_2}{P}$。故第二焦距為

$$(3\text{-}11)\qquad f_2=\frac{n_2}{P}\text{。}$$

會聚球面具有正屈光力，第二焦距為正值，所以第二焦點在球面後方，為實的焦點；發散球面具有負屈光力，第二焦距為負值，所以第二焦點在球面前方，為虛的焦點。

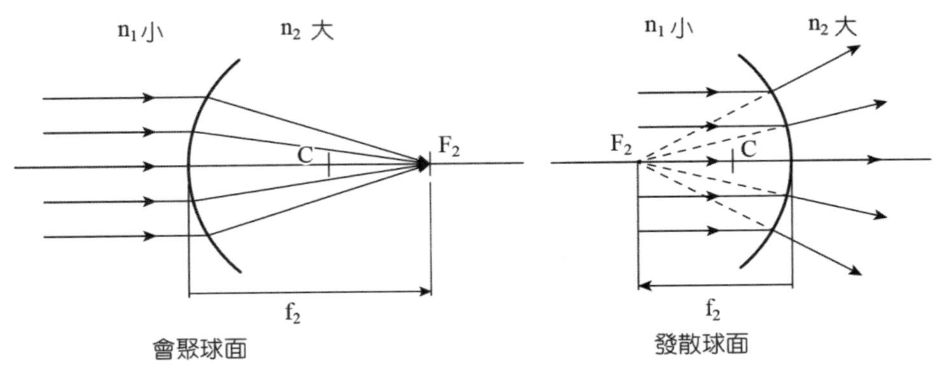

圖 3-6：會聚球面的第二焦點是實的，發散球面的第二焦點是虛的。

假設來自光軸某一點的發散光線經過會聚球面的屈折之後變成平行光離開，或者，準備收斂至光軸某一點位置的會聚光線經過發散球面之後也變成平行光離開，則我們稱這種軸上某一點的位置為第一焦點(primary focal point)，F_1，或說第一焦點是平行光出射的物體位置。一樣地，從球面往第一焦點測量的距離稱為第一焦距(primary focal length)，f_1。參見圖 3-7。因為出射光是平行的，聚散度為 0（即 $V=0$），所以聚散度方程式變為 $U=-P$，物距 $u=-\frac{n_1}{P}$。故第一焦距為

$$(3\text{-}12)\qquad f_1=-\frac{n_1}{P}\text{。}$$

會聚球面具有正屈光力，第一焦距為負值，所以第一焦點在球面前方，為實的焦點；發散球面具有負屈光力，第一焦距為正值，所以第一焦點在球面後方，為虛的焦點。

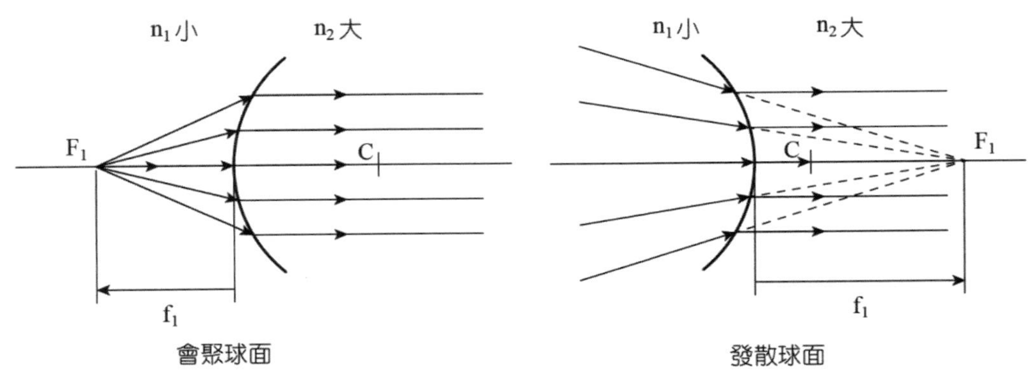

圖 3-7：會聚球面的第一焦點是實的，發散球面的第一焦點是虛的。

我們可以看到，球面屈光力越強，焦點離球面越近；反之，球面屈光力越弱，焦點離球面越遠。又，f_1和f_2之間有如下的關係：

$$-\frac{f_1}{n_1}=\frac{f_2}{n_2}=\frac{1}{P} \quad (3\text{-}13)$$ 。

因此，球面兩邊的介質折射率不同使得第一焦距和第二焦距也不相等。另外，將第一焦距和第二焦距加總起來可以得到

$$f_1+f_2=\frac{n_2-n_1}{P}=r \quad (3\text{-}14)$$ 。

也就是說，球面的第一焦距和第二焦距之總和等於球面的曲率半徑。

範例 3-6

假設有一球面分隔空氣和水(1.33)兩個介質且屈光力為+4.00D。若光線由空氣進入水中，請問球面的第一焦點和第二焦點各在哪裡？

解答

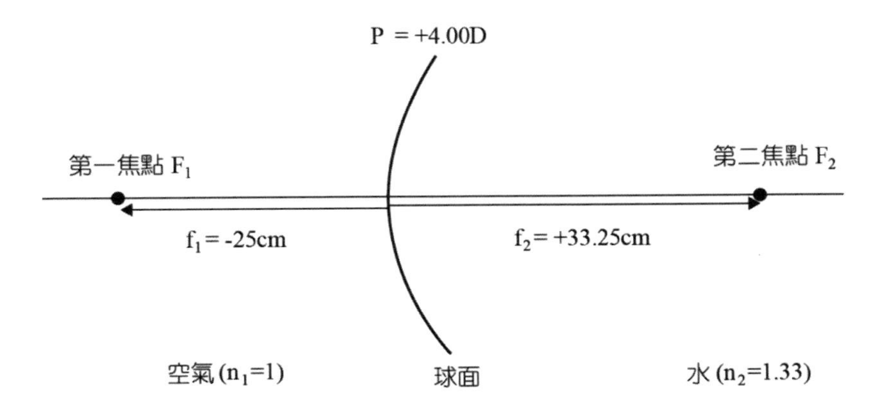

因為光線由空氣進入水中，所以第一介質為空氣 $(n_1=1)$ 而第二介質為水 $(n_2=1.33)$，如上圖所示。分別計算第一焦距和第二焦距如下：

$$f_1=-\frac{n_1}{P}=-\frac{1}{+4.00D}=-0.25m=-25cm$$ ，

$$f_2=\frac{n_2}{P}=\frac{1.33}{+4.00D}=+0.3325m=+33.25cm$$ 。

因為第一焦距為負值，所以第一焦點在球面的前（左）方 25cm 處（空氣端）。又，第二焦距為正值，所以第二焦點在球面的後（右）方 33.25cm 處（水端）。

上一範例中，球面的曲率半徑為

$$P=\frac{n_2-n_1}{r}\rightarrow r=\frac{n_2-n_1}{P}=\frac{1.33-1}{+4.00D}=+0.0825m=+8.25cm \text{ 。}$$

我們將第一焦距和第二焦距加總可得到

$$f_1+f_2=(-25cm)+(+33.25cm)=+8.25cm \text{ 。}$$

的確滿足 $f_1+f_2=r$ 。

二、節點

在球面上，任何通過曲率中心的直線都會和球面正交，也就是直線會與切平面垂直。因此，通過曲率中心的直線就是球面的法線。當光線通過曲率中心或者朝向曲率中心傳播時，光線即沿著法線在傳播，所以傳播方向在經過球面屈折後不會改變，這種經屈折後不改變傳播方向的光線稱為節線(nodal line)。節線和光軸的交會點稱為節點(nodal point)。球面折射界面的節點就是球面的曲率中心。

節線與節點的概念使得影像大小的計算變得較為簡單。參考圖 3-8，假設已經知道物體在節點所張開的角度(w)，那麼透過節點往影像位置的距離(l)可以得到影像大小為

(3-15) $I=-\ell\tan w$ 。

負號代表影像為倒立的關係。

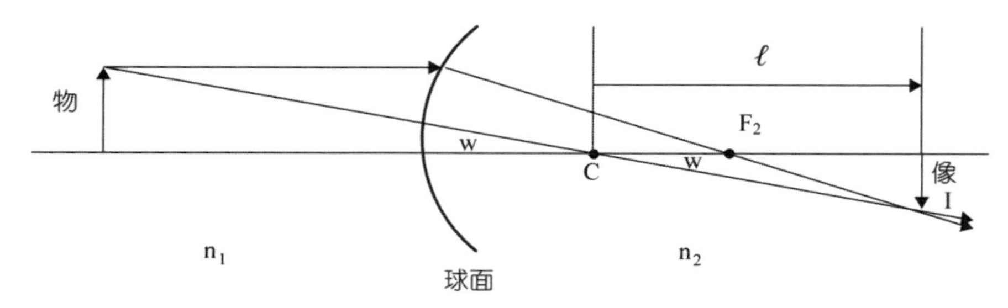

圖 3-8：節線、節點與影像大小的關係。

範例 3-7

假設眼睛的屈光力可以由一個分隔空氣和折射率為 1.336 介質的球面屈光力來描述，並且球面的曲率中心與視網膜之距離為 17mm。若眼前 6m 處有一 6cm 高的物體成像在視網膜上，則影像大小大約為多少？（假設曲率中心與球面的距離可忽略）

解答

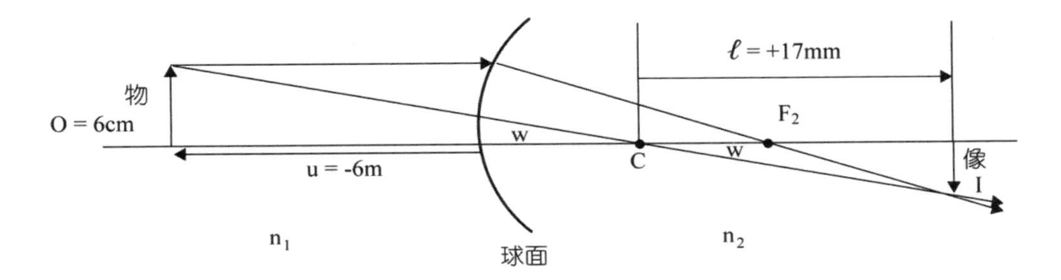

由圖形知，在忽略曲率中心與球面的距離下，

$$\tan w \approx \frac{6\text{cm}}{6\text{m}} = 0.01$$

代入(3-15)式得

$$I = -(+17\text{mm}) \times 0.01 = -0.17\text{mm}$$

故影像大小為 0.17mm。

上一範例中，用以描述眼睛屈光力（約 60D）的球面，其曲率半徑（約 5.6mm）遠小於物體離球面的距離，所以可以忽略曲率中心到球面的距離。

三、對稱點

對稱點是指當物體放置在某位置時，剛好可以形成一個大小相等但延伸方向相反的影像，意即橫向放大率等於 −1，此時物像共軛的位置稱為對稱點。

因為 $m = -1$，所以 $U = -V$ 或 $V = -U$。代入聚散度方程式可得 $V = P + (-V)$ 或 $-U = P + U$，即 $2V = P$ 或 $-2U = P$。對稱點的位置分別為

(3-16) $$u_{sym} = -\frac{2n_1}{P} = 2f_1,$$

(3-17) $$v_{sym} = \frac{2n_2}{P} = 2f_2。$$

上面公式是指當物體在 2 倍第一焦距的位置時，共軛影像會在 2 倍第二焦距的位置。簡單的說就是對稱點在兩倍焦距的位置上。

範例 3-8

空氣和玻璃(1.5)介質之間有一個+5.00D 的球面。若在空氣中放置一物體，欲得到相等大小的影像，則物體應置於何處？

解答

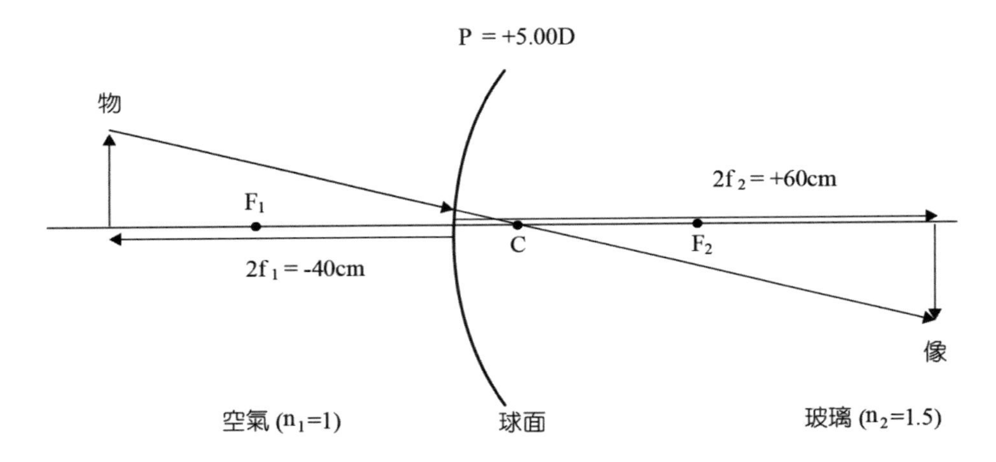

由對稱點概念知，物體應置於 2 倍第一焦距的位置，所以代入(3-16)式得

$$u_{sym} = 2f_1 = -2\frac{n_1}{P} = -2\times\frac{1}{+5.00D} = -0.4m = -40cm。$$

負號代表在球面前（左）方，因此物體應置於空氣中離球面 40cm 處。

在下一段內容會提到，另一個可以得到相等影像的位置是將物體置於球面界面上。

四、物像共點

物像共點是指物體和影像剛好在同一位置，也就是物距等於像距 $(v = u)$。利用 $\frac{n_2}{v} = P + \frac{n_1}{u}$ 可得

$$(3\text{-}18) \qquad v = \frac{n_2 u}{n_1 + uP} \text{。}$$

代入 $v = u$ 得

$$(3\text{-}19) \qquad u = \frac{n_2 u}{n_1 + uP} \text{。}$$

整理可得

$$(3\text{-}20) \qquad u\left(n_1 - n_2 + uP\right) = 0 \text{。}$$

解方程式得物距為

$$(3\text{-}21) \qquad u = 0 \text{ 或 } u = \frac{n_2 - n_1}{P} = r \text{。}$$

因此，一種情形是物體放置在球面上，則影像也在球面上，此時橫向放大率為 $m = +1$。另一種情形（如圖 3-9）是物體放置在球面曲率中心上，則影像也在曲率中心上，此時橫向放大率為

$$(3\text{-}22) \qquad m = \frac{n_1}{n_2} \text{。}$$

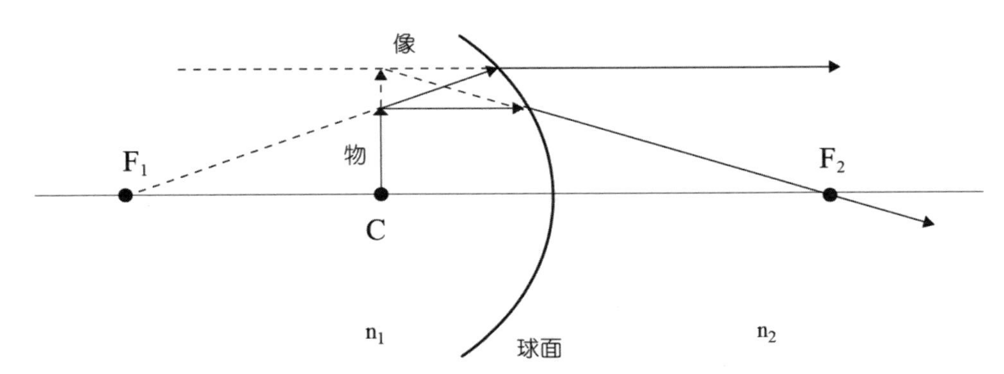

圖 3-9：位於曲率中心的物體，影像也在曲率中心上。

範例 3-9

有一塑膠(1.6)製作的半球型鎮紙器，直徑大小為 15cm。在鎮紙器底部中央刻有 2cm 大小的字體。請問從鎮紙器上方觀看，字體的影像大小為多少？

解答

2cm 的字體正好在塑膠鎮紙器的曲率中心上，所以成像亦在曲率中心上。代入(3-23)式得橫向放大率

$$m=\frac{n_1}{n_2}=\frac{1.6}{1}=1.6 \text{ 。}$$

注意：因為字體在塑膠中，所以第一介質為塑膠，$n_1=1.6$。第二介質為空氣，$n_2=1$。

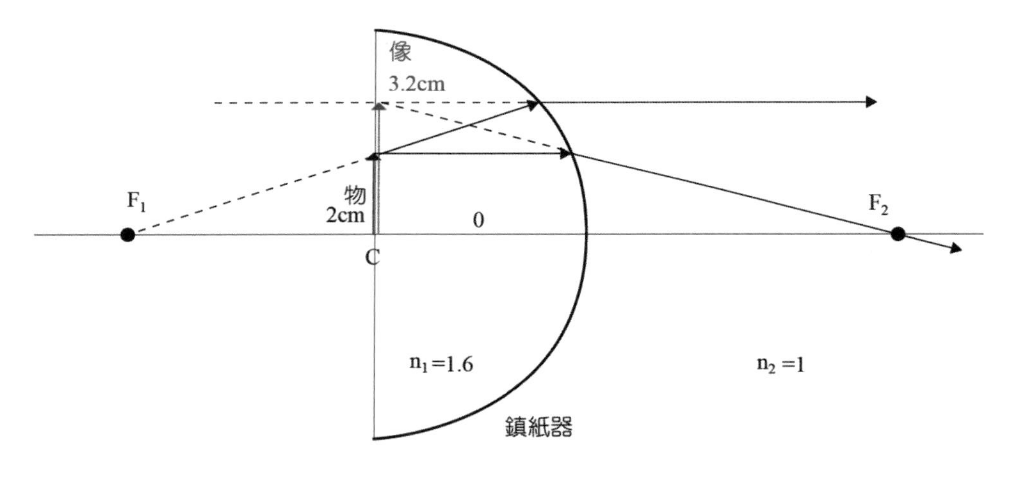

故字體的影像大小為

$$2\text{cm}\times 1.6=3.2\text{cm} \text{ 。}$$

五、遠物成像

當物體離球面很遠的時候，來到球面的入射聚散度幾乎為零$(U\rightarrow 0)$，可以看成是平行光入射。所以，影像會在第二焦點上形成（如圖 3-10）。如果物體的節線與光軸的夾角為 w，則利用先前介紹的節點概念可以得到影像大小為

$$\text{(3-23)} \qquad I=-(f_2-r)\tan w=f_1\tan w \text{ 。}$$

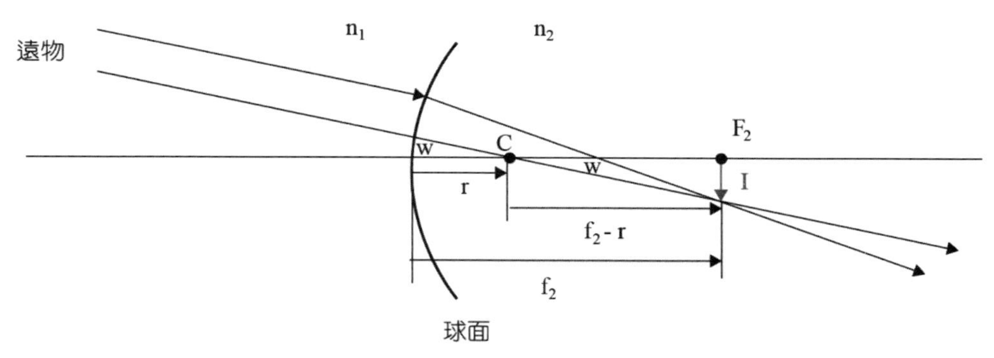

圖 3-10：遠物成像。

範例 3-10

空氣中有一遙遠物體在具有+4.00D 球面的長塑膠棒(1.5)前方。物體在球面界面上展開 5°的角度。請問共軛影像在何處？其大小為何？

解答

因為物體在遙遠的地方，所以成像在第二焦點處。

球面的第二焦距為

$$f_2 = \frac{1.5}{+4.00D} = +0.375m = +37.5cm$$ 。

正號代表第二焦點在球面後（右）方。另外，第一焦距為

$$f_1 = -\frac{1.000}{+4.00D} = -0.25m = -25cm$$ 。

負號代表第一焦點在球面前（左）方。

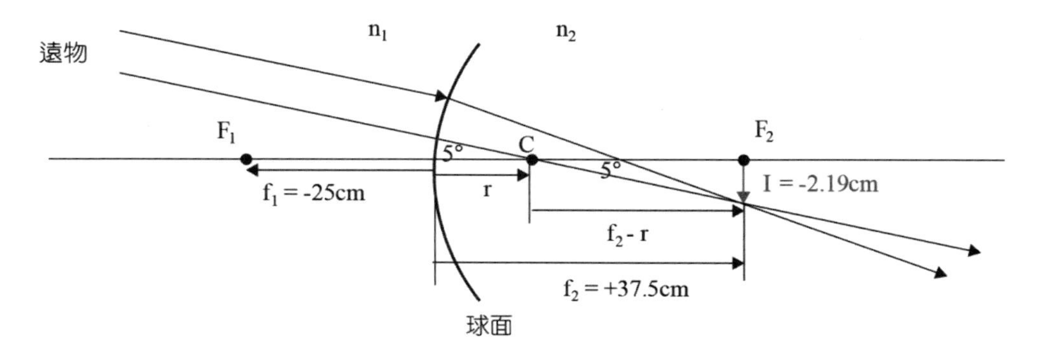

利用(3-23)式得

$$I = -25\text{cm} \times \tan 5° = -2.19\text{cm}$$ 。

負號代表倒立影像。故影像在球面界面後（右）方 37.5cm 處，大小為 2.19cm。

第四節　平面折射

平面折射比球面折射更簡單，基本上就是遵守折射定律。若以球面來看，當球面的曲率半徑越來越大時，球面的曲率會越來越小。這時從局部來看，球面會像是一個平面。由於球面屈光力 P 正比於曲率 R，所以平面曲率為 0 使得平面屈光力也為 0。因為 $P = 0$，所以聚散度方程式簡化成 $V = U$，也就是

(3-24) $$\frac{n_2}{v} = \frac{n_1}{u}$$ 。

同時，橫向放大率 $m = +1$，表示影像大小與物體大小相等。如圖 3-11 所示。

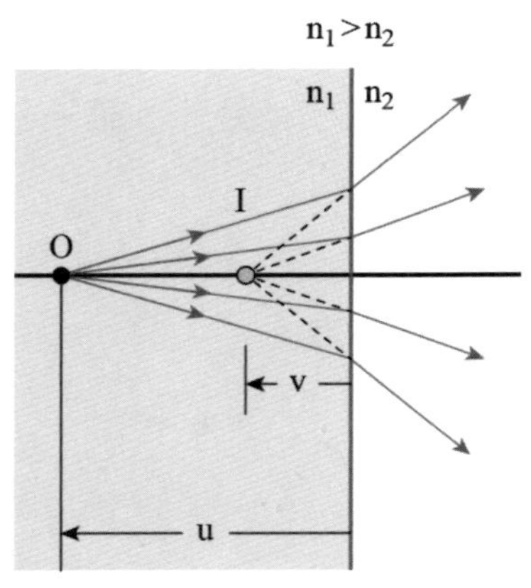

圖 3-11：平面折射成像：O 代表物體位置，I 代表影像位置。

範例 3-11

水(1.33)面下 2m 處有一石頭。則在水面上觀看時，石頭的影像在什麼地方？

解答

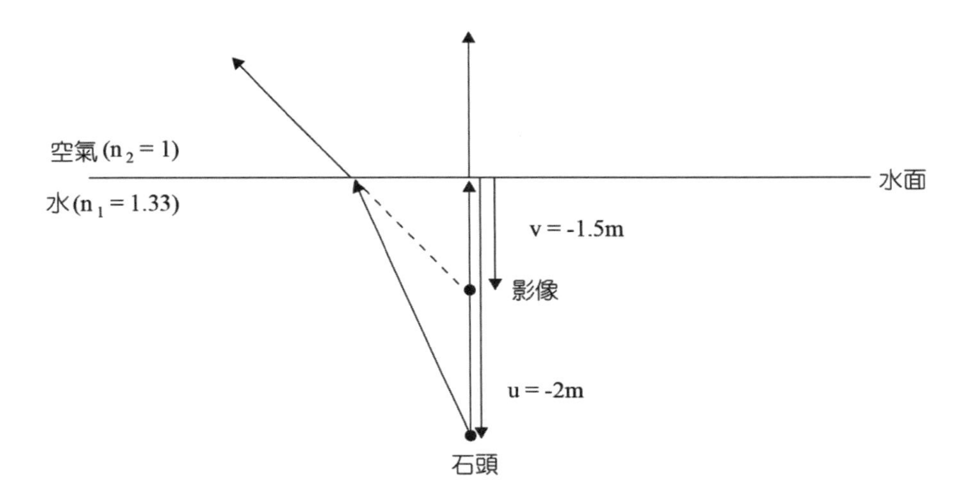

因為石頭在水中發射光線進入空氣中，所以水是第一介質而空氣為第二介質。在上圖中，由於光線由下往上傳播，而物體距離則是由水面向下測量，所以物距為負值，故

$$u = -2\text{m}$$ 。

代入(3-24)式 $\frac{n_2}{v} = \frac{n_1}{u}$ ，可得

$$\frac{1}{v} = \frac{1.33}{-2\text{m}} \rightarrow v = \frac{-2\text{m}}{1.33} = -1.5\text{m}$$ 。

因為像距為負值，所以石頭的影像在水面下方 1.5m 處。

上述計算結果發現，從空氣中看水中的石頭，感覺石頭會比較淺，而看起來的深度 1.5m 稱為視深。一般來說，從低折射率介質看高折射率介質中的物體時，視深會比較近或淺；而從高折射率介質看低折射率介質中的物體時，視深則會比較遠或深。

如果空氣中某物體發射的光線通過一個厚度為 $d\,(d>0)$ 材質、折射率為 n 的平行透明板，如圖 3-12 所示，則在平板後方的眼睛並沒有真正看到物體，而是物體經由平行透明板所呈現的影像。假設物體離平行透明板的距離為 $u\,(u<0)$，則經過前表面的屈折，其影像離前表面的距離（像距）為 nu。接著此影像要經後表面折射，其與後表面的距離為 $nu-d$，則對應影像離後表面的距離為 $\dfrac{nu-d}{n}=u-\dfrac{d}{n}$。很明顯地，如果把平行透明板想成空氣一般，則其厚度看起來只有 $\dfrac{d}{n}$。我們將這個等價於空氣的厚度稱為簡併厚度(reduced thickness)或視厚度(apparent thickness)。在介質（折射率為 n）中的距離 d，其等價於空氣的距離為 $\dfrac{d}{n}$，稱為簡併距離(reduced distance)。

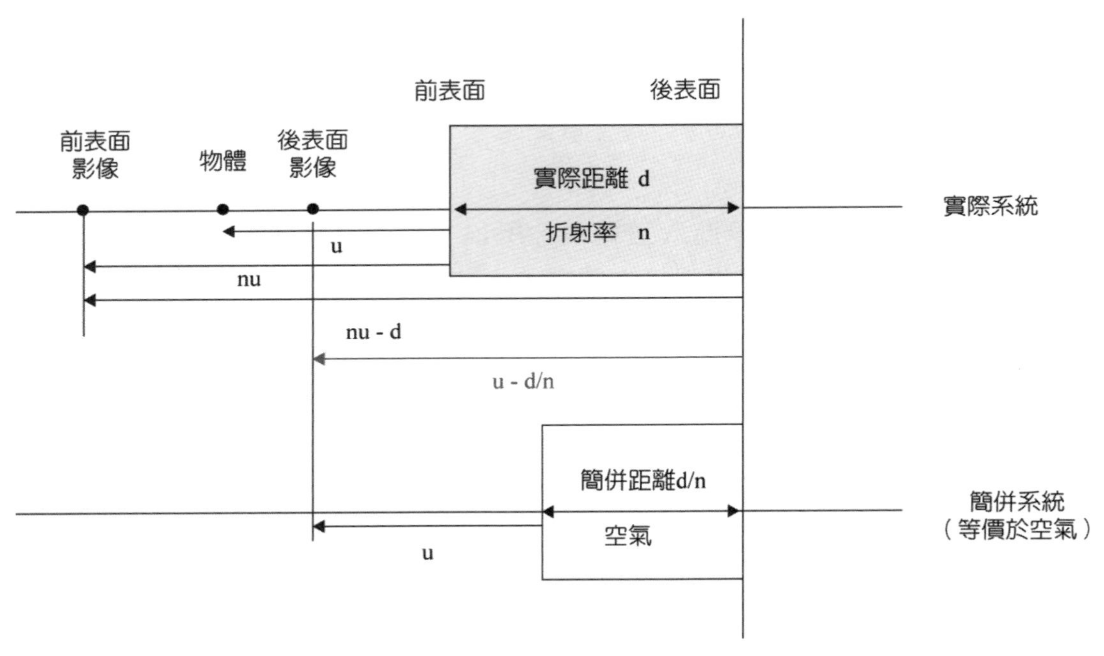

圖 3-12：簡併距離。

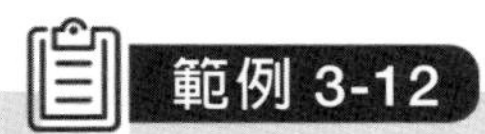

範例 3-12

24cm 厚的玻璃(1.5)平板等價於空氣多少厚度？（即在空氣中看起來的厚度）

解答

利用簡併距離得

$$\frac{d}{n}=\frac{24\text{cm}}{1.5}=16\text{cm}$$ 。

所以 24cm 厚的玻璃平板在空氣中看起來有 16cm 厚。

自我練習

一、選擇題

( ) 01. 球面曲率半徑越短者，其屈光度數越 (A)強 (B)不受影響 (C)弱 (D)依鏡片外徑大小來換算。

( ) 02. 當測量眼壓時，角膜會暫時被壓平一些，此時屈光力會如何變化？ (A)變強 (B)保持不變 (C)無法預測其變化 (D)變弱。

( ) 03. 如果屈光力變弱而折射率不變，則彎曲表面的曲率半徑如何受影響？ (A)曲率半徑會增加 (B)曲率半徑會下降 (C)曲率半徑不受影響 (D)不應考慮曲率半徑。

( ) 04. 下圖的球面折射界面屬於何種球面？ (A)會聚球面 (B)發散球面 (C)聚散球面 (D)凸球面。

n=1.36　n'=1.33

( ) 05. 承上題，若該球面的半徑大小為 10cm，則屈光力為多少？ (A) –0.30D (B) +0.30D (C) –0.003D (D) +0.003D。

( ) 06. 有一凸球面，曲率半徑為 25cm，分隔兩個介質，其折射率分別為 1.5 及 1.86。請問此球面的屈光力為多少？ (A) +3.44D (B) +1.44D (C) +2.00D (D) +0.86D。

( ) 07. 光線從 n = 1.33 的介質由左至右進入一曲率半徑為 +20cm 的球面玻璃 (n = 1.8)，試計算其折射面的屈光度為何？ (A) –9.00D (B) +6.65D (C) +2.35D (D) –2.35D。

( ) 08. 假設角膜為單一球面界面，其曲率半徑大小為 7.8mm，請問此角膜的屈光力為多少？（房水折射率假設為 1.336） (A) +40.03D (B) +42.05D (C) +43.08D (D) +45.12D。

( ) 09. 假設角膜前表面的曲率半徑是 8mm，其前方是空氣，後方是角膜本身，折射率為 1.376，則角膜前表面的屈光力為多少？ (A) 172D (B) 47D (C) 50D (D) 42D。

( ) 10. 若隱形鏡片基弧的曲率半徑為 7.8mm 且折射率以 1.3375 表示，則其屈光力為多少？（取至最接近的 0.25D 規格表示） (A) 48.25D (B) 78.25D (C) 43.25D (D) 73.25D。

( ) 11. 假設有一球面分隔前後介質，折射率分別為 1.1 和 1.6，若球面屈光力為 −5.00D，則此球面的曲率半徑為多少？ (A) −0.10cm (B) +1.00m (C) −10.0cm (D) +0.10m。

( ) 12. 鏡片的前表面為 4.00D，玻璃折射率為 1.6，則該面的曲率半徑為 (A) 15cm (B) 15mm (C) 40cm (D) 40mm。

( ) 13. 光線由空氣射向角膜前表面，已知角膜的折射率為 1.376 且角膜前表面的屈光力為 45.00D，則角膜前表面的曲率半徑為何？ (A) 7.5mm (B) 7.85mm (C) 8.00mm (D) 8.35mm。

( ) 14. 一個空氣—玻璃 (n = 1.53) 界面的屈光力原本為 −10.00D。當空氣介質被水 (n = 1.33) 取代，則此時水—玻璃界面的屈光力為何？ (A) −11.50D (B) −10.00D (C) −8.69D (D) −3.77D。

( ) 15. 假設某球面的屈光力為 +10.00D，且其前後介質折射率分別為 1.2 及 1.8，若前方介質改成折射率為 1.5 的介質，則該球面屈光力變為多少？ (A) +2.00D (B) +5.00D (C) 6.00D (D) +12.00D。

( ) 16. 有一玻璃(1.5)棒，其頂端球面在空氣中的屈光力為+5.00D。若將此玻璃棒放入水(1.33)中，則屈光力變為多少？ (A) +5.00D (B) +4.43D (C) +3.30D (D) +1.70D。

( ) 17. 物體置於球面前方空氣中 40cm 處，則入射聚散度為多少？ (A) +0.4D (B) +2.5D (C) −0.4D (D) −2.5D。

( ) 18. 折射球面後方為水(1.33)介質，若從球面出射至水中的出射聚散度為 +4.5D，則影像位置在哪裡？ (A)球面前方 22.22cm (B)球面後方 22.22cm (C)球面前方 29.6cm (D)球面後方 29.6cm。

( ) 19. 現有一+10.00D 的球面分隔水(1.33)與空氣介質，若物體置於水中且離球面 26.6cm，則影像在哪裡？ (A)球面後方 16cm (B)球面後方 20cm (C)球面後方 21.3cm (D)球面後方 26.6cm。

( ) 20. 現有一+6.00D 的球面分隔空氣與玻璃(1.5)介質，若物體置於空氣且離球面 50cm，則影像在哪裡？ (A)球面前方 25cm (B)球面後方 25cm (C)球面前方 37.5cm (D)球面後方 37.5cm。

(　) 21. 光線由左至右進入一球面（曲率半徑為+5cm）的厚大玻璃物體 (n＝1.5)，一物高 16cm 位於該玻璃物體前方 50cm 處，其成像位置在玻璃物體的何處？ (A)折射面前 12.5cm (B)折射面前 18.75cm (C)折射面後 12.5cm (D)折射面後 18.75cm。

(　) 22. 承上題，請問成像高度為多少 cm？ (A) 2cm (B) 4cm (C) 6cm (D) 8cm。

(　) 23. 已知某個凸球面的空氣—玻璃 (n＝1.5) 界面，其曲率半徑大小為 15cm。當一實際物體在空氣中離界面 50cm 的位置上，其共軛影像位置在哪裡？ (A)在玻璃中 113cm (B)在玻璃中 75cm (C)在空氣中 50cm (D)在空氣中 75cm。

(　) 24. 承上題，橫向放大率為何？ (A) –2.26 (B) –1.50 (C) +1.33 (D) –0.5。

(　) 25. 光線由左至右從空氣進入一球面（曲率半徑為+10cm）的厚大玻璃物體 (n＝1.6)，一物高 5cm 位於該玻璃物體前方 40cm 處，其成像位置在玻璃物體的何處？ (A)折射面前 45.71cm (B)折射面前 28.57cm (C)折射面後 28.57cm (D)折射面後 45.71cm。

(　) 26. 承上題，請問成像高度為多少 cm？ (A) 0.71cm (B) 3.57cm (C) 1.14cm (D) 5.71cm。

(　) 27. 假設空氣中有一物體，離一個+5.00D 的空氣—玻璃 (n＝1.523) 球面界面 50cm。下列有關物體的成像性質何者錯誤？ (A)影像是倒立的 (B)影像界面後方 33.3cm (C)影像是縮小的 (D)影像是實的。

(　) 28. 有一屈光力為+5.00D 的凸折射球面，前方是空氣，後方是 1.5 的介質。若欲在後方 40cm 處形成影像，請問物體的位置應該在哪裡？ (A)在折射面前方 40cm (B)在折射面後方 40cm (C)在折射面前方 80cm (D)在折射面後方 80cm。

(　) 29. 一根蠟燭位於屈光力為 –4.00D 的球面玻璃 (n＝1.5) 左方 40cm，則形成 (A)縮小倒立實像 (B)放大正立虛像 (C)縮小正立虛像 (D)放大倒立實像。

(　) 30. 某一空氣—玻璃 (n＝1.7) 凸球面界面，玻璃中有一物體置於離界面 34cm 處，經球面折射後可形成相等的倒立影像，則球面屈光力為 (A) +20.00D (B) +10.00D (C) +5.00D (D) +1.00D。

( ) 31. 若某球面的前後介質折射率分別為 1.2 及 1.8，若將前方 40cm 處的物體成像在後方 100cm 處，則此球面的屈光力為多少？ (A) +3.5D (B) +4.8D (C) +5.7D (D) +7.2D 。

( ) 32. 現有一球面分隔水(1.333)和玻璃(1.5)介質，當物體在水中離球面 33.3cm 時，其影像在折射球面前方 50cm 處，則球面屈光力為多少？ (A) +0.5D (B) +1.0D (C) +1.34D (D) +7.0D 。

( ) 33. 承上題，球面的曲率半徑為多少？ (A) +16.7cm (B) +50cm (C) −16.7cm (D) +100cm 。

( ) 34. 承前兩題，下列有關影像性質的敘述何者正確？ (A)正立縮小實像 (B)正立放大虛像 (C)倒立縮小實像 (D)倒立放大虛像。

( ) 35. −2.00D 折射球面的前方為空氣，後方為水(1.33)。若物體在空氣中離球面 25cm，則橫向放大率為多少？ (A) +1.5 (B) +0.67 (C) +2.0 (D) −0.67 。

( ) 36. 一個簡單模型眼包含一個半徑為 5.50mm 的球面角膜和 24mm 的軸長。眼睛折射率為 1.33。離眼睛多少距離的物體可以清楚的被看見？ (A) +21.8cm (B) +8.66cm (C) −8.66cm (D) −21.8cm 。

( ) 37. 若希望得到 3 倍的倒立影像，並且已知入射聚散度為 −4.5D，則折射球面的屈光力為多少？ (A) +1.5D (B) −13.5D (C) +6.0D (D) +4.5D 。

( ) 38. 若已知影像為 2 倍的正立影像，並且出射聚散度為 +2.00D，則此折射球面的屈光力為多少？ (A) +2.00D (B) −2.00D (C) +4.00D (D) −4.00D 。

( ) 39. 假設某球面對物體形成縮小成 3/4 倍的倒立影像，且影像大小為 12cm，則物體大小為多少 cm？ (A) 9 (B) 0.9 (C) 16 (D) 0.625。

( ) 40. 若某球面的屈光力為 +4.00D 並且分隔前方空氣及後方折射率為 1.6 的介質，若要形成縮小為 1/3 倍的倒立影像，則物體應至於何處？ (A)折射面前 100cm (B)折射面前 160cm (C)折射面後 100cm (D)折射面後 160cm。

( ) 41. 假設某球面前方介質折射率為 a，後方介質折射率為 b，當物體置於 a 介質中離球面 40cm 時，影像在 b 介質中離球面 60cm 處。若將物體重新放置在 b 介質中離球面 60cm 時，則透過相同球面成像，影像在哪裡？ (A)在 a 介質中離球面 40cm (B)在 a 介質中離球面 60cm (C)在 b 介質中離球面 40cm (D)在 b 介質中離球面 60cm。

( ) 42. 若光線從空氣進入由球面分隔的水(1.33)中，此球面屈光力為 –4.50D，則其第二焦點的位置在哪裡？ (A)球面前方 22.2cm (B)球面前方 30.0cm (C)球面後方 30.0cm (D)球面後方 22.2cm。

( ) 43. 有一凸球面界面分隔空氣與玻璃(n＝1.6)兩介質，空氣在前，並且球面屈光力為 +5D，則第二焦距為多少？ (A) 20cm (B) 80cm (C) 32cm (D) 12.5cm。。

( ) 44. 假設角膜為單一球面界面，空氣在前，並且曲率半徑大小為 7.5mm，若後方介質（房水）的折射率為 1.336，則此角膜的第二焦距為多少？ (A) 178.1mm (B) 44.8mm (C) 29.8mm (D) 22.3mm。

( ) 45. 假設光線由空氣通過一個 +4.00D 的球面進入玻璃(n＝1.5)中，請問該折射球面之第一焦距和第二焦距分別為何？ (A) +25.0cm 、 +37.5cm (B) +25.0cm 、 –37.5cm (C) –25.0cm 、 +37.5cm (D) –25.0cm 、 –37.5cm。

( ) 46. 光線由空氣進入一個分隔空氣與玻璃(n＝1.5)的球面（曲率半徑為 +20cm），則此球面的第一焦點位置為何？ (A)折射面前 40cm (B)折射面前 60cm (C)折射面後 40cm (D)折射面後 60cm。

( ) 47. 承上題，若物體在球面前方 50cm 處，則成像位置為 (A)折射面前 200cm (B)折射面前 300cm (C)折射面後 200cm (D)折射面後 300cm。

( ) 48. 某一球面分隔空氣與水(n＝1.33)兩介質，空氣在前。若已知第二焦點離球面 40cm，則第一焦距為多少？ (A) 40cm (B) 41.33cm (C) 30cm (D) 53.2cm。

( ) 49. 有一空氣—介質(n＞1)球面界面，其曲率半徑大小為 20cm。若已知空氣方之焦距大小為 15cm，則該介質方之焦距大小為 (A) 5cm (B) 15cm (C) 20cm (D) 35cm。

( ) 50. 有一空氣—介質(n＞1)球面界面並且曲率半徑大小為 20cm。若已知該介質方之焦距大小為 15cm，則空氣方之焦距大小為 (A) 5cm (B) 15cm (C) 20cm (D) 35cm。

( ) 51. 單球面折射界面的節點在 (A)球面頂點上 (B)球面的曲率中心上 (C)第一焦點上 (D)第二焦點上。

(　) 52. 一個 +12.00D 的空氣—水 (n = 1.33) 球面界面，請問對稱點與其球面的距離分別為多少？ (A) 8.33cm、11.08cm (B) 16.67cm、22.17cm (C) 9.02cm、12.00cm (D) 4.17cm、5.54cm。

(　) 53. 空氣和玻璃 (n = 1.523) 之間有一 +6D 的折射球面。光從空氣介質這邊入射在球面上。物體應放在何處才能得到相等大小的影像？ (A)球面前方 33.33cm (B)球面後方 50.7cm (C)球面前方 50.7cm (D)球片後方 33.33cm。

(　) 54. 有一折射球面，前方是空氣，後方是 1.5 的介質。若球面前方 40cm 處有一物體可以形成倒立相等影像，則此球面的屈光力為多少？ (A) −5.00D (B) +5.00D (C) −7.50D (D) +7.50D。

(　) 55. 一個介質折射率為 1.7 的塑膠半球形鎮紙器，半徑為 8.00cm。一個 1.00cm 高的字母位於鎮紙器下方的中心處。因為字母位於中心，所以是在球面界面的曲率中心。那麼所見影像為 (A)大小為 1.00cm (B)影像在曲率中心上 (C)為倒立實像 (D)影像比較小。

(　) 56. 某 +5D 的空氣—玻璃 (n = 1.5) 球面界面，當物體置於球面的曲率中心時，其經球面折射成像的橫向放大率為 (A) 1.5 (B) 1 (C) 0.67 (D) 0.5。

(　) 57. 有一空氣—玻璃 (n = 1.523) 的凸球面，其曲率半徑為 12cm。若有一物體置於該球面的曲率中心，則 (A)橫向放大率為+1 (B)橫向放大率為 −1 (C)影像在第二焦點上 (D)影像在曲率中心上。

(　) 58. 空氣中有一遠物在 +10.00D 的空氣—水 (n = 1.33) 球面界面的前方，則此遠物經球面折射的成像位置為 (A)空氣方離球面 10cm (B)空氣方離球面 7.5cm (C)水方離球面 10cm (D)水方離球面 13.3cm。

(　) 59. 假設人眼節點到視網膜的距離為 17mm，若眼前無窮遠物體在節點所張開的角度為 0.5°，則在視網膜上的影像大小為 (A) 1.7mm (B) 0.85mm (C) 0.15mm (D) 0.45mm。

(　) 60. 假設正視眼可以用一個介於空氣和眼球介質 (n = 1.336) 之間的 +56.00D 球面界面來描述。那麼對於角度張開 5’ (minutes of arc)的遙遠字母而言，其在視網膜上的影像大小為多少？ (A) 1.89μm (B) 8.3μm (C) 17μm (D) 26μm。

( ) 61. 假設正視眼可以用一個介於空氣和眼球介質 (n = 1.336) 之間的 +60.00D 球面界面來描述。那麼對於角度張開 5' (minutes of arc)的遙遠字母而言，其在視網膜上的影像大小為多少？ (A) 18.9μm (B) 13.8μm (C) 21.7μm (D) 24.2μm。

( ) 62. 使用模型眼(schematic eye)以及節點(nodal point)觀念，假設節點至視網膜的距離為 17mm，則在 5 公尺處，高度為 36mm 的物體在視網膜的成像高度為何？ (A) 0.01mm (B) 0.05mm (C) 0.60mm (D) 0.12mm。

( ) 63. 使用模型眼(schematic eye)以及節點(nodal point)觀念，假設節點至視網膜的距離為 17 mm，則在 6 公尺距離上的 1.0 視標在視網膜的成像高度大約為何？ (A) 0.01mm (B) 0.025mm (C) 0.05mm (D) 0.1mm。

( ) 64. 一根玻璃棒 (n = 1.5)，前表面是一個 +2.50D 的球面。對於角度張開 2° 的遠物而言，其在玻璃棒內的影像有多大？ (A) 4.0cm (B) 3.5cm (C) 1.4cm (D) 0.8cm。

( ) 65. 經由平面折射所形成的影像會 (A)比物體大 (B)和物體一樣大 (C)比物體小 (D)視觀看距離而定。

( ) 66. 平面折射界面的屈光力為 0 代表 (A)不改變光線的波長 (B)不改變光線的傳播方向 (C)不改變光線的聚散度 (D)不改變光線的波前。

( ) 67. 隔著 8cm 厚的平板玻璃 (n = 1.6) 從正上方閱讀玻璃下方的文字，則看起來文字的深度及大小為何？ (A) 3.3cm，放大 (B) 3.3cm，一樣大 (C) 5cm，放大 (D) 5cm，一樣大。

( ) 68. 玻璃 (n = 1.523) 平板厚度為 12cm，則其簡併厚度為何？ (A) 18.28cm (B) 12cm (C) 12.69cm (D) 7.88cm。

( ) 69. 一個塑膠 (n = 1.44) 平板的厚度看起來有 8cm。請問該塑膠的真實厚度為何？ (A) 11.52cm (B) 8cm (C) 18cm (D) 5.56cm。

( ) 70. 蝴蝶在水面上方 40.0cm 處。水面下的魚看蝴蝶覺得其高度為多少？（水的折射率為 1.33） (A) 30.0cm (B) 40.0cm (C) 53.2cm (D) 62.8cm。

( ) 71. 漁夫捕魚，當從岸上觀看，估計魚位於水面下 25cm 時，則魚的實際深度約位於水面下何處？（水的折射率為 1.333） (A) 33cm (B) 45cm (C) 50cm (D) 60cm。

二、計算題

01. 空氣中有一聚碳酸酯(1.586)的凸球面，曲率半徑為 10cm，則其球面屈光力為多少？

02. 空氣中有一物體在 −10.00D 冕牌玻璃(1.52)前方 9cm 處，則影像位置在何處？正立還是倒立？實像還是虛像？放大率為何？

03. 空氣中有一高 2cm 的物體在 +10.00D 冕牌玻璃(1.52)前方 20cm 處，則影像位置在何處？正立還是倒立？實像還是虛像？影像大小為多少？

04. 假設有一球面分隔空氣和玻璃(1.5)兩個介質，其中空氣在前，玻璃在後，並且屈光力為 +6.00D。請問球面的第一焦點和第二焦點各在哪裡？

05. 空氣和水(1.33)介質之間有一個 +6.00D 的球面。若在空氣中放置一物體，欲得到相等大小的影像，則影像會落在何處？

06. 正視眼前有一物體，其在眼睛節點上所張開的視角大小為 $1°$，若正視眼的屈光力為 +58.00D，則視網膜的影像大小多大？

07. 深 3m 的水塘(1.33)看起來深度為多少？

MEMO

CH 04

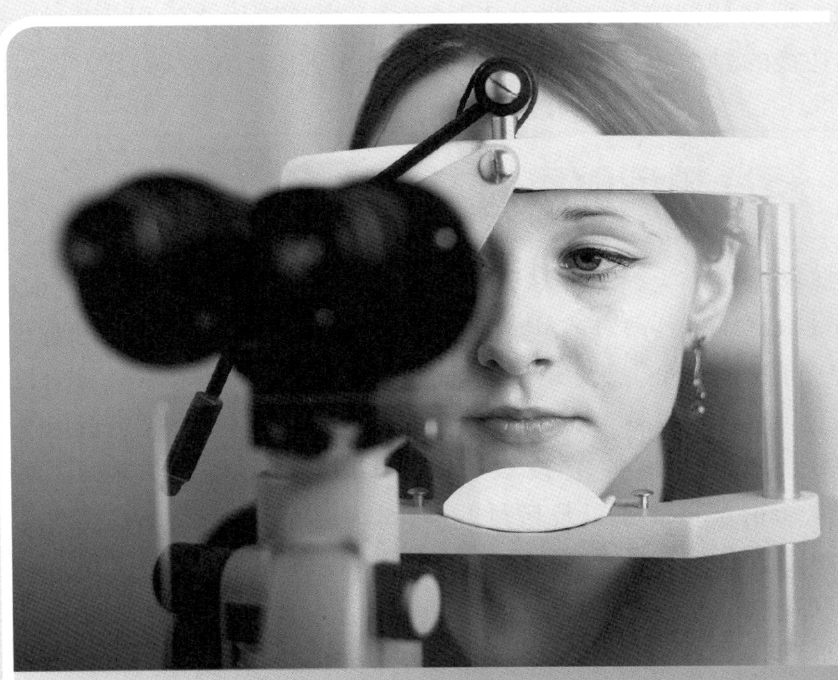

薄球面鏡片

Visual Optics

每個鏡片都是由兩個表面組合而成。當鏡片是由兩個球面或是一個球面和一個平面組成的，稱為球面鏡片(spherical lenses)。由於鏡片之使用大多在空氣的環境中，所以往後的討論如果沒有特殊說明的話都當作是在空氣介質中。

第一節　鏡片類型與屈光力

Visual Optics

球面鏡片可以被分成兩大類：凸球面鏡片(convex spherical lenses)和凹球面鏡片(concave spherical lenses)。若鏡片中央部分比邊緣部分厚，稱為凸球面鏡片。根據前後表面的組合形式又可分為雙凸型(bi-convex)、平凸型(plano-convex)以及新月凸型(meniscus-convex)的球面鏡片。若鏡片中央部分比邊緣部分薄，稱為凹球面鏡片。根據前後表面的組合形式又可分為雙凹型(bi-concave)、平凹型(plano-concave)以及新月凹型(meniscus-concave)的球面鏡片。如圖 4-1 所示。在新月凸型球面鏡片中，向外凸之球面比向內凹之球面還陡峭，也就是說，向外凸之球面的曲率半徑比向內凹之球面的曲率半徑小。而在新月凹型球面鏡片中，向外凸之球面比向內凹之球面還平坦，也就是說，向外凸之球面的曲率半徑比向內凹之球面的曲率半徑大。大部分的矯正鏡片都是以新月型鏡片為主，在高度數鏡片方面偶爾會用到平凸或平凹鏡片。至於雙凸及雙凹鏡片則會用於驗光中試片組的某些鏡片。

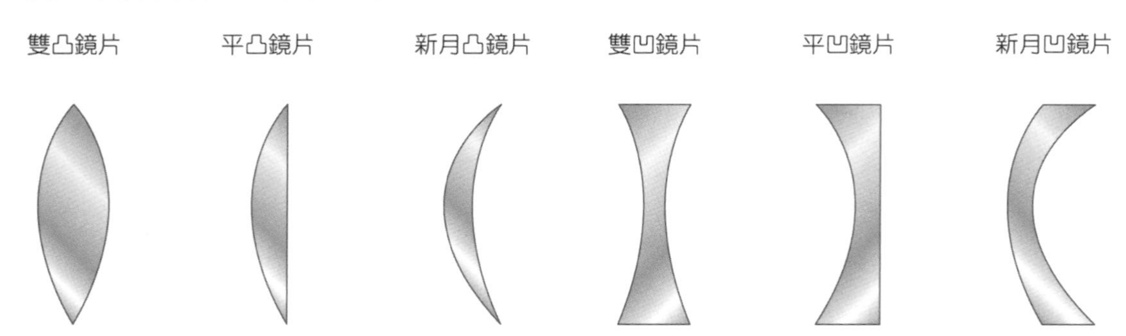

圖 4-1：凸球面鏡片和凹球面鏡片的類型。

球面鏡片的屈光性質取決於鏡片前後表面的屈光力（與其曲率半徑有關）、鏡片材質折射率以及鏡片厚度。由於光線經過前球面屈光之後，還要傳播鏡片厚度的距離，然後才再經後球面屈折。換句話說，兩個球面上之屈光作用可以由下列的聚散度方程式描述：

(4-1) $V_1 = P_1 + U_1$，

(4-2) $V_2 = P_2 + U_2$，

其中 P_1、P_2 分別是前後球面之屈光力，U_1、U_2 分別是前後球面之入射聚散度。V_1、V_2 分別是前後球面之出射聚散度。如果鏡片厚度的效應（改變光線聚散度）可以忽略，那麼前球面的出射聚散度和後表面的入射聚散度相等，即 $U_2 = V_1$，則光線通過整個鏡片時相當於只受前後球面的屈光作用。這時我們稱這種球面鏡片為薄球面鏡片，而鏡片屈光力正好是前後球面屈光力之總和

(4-3) $P = P_1 + P_2$。

假設鏡片材質折射率為 n，前後球面之曲率半徑分別為 r_1、r_2，則代入球面屈光力公式

(4-4) $$P = \frac{n-1}{r_1} + \frac{1-n}{r_2}$$，

整理可得

(4-5) $$P = (n-1)\left(\frac{1}{r_1} - \frac{1}{r_2}\right)$$。

上式稱為造鏡者方程式(lensmaker's equation)，意思是當前後球面的曲率半徑（即彎曲程度）以及材質折射率被確定時，薄球面鏡片的屈光力就被確定。從公式可知，當前後球面曲率固定時，採用較高折射率可以得到較高的屈光力。

附帶說明，如果鏡片周遭環境不是空氣而是折射率為 n' 的介質，則(4-5)式變為 $P = \left(n - n'\right)\left(\frac{1}{r_1} - \frac{1}{r_2}\right)$。

範例 4-1

假設有一塑膠(1.6)製的新月凸薄鏡片，一邊的曲率半徑為 10cm，而另一邊的曲率半徑為 5.00cm，則球面鏡片的屈光力為何？

解答

首先畫出鏡片圖形。因為是新月凸薄鏡片，所以前表面較彎，曲率半徑小，如右圖所示。

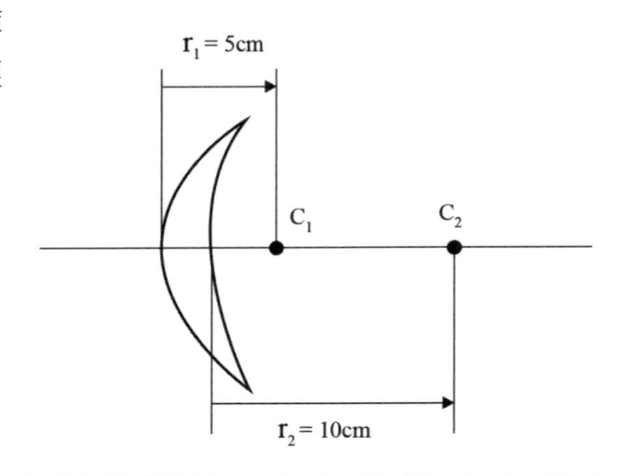

代入造鏡者方程式(4-5)可得

$$P = (1.6-1)\left(\frac{1}{+0.05\text{m}} - \frac{1}{+0.1\text{m}}\right)$$
$$= +6.00\text{D}$$

所以此球面鏡片之屈光力為+6.00D。

範例 4-2

假設有一玻璃(1.5)製的雙凹薄鏡片，一邊的曲率半徑為 15cm，而另一邊的曲率半徑為 5.00cm，則球面鏡片的屈光力為何？

解答

依據題目之敘述畫出鏡片圖形如下。

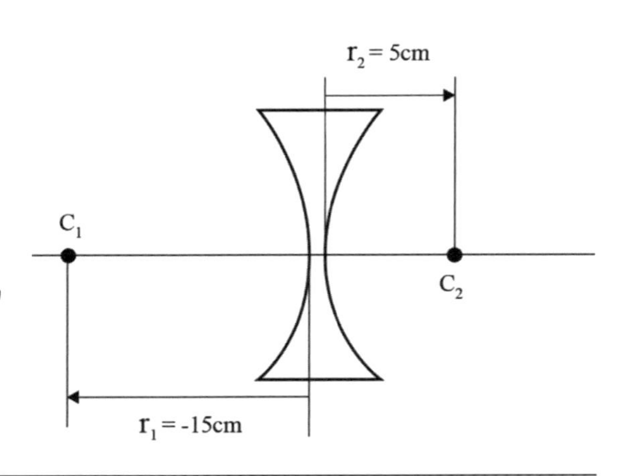

利用造鏡者方程式(4-5)可得

$$P = (1.5-1)\left(\frac{1}{-0.15\text{m}} - \frac{1}{+0.05\text{m}}\right)。$$
$$= -13.33\text{D}$$

所以此球面鏡片之屈光力為 −13.33D。

由以上計算可知，凸的薄球面鏡片具有正屈光力，所以凸球面鏡片也稱為正球面鏡片。凹的薄球面鏡片具有負屈光力，所以凹球面鏡片也稱為負球面鏡片。

範例 4-3

若要得到一塊前後表面曲率半徑分別為 12cm 和 4cm 的 −8.00D 新月凹薄鏡片，則鏡片材質的折射率為何？

解答

依據題目之敘述畫出鏡片圖形如下。

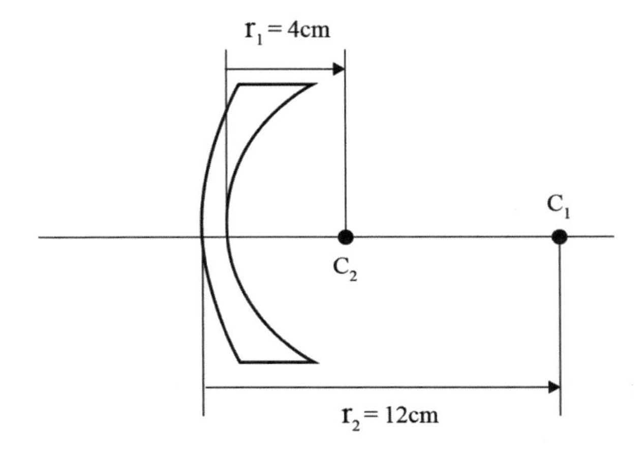

利用造鏡者方程式(4-5)可得

$$-8.00D = (n-1)\left(\frac{1}{+0.12m} - \frac{1}{+0.04m}\right)。$$

$$-8.00D = (n-1)\left(\frac{-1}{+0.06m}\right) \rightarrow 0.48 = n-1 \rightarrow n = 1.48$$

此球面鏡片之材質折射率為 1.48。

第二節　焦點和節點

從上一節可以知道，當光線通過薄球面鏡片時，依然滿足聚散度方程式

$$V = P + U \quad (4\text{-}6)$$

其中 P 是鏡片屈光力，U 是入射聚散度，V 是出射聚散度。

一、焦點

和單球面折射一樣，當平行光線經薄球面鏡片屈折後，會收斂到光軸上一點或是看起來從光軸上一點發散出去，光軸上的這一點就是第二焦點 (F_2)。從鏡片往第二焦點量測的距離就是第二焦距 (f_2)：

$$f_2 = \frac{1}{P} \quad (4\text{-}7)$$

當鏡片是正球面鏡片時，屈光力 P 為正，得第二焦距 f_2 為正值，代表第二焦點 F_2 在鏡片後方，為實焦點。若鏡片是負球面鏡片時，屈光力 P 為負，得第二焦距 f_2 為負值，代表第二焦點 F_2 在鏡片前方，為虛焦點。如圖 4-2 所示。

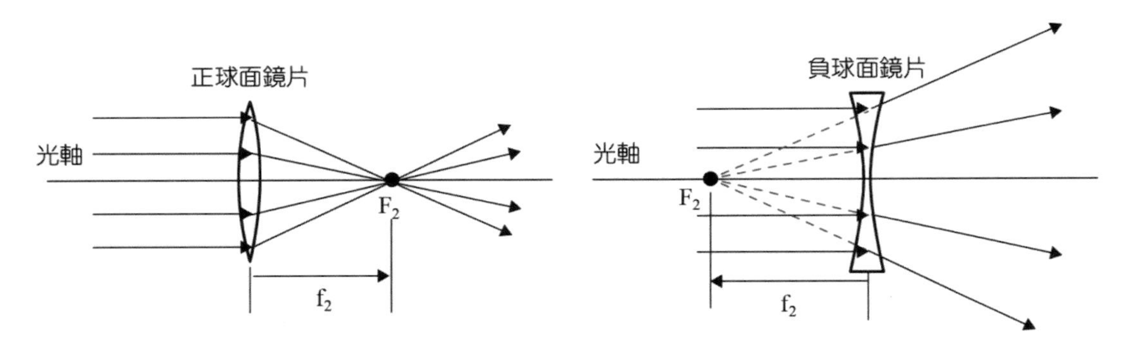

圖 4-2：第二焦點與第二焦距。

若從光軸上某一點發出的發散光線或準備收斂至光軸上某一點的會聚光線經過薄球面鏡片屈折後，變成平行光離開鏡片，則光軸上的這一點就是第一焦點 (F_1)。從鏡片往第一焦點量測的距離就是第一焦距 (f_1)：

$$f_1 = -\frac{1}{P} \quad (4\text{-}8)$$

當鏡片是正球面鏡片時，屈光力 P 為正，得第一焦距 f_1 為負值，代表第一焦點 F_1 在鏡片前方，為實焦點。若鏡片是負球面鏡片時，屈光力 P 為負，得第一焦距 f_1 為正值，代表第一焦點 F_1 在鏡片後方，為虛焦點。如圖 4-3 所示。

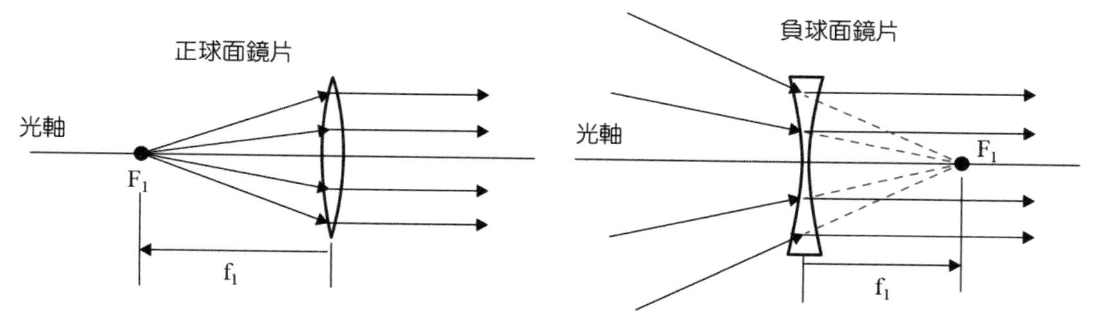

圖 4-3：第一焦點與第一焦距。

範例 4-4

平行光軸的一束光線入射在+5.00D 的正球面鏡片，光線會聚焦在離鏡片多少距離的地方？

解答

如圖，光線會聚焦在第二焦點上，與鏡片的距離剛好是第二焦距。

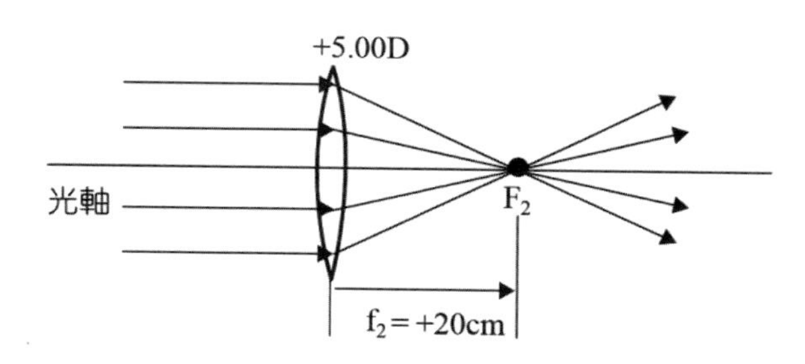

因此，由(4-7)式可得

$$f_2 = \frac{1}{P} = \frac{1}{+5.00D} = +0.2m = +20cm$$ 。

正號代表在鏡片後（右）方。故光線會聚焦在鏡片後（右）方 20cm 的位置上。

範例 4-5

屈光力 –4.00D 的負球面鏡片，其第一焦點離鏡片多少距離的地方？

解答

如圖，求出鏡片的第一焦距。

因此，由(4-8)式可得

$$f_1 = -\frac{1}{P} = -\frac{1}{-4.00D}$$

$$= +0.25m = +25cm \text{ 。}$$

正號代表在鏡片後（右）方。故鏡片的第一焦點在鏡片後（右）方 25cm 的位置上。

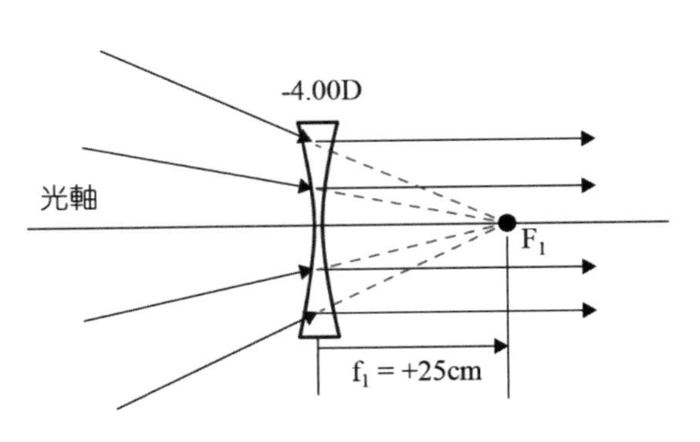

因為焦距和鏡片屈光力成反比關係，所以，當焦點離鏡片越近時，焦距越短，鏡片屈光力越強；當焦點離鏡片越遠時，焦距越長，鏡片屈光力越弱。同時，第一焦點和第二焦點離鏡片的距離相等並且分別在鏡片的兩邊。

二、節點

薄球面鏡片的光學中心（簡稱光心）是指入射光線與其對應之出射光線互相平行（傳播方向沒有偏折）時，光線經過光軸上的點。很明顯的，通過光心的光線就是節線。因為節線與光軸的交點為節點，而薄球面鏡片的光心正好是光軸與鏡片的交會處，所以光心即為薄球面鏡片的節點。

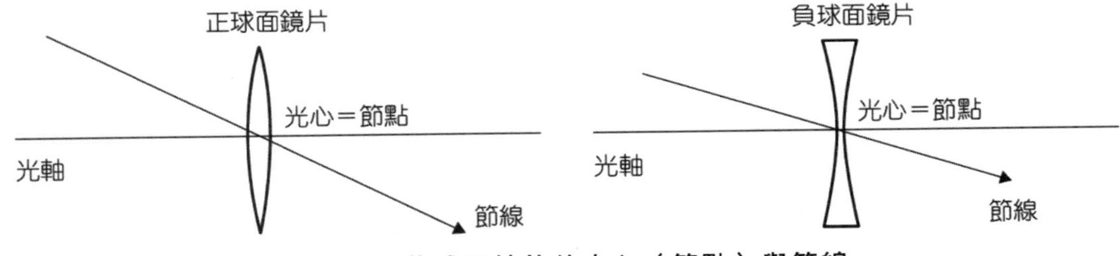

圖 4-4：薄球面鏡片的光心（節點）與節線。

第三節　成像作圖與計算

Visual Optics

一、成像作圖

為作圖簡單起見，正、負薄球面鏡片將分別以下圖之圖樣表示。

圖 4-5：正、負薄球面鏡片的簡單圖示。

薄球面鏡片可以透過一些可預測行徑之光線作圖來了解鏡片成像的性質，這些可預測行徑之光線包括：

1. 平行入射光線經過鏡片後會收斂至第二焦點或看起來從第二焦點發散出去。
2. 從第一焦點發出或準備收斂至第一焦點之入射光線經過鏡片之後變成平行光出射。
3. 朝向光心的入射光經過鏡片之後，出射光線不偏折。

底下即依照上面之敘述對各種物體位置分別經正鏡片或負鏡片成像來作圖。

（一）正薄球面鏡片成像作圖

1. 物體在鏡前無窮遠處。

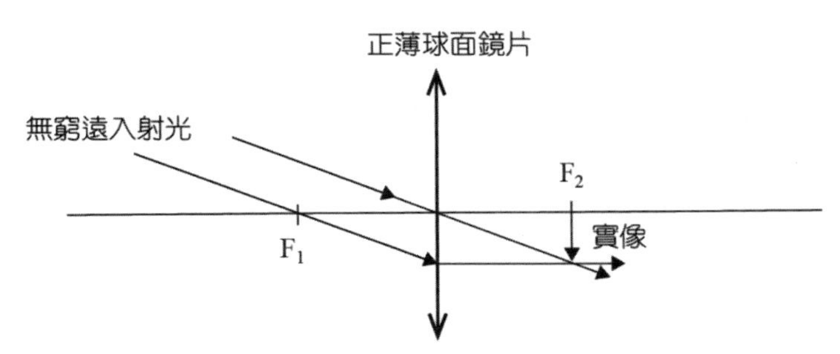

圖 4-6：正薄球面鏡片－遠物成像。

2. 物體在鏡前 2 倍焦距外。

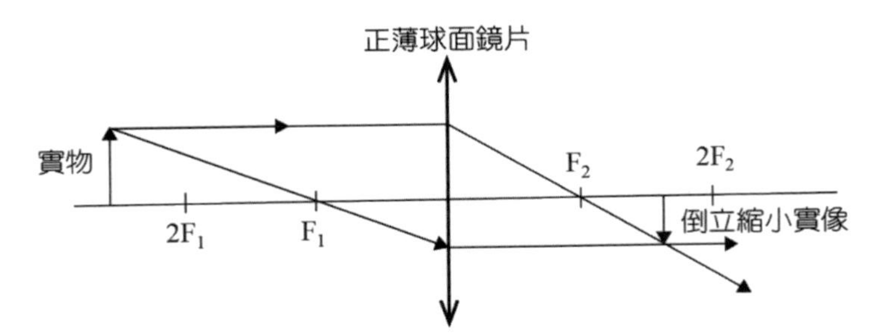

圖 4-7：正薄球面鏡片－鏡前 2 倍焦距外的物體成像。

3. 物體在鏡前 2 倍焦距 ($2F_1$) 上。

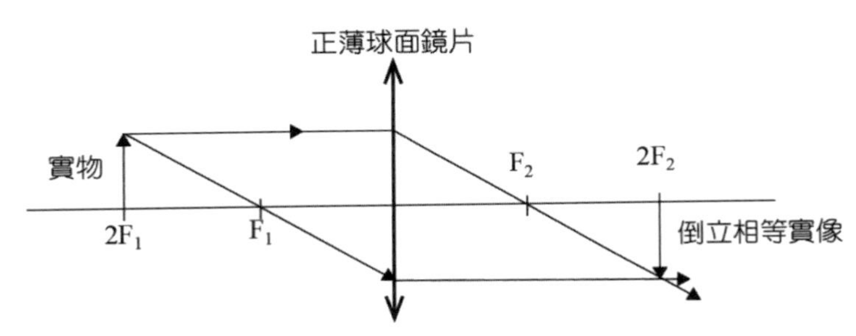

圖 4-8：正薄球面鏡片－鏡片 2 倍焦距上的物體成像。

4. 物體在鏡前 1 倍至 2 倍焦距之間。

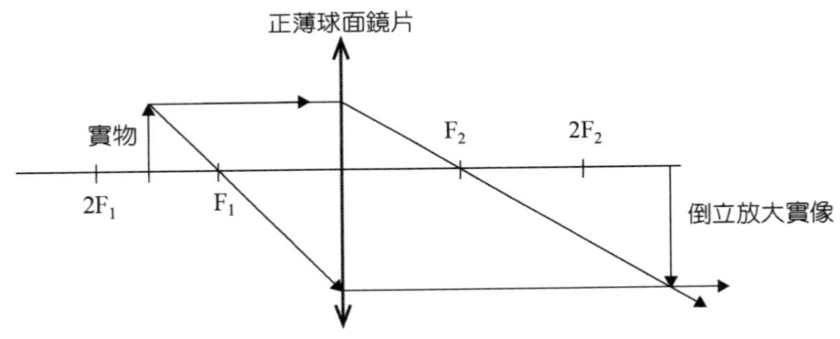

圖 4-9：正薄球面鏡片－鏡前 1 至 2 倍焦距之間的物體成像。

5. 物體在鏡前第一焦點 (F_1) 上。

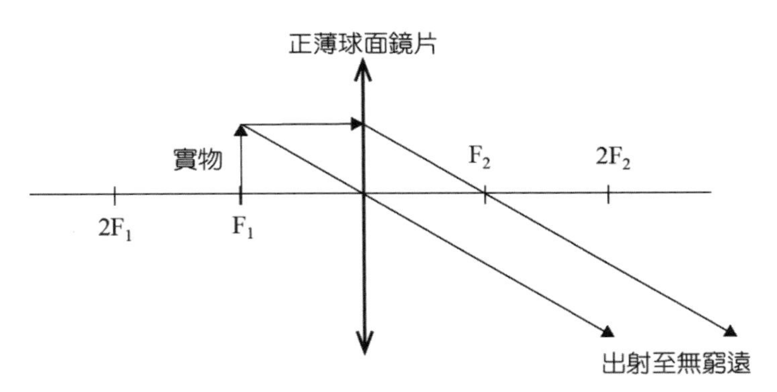

圖 4-10：正薄球面鏡片－鏡前第一焦點的物體成像。

6. 物體在鏡前第一焦點 (F_1) 和鏡片之間。

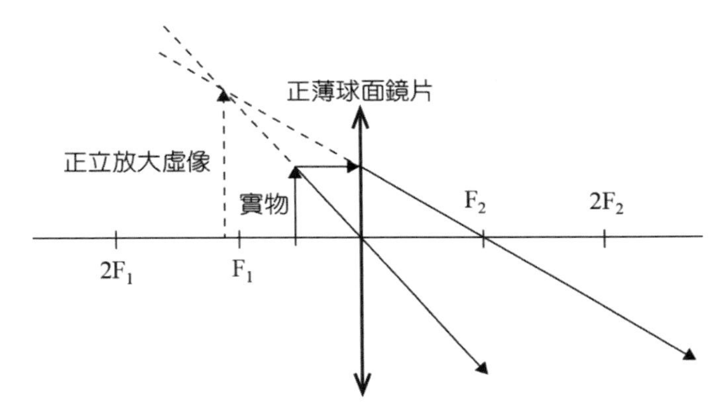

圖 4-11：正薄球面鏡片－鏡第一焦點與鏡片之間的物體成像。

7. 物體在鏡後（虛物）。

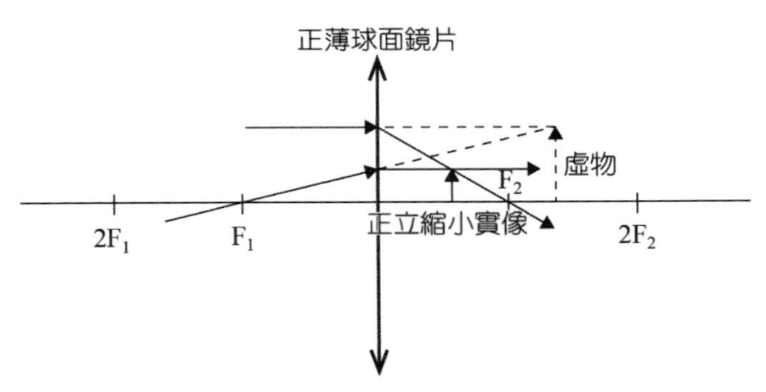

圖 4-12：正薄球面鏡片－鏡後的物體（虛物）成像。

我們將正薄球面鏡片的各種成像結果整理在表 4-1 中。

❑ 表 4-1：正薄球面鏡片的成像。

編號	物體位置	影像位置	影像性質
1	鏡前無窮遠處	鏡後 F_2 上	實像
2	鏡前 2 倍焦距外	鏡後 1 倍至 2 倍焦距之間	縮小、倒立、實像
3	鏡前 $2F_1$ 上	鏡後 $2F_2$	相等、倒立、實像
4	鏡前 1 倍至 2 倍焦距之間	鏡後 2 倍焦距外	放大、倒立、實像
5	鏡前 F_1 上	鏡後無窮遠處	－
6	鏡前 F_1 和鏡片之間	鏡前	放大、正立、虛像
7	鏡後（虛物）	鏡後 F_2 和鏡片之間	縮小、正立、實像

（二）負薄球面鏡片成像作圖

1. 物體在鏡前無窮遠處。

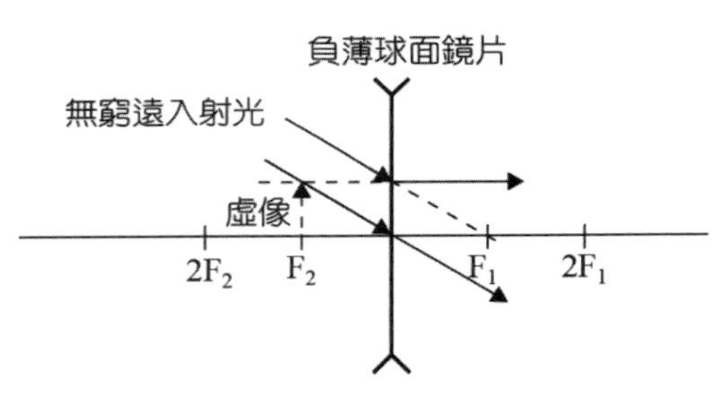

圖 4-13：負薄球面鏡片－遠物成像。

2. 物體在鏡前。

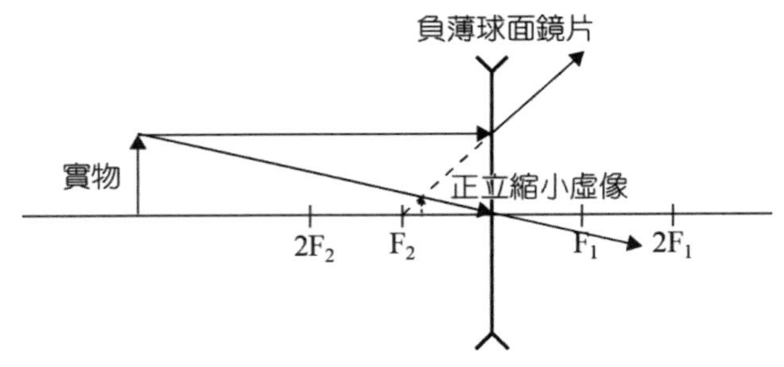

圖 4-14：負薄球面鏡片－鏡前的物體成像。

3. 物體在鏡後第一焦點(F_1)和鏡片之間（虛物）。

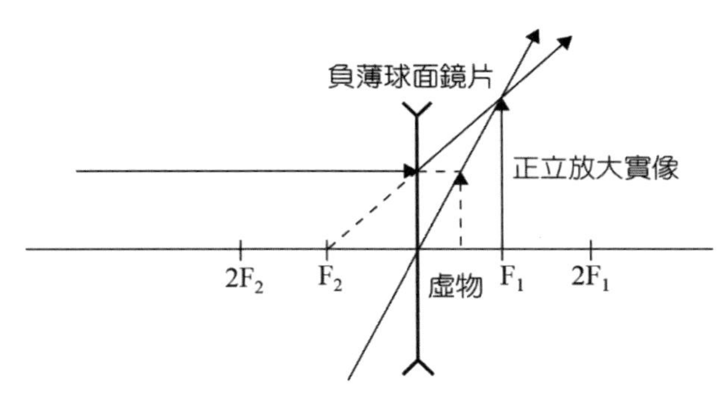

圖 4-15：負薄球面鏡片－鏡後第一焦點與鏡片之間的物體（虛物）成像。

4. 物體在鏡後第一焦點(F_1)上（虛物）。

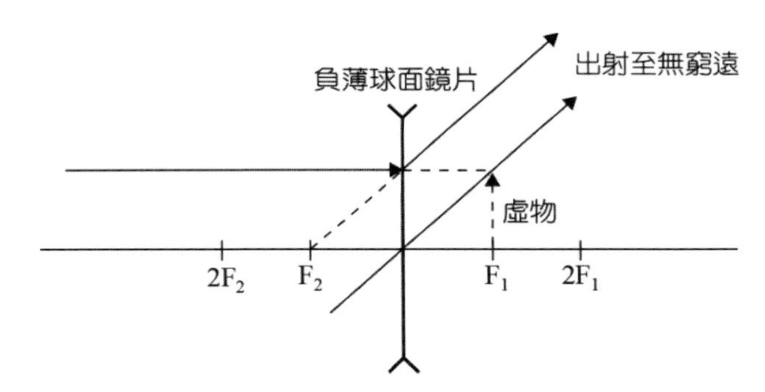

圖 4-16：負薄球面鏡片－鏡後第一焦點上的物體（虛物）成像。

5. 物體在鏡後 1 倍至 2 倍焦距之間（虛物）。

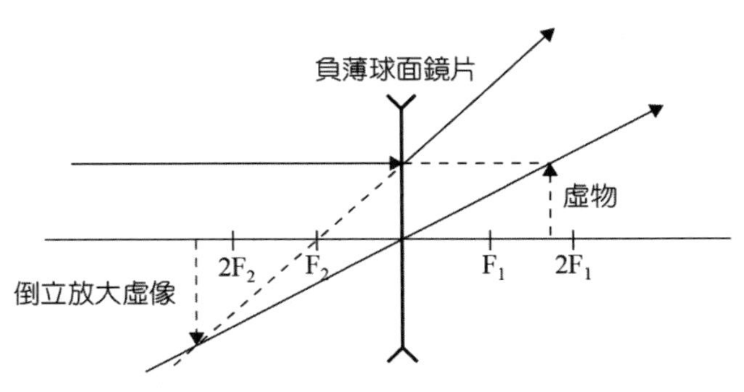

圖 4-17：負薄球面鏡片－鏡後 1 至 2 倍之間的物體（虛物）成像。

6. 物體在鏡後 2 倍焦距$(2F_1)$上（虛物）。

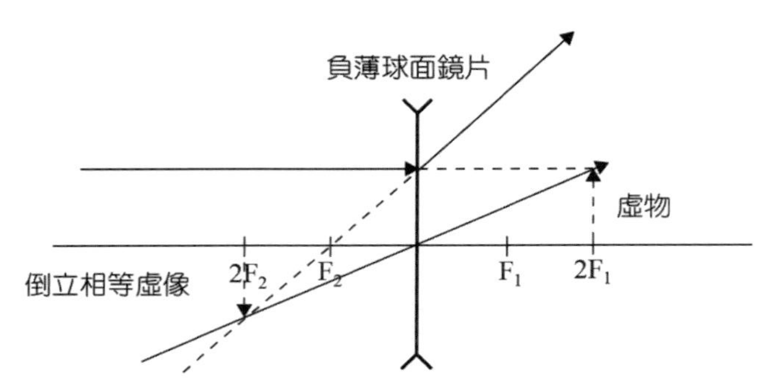

圖 4-18：負薄球面鏡片－鏡後 2 倍焦距上的物體（虛物）成像。

7. 物體在鏡後 2 倍焦距外（虛物）

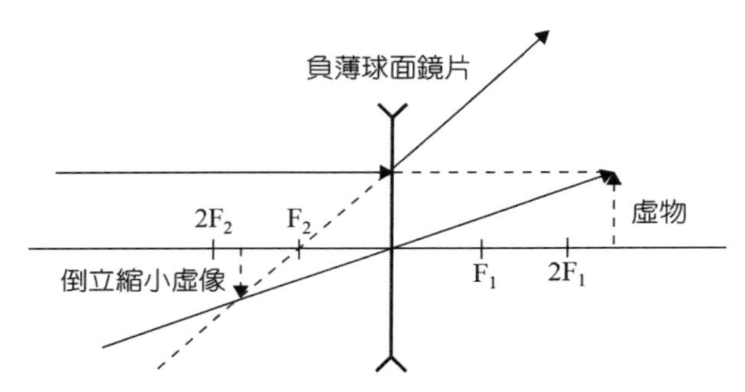

圖 4-19：負薄球面鏡片－鏡後 2 倍焦距外的物體（虛物）成像。

我們將負薄球面鏡片的各種成像結果整理在表 4-2 中。

表 4-2：負薄球面鏡片的成像。

編號	物體位置	影像位置	影像性質
1	鏡前無窮遠處	鏡前 F_2 上	虛像
2	鏡前	鏡前 F_2 和鏡片之間	縮小、正立、虛像
3	鏡後 F_1 和鏡片之間（虛物）	鏡後	放大、正立、實像
4	鏡後 F_1 上（虛物）	鏡後無窮遠處	－
5	鏡後 1 倍至 2 倍焦距之間（虛物）	鏡前 2 倍焦距外	放大、倒立、虛像
6	鏡後 $2F_1$ 上（虛物）	鏡前 $2F_2$ 上	相等、倒立、虛像
7	鏡後 2 倍焦距外（虛）	鏡前 1 倍至 2 倍焦距之間	縮小、倒立、虛像

二、成像計算

類似單球面折射的計算，透過聚散度方程式 $V = P + U$，以及橫向放大率 $m = \frac{U}{V}$ 來得出薄球面鏡片的成像性質。上兩式也可以用第二焦距 f_2、物距 u 和像距 v 來表示：

(4-9) $\frac{1}{v} = \frac{1}{f_2} + \frac{1}{u}$，

(4-10) $m = \frac{v}{u}$。

範例 4-6

若一物體置於+5.00D 鏡片前方 50cm 處，則影像為何？

解答

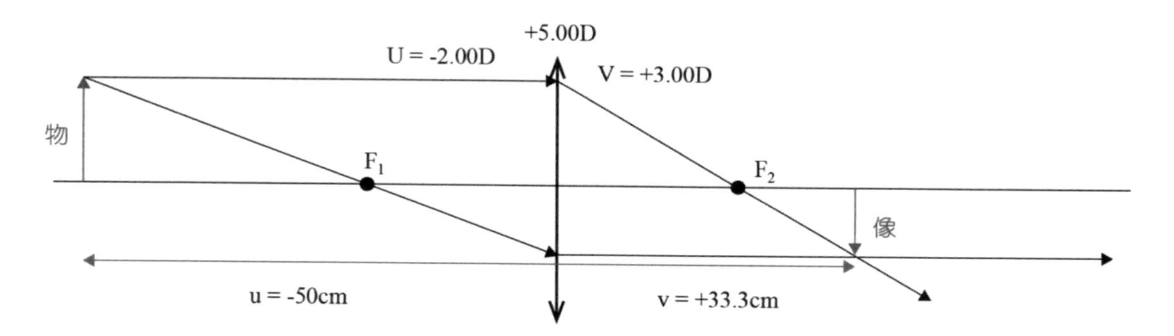

從上圖可知物距 $u = -50cm = -0.5m$，

入射聚散度為 $U = \frac{1}{u} = \frac{1}{-0.5m} = -2D$。

利用聚散度方程式可得 $V = P + U = (+5.00D) + (-2.00D) = +3.00D$，

因為出射聚散度 $V > 0$，代表出射光線是會聚的，所以形成實像。

另外，像距為 $v = \frac{1}{V} = \frac{1}{+3.00D} = +0.333m = +33.3cm$，正號代表在鏡片後（右）方。

又，橫向放大率為 $m=\frac{U}{V}=\frac{-2.00D}{+3.00D}=-0.67$，負號代表倒立影像，$0.67<1$ 代表縮小影像。

故該物體經鏡片屈折後，在鏡片後（右）方 33.3cm 處形成倒立縮小實像。

這個結果符合表 4-1 編號 2 之結論。

範例 4-7

假若有一物體置於第二焦距為 −15cm 的鏡片前方 20cm 處，則影像為何？

解答

因為第二焦距為負，所以是一塊負球面鏡片。

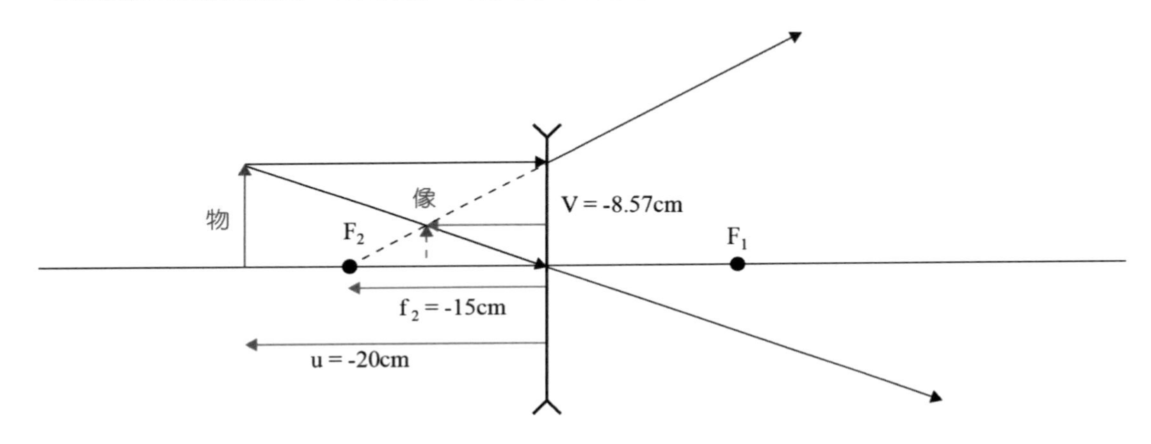

將數據代入(4-9)式，得

$$\frac{1}{v}=\frac{1}{f_2}+\frac{1}{u}\rightarrow\frac{1}{v}=\frac{1}{-15cm}+\frac{1}{-20cm}\text{。}$$

$$v=-8.57cm\text{。}$$

負號代表在鏡片前（左）方。透過出射聚散度之計算，知道

$$V=\frac{1}{v}=\frac{1}{-0.0857m}=-11.67D<0\text{，}$$

代表出射光線是發散的，因此形成虛像。又，由橫向放大率(4-10)式知

$$m = \frac{v}{u} = \frac{-8.57\text{cm}}{-20\text{cm}} = +0.43 \text{ 。}$$

正號代表正立影像，0.43 < 1 代表縮小影像。故該物體經鏡片屈折後，在鏡片前（左）方 8.57cm 處形成正立縮小虛像。這個結果符合表 4-2 編號 2 之結論。

範例 4-8

假設要在+4.50D 鏡片後方 40cm 處形成清晰影像，則應該將物體放置在什麼位置？

解答

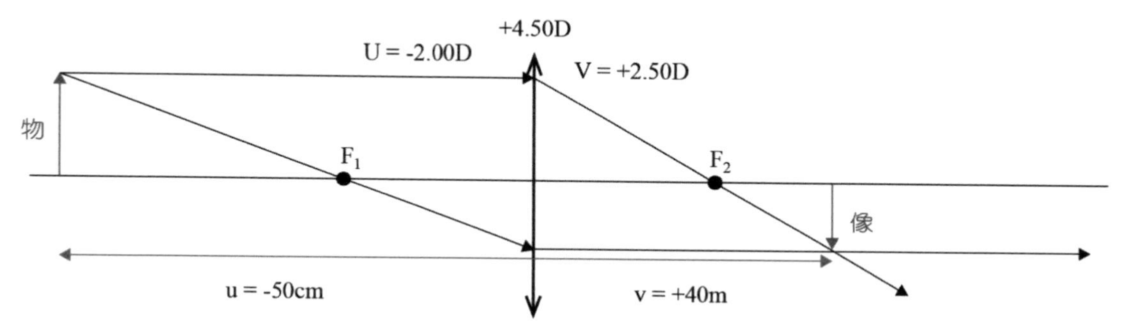

上圖中，由影像位置知

$$v = +40\text{cm} = +0.4\text{m} \rightarrow V = \frac{1}{+0.4\text{m}} = +2.50\text{D} \text{ 。}$$

利用聚散度方程式往回推得入射聚散度

$$V = P + U \rightarrow (+2.50\text{D}) = (+4.50\text{D}) + U \rightarrow U = -2.00\text{D} \text{ 。}$$

所以物距為

$$u = \frac{1}{U} = \frac{1}{-2.00\text{D}} = -0.5\text{m} = -50\text{cm} \text{ 。}$$

負號代表在鏡片前（左）方，故物體應放置在鏡片前（左）方 50cm 處。

範例 4-9

某鏡片前方 40cm 處有一物體，並且在鏡片後方 25cm 處的螢幕上形成清晰影像，請問此鏡片的屈光力為多少？

解答

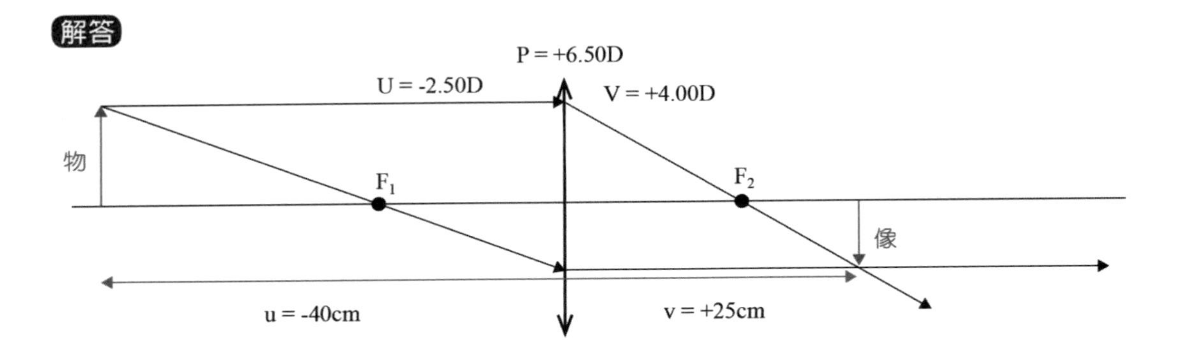

上圖中，由物體位置知

$$u = -40\text{cm} = -0.4\text{m} \rightarrow U = \frac{1}{-0.4\text{m}} = -2.50\text{D}$$ 。

另外，由影像位置知

$$v = +25\text{cm} = +0.25\text{m} \rightarrow V = \frac{1}{+0.25\text{m}} = +4.00\text{D}$$ 。

透過聚散度方程式知

$$V = P + U \rightarrow (+4.00\text{D}) = P + (-2.50\text{D}) \rightarrow P = +6.50\text{D}$$ 。

故鏡片的屈光力為+6.50D。

第四節　牛頓式

Visual Optics

牛頓發展了另一種成像公式。不同於聚散度方程式物距和像距的概念，物體和影像的距離分別從第一焦點和第二焦點開始測量。從第一焦點往物體位置測量的距離稱為焦點外物距(x)，從第二焦點往影像位置測量的距離稱為焦點外像距(x')。焦點外物距和焦點外像距皆遵循距離的正負符號規定。根據圖 4-20 之兩個斜線相似三角形知（注意圖形中，$O>0$，$x<0$，$f_1<0$，$I<0$，$x'>0$，$f_2>0$）

(4-11) $\frac{-I}{x'}=\frac{O}{f_2}$，

(4-12) $m=\frac{I}{O}=-\frac{x'}{f_2}$。

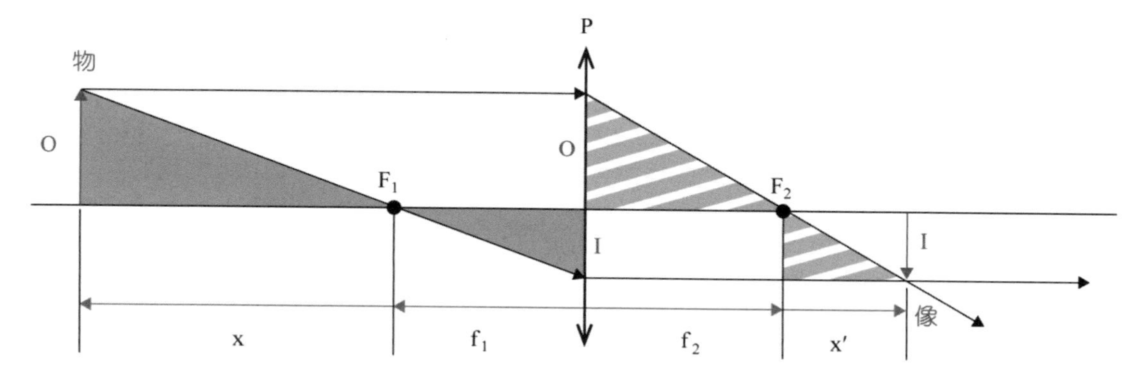

圖 4-20：牛頓式之圖示。

又根據圖 4-20 之兩個陰影相似三角形知

(4-13) $\frac{O}{-x}=\frac{-I}{-f_1}$，

(4-14) $m=\frac{I}{O}=-\frac{f_1}{x}$。

從(4-12)式和(4-14)式的橫向放大率相等可得

(4-15) $m=-\frac{x'}{f_2}=-\frac{f_1}{x}$。

上式交叉相乘得

(4-16) $xx'=f_1f_2$。

上式即為牛頓式。手動鏡片驗度儀的設計原理就是利用牛頓式。

範例 4-10

有一物體在 –4.00D 鏡片的第一焦點前方 100cm 處，請問其影像在哪裡？

解答

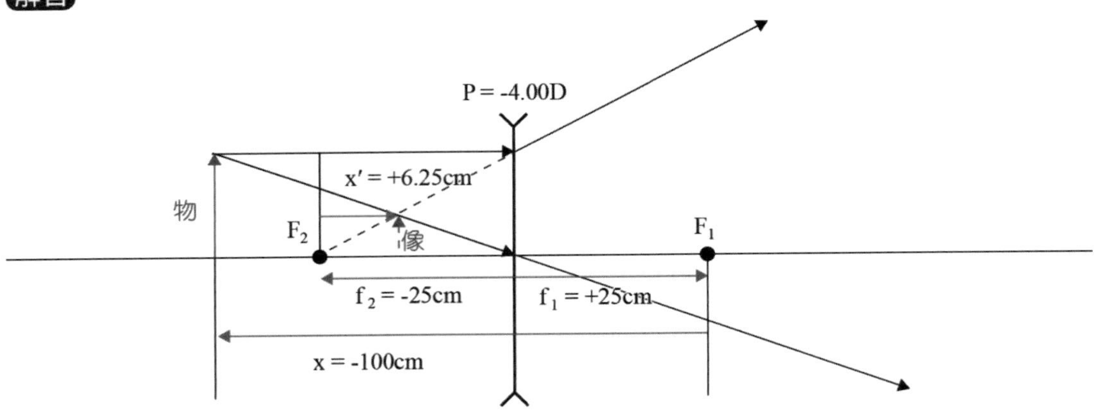

首先計算出鏡片的第一焦距和第二焦距

$$f_1 = -f_2 = -\frac{1}{P} = -\frac{1}{-4.00D} = +0.25m = +25cm \text{ 。}$$

因為物體在第一焦點前方 100cm 處，所以 $x = -100cm$。代入牛頓式(4-16)式得

$$xx' = f_1 f_2 \rightarrow (-100cm)x' = (+25cm)\times(-25cm) \text{ ，}$$

$$x' = +6.25cm \text{ 。}$$

因此影像在第二焦點後（右）方 6.25cm 處。因為第二焦點在鏡片前（左）方 25cm 處($f_2 = -25cm$)，所以影像相當於在鏡片前方 18.75cm 處。

另外，透過橫向放大率(4-15)式知

$$m = -\frac{f_1}{x} = -\frac{+25cm}{-100cm} = +0.25 \text{ 。}$$

代表影像是一個正立縮小虛像（影像位置在鏡前）。

第五節　多鏡片系統

Visual Optics

一般的光學系統可能包含不只一個鏡片，這使得處理上比較麻煩。本節將以最簡單的雙鏡片系統為例子來介紹處理方式。更多鏡片的光學系統可以再仿造類似作法來處理。

假設第一鏡片（屈光力為 P_1 ）與第二鏡片（屈光力為 P_2 ）相距 d 的距離。入射在第一鏡片上的光線聚散度為 U_1，離開第一鏡片後的出射光線聚散度為 V_1，接著傳播至第二鏡片上，所以第一鏡片所形成的影像可以看成是第二鏡片的物體。入射在第二鏡片的光線聚散度變為 U_2，離開第二鏡片後的出射光線聚散度為 V_2，最後影像位置可以由 V_2 決定出來，如圖 4-21(a)。

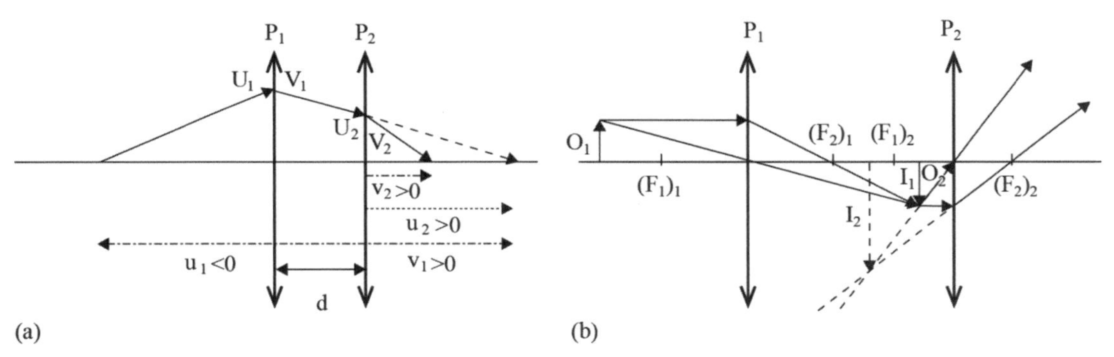

圖 4-21：雙鏡片系統。(a)光線聚散度情形，(b)各鏡片之物體與其成像情形。

在圖 4-21(b)中，O_1 和 I_1 分別是第一鏡片的物體與其共軛影像的大小，而 O_2 和 I_2 分別是第二鏡片的物體與其共軛影像的大小。總橫向放大率 m_t 定義為最後影像大小 I_2 和原始物體大小 O_1 之比值，即

(4-17)　$$m=\frac{I_2}{O_1}\text{。}$$

將分子分母同乘 O_2 變成

(4-18)　$$m=\frac{I_2}{O_2}\cdot\frac{O_2}{O_1}\text{。}$$

因為第一鏡片的影像是第二鏡片的物體，所以 $I_1 = O_2$。上式其中一個 O_2 以 I_1 取代，得到

$$(4\text{-}19) \qquad m = \frac{I_2}{O_2} \cdot \frac{I_1}{O_1} \text{。}$$

因為第一鏡片和第二鏡片的橫向放大率（m_1 和 m_2）分別為 $m_1 = \frac{I_1}{O_1} = \frac{U_1}{V_1}$、$m_2 = \frac{I_2}{O_2} = \frac{U_2}{V_2}$，所以系統的總橫向放大率為

$$(4\text{-}20) \qquad m_t = m_1 \cdot m_2 = \frac{U_1}{V_1} \cdot \frac{U_2}{V_2} \text{。}$$

上式說明總橫向放大率是每一個鏡片橫向放大率的乘積。

整理一下雙鏡片系統的處理步驟：

1. 鏡片一成像：$V_1 = P_1 + U_1$ 或 $\frac{1}{v_1} = P_1 + \frac{1}{u_1}$。
2. 過渡公式：$U_2 = \frac{V_1}{1 - dV_1}$ 或 $u_2 = v_1 - d$。
3. 鏡片二成像：$V_2 = P_2 + U_2$ 或 $\frac{1}{v_2} = P_2 + \frac{1}{u_2}$。
4. 橫向放大率為：$m_t = m_1 \cdot m_2 = \frac{U_1}{V_1} \cdot \frac{U_2}{V_2}$。

範例 4-11

一個+10.00D 薄鏡片置於一個+4.00D 薄鏡片的前方 10.00cm 處。一物體放在+10.00D 薄鏡片的前方 20.00cm 處。請問影像如何？

解答

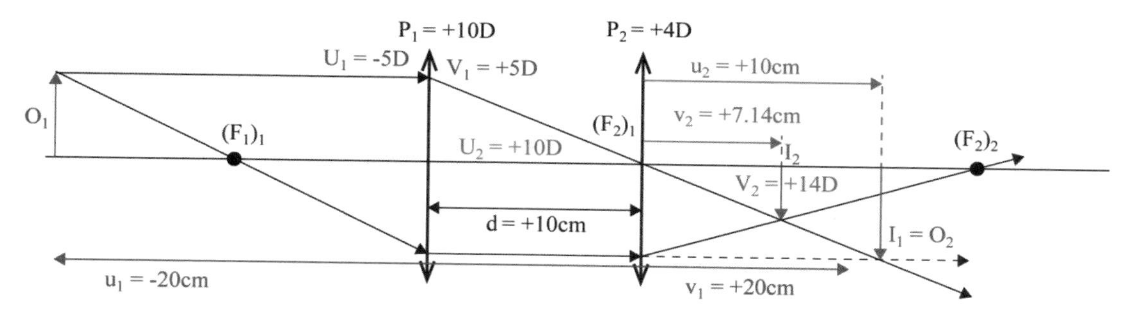

鏡片一的成像：

$$u_1 = -20\text{cm} = -0.2\text{m} \to U_1 = -5.00\text{D}$$，

$$V_1 = (+10.00\text{D}) + (-5.00\text{D}) = +5.00\text{D} \to v_1 = +0.2\text{m} = +20\text{cm}$$，

$$m_1 = \frac{-5.00\text{D}}{+5.00\text{D}} = -1$$。

因此鏡片一的影像在鏡片一後（右）方 20cm 處，也就是鏡片二後（右）方 10cm 處。

鏡片二的成像：

$$u_2 = +10\text{cm} = +0.1\text{m} \to U_2 = +10.00\text{D}$$，

$$V_2 = (+4.00\text{D}) + (+10.00\text{D}) = +14.00\text{D} \to v_2 = +0.0714\text{m} = +7.14\text{cm}$$，

$$m_2 = \frac{+10.00\text{D}}{+14.00\text{D}} = +0.714$$。

因此，鏡片二的影像在鏡片二後（右）方 7.14cm 處。總橫向放大率為

$$m_t = m_1 m_2 = (-1) \times (+0.714) = -0.714$$，

所以，最後影像是一個在鏡片二後（右）方 7.14cm 處的倒立縮小實像（成像在鏡片後方）。

自我練習

一、選擇題

( ) 01. 什麼鏡片的中央部分比邊緣部分厚？ (A)等凸鏡片 (B)等凹鏡片 (C)雙凹鏡片 (D)平凹鏡。

( ) 02. 以下哪一種透鏡面型少用或沒有應用於視力矯正眼鏡上？ (A)雙凸透鏡 (B)平凸透鏡 (C)正彎月形透鏡 (D)平凹透鏡。

( ) 03. 鏡片形狀包含一個凸表面和一個凹表面的稱為何種鏡片？ (A)等凸鏡片 (B)雙凸鏡片 (C)平光鏡片 (D)新月型鏡片。

( ) 04. 下列透鏡形式，何者具有聚光性質？ (A)雙凹面 (B)1 凹面和 1 平面 (C)凸面弧度大於凹面弧度 (D)凹面弧度大於凸面弧度。

( ) 05. 如果鏡片有一個平的前表面以及一個凹的後表面，它的屈光力為 (A)零 (B)負的 (C)正的 (D)會聚的。

( ) 06. 平行光束經凸球面鏡片可成為下列何種光束？ (A)像散光束 (B)平行光束 (C)會聚光束 (D)發散光束。

( ) 07. 所有球面鏡片 (A)沿著不同子午線有不同的屈光力 (B)在所有子午線有相同的屈光力 (C)只收斂光線 (D)只發散光線。

( ) 08. 有關新月凸球面鏡片的敘述何者正確？ (A)前表面的曲率半徑比較大 (B)後表面的曲率半徑比較小 (C)前表面比較彎曲 (D)具有發散光線的能力。

( ) 09. 下列敘述何者錯誤？ (A)雙凹鏡片的前表面為負屈光力 (B)新月凸鏡片的前表面具有正屈光力 (C)新月凹的前表面具有負屈光力 (D)平凸鏡片有一個表面的屈光力為 0。

( ) 10. 當透鏡的兩球面屈光力分別為 P_1 及 P_2，若總屈光力為 $P = P_1 + P_2$，則透鏡必須為 (A)厚透鏡 (B)薄透鏡 (C)凸形透鏡 (D)凹形透鏡。

( ) 11. 一片 −8.50D 凹透鏡，前表面屈光度為 +5.00D，若不考慮鏡片厚度，其後表面屈光度為多少？ (A) −10.50D (B) −12.50D (C) −13.50D (D) −15.00D。

(　) 12. 一折射率為 1.5，兩邊曲率半徑為 100cm 的雙凸薄透鏡，其屈光力為 (A) +3.00D (B) +2.00D (C) +1.00D (D) +0.67D 。

(　) 13. 一片薄的冕牌玻璃鏡片，折射率為 1.523，前表面曲率半徑為 +4.00 公分，後表面曲率半徑為 −15.00 公分，其屈光度為何？ (A) +9.59D (B) +16.56D (C) −9.59D (D) −16.56D 。

(　) 14. 雙凸薄透鏡第一面半徑 2m，第二面半徑 3m， n = 1.60 ，則屈折力為 (A) 2D (B) 0.8D (C) 0.6D (D) 0.5D。

(　) 15. 有一新月凸的薄透鏡，表面曲率半徑分別為 20cm 及 5cm，折射率為 1.6，求該透鏡的屈光度？ (A) 9D (B) 6D (C) 3D (D) 1D。

(　) 16. 塑膠 (n = 1.70) 製的新月凸薄鏡片，一邊的曲率半徑為 12.00cm，而另一邊的曲率半徑為 6.00cm。此球面鏡片的屈光力為何？ (A) +5.83D (B) +2.92D (C) +8.75D (D) +11.66D 。

(　) 17. 以玻璃 (n = 1.5) 製成薄的平凸鏡片的屈光力為 20D。曲面的曲率半徑為 (A) 25cm (B) 2.5cm (C) 250cm (D) 12.5cm。

(　) 18. −10.00D 的新月凹玻璃薄鏡片，其中一面的曲率半徑是 5.00cm 而另一面的曲率半徑是 25.00cm。則鏡片材質的折射率是多少？ (A) 1.498 (B) 1.523 (C) 1.625 (D) 1.713。

(　) 19. 有一新月形凸透鏡的屈光度為 +8.00D，若鏡片前後表面的曲率半徑分別為 5cm 和 20cm，則此鏡片材質的折射率為何？ (A) 1.49 (B) 1.53 (C) 1.62 (D) 1.71。

(　) 20. 有一薄鏡片 (n = 1.5) 半成品，其前弧半徑為 +10cm 。若要製成 −2.50D 的球面鏡片，則後弧半徑應為多少？ (A) +6.7cm (B) +20cm (C) −6.7cm (D) −20cm 。

(　) 21. 一 2.5D 鏡片的焦距為 (A) 400cm (B) 25cm (C) 0.4m (D) 2.5m。

(　) 22. 一 3.75D 鏡片的焦距為 (A) 0.27m (B) 2.7m (C) 27m (D) 270m。

(　) 23. 一個+4.00D 的薄鏡片，其焦距大小為多少？ (A) 30cm (B) 25cm (C) 20m (D) 15cm。

(　) 24. 有一折射率為 1.5 製成的雙凸薄鏡片，已知其前後表面的曲率半徑為 40cm，則該鏡片的焦距為多少？ (A) 30cm (B) 35cm (C) 40cm (D) 45cm。

( ) 25. 一塊塑膠製的雙凹鏡片，其折射率為 1.50。表面的曲率半徑為 25cm 和 22cm。此鏡片的焦距為 (A) 4.3cm (B) 7.8cm (C) 14.5cm (D) 23.4cm。

( ) 26. 如果你拿著放大鏡離一個可燃材質前方 40mm 並且通過鏡片的小光點燃燒著這個區域，鏡片的屈光力為 (A) +0.25D (B) +2.50D (C) +25.00D (D) +250D。

( ) 27. +3.33D 鏡片的第一和第二焦距分別為多少？ (A) −30.0cm、+33.3cm (B) −33.3cm、+30.0cm (C) +33.3cm、−30.0cm (D) −30.0cm、+30.0cm。

( ) 28. 一個 +10.00D 的鏡片，其第一焦距為何？ (A) +10cm (B) −10cm (C) +1m (D) −1m。

( ) 29. 如果某一鏡片的焦距為 300mm，則鏡片屈光力為 (A) 3D (B) 3.33D (C) 33.3D (D) 333D。

( ) 30. 空氣中有一透鏡的第一焦點位於透鏡後 10cm，透鏡折射率為 1.5，此透鏡之屈光度為何？ (A) +10.00DS (B) −10.00DS (C) +15.00DS (D) −15.00DS。

( ) 31. 一塊鏡片的第一焦點在鏡片前方 20cm 處，則此鏡片的屈光力為 (A) −20.00D (B) −10.00D (C) +5.00D (D) +10.00D。

( ) 32. 一透鏡（折射率為 3/2），在空氣中的焦距為 20cm，若將此透鏡浸入水（折射率為 4/3）中，則焦距變為多少？ (A) 80cm (B) 60cm (C) 40cm (D) 20cm。

( ) 33. 凸透鏡對實物所成的像為 (A)縮小正立虛像 (B)放大倒立虛像 (C)放大正立虛像及倒立實像 (D)縮小正立實像。

( ) 34. 通過凸透鏡鏡前焦點的入射線，經透鏡折射後，其出射線必 (A)通過鏡後的焦點 (B)與主軸平行 (C)經過透鏡的光心 (D)通過鏡後兩倍焦距處。

( ) 35. 將物體放在凸透鏡鏡前兩倍焦距外時所生的像，必是位於 (A)鏡前正立放大虛像 (B)鏡後倒立放大實像 (C)鏡前正立縮小虛像 (D)鏡後倒立縮小實像。

(　) 36. 物體放在一凸透鏡的二倍焦距外，其成像位於何處？　(A)鏡後一倍焦距內　(B)鏡後一倍焦距至二倍焦距之間　(C)鏡後二倍焦距上　(D)鏡後二倍焦距後至無限遠。

(　) 37. 當光源置於凸透鏡前的何處時，其像與物一樣的長？　(A)無窮遠處　(B)焦點處　(C)二倍焦距外　(D)二倍焦距處。

(　) 38. 物體放在凸透鏡的二倍焦距與一倍焦距之間，其成像為何？　(A)放大實像　(B)正立虛像　(C)正立實像　(D)縮小實像。

(　) 39. 用放大凸透鏡觀察之微小物體，應放在透鏡之　(A)焦距上　(B)兩倍焦距上　(C)焦距外　(D)焦距內。

(　) 40. 物在正透鏡焦點外所形成的像是　(A)直立之虛像　(B)倒立之虛像　(C)直立實像　(D)倒立之實像。

(　) 41. 凸透鏡成虛像時，若物向鏡片移近時，則像會　(A)變小　(B)變大　(C)不變　(D)不一定。

(　) 42. 要用凸透鏡產生比原物大的實像，物體應放在何處？　(A)二倍焦距外　(B)二倍焦距與焦點間　(C)焦點內　(D)不一定。

(　) 43. 要用凸透鏡產生較原物小的實像，物體應放在　(A)二倍焦距外　(B)二倍焦距與焦點間　(C)焦點內　(D)二倍焦距上。

(　) 44. 凸透鏡在空氣中不能產生　(A)放大的實像　(B)放大的虛像　(C)縮小的實像　(D)縮小的虛像。

(　) 45. 關於薄的正球面透鏡之前方物體的影像，下列何者錯誤？　(A)其影像位置可能與物體同側　(B)可能為實像　(C)可能為倒立像　(D)影像大小一定比原物體大。

(　) 46. 凹透鏡前方的物體所生成的影像是比實物　(A)大的實像　(B)小的實像　(C)大的虛像　(D)小的虛像。

(　) 47. 負鏡片不可能形成下列何種影像？　(A)放大虛像　(B)縮小虛像　(C)放大實像　(D)縮小實像。

(　) 48. 有關橫向放大率的敘述，下列何者正確？　(A)為成像高度相對於物體高度的比值　(B)為物距相對於像距的比值　(C)為成像面積相對於和物體面積的比值　(D)軸向放大率為橫向放大率的三次方。

(　) 49. 某鏡片對物體成像的橫向放大率為 −1.25，其所代表的意義是　(A)正立放大　(B)正立縮小　(C)倒立縮小　(D)倒立放大。

(　) 50. 橫向放大率 +3 代表影像具有下列何項意義？　(A)正立放大　(B)正立縮小　(C)倒立縮小　(D)倒立放大。

(　) 51. 一物體置於焦距為 20cm 的凸透鏡前方 50cm 處，則所成之像為下列何者？　(A)縮小實像　(B)放大實像　(C)縮小虛像　(D)放大虛像。

(　) 52. 一物體置於焦距為 20cm 的凸透鏡前方 30cm 處，則所成之像為下列何者？　(A)縮小實像　(B)放大實像　(C)縮小虛像　(D)放大虛像。

(　) 53. 一物體置於焦距為 20cm 的凸透鏡前方 10cm 處，則所成之像為下列何者？　(A)縮小實像　(B)放大實像　(C)縮小虛像　(D)放大虛像。

(　) 54. 一物體置於焦距為 30cm 的正鏡片前方 45cm 處，則所成之像為下列何者？　(A)縮小實像　(B)放大實像　(C)縮小虛像　(D)放大虛像。

(　) 55. 一物鏡置於焦距 40cm 的正鏡片前方 60cm 處，則下列敘述正確的是　(A)成像在鏡後一倍至二倍焦距之間　(B)形成正立放大虛像　(C)形成倒立縮小實像　(D)成像在鏡片後方二倍焦距外。

(　) 56. 用一個 +20.00D 的凸透鏡看報紙，若放在距離報紙 4cm 處，其成像位置為何？　(A)與報紙在鏡片的同側，為放大實像　(B)與報紙在鏡片的同側，為正立虛像　(C)與報紙在鏡片的對側，為倒立實像　(D)與報紙在鏡片的對側，為放大虛像。

(　) 57. 一物體置於焦距為 20cm 的凹透鏡前方 10cm 處，則所成之像為下列何者？　(A)縮小實像　(B)放大實像　(C)縮小虛像　(D)放大虛像。

(　) 58. 一物體置於焦距為 20cm 的凹透鏡後方 30cm 處，則所成之像為下列何者？　(A)縮小實像　(B)放大實像　(C)縮小虛像　(D)放大虛像。

(　) 59. 一個實物離 −10D 鏡片 50cm 所形成的影像特性為何？　(A)實像，縮小，正立　(B)虛像，縮小，倒立　(C)虛像，放大，倒立　(D)虛像，縮小，正立。

(　) 60. 一個實物離 −10D 鏡片 30cm 所形成的影像特性為何？　(A)實像，縮小，正立　(B)虛像，縮小，倒立　(C)虛像，放大，倒立　(D)虛像，縮小，正立。

( ) 61. 當物體置於 +5.5D 鏡片前方 2m 處，則對應到影像的出射聚散度為 (A) +3D (B) +4D (C) +5D (D) +6D 。

( ) 62. 有一物置於 +10D 的薄透鏡前 20 公分請問成像的位置？ (A)鏡前 10 公分 (B)鏡後 10 公分 (C)鏡前 20 公分 (D)鏡後 20 公分。

( ) 63. 一 2cm 高的物體位在 +10.00D 鏡片前 20cm，它的影像大小為多少？ (A) +2cm (B) −2cm (C) 0.67cm (D) −0.67cm 。

( ) 64. 物距為 2 公尺，焦距為 +1 公尺，則像距為 (A) 0.5 公尺 (B) 1 公尺 (C) 2 公尺 (D) 4 公尺。

( ) 65. 一個高度為 9cm 物體位在一個凸透鏡前 50cm，此玻璃凸透鏡屈光力是 +5.00D，則此物體所形成的像是正立或倒立？影像的高度大約是多少？ (A)倒立，3.5cm (B)正立，3.5cm (C)倒立，6.0cm (D)正立，6.0cm。

( ) 66. 在空氣介質中，軸上的物體置於 +5.00D 薄透鏡的左邊 25cm 處，則成像位置在何處？ (A)在透鏡右方 40cm (B)在透鏡右方 100cm (C)在透鏡左方 40cm (D)在透鏡左方 100cm。

( ) 67. 一物體置於 +4.00D 鏡片前方 20cm 處。則影像 (A)在鏡後 11.11cm (B)是倒立的 (C)比物體更接近鏡片 (D)為放大虛像。

( ) 68. 一物體置於焦距為 15cm 的凸透鏡前 10cm 處，則其成像的位置在 (A)鏡前 12cm (B)鏡後 12cm (C)鏡前 30cm (D)鏡後 30cm。

( ) 69. 有一物置於 −5D 的薄透鏡前 10 公分請問成像的位置？ (A)鏡前 10 公分 (B)鏡後 6.7 公分 (C)鏡前 6.7 公分 (D)鏡後 10 公分。

( ) 70. 一物體位於 −2.75D 鏡片的前方 400cm。影像位置在 (A) −14.8cm (B) +33.3cm (C) +14.8cm (D) −33.3cm 。

( ) 71. 一物體置於焦距為 10cm 的凹透鏡前方 30cm 處，則其成像的位置在何處？ (A)鏡前 15cm (B)鏡後 15cm (C)鏡前 7.5cm (D)鏡後 7.5cm。

( ) 72. 一物體置於焦距 20cm 的凹透鏡前方 30cm 處，則成像位置在 (A)鏡前 60cm (B)鏡後 60cm (C)鏡後 12cm (D)鏡前 12cm。

( ) 73. 某人將鏡片放在離光源 50cm 的位置並且以螢幕找出光源的銳利影像離鏡片 16.6cm 的距離。鏡片的屈光力為何？ (A) −8D (B) +8D (C) −4D (D) +4D 。

( ) 74. 當物體在鏡片前方 500mm 時，在 +2m的位置形成影像，則鏡片的屈光力為 (A) +2.5D (B) +2.00D (C) –2.5D (D) +1.5D 。

( ) 75. 一物位於薄透鏡左側 20cm 處，成像位於透鏡左側 12cm 處，此透鏡的焦距為何？ (A) –40cm (B) –30cm (C) –20cm (D) –10cm 。

( ) 76. 如果正鏡片對 2cm 高的物體產生 10cm 高的影像，則放大率為何？ (A) 2 (B) 5 (C) 10 (D) 20。

( ) 77. 如果正鏡片對 6cm 高的物體產生 3cm 高的影像，則放大率為何？ (A) 0.3 (B) 5 (C) 3 (D) 0.5。

( ) 78. 一正鏡片將 5cm 高的物體產生放大 10 倍的影像，則影像有多高？ (A) 10cm (B) 5cm (C) 50cm (D) 2cm。

( ) 79. 一負鏡片產生 10cm 高的影像並且放大率是 0.5 倍，則物體有多高？ (A) 2cm (B) 5cm (C) 10cm (D) 20cm。

( ) 80. 如果物體置於 +2D 鏡片前方 1m 處，則形成的影像放大率大小為何？ (A) 1 (B) 2 (C) 3 (D) 4。

( ) 81. 如果物體置於 –1.5D 鏡片前方 2m 處，則形成的影像放大率為何？ (A) 2.5 (B) 0.5 (C) 0.25 (D) 5.0。

( ) 82. 在凹透鏡鏡前兩倍焦距處放置一物，則像的放大率為 (A) 1 (B) 1/2 (C) 1/3 (D) 1/4。

( ) 83. 一個實物位在一薄鏡片前方 50cm 處。此鏡片形成一個正立的虛像且大小只有物體的三分之一。請問鏡片的屈光力為多少？ (A) –8.00D (B) –4.00D (C) +4.00D (D) +8.00D 。

( ) 84. 一個 +5D 的鏡片，其對稱點分別為 (A) –40cm、40cm (B) –20cm、20cm (C) –12.5cm、+12.5cm (D) –10cm、+10cm 。

( ) 85. 一個 +6D 的鏡片，其對稱點分別為 (A)16.7cm、–16.7cm (B) 33.3cm、–33.3cm (C)6cm、–6cm (D)12cm、–12cm 。

( ) 86. 月亮滿月時在地球表面上所張開的角度是 0.5°。若透過 +4.00D 的薄鏡片將滿月成像，則其影像大小為何？ (A) 0.22cm (B) 0.25cm (C) 2.0cm (D) 25.0cm。

( ) 87. 假設鏡片在空氣中，某物體位在鏡片左側第一焦點(primary focal point)前 5 公分，其成像的位置在於鏡片右側第二焦點(secondary focal point)

後 20 公分，其鏡片的屈光度為 (A) +1D (B) +5D (C) +10D (D) +20D。

( ) 88. 空氣中有一個第二焦距為 +12.00cm 之會聚薄鏡片，物體在第一焦點前方 8.00cm 處，則 (A)影像在鏡片後方 18.00cm (B)影像在第一焦點後方 30.00cm (C)影像在鏡片後方 30.00cm (D)形成正立放大虛像。

( ) 89. 焦距分別為 10cm，20cm，–40cm 的三個鏡片在空氣中彼此接觸形成單一組合鏡片。此組合的焦距為何？ (A) 8cm (B) 12.5cm (C) –10cm (D) +10cm。

( ) 90. 一片第二焦距為 +50cm 的薄鏡片 A 與另外一片薄鏡片 B 連接在一起，已知此組合鏡片的第二焦距為 +20cm，那鏡片 B 的第二焦距為多少？ (A) +16.7cm (B) +25cm (C) +33cm (D) +50cm。

( ) 91. 一個 +4.00D 薄鏡片與一個 +6.00D 的薄鏡片接觸放置。在此組合前方 40cm 處有一實物。則影像的特徵為何？ (A)正立實像，放大率 +1/3 (B)倒立實像，放大率 –1/3 (C)倒立虛像，放大率 –1/3 (D)正立虛像，放大率 +1/3。

( ) 92. 如果物體在 +10.00D 鏡片前方 10cm 處，其後方有另一 +10.00D 鏡片，則最後影像在哪裡形成？ (A)第二鏡片的後方 10cm (B)第二鏡片的後方 10m (C)第二鏡片的前方 10cm (D)第一鏡片的後方無窮遠處。

( ) 93. 如果物體在 +10.00D 鏡片前方 10cm 處，其後方有另一 –2.00D 鏡片，則最後影像在哪裡形成？ (A)負鏡片的後方 25cm (B)負鏡片的後方 50cm (C)負鏡片的前方 25cm (D)負鏡片的前方 50cm。

( ) 94. 如果物體在 –2.00D 鏡片前方 500mm 處，鏡片後方 25cm 處有另一 +5.00D 鏡片，則最後影像在哪裡形成？ (A) –2.00D 鏡片的前方 25cm (B) –2.00D 鏡片的前方 33.3cm (C) +5.00D 鏡片的後方 25cm (D) +5.00D 鏡片的後方 33.3cm。

( ) 95. 如果物體在 +10.00D 鏡片前方無窮遠處，鏡片後方 110cm 處有另一 +1.00D 鏡片，則最後影像在哪裡形成？ (A) +1.00D 鏡片的後方 10cm (B) +1.00D 鏡片的後方無窮遠處 (C) +1.00D 鏡片的前方 10cm (D) +1.00D 鏡片的前方 1m。

( ) 96. 如果光線從無窮遠處傳播進入 –5.00D 鏡片，其後方 80cm 處有另一 –3.00D 鏡片，則最後影像在哪裡形成？ (A)第一鏡片的後方 25cm

(B)第二鏡片的前方 25cm (C)第一鏡片的後方 20cm (D)第二鏡片的前方 20cm。

( ) 97. 一個 +12.00D 薄鏡片置於一個 +6.00D 薄鏡片的前方 5.00cm 處。一物體放在 +12.00D 薄鏡片的前方 20.00cm 處。

(1)鏡片一的影像在其後方 14.3cm

(2)最後影像是倒立的

(3)最後影像位置在鏡片二前方

(4)最後影像是縮小虛像。

則正確的有 (A) (1)(2) (B) (1)(2)(3) (C) (2)(3)(4) (D) (1)(3)(4)。

二、計算題

01. 假設有一塑膠(1.5)製的新月凹薄鏡片，一邊的曲率半徑為 20cm，而另一邊的曲率半徑為 10cm，則球面鏡片的屈光力為何？

02. 有一塊新月凸薄鏡片屈光力為 +6.00D，經測量得知前後表面曲率半徑分別為 10cm 和 5cm，請問鏡片材質的折射率為何？

03. 空氣中有一高 5cm 的物體在 +4.00D 鏡片前方 10cm 處，則影像在哪裡？正立還是倒立？實像還是虛像？影像大小為何？

04. 某鏡片前方 20cm 處有一物體，其共軛影像在鏡前 10cm 處，則鏡片屈光力為多少？

05. 某鏡片可以將平行光聚焦在後方 20cm 處，又鏡前一物體的共軛影像在第二焦點後方 5cm 處，請問該物體位置在何處？

06. 一個 −5.00D 薄鏡片置於一個 +10.00D 薄鏡片的前方 8cm 處。在 −5.00D 鏡片前方 30cm 的物體，其最後影像在哪裡？實像或虛像？正立或倒立？放大還是縮小？

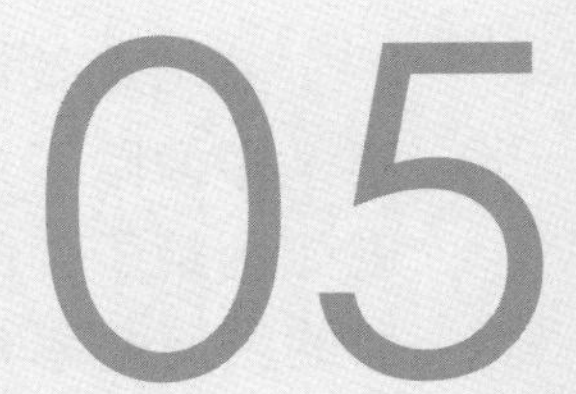

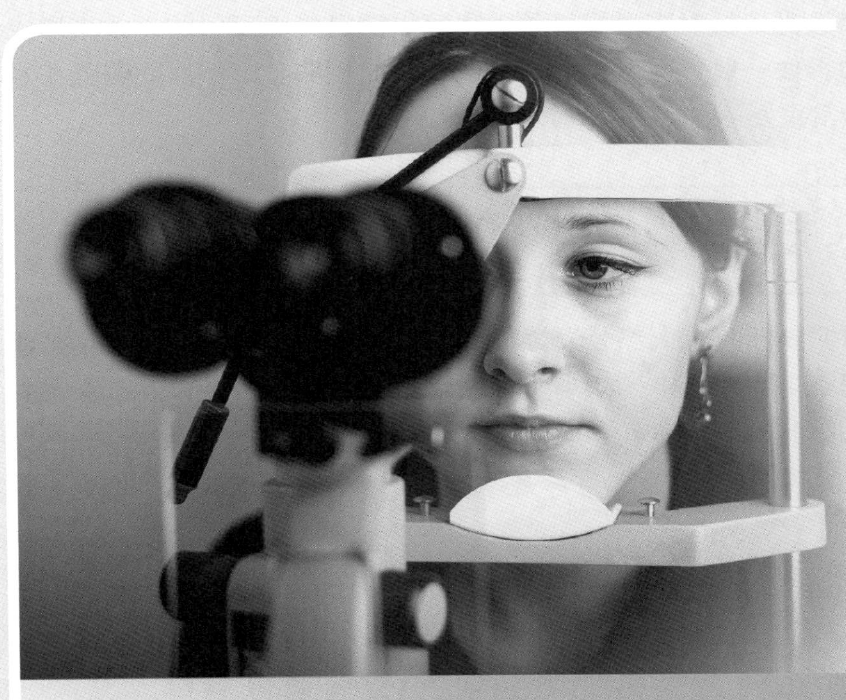

反射面鏡

Visual Optics

前兩章敘述物體經過單球面或薄球面鏡片的折射後形成影像的情形。事實上，影像除了透過光線折射來形成以外，也可以透過光線反射的方式來形成，就如同鏡子中的影像一般。反射影像對測量眼睛的相關參數，比如角膜和水晶體的表面曲率非常重要。

第一節　反射率

光線照在透明界面時，大部分光線會折射進入另一介質中，而仍有一部分光線會被反射回原來的介質中。如果光線是以垂直或幾乎垂直的方式入射到分隔折射率 n_1 和 n_2 兩介質的界面上，則反射光強度 I 與入射光強度 I_0 之比值可以透過菲涅耳公式來計算：

$$(5\text{-}1)\qquad I=\left(\frac{n_2-n_1}{n_2+n_1}\right)^2 I_0\text{。}$$

換句話說，反射光佔入射光的比例，稱為反射率(reflectance)，為

$$(5\text{-}2)\qquad R=\left(\frac{n_2-n_1}{n_2+n_1}\right)^2\text{。}$$

若穿透時沒有任何吸收光線的現象，則穿透率(transmittance)為

$$(5\text{-}3)\qquad T=1-R=1-\left(\frac{n_2-n_1}{n_2+n_1}\right)^2\text{。}$$

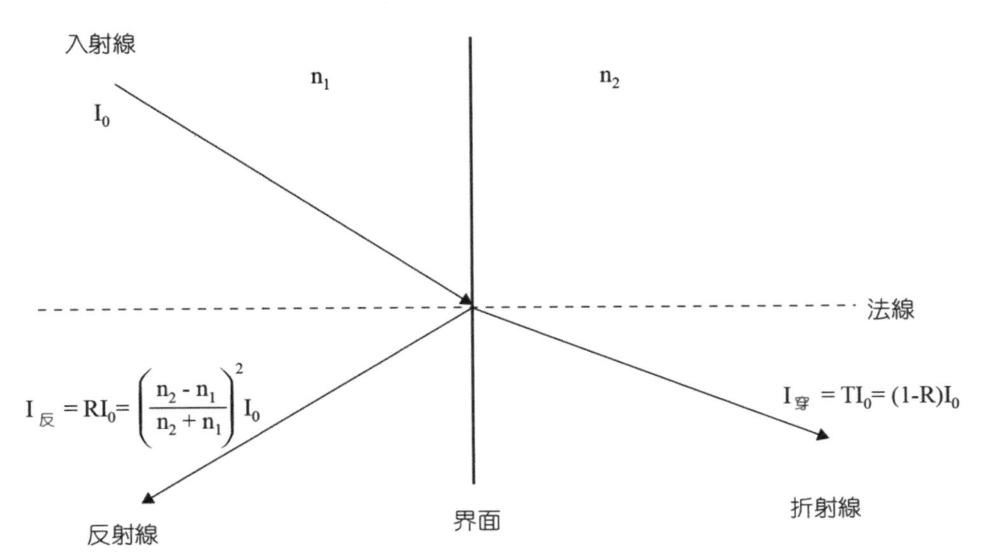

圖 5-1：光線通過界面時的反射率與穿透率（假設無吸收）。

範例 5-1

當光線從空氣中進入塑膠(1.5)介質時，在界面上有多少比例的光線被反射？

解答

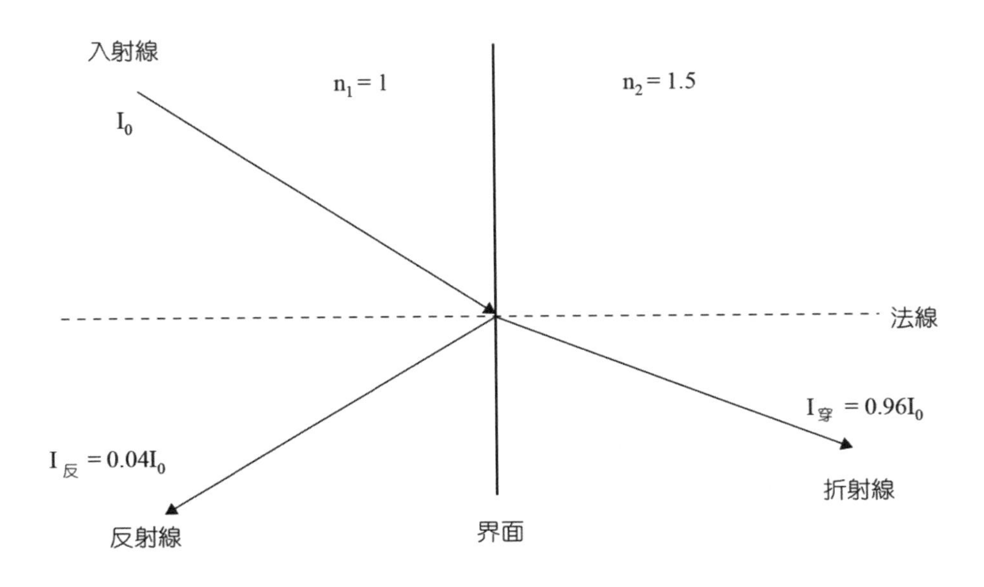

由(5-2)式知

$$R=\left(\frac{n_2-n_1}{n_2+n_1}\right)^2=\left(\frac{1.5-1}{1.5+1}\right)^2=0.04=4\%$$

所以反射率為 4%。

❑ **表 5-1：不同折射率的光線反射率。**

折射率	1.5	1.6	1.7	1.8	1.9
反射率(R)	4%	5.3%	6.7%	8.2%	9.6%

表 5.1 是光線從空氣進入不同折射率之界面時的反射率。數據顯示，當兩介質的折射率差越大時，光線反射率越大。另外，如果光線不是以近乎垂直的方式入射時，入射角度越大，光線的反射比率也會越大。

範例 5-2

當光線通過聚碳酸酯(PC)鏡片（折射率為 1.586）時，有多少比例的光線穿透？（假設鏡片前後表面之間只發生一次反射並且鏡片沒有吸收光線）

解答

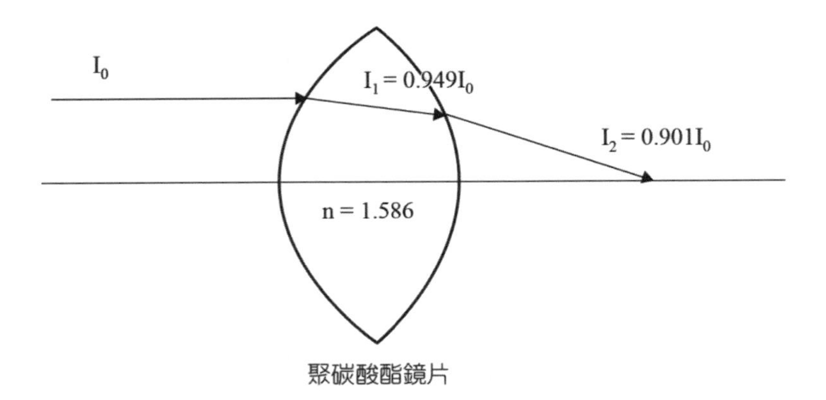

聚碳酸酯鏡片

首先計算表面上的反射率，

$$R=\left(\frac{n_2-n_1}{n_2+n_1}\right)^2=\left(\frac{1.586-1}{1.586+1}\right)^2=0.051$$ 。

假設入射光線強度為 I_0，則光線通過前表面後，穿透光線強度為

$$I_1 = TI_0 = (1-0.051)I_0 = 0.949I_0$$ 。

當光線繼續通過後表面後，最後穿透光線的強度為

$$I_2 = TI_1 = (1-0.051)I_1 = 0.949I_1 = 0.949 \times 0.949I_0 = 0.901I_0$$ 。

所以穿透比率為 90.1%。

第二節 焦點與反射屈光力

Visual Optics

接著來了解一下球面反射的情形，首先是球面反射光線的聚散效應。如圖 5-2(a)所示，若平面光波入射在凸的反射球面上，因為中央部分先被反射，所以反射光波的中央部分會領先兩側部分，形成發散光波。因此，凸反射球面對光線具有發散作用。再觀察圖 5-2(b)，若平面光波入射在凹的反射球面上，因為兩側部分先被反射，所以反射光波的兩側部分會領先中央部分，形成會聚光波。因此，凹反射球面對光線具有會聚作用。

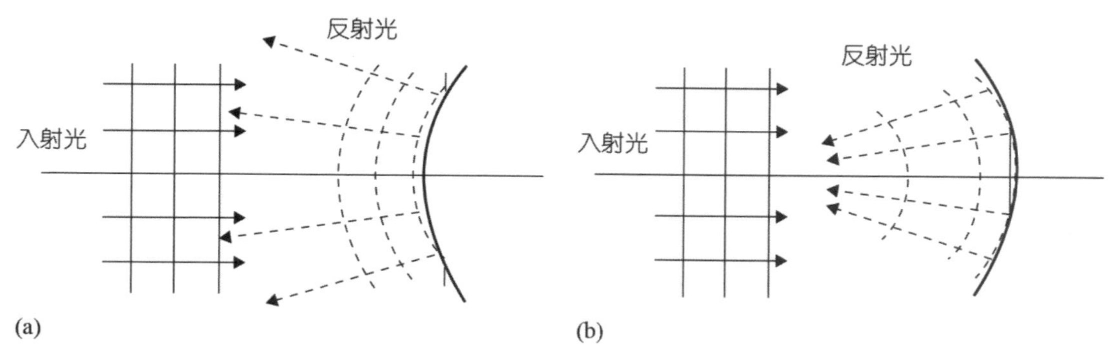

圖 5-2： 反射球面的聚散效應。(a)凸反射球面具有發散作用；(b)凹反射球面具有會聚作用。

當平面光波，也就是平行光，入射到凹反射球面時，反射光將被會聚到光軸上第二焦點 (F_2) 的位置。因為光線要遵守反射定律，所以從圖 5-3 可知 $\theta_i = \theta_s$。在近軸近似下，三角形 XZC 有下列關係：

(5-4) $$\theta_i \approx \sin\theta_i \approx \frac{h}{r}$$ ，

其中 r 是凹反射球面的曲率半徑。而在三角形 YZF_2 則有下列關係：

$$(5\text{-}5) \qquad \theta_i + \theta_s \approx \tan(\theta_i + \theta_s) \approx \frac{h}{f_2} \text{ 。}$$

因為 $\theta_i = \theta_s$，所以 $2\theta_i = \dfrac{h}{f_2}$。因此

$$(5\text{-}6) \qquad f_2 = \frac{r}{2} \text{ 。}$$

上式說明凹反射球面的第二焦距等於曲率半徑的一半，或說第二焦點 (F_2) 在曲率中心(C)和凹球面頂點之間的中點。

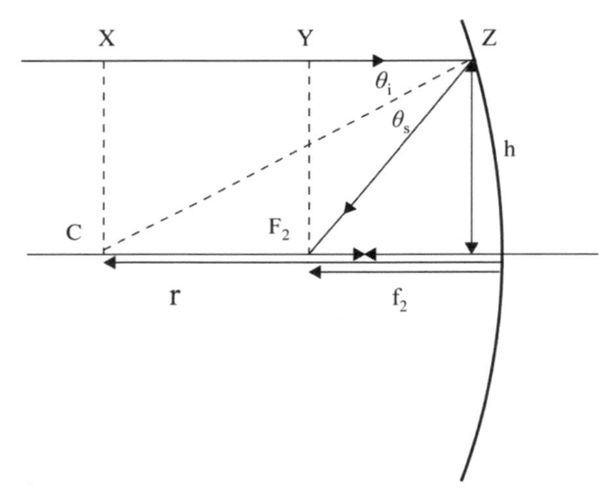

圖 5-3：近軸近似下，凹反射球面的第二焦點。

利用光線傳播的可逆性原理可以發現，當光線從第二焦點位置向凹反射球面發射時，光線將沿原路徑反射，也就是以平行光反射回原來的介質中。因此，凹反射球面的第二焦點正好也是第一焦點 (F_1)，第二焦距 f_2 等於第一焦距 f_1。往後在反射的情況下，只以焦點(F)以及焦距(f)稱呼即可。上述結果($f = \dfrac{r}{2}$)來自反射定律並且與面鏡前方的介質無關，即使面鏡前方的介質改變，焦距 f 仍是不變。另外，上述結論對凸反射球面也成立。

由於反射球面是將光線反射回原來介質，所以反射光線的傳播方向是向反射球面前（左）方進行。在此，距離的正負符號規定將和之前第二章的定義稍

有不同。原先折射光線是向後（右）方傳播，所以向右測量，距離為正值。現在反射光線是向前（左）方傳播，所以向左測量，距離為正值。因為與前面不同，所以請讀者特別小心。

凹反射球面具會聚效應，其焦點 F 在反射球面前（左）方為實焦點，焦距 f 為正值；凸反射球面具發散效應，其焦點 F 在反射球面後（右）方為虛焦點，焦距 f 為負值。（注意：某些書的正負符號規定不同，可能出現凹反射球面的焦距反而是負值，凸反射球面的焦距為正值。請讀者閱讀不同書籍時要特別留意每一本書的正負符號規定）

在反射球面屈光力的定義上也必須考慮介質折射率，因此反射球面屈光力與焦距的關係為

$$(5\text{-}7)\qquad P_{\text{反射}}=\frac{n}{f}=\frac{2n}{r}\text{。}$$

若介質是空氣，則反射球面屈光力簡化為

$$(5\text{-}8)\qquad P_{\text{反射}}=\frac{1}{f}=\frac{2}{r}\text{。}$$

範例 5-3

空氣中有一凸反射球面，曲率半徑為 20cm，請問此球面的焦距與屈光力分別為多少？若將此球面浸入水(1.33)中，則焦距與屈光力又為多少？

解答

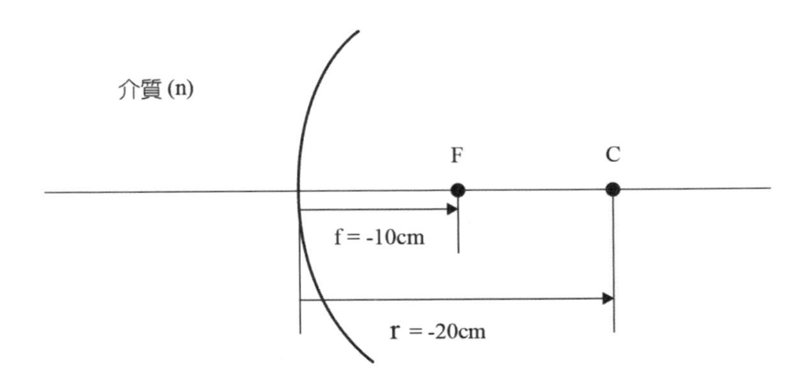

注意：反射系統的距離是向左為正值，向右為負值。如上圖，焦距為 −10 cm。因為反射球面在空氣中，所以由(5-8)式可得反射屈光力

$$P_{反射} = \frac{1}{-0.1\text{m}} = -10.00\text{D}$$ 。

反射球面浸入水中，由於曲率半徑不會改變，所以焦距仍為 −10 cm。反射屈光力受到折射率改變的影響，利用(5-7)式得

$$P_{水中反射} = \frac{1.33}{-0.1\text{m}} = -13.3\text{D}$$ 。

雖然反射球面在空氣中和在水中的焦距一樣，但因為折射率的關係，反射屈光力卻不同。

第三節　反射成像的作圖與計算

Visual Optics

一、反射成像作圖

反射成像作圖仍可利用可預測行徑之光線來完成，這些光線有：

1. 平行入射光線經過球面反射後會收斂至焦點或看起來從焦點發散出去。
2. 從焦點發出或準備收斂至焦點之入射光線經過球面反射後變成平行光出射。
3. 朝向球面曲率中心的入射光經過球面反射後，沿原路徑返回。

底下即對各種物體位置分別經凹反射球面或凸反射球面的成像來作圖。

(一) 凹反射球面成像作圖

1. 物體在反射面前無窮遠處。

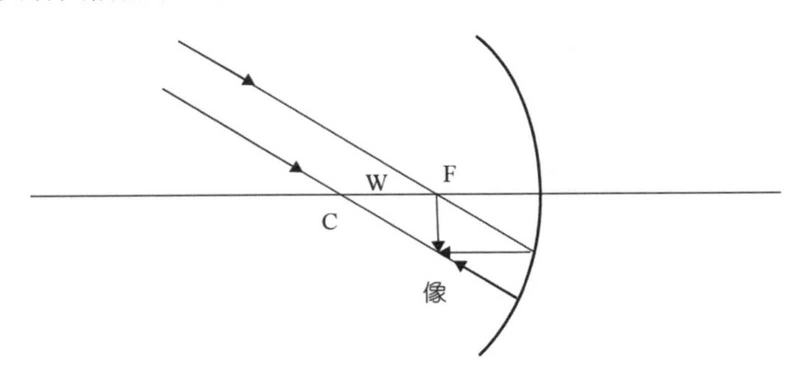

圖 5-4：面鏡前方的遠物成像。

2. 物體在反射面前曲率中心(C)或說 2 倍焦距(2F)外。

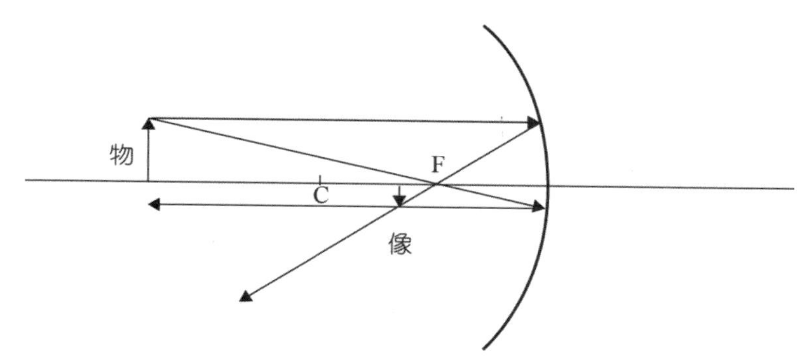

圖 5-5：面鏡前方曲率中心（2 倍焦距）外的物體成像。

3. 物體在反射面前曲率中心(C)或說 2 倍焦距(2F)上。

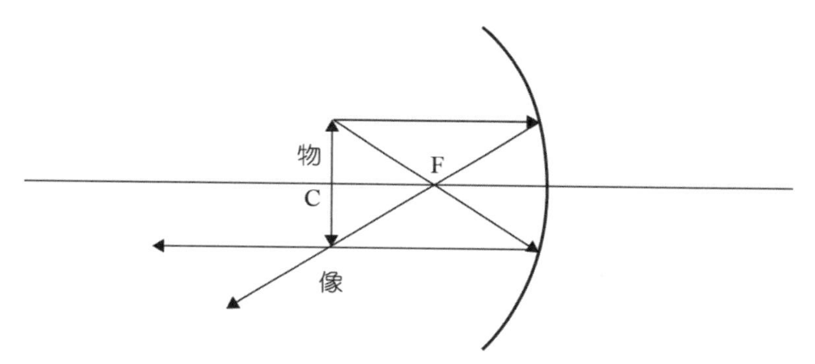

圖 5-6：面鏡前方曲率中心（2 倍焦距）上的物體成像。

4. 物體在反射面前焦點(F)和曲率中心(C)之間或說 1 倍至 2 倍焦距之間。

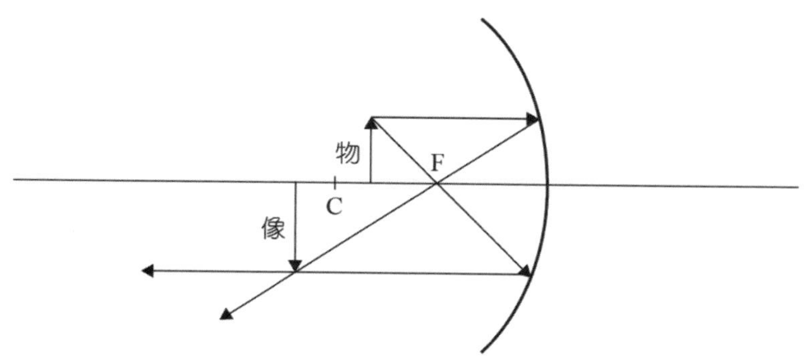

圖 5-7：面鏡前方焦點和曲率中心（2 倍焦距）之間的物體成像。

5. 物體在反射面前焦點(F)上。

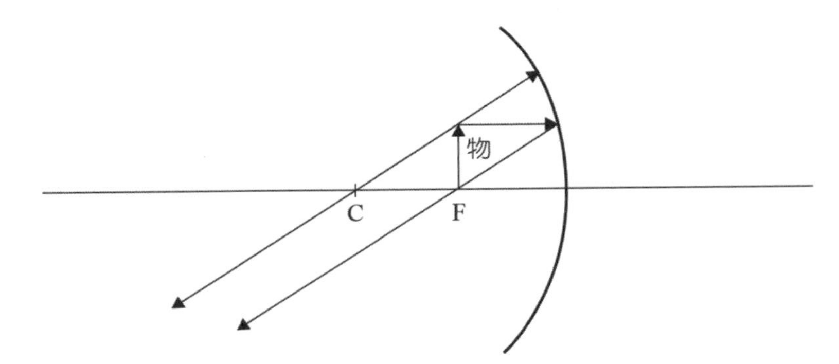

圖 5-8：面鏡前方焦點上的物體成像。

6. 物體在反射面前焦點(F)和反射面球之間。

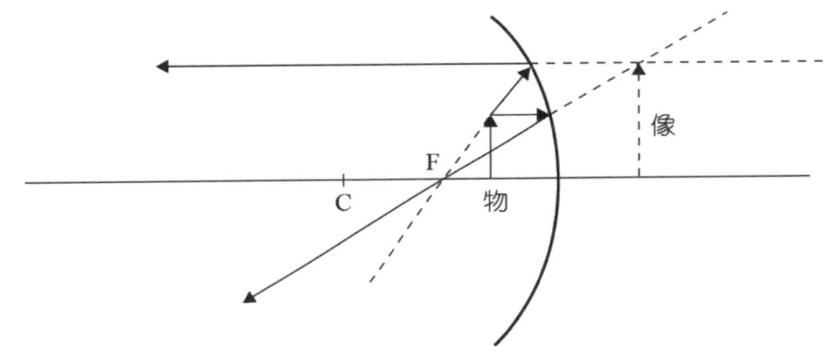

圖 5-9：面鏡前方焦點和反射球面之間的物體成像。

7. 物體在反射球面後（虛物）。

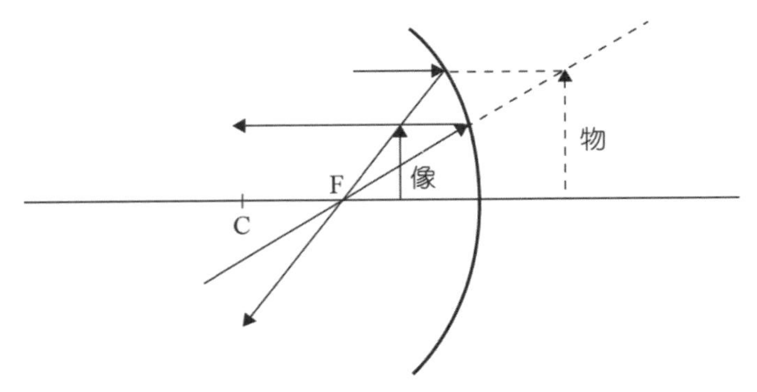

圖 5-10：面鏡後方的物體（虛物）成像。

我們將凹反射球面的各種成像結果整理在表 5-2 中。

❏ 表 5-2：凹反射球面的成像。

編號	物體位置	影像位置	影像性質
1	反射面前光學無窮遠	反射面鏡焦點(F)上	實像
2	反射面前曲率中心(C)外	反射面前曲率中心(C)和焦點(F)之間	縮小、倒立、實像
3	反射面前曲率中心(C)上	反射面前曲率中心(C)上	相等、倒立、實像
4	反射面前曲率中心(C)和焦點(F)之間	反射面前曲率中心(C)外	放大、倒立、實像
5	反射鏡前焦點(F)上	反射面前光學無窮遠	－
6	反射鏡前焦點(F)與反射面之間	反射面後	放大、正立、虛像
7	反射面後（虛物）	反射面前焦點(F)與反射面之間	縮小、正立、實像

（二）凸反射球面片成像作圖

1. 物體在反射面前無窮遠處。

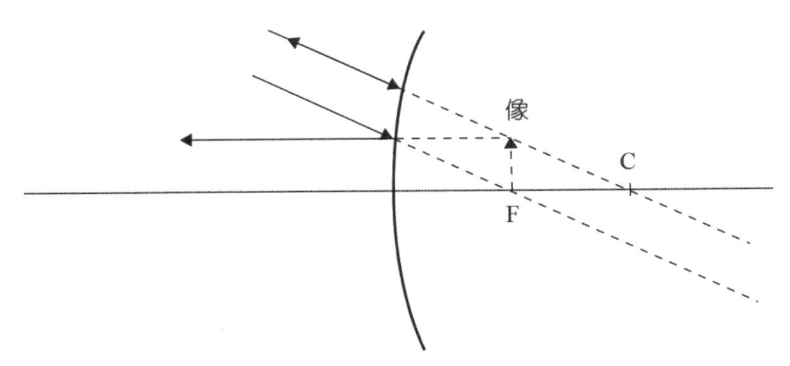

圖 5-11：面鏡前方的遠物成像。

2. 物體在反射面前。

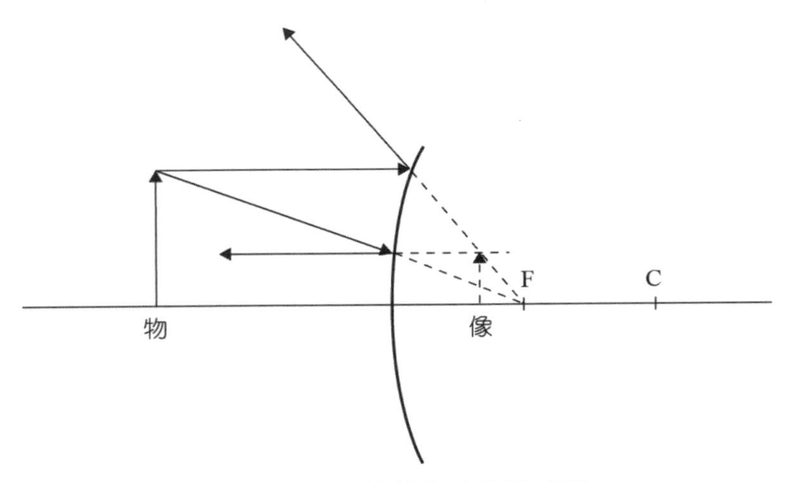

圖 5-12：面鏡前方的物體成像。

3. 物體在反射面後焦點(F)和鏡片之間（虛物）。

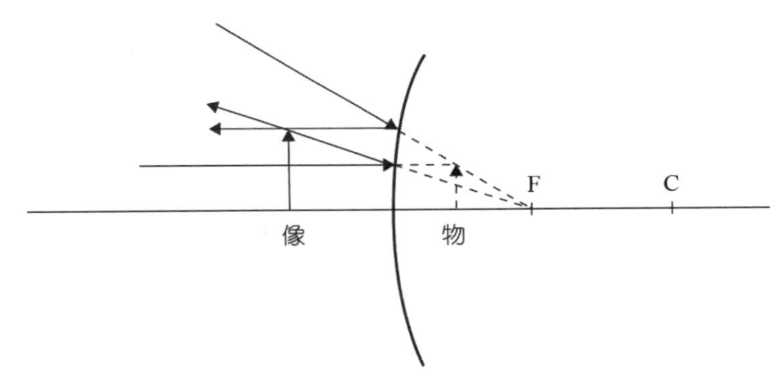

圖 5-13：面鏡後方反射球面和焦點之間的物體（虛物）成像。

4. 物體在反射面後焦點(F)上（虛物）。

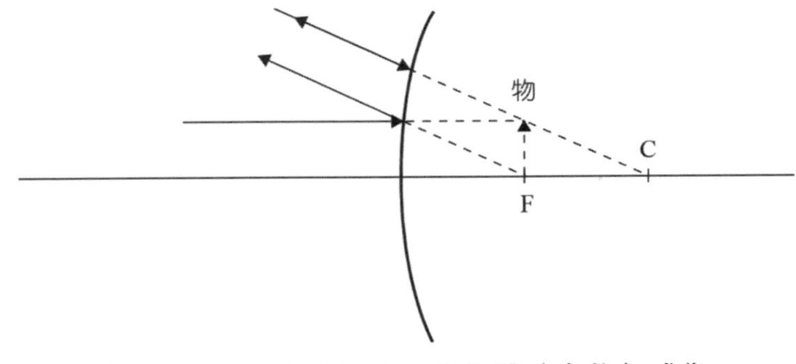

圖 5-14：面鏡後方焦點的物體（虛物）成像。

5. 物體在反射面後焦點(F)和曲率中心(C)之間或說 1 倍至 2 倍焦距之間（虛物）。

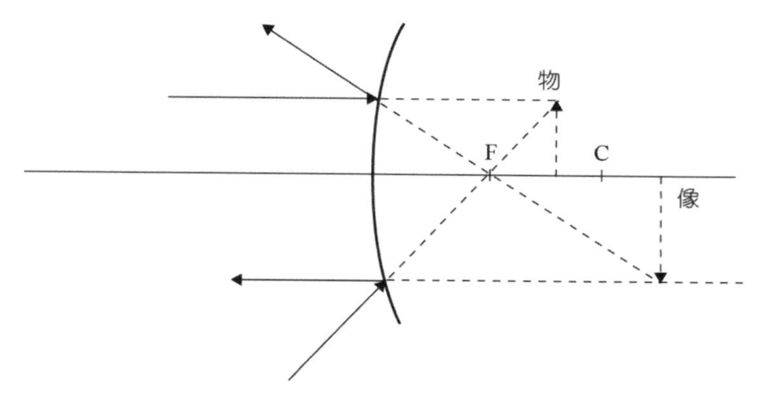

圖 5-15：面鏡後方焦點和曲率中心（2 倍焦距）之間的物體（虛物）成像。

6. 物體在反射面後曲率中心(C)或說 2 倍焦距(2F)上（虛物）。

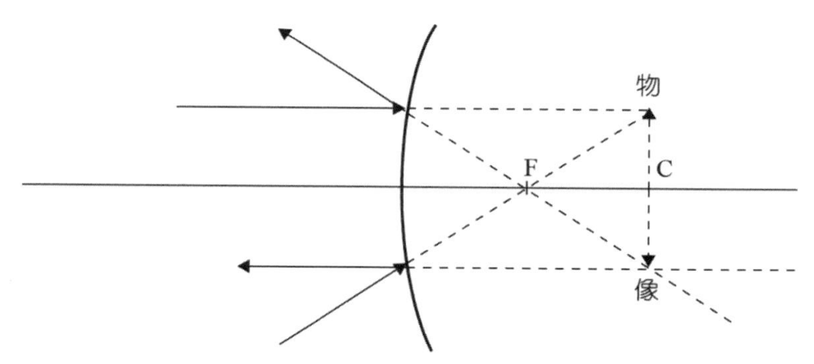

圖 5-16：面鏡後方曲率中心（2 倍焦距）上的物體（虛物）成像。

7. 物體在反射面後曲率中心(C)或說 2 倍焦距外（虛物）。

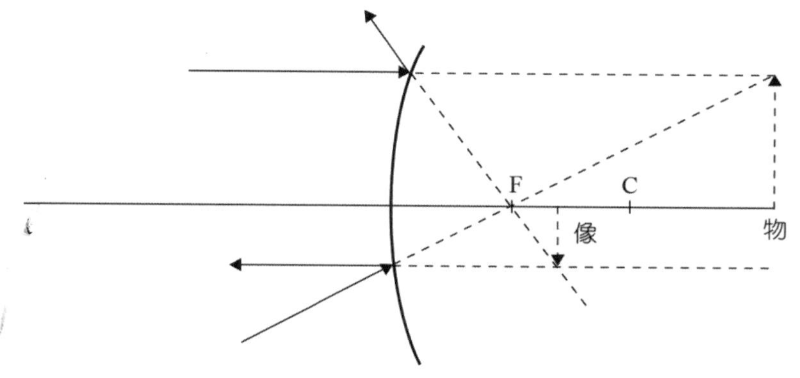

圖 5-17：面鏡後方曲率中心（2 倍焦距）外的物體（虛物）成像。

我們將凸反射球面的各種成像結果整理在表 5-3 中。

❑ 表 5-3：凸反射球面的成像。

編號	物體位置	影像位置	影像性質
1	反射面前光學無窮遠	反射面後焦點(F)上	虛像
2	反射面前	反射面後焦點(F)和反射面之間	縮小、正立、虛像
3	反射面後焦點(F)和反射面之間（虛物）	反射面前	放大、正立、實像
4	反射面後焦點(F)上（虛物）	反射面前光學無窮遠	－
5	反射面後焦點(F)和曲率中心(C)之間（虛物）	反射面後曲率中心(C)外	放大、倒立、虛像
6	反射面後曲率中心(C)上（虛物）	反射面後曲率中心(C)上	相等、倒立、虛像
7	反射面後曲率中心(C)外（虛物）	反射面後焦點(F)和曲率中心(C)之間	縮小、倒立、虛像

比較表 5-1、表 5-2 和第四章的表 4-1 和表 4-2，可以看到：凹反射球面的成像分類類似於正薄球面鏡片的成像分類，除了成像的位置前後相反以外；凸反射球面的成像分類也是一樣地類似於負薄球面鏡片的成像分類，除了成像的位置前後相反以外。

二、反射成像計算

當物體位置已知時，即已知入射在反射球面的光線聚散度 U，可以透過聚散度方程式

$$V = P + U \tag{5-9}$$

來描述經球面反射的成像情形，其中 V 是反射光的聚散度而 P 是反射球面的屈光力。因為反射系統的距離正負符號規定是向左為正，所以物距與入射聚散度的關係會與之前的定義相差一個負號，即

$$U = -\frac{n_1}{u} \xrightarrow{\text{在空氣中}} U = -\frac{1}{u} \tag{5-10}$$

。

(5-9)式的聚散度方程式也可以用物距、像距來表示：

$$(5\text{-}11)\quad \frac{1}{v}=\frac{1}{f}+\frac{-1}{u} \text{ 或 } \frac{1}{v}=\frac{2}{r}+\frac{-1}{u}\text{。}$$

另外，橫向放大率為

$$(5\text{-}12)\quad m=\frac{U}{V}=\frac{v}{-u}\text{。}$$

範例 5-4

空氣中有一凹反射球面，曲率半徑為 40cm，若在凹反射球面前方 25cm 處有一物體，則此物體的反射影像為何？

解答

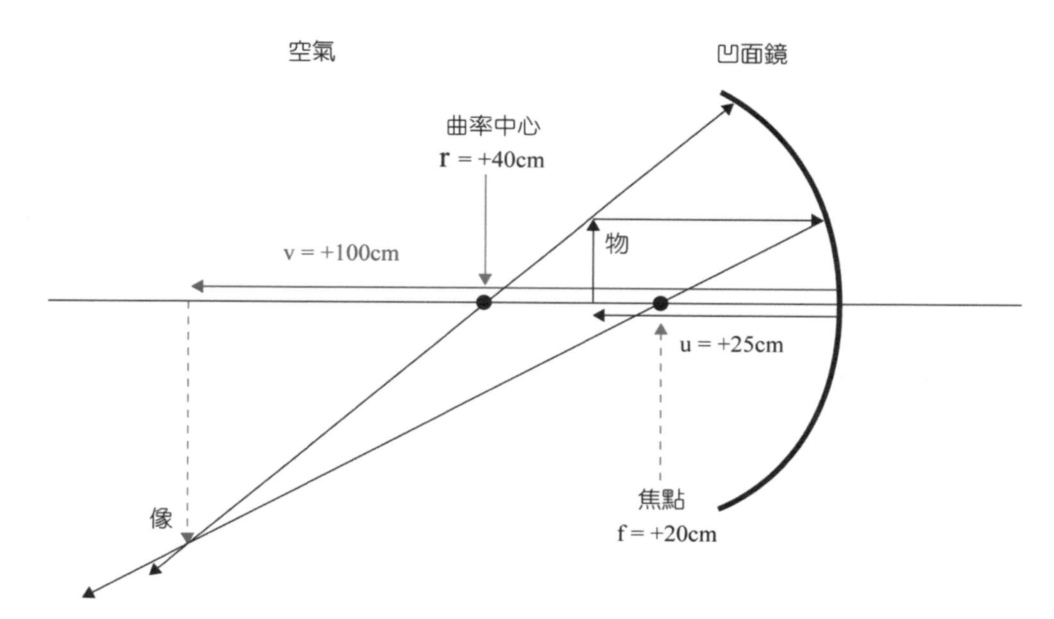

注意：反射系統的距離是向左為正值，向右為負值。如上圖，曲率半徑為 +40cm，則焦距為+20cm。因為物體在反射球面前（左）方 25cm 處，所以物距為+25cm。代入(5-11)式得

$$\frac{1}{v}=\frac{1}{f}+\frac{-1}{u}\rightarrow\frac{1}{v}=\frac{1}{+20\text{cm}}+\frac{-1}{+25\text{cm}}\ ,$$

$v=+100\text{cm}$。

正號代表在反射球面前（左）方。因為反射光線向前（左）方會聚（$V=\frac{1}{v}=\frac{1}{+1\text{m}}=+1.00\text{D}$）形成影像，所以反射影像為實像。另外，(5-12)式的橫向放大率為

$$m=\frac{v}{-u}=\frac{+100\text{cm}}{-(+25\text{cm})}=-4\ 。$$

負號代表倒立影像，4 > 1 代表放大影像。所以，反射影像在反射球面前（左）方 100cm 處，為倒立放大實像。

第四節　反射平面

反射平面是反射球面的特例。當反射球面的曲率半徑越來越大時，反射面會越來越平。一個反射平面相當於有無窮大的曲率半徑，所以曲率為 0。反射平面的反射屈光力為 0，因此有

(5-13)　$V=U$ 。

從(5-13)式知，

(5-14)　$v=-u$ ，

且橫向放大率為

(5-15)　$m=\frac{U}{V}=+1$ 。

因此，反射影像和物體距離反射平面相同的距離，但是卻在相反的一邊（負號的關係）。同時，影像是正立的虛像($V<0$)並且和物體一樣的大小。

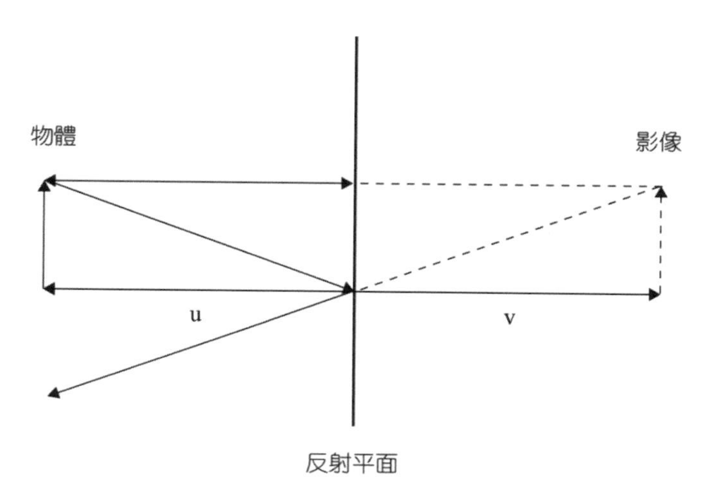

圖 5-18：反射平面形成相等正立虛像。

讀者一定有這樣的經驗，當站在反射面鏡前方時，舉起右手會造成反射影像是提起左手的。簡單地說，反射平面將讀者的右手形成左手的影像，反之亦然。故，反射平面的影像被說成是左右相反的，而現在則是說反射平面的影像在手性(handedness)上是相反的。

第五節　鬼影

Visual Optics

在鏡片表面反射的光會在該處形成本來不想要的影像，稱為鬼影(ghost images)。圖 5-9 顯示人們配戴眼鏡矯正時所出現的一些鬼影。

圖 5-19(a)的反射是鏡片任何反射中強度最高的。當鏡片尺寸比較小的時候問題不大；當鏡片尺寸較大的時候的確會造成影響。配鏡時，頂點距短並搭配鏡框面形，可以降低反射進入眼睛的可能性。圖 5-19(b)的反射強度會比圖 5-19(a)再低一些。圖 5-19(c)的反射強度比前兩者小。雖然強度較低，但卻是最困擾的鬼影問題，尤其在前方暗背景下有強烈光源時，會更明顯。圖 5-19(d)和(e)是角膜前表面對物體所形成的反射影像被鏡片反射進入眼睛造成鬼影。解決方法包括：彎曲鏡片面形使得鬼影位置改變或是改變鏡片基弧和頂點距使得鬼影變模糊不清。

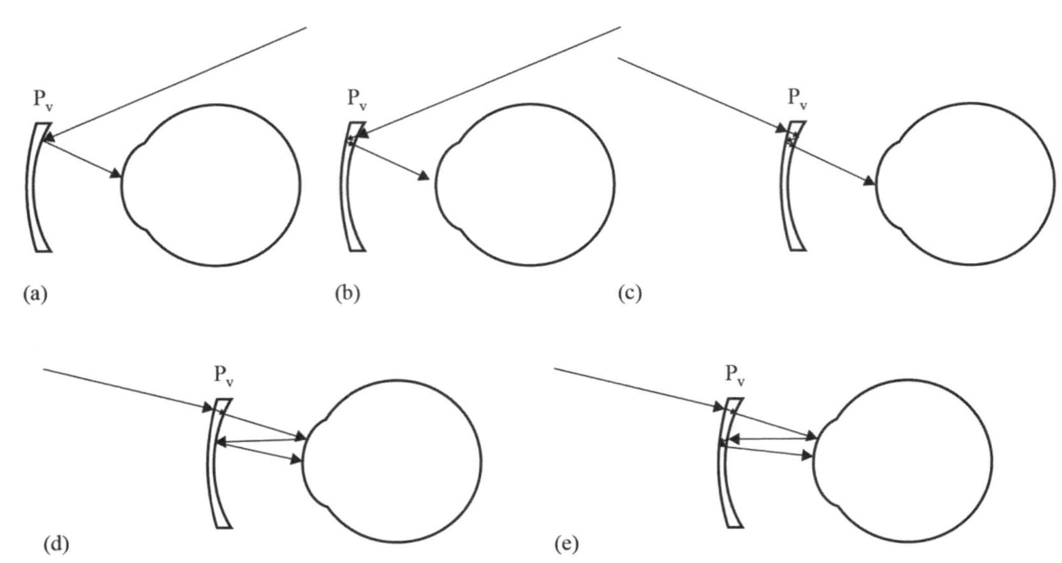

圖 5-19：(a)從鏡片後方入射，被鏡片後表面反射進入眼睛；(b)從鏡片後方入射進入鏡片，被鏡片前表面反射回後表面，最從後表面出來進入眼睛；(c)從鏡片前方入射進入鏡片，被鏡片後表面反射，再被前表面反射回後表面，最後從後表面出來進入眼睛；(d)從鏡片前方入射穿透鏡片到達眼睛，被眼睛角膜反射回鏡片後表面，再被鏡片後表面反射進入眼睛；(e)從鏡片前方入射穿透鏡片到達眼睛，被眼睛角膜反射進入鏡片，再被鏡片前表面反射回後表面，最後從鏡片後表面出來進入眼睛。

第六節　等價反射球面

如果反射球面前方有許多折射表面時，我們可以用一個等價反射球面來描述這個反射折射系統(catadioptric system)。等價反射球面的概念可以簡化許多對系統的重複分析。

等價反射球面要有兩個參數來描述：一個是等價反射球面的位置 H 以及對應的反射屈光力。等價反射球面的位置 H 是從系統前面透過折射表面所看到的反射球面位置，就好像透過角膜看水晶體前表面的影像位置一樣。因為等價反射球面必須具有和實際系統相同的影像，所以等價反射球面的焦點一定要在實際系統的焦點 F 上。因此等價反射球面的焦距為直線距離 HF，而且其等價屈光力為

$$(5\text{-}16)\qquad P_e = \frac{n}{f_e}\text{，}$$

其中 n 是入射介質折射率。

範例 5-5

一個+4.00D 薄鏡片位於 –2.00D 面鏡左方 10.00cm 處。等價反射球面的位置和屈光力為何？

解答

(1) 首先找出系統的焦點 F，也就是等價反射球面的焦點。

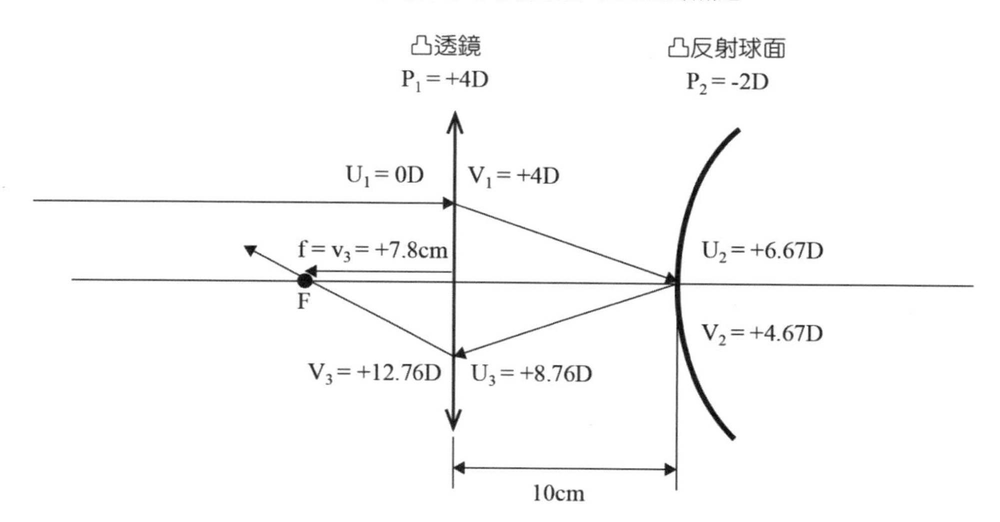

如上圖所示，考慮平面波從左方向右方入射，所以入射聚散度 $U_1 = 0D$。經薄鏡片屈折後，出射聚散度 $V_1 = +4.00D$。接著，出射光線會傳播 10cm 到反射球面上，此時聚散度的變化為

$$U_2 = \frac{V_1}{1 - \frac{d}{n}V_1} = \frac{+4.00D}{1 - 0.1m \times (+4.00D)} = +6.67D$$ 。

所以入射在反射球面的聚散度為+6.67D。經反射球面反射後，光線的聚散度變為 $V_2 = +4.67D$ 並且向左傳播。再經 10cm 到達+4D 薄鏡片上，此時聚散度為

$$U_3 = \frac{V_2}{1 - \frac{d}{n}V_2} = \frac{+4.67D}{1 - 0.1m \times (+4.67D)} = +8.76D$$ 。

最後離開系統的光線聚散度為 $V_3 = +12.76D$。因此，成像在

$$v_3 = \frac{1}{+12.76D} = +0.078m = +7.8cm$$ 。

注意：此時折射光線是向左傳播，所以向左為正。因此，焦點是在凸透鏡前（左）方 7.8cm 處。

(2) 找出等價反射球面的位置 H。

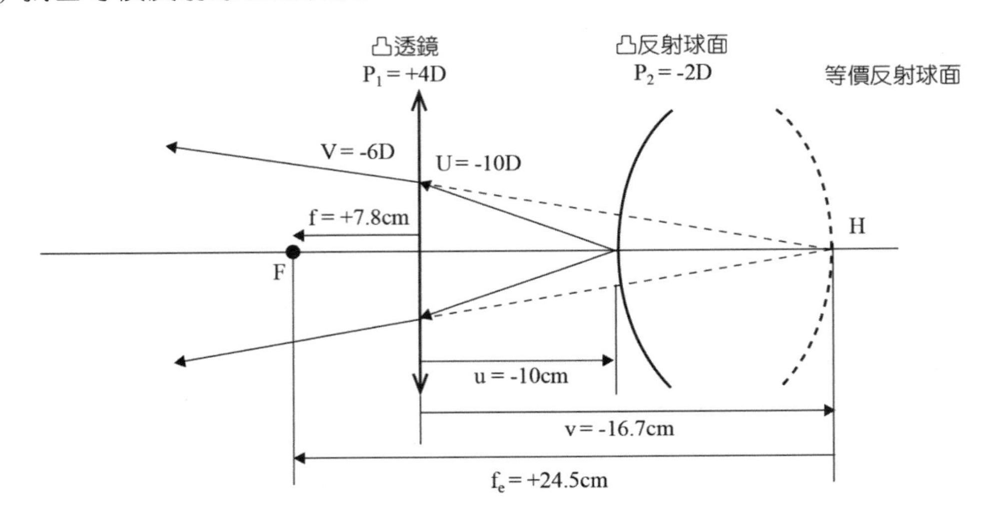

如上圖，我們將反射球面看成是鏡片的實物，然後令光線向左傳播，所以向左測量的距離為正值。對鏡片而言，物距 $u = -10cm = -0.1m$（向右測量），入射聚散度 $U = \frac{1}{-0.1m} = -10.00D$。出射聚散度 $V = (+4.00D) + (-10.00D) = -6.00D$。所以像距 $v = -0.167m = -16.7cm$。因為向左方為正方向，因此負號代表向右方。故反射球面經鏡片成像在凸透鏡後（右）方 16.7cm 處。這是等價反射球面的位置 H。等價反射球面的等價焦距 f_e 是等價反射球面 H 朝向焦點 F 的距離並且向左為正（因為反射光線向左傳播），所以

$$f_e = +24.5cm$$ ，

則等價反射球面的等價屈光力為

$$P_e = \frac{1}{+0.245m} = +4.08D$$ 。

故等價於透鏡－反射球面系統的單一反射球面具有+4.08D 的屈光力且位於+4.00D 透鏡位置的後（右）方 16.7cm 處。

等價反射球面的特性是會給出和實際鏡片－反射球面系統相同的最後影像和總橫向放大率。特別是，如果物體放置在 H 的位置，對等價反射球面而言，物距為 0，像距亦為 0，並且橫向放大率為+1，即得到相等正立影像。另一個等價反射球面的特性是對稱點與曲率中心 (C_e) 一致（2 倍焦距上），所以等價反射球面的曲率半徑 r_e 為距離 HC_e，並且是等價焦距 f_e 的兩倍。當一個物體在實際系統的 C_e 位置上時，則其影像也必須在 C_e 位置上並且橫向放大率為 –1。這個特性可以被用來在實驗上找出一個發散反射球面的曲率半徑。將一個已知足夠高屈光力的正鏡片放在發散面鏡前方距離 d。一物體放在鏡片前方，並調整物距直到光通過鏡片，被反射球面反射回來，再經過鏡片屈折並且於物體相同位置上形成一個相等倒立影像，此時相當於找到 C_e 的位置。然後移開反射球面來找出已經定位的物體經高屈光力正鏡片的成像位置，此時相當於找到 H 的位置，此處即為反射球面的曲率中心 C，因為對凸反射球面而言，物體放在 H 處形成影像在 H 處。這時我們可以確認發散反射球面的曲率半徑為原發散反射球面位置到曲率中心 C 的位置。請看下一個範例。

範例 5-6

+8.00D 鏡片置於未知屈光力的發散反射球面前方 5.00cm 處。當物體放在鏡片前方 25cm 處，光線經過整個系統作用之後於物體相同位置上形成相等倒立影像。請問反射球面的曲率半徑和反射屈光力為何？

解答

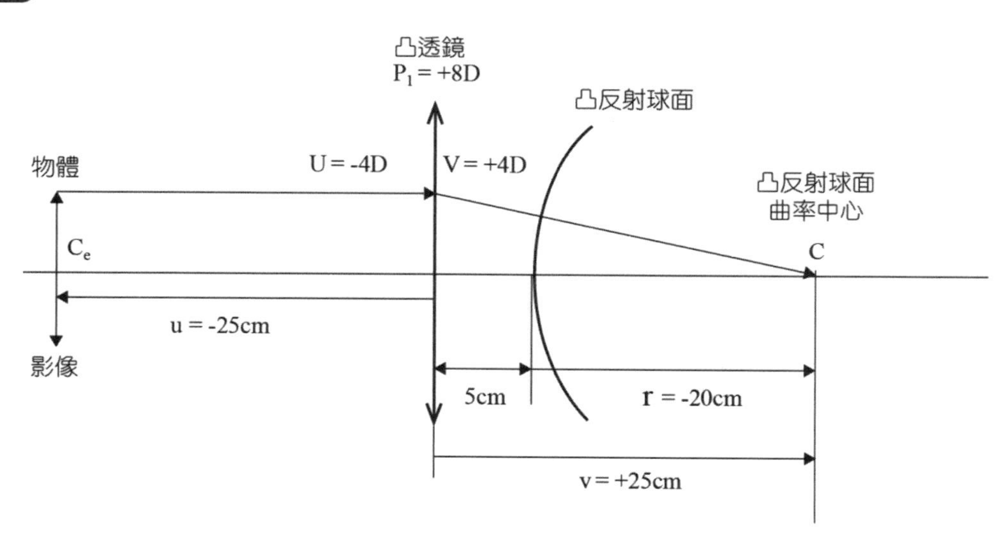

物體經鏡片成像的位置在反射球面的曲率中心上。對鏡片而言，$u = -25\text{cm} = -0.25\text{m}$ 給出 $U = -4.00\text{D}$，則

$$V = (+8.00\text{D}) + (-4.00\text{D}) = +4.00\text{D}，$$

且

$$v = \frac{1}{+4.00\text{D}} = +0.25\text{m}。$$

因為是鏡片折射，所以正號代表影像在鏡片後（右）方 25cm 處。這影像一定在反射球面的曲率中心上，所以減去鏡片和反射球面之間的距離可以得到反射球面的曲率半徑大小為

$$25\text{cm} - 5\text{cm} = 20\text{cm}$$

由於反射系統是向左為正，向右為負，凸反射球面的曲率半徑為

$$r = -20\text{cm}。$$

又

$$P_{\text{反射}} = \frac{1}{-0.2\text{m}} = -5.00\text{D}$$

所以發散反射球面的屈光力為 -5.00D。

自我練習

一、選擇題

( ) 01. 有關光從表面反射時的變化，下列哪一個解釋最佳？ (A)速率改變 (B)波長改變 (C)頻率改變 (D)沒有上述三項之變化。

( ) 02. 若 A 光線以 30°的入射角從空氣進入玻璃中，B 光線則是以 45°入射角從空氣進入玻璃中，那麼哪一個光線的反射量比較少？ (A) A 光線 (B) B 光線 (C)一樣少 (D)不一定。

( ) 03. 若鏡片的折射率越高時，則光線的穿透率會如何？ (A)越高 (B)越低 (C)沒有影響 (D)無法判斷。

( ) 04. 下列何者可以增加鏡片的光線穿透率？ (A)採用高折射率材質 (B)增加鏡片厚度 (C)增加鏡片屈光力 (D)鏡片表面鍍抗反射膜。

( ) 05. 一折射球面分隔兩個介質，若兩介質的折射率差異越大，則下列敘述何者正確？ (A)球面屈光力越強 (B)光線反射率越少 (C)球面屈光力一樣 (D)光線反射率不變。

( ) 06. 下列敘述何者正確？ (A)因為角膜是透明的，所以不會反射光線 (B)鏡片折射率越低，光線穿透率越高 (C)光線通過透明界面時，紅光比藍光反射更多 (D)以上皆非。

( ) 07. 下列哪一種材料製作的鏡片，反射光線最多？ (A)冕牌玻璃(1.523) (B) CR-39(1.498) (C)聚碳酸酯(1.586) (D)鈦晶(1.53)。

( ) 08. 從一折射率為 1.50 的塑膠材質表面反射的光量（在空氣中）為 (A) 20% (B) 8% (C) 6% (D) 4%。

( ) 09. 假若光線從空氣中入射到玻璃（折射率為 1.523），則有多少光線會被反射？ (A) 3.5% (B) 4% (C) 4.3% (D) 4.9%。

( ) 10. 一個折射率為 1.586 的未鍍膜碳酸酯透鏡，其前表面可以反射大約多少百分比的入射光線？ (A) 4.5% (B) 5.1% (C) 8.3% (D) 6.2%。

( ) 11. 從一高折射率(1.60)塑膠材質表面反射的光量為 (A) 23% (B) 8.8% (C) 5.3% (D) 4.5%。

( ) 12. 一個折射率為 1.8 的未鍍膜樹脂透鏡，其前表面可以反射大約多少百分比的入射光線？ (A) 4.2% (B) 5.8% (C) 8.2% (D) 6.7%。

( ) 13. 當光線從玻璃（折射率 1.5）進入水（折射率 1.33）中，有多少比例的光線會進入水中？ (A)全部進入水中 (B) 99.6% (C) 94% (D) 80%。

( ) 14. 光線通過前後介質折射率分別為 1.333 和 1.61 的界面時，有多少比例的光線被反射？ (A) 9.41% (B) 0.89% (C) 27.7% (D) 7.67%。

( ) 15. 光線垂直入射在折射率為 1.500 的透明介質，其穿透率百分比為多少？ (A) 4% (B) 50% (C) 100% (D) 96%。

( ) 16. 當光線從空氣通過以折射率 1.6 製作的薄鏡片，若鏡片不吸收任何光線，則共有多少比例的光線被反射？ (A) 10.3% (B) 5.3% (C) 2.8% (D) 7.6%。

( ) 17. 使用折射率 1.7 未鍍膜之透鏡，當光線通過透鏡時，其總反射率為何？ (A) 10.4% (B) 12.3% (C) 13.0% (D) 16.8%。

( ) 18. 折射率 1.66 的透明無鍍膜鏡片的穿透率是 (A) 12% (B) 75% (C) 88% (D) 99.5%。

( ) 19. 使用折射率 1.8 未鍍膜之透鏡，當光線通過透鏡時，其穿透率大約為多少？ (A) 8.2% (B) 16% (C) 84% (D) 92%。

( ) 20. 若光線從空氣進入某介質時，發現有 5.6%的光線被反射，則該介質折射率大約是多少？ (A) 1.49 (B) 1.52 (C) 1.58 (D) 1.62。

( ) 21. 光以近軸方式入射在水 ($n = 1.33$) —塑膠界面上，其中 99.7%的入射光可以穿透。請問塑膠的折射率為何？ (A) 1.48 (B) 1.68 (C) 1.00 (D) 2.48。

( ) 22. 角膜折射率為 1.376，房水折射率為 1.336，則光線在角膜前表面的反射量與在角膜後表面的反射量相比大約幾倍？ (A) 115 倍 (B) 45 倍 (C) 25 倍 (D) 7 倍。

( ) 23. 彎曲的反射表面的焦點在 (A)從頂點到曲率中心的三分之一距離 (B)曲率中心的左邊 (C)在曲率中心上 (D)從頂點到曲率中心的一半距離。

( ) 24. 當一反射球面從空氣中浸入水中，則下列敘述何者錯誤？ (A)曲率半徑不變 (B)焦距不變 (C)反射屈光力不變 (D)若反射球面會發散光線，則對光線仍是發散作用。

( ) 25. 當反射面前方的介質折射率增加時，則反射屈光力會如何？ (A)變強 (B)變弱 (C)不變 (D)不一定。

( ) 26. 當反射球面前方的介質折射率降低時，則焦點位置會如何？ (A)離反射面更遠 (B)離反射面更近 (C)位置不變 (D)換到反射球面的另一側，但距離一樣。

( ) 27. 當一給定屈光力的反射面鏡從空氣中 (n = 1.00) 浸入水中 (n = 1.33)，其焦距會如何？ (A)焦距增加 (B)焦距減少 (C)焦距維持不變 (D)無法找出焦距。

( ) 28. 下列敘述何者正確？ (A)反射球面的焦距只和反射面的曲率半徑有關 (B)透明球面的折射屈光力和反射屈光力一樣大，因為曲率半徑相同的關係 (C)透明球面的折射焦距只和它的曲率半徑有關 (D)無論折射或是反射，只要是凹球面都會發散光線。

( ) 29. 當一反射球面從水中取出至空氣中，則下列敘述何者正確？ (A)曲率半徑變小 (B)焦距變大 (C)反射屈光力變弱 (D)若反射球面會發散光線，則對光線會變成會聚作用。

( ) 30. 假設水(1.33)中有一反射球面，其曲率半徑大小為 20cm，則此反射球面的焦距大小為多少？ (A) 12cm (B) 20cm (C) 10cm (D) 6.65cm。

( ) 31. 假設水(1.33)中有一凸的反射球面，其曲率半徑大小為 40cm，則反射屈光力為多少？ (A) −2.50D (B) −5.00D (C) −3.33D (D) −6.65D。

( ) 32. 彎曲面鏡的曲率中心在面鏡後方 8cm 處，則此反射面鏡的屈光力為 (A) +8.00D (B) +12.50D (C) −12.50D (D) −25.00D。

( ) 33. 在空氣中量到反射球面的屈光力為 +5.00D，則此反射球面的焦距大小為多少？ (A) 5cm (B) 10cm (C) 15cm (D) 20cm。

( ) 34. 若某一反射球面在水(1.33)中的屈光力為 +10.00D，則拿到空氣中時，其反射屈光力為多少？ (A) +7.52D (B) +10.00D (C) +13.30D (D) 無法計算。

( ) 35. 若某一反射球面在空氣中的屈光力為 +10.00D，則拿到水(1.33)中時，其反射屈光力為多少？ (A) +7.52D (B) +10.00D (C) +13.30D (D) 無法計算。

( ) 36. 若有一透明球面，分隔空氣和水(1.33)兩個介質，球面的曲率中心在水側且離界面 20cm。當光線從空氣介質進入水中時，會受到多少反射屈光力的作用？ (A) +10.00D (B) −10.00D (C) +1.65D (D) −1.65D。

( ) 37. 角膜曲率計主要是利用角膜前表面的反射性質來測量，如果角膜前表面的曲率半徑為 7.5mm，估算其前表面反射屈光度(reflecting power)為 (A) −267D (B) −134D (C) −67D (D) −50D。

( ) 38. 角膜曲率計主要是利用角膜前表面的反射性質來測量，如果角膜前表面的曲率半徑為 8.0mm，估算其前表面反射屈光度(reflecting power)為 (A) −250D (B) −125D (C) −60D (D) −47D。

( ) 39. 含 K 值的角膜弧度儀利用表面反射得出角膜前表面的曲率半徑進而知道角膜的屈光力，已知角膜的反射屈光力為 −260D，若角膜的折射率為 1.3375，則該角膜的屈光力為多少？ (A) 42.50D (B) 43.88D (C) 44.75D (D) 46.12D。

( ) 40. 光線從空氣中通過某球面介面進入水（折射率為 1.333）中，若此界面的反射屈光力為 −200D，則其折射屈光力為多少？ (A) −33.3D (B) −13.33D (C) +13.33D (D) +33.3D。

( ) 41. 一個彎曲面鏡屈光力為 +5.00D，則 (A)面鏡是凹的並且焦距為 40cm (B)面鏡是凹的並且焦距為 20cm (C)面鏡是凸的並且焦距為 40cm (D)面鏡是凸的並且焦距為 20cm。

( ) 42. 對彎曲面鏡的光線追跡而言，通過曲率中心傳播的光線會 (A)反射通過焦點或是好像來自焦點的反射 (B)平行光軸反射 (C)反射回原來的路徑 (D)以相同於入射光在光軸上方的距離在光軸下方反射。

( ) 43. 在光線追跡建構彎曲面鏡的影像位置中，入射在面鏡頂點的光線會 (A)反射通過焦點或是好像來自焦點的反射 (B)平行光軸反射 (C)以相同於入射光在光軸上方的距離在光軸下方反射 (D)反射回原來的路徑。

( ) 44. 平行彎曲面鏡光軸傳播的光線會 (A)反射通過焦點或是好像來自焦點的反射 (B)平行光軸反射 (C)以相同於入射光在光軸上方的距離在光軸下方反射 (D)反射回原來的路徑。

(　) 45. 傳播通過凹面鏡焦點的光線會　(A)反射通過焦點或是好像來自焦點的反射　(B)反射回原來的路徑　(C)以相同於入射光在光軸上方的距離在光軸下方反射　(D)平行光軸反射。

(　) 46. 一個凸的反射表面　(A)在反射時不改變光線的聚散度　(B)在反射時加入正聚散度給光線　(C)在反射時加入負聚散度給光線　(D)經常產生實像。

(　) 47. 凹的反射面　(A)反射時不改變光線的聚散度　(B)反射時加正聚散度給光線　(C)反射時加負聚散度給光線　(D)總是產生虛像。

(　) 48. 若物體置於一凹反射球面前（左）方的焦點與面鏡之間，則有關影像的敘述何者錯誤？　(A)為放大影像　(B)為實像　(C)影像在面鏡後（右）方　(D)影像是正立的。

(　) 49. 一物體置於會聚面鏡的曲率中心和焦點之間會形成什麼樣的影像？(A)縮小實像並且在面鏡前方　(B)放大實像並且在面鏡前方　(C)縮小虛像並且在面鏡後方　(D)縮小虛像並且在面鏡後方。

(　) 50. 一實物體放在凹面鏡的 2 倍焦距外，其成像為何？　(A)縮小正立虛像(B)縮小倒立實像　(C)放大倒立實像　(D)放大正立虛像。

(　) 51. 若欲利用凹反射球面得到一個放大的實像，則物體應放置於何處？(A)反射面前曲率中心外　(B)反射面前曲率中心和焦點之間　(C)反射面前焦點與反射面之間　(D)反射面後方。

(　) 52. 凹反射球面不可能形成下列哪種影像？　(A)放大實像　(B)放大虛像(C)縮小實像　(D)縮小虛像。

(　) 53. 若物體置於凸反射球面前方 1 倍至 2 倍焦距大小的距離之間，則影像性質為　(A)放大實像　(B)放大虛像　(C)縮小虛像　(D)縮小實像。

(　) 54. 凸球面鏡對實物成像的性質為　(A)都是正立放大實像　(B)都是倒立放大實像　(C)都是倒立縮小實像　(D)不可能產生實像。

(　) 55. 凸反射球面不可能形成下列哪種影像？　(A)正立實像　(B)正立虛像(C)倒立實像　(D)倒立虛像。

(　) 56. 物體經由角膜前表面反射的影像為　(A)正立縮小實像　(B)正立縮小虛像　(C)倒立放大實像　(D)倒立縮小實像。

(　) 57. 許多車輛的乘客側照後鏡都貼有警示標語：你看到的物體比實際還要接近。這面鏡使其他車子的影像看起來更小，並且比駕駛側後照鏡有更大的視野。這個反射面鏡是　(A)凸的會聚面鏡　(B)凸的發散面鏡　(C)凹的會聚面鏡　(D)凹的發散面鏡。

(　) 58. 下列何者無法對實物得到放大的影像？　(A)新月凸透鏡　(B)雙凸透鏡　(C)凸反射球面　(D)凹反射球面。

(　) 59. 物體置於某一反射平面前方 50cm 處，當此反射平面漸漸變形為凸的反射球面，則變形過程中，原先的影像會如何？　(A)靠近球面　(B)遠離球面　(C)位置不變　(D)影像跑到與物體同側。

(　) 60. 彎曲凹面鏡的焦距為 25cm。置於面鏡前方 6cm 的物體會形成什麼樣的影像？　(A)放大虛像並且在面鏡後方　(B)縮小虛像並且在面鏡前方　(C)放大實像並且在面鏡後方　(D)縮小實像並且在面鏡前方。

(　) 61. 一物體位於曲率半徑 25cm 的凹面鏡前 80cm 處。物體將於何處成像？(A)鏡前 14.8cm　(B)鏡後 14.8cm　(C)鏡前 55cm　(D)鏡後 55cm。

(　) 62. 一凹面鏡的曲率半徑為 30cm，若高 10cm 的一物體位於該凹面鏡左側 40cm 處，則其影像為下列何者？　(A)在鏡後 24cm，高度為 17cm　(B)在鏡前 24cm，高度為 6cm　(C)在鏡後 24cm，高度為 6cm　(D)在鏡前 24cm，高度為 17cm。

(　) 63. 凹面鏡焦距為 10cm。若物體在面鏡表面的左邊 20cm 處，則影像會在 (A)面鏡右邊 6.7cm　(B)面鏡左邊 6.7cm　(C)面鏡右邊 20cm　(D)面鏡左邊 20cm。

(　) 64. 如果空氣中有一物體在凹反射球面前方 50cm 處，焦距為 20cm。則影像正立還是倒立？大小為物體大小的幾倍？　(A)正立，1.67 倍　(B)倒立，0.67 倍　(C)正立，0.67 倍　(D)倒立，1.67 倍。

(　) 65. 空氣中有一凸反射球面，焦距大小為 10cm，當一物體置於面鏡前方 30cm 處時，影像位於何處？　(A)影像在面鏡前方 15cm 處　(B)影像在面鏡前方 7.5cm 處　(C)影像在面鏡後方 7.5cm 處　(D)影像在面鏡後方 15cm 處。

(　) 66. 如果物體在焦距為 15cm 凸面鏡的前方 12cm 處，影像會在　(A)面鏡前方 60cm　(B)面鏡後方 60cm　(C)面鏡前方 6.7cm　(D)面鏡後方 6.7cm。

(　) 67. 一物體在一曲率半徑為 50cm 凹面鏡左側 40cm 處，下列有關成像的敘述何者正確？ (A)為一橫向放大率 2 倍的虛像 (B)為一橫向放大率-0.56 倍的虛像 (C)為一橫向放大率-1.67 倍的實像 (D)為一橫向放大率 1.67 倍的虛像。

(　) 68. 一物體在一曲率半徑為 2m 凸面鏡左側 50cm 處，下列有關成像的敘述何者正確？ (A)為一橫向放大率 1.5 倍的虛像 (B)為一橫向放大率 0.67 倍的虛像 (C)為一橫向放大率-1.5 倍的實像 (D)為一橫向放大率-0.67 倍的實像。

(　) 69. 如果空氣中有一物體在反射球面前方 40cm 處，形成影像在反射面鏡前方 20cm 處，則反射球面的反射屈光力為多少？ (A) +0.75D (B) +13.30D (C) +7.50D (D) +20.00D 。

(　) 70. 一個實物和它經由彎曲面鏡所形成的實像都在離面鏡 40cm 的平面上。則面鏡的屈光力為 (A) 0D (B) +2.5D (C) +5.0D (D) −5.0D 。

(　) 71. 當反射球面前方的物體離球面 50cm 時，影像也在相同的位置，則反射球面的屈光力為多少？ (A) −2.00D (B) −4.00D (C) +2.00D (D) +4.00D 。

(　) 72. 如果空氣中有一物體在反射球面前方 30cm 處，形成影像在反射面鏡後方 10cm 處，則反射球面的曲率半徑為多少？ (A) −30cm (B) −15cm (C) +15cm (D) +10cm 。

(　) 73. 水中有一反射球面，其前方 20cm 的物體形成反射球面後方 10cm 處的影像。則此反射球面在空氣中的反射屈光力為多少？ (A) +5.00D (B) −5.00D (C) +6.65D (D) −6.65D 。

(　) 74. 若有一反射球面將前方 40cm 物體成像在與物體同側且離反射球面 15cm。若物體往球面靠近 25cm，則原影像會如何移動？ (A)向球面靠近 25cm (B)向球面靠近 15cm (C)遠離球面 25cm (D)遠離球面 15cm。

(　) 75. 你透過離 2m 的平面反射表面觀察自己，你在鏡子裡的影像是 (A)離你 7.6m (B)離你 4m (C)離你 3.5m (D)離你 2m。

(　) 76. 一物體置於平面鏡前方 20cm 處，請問影像和物體距離多少？ (A) 10cm (B) 20cm (C) 30cm (D) 40cm。

( ) 77. 假設一個人站在平面鏡前 35cm 處，則此人與其影像相距多少距離？ (A)35cm (B)50cm (C)140cm (D)70cm。

( ) 78. 平面鏡前方有一物體，當此物體往平面鏡移動 15cm，則影像往物體靠近多少 cm？ (A) 7.5cm (B) 15cm (C) 30cm (D) 45cm。

( ) 79. 假設一個人站在平面鏡前 25cm 處，則當此人往後離開平面鏡 25cm，那麼影像最後和你相隔多少距離？ (A) 25cm (B) 35cm (C) 50cm (D) 100cm。

( ) 80. 某人帶著一副眼鏡，經常感受到後方強光的干擾，下列哪一種方法無法避免這種情況？ (A)將鏡片位置往前移動 (B)改變眼鏡面形向側面傾斜 (C)鏡片後表面鍍抗反射膜 (D)將鏡片移向眼睛。

二、計算題

01. CR-39(1.498)鏡片的表面反射率為多少？聚碳酸酯(1.586)鏡片的表面反射率又為多少？

02. 一個曲率半徑為 10cm 的凹反射面鏡，其焦點在何處？相應的反射屈光力為多少？

03. 空氣中有一 5cm 高的物體位於曲率半徑為 33.33cm 的凹反射面鏡前方 80cm 處，則影像位置在哪裡？實像還是虛像？正立還是倒立？影像高度為多少？

04. 承上題，如果物體在面鏡前方 10cm，則影像是實的還是虛的？正立還是倒立？放大率為多少？

05. 考慮空氣中的一物體位於焦距為 25cm 的凸反射面鏡前方 20cm，則影像在哪裡？實像還是虛像？正立還是倒立？放大率為何？

06. 假設角膜前表面的曲率半徑為 7.8mm，若光源在無窮遠處，則 Purkinje I 影像（即角膜前表面的反射影像）在哪裡？

07. 空氣中有一實像距離 +30.00D 反射面鏡 40cm，請問物體的位置為何？

08. 空氣中一物體在 +15.00D 鏡片前方 20cm，並且鏡片後方 3cm 處有一曲率半徑為 2cm 的凸反射面鏡。請問影像在哪裡？

CH 06

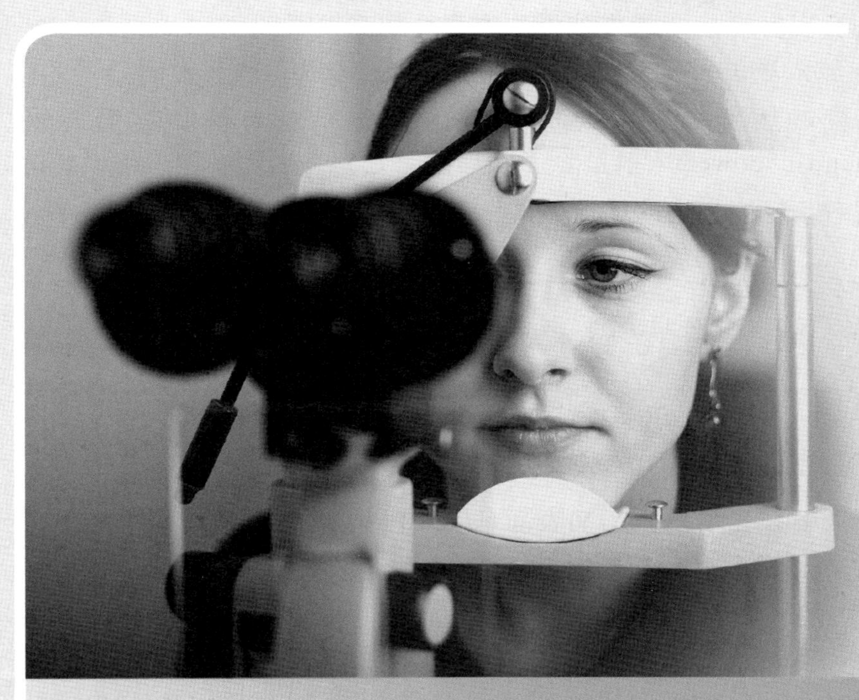

高斯系統

Visual Optics

在第四章介紹了雙鏡片系統的成像處理，如果光學系統中的界面或鏡片數量越來越多，則發現計算量會越來越大。本章介紹高斯系統(Gauss system)，利用具有單位橫向放大率的特殊物像共軛對，然後能夠以一個方程式$(V = P + U)$來了解整個系統的成像情形。這時系統的整體屈光力稱為等價屈光力P_e(equivalent dioptric power)。但是除了以等價屈光力來描述一個光學系統的屈光能力以外，還有頂點屈光力的描述方式，其各有不同的意義。

第一節　頂點屈光力

Visual Optics

一、後頂點屈光力(back vertex dioptric power)

當平行光線入射在光學系統的前表面$(U_1 = 0)$時，若從系統後表面離開的光線聚散度為V_b，則我們將此出射聚散度V_b稱為光學系統的後頂點屈光力(P_b)，即對$U_1 = 0$而言，$P_b = V_b$。由於是平行光入射，所以對應的最後影像位置是光學系統的第二焦點F_2。從光學系統後表面頂點量到第二焦點F_2的距離定義為系統的後焦距(back focal length)，符號記作f_b。換句話說，後焦距f_b相當於離開系統後表面的出射光波的曲率半徑。因此，後頂點屈光力與後焦距的關係為

$$P_b = \frac{n_2}{f_b} , \tag{6-1}$$

上式中n_2表示系統後方介質的折射率。如果離開後表面是會聚光波，即$V_b > 0$，則會在後表面後方得到實的第二焦點F_2，如圖 6-1(a)所示。若離開後表面是發散光波，即$V_b < 0$，則會在後表面前方得到虛的第二焦點F_2，如圖 6-1(b)所示。

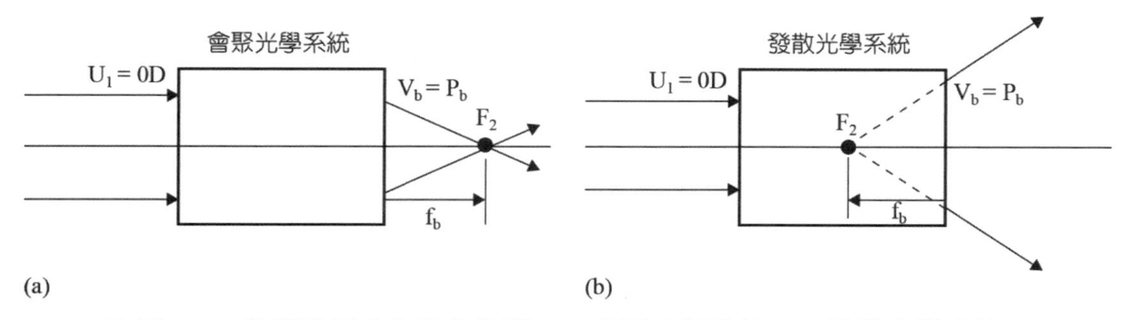

圖 6-1：後頂點屈光力與後焦距：(a)會聚光學系統；(b)發散光學系統。

二、前頂點屈光力

假設有一聚散度為 U_1 的光線入射在光學系統的前表面上，若離開系統後表面的光線為平行光，即 $V_b = 0$，相當於光學系統將入射聚散度 U_1 抵消掉。我們將系統能抵消入射聚散度的屈光力稱為前頂點屈光力(front vertex dioptric power)，也稱為中和屈光力(neutralizing dioptric power)，符號記作 P_f，所以 $P_f = -U_1$。由於是平行光出射，所以對應的最初物體位置是光學系統的第一焦點 F_1。從光學系統前表面頂點量到第一焦點 F_1 的距離定義為系統的前焦距(front focal length)，符號記作 f_f。前焦距 f_f 相當於進入系統前表面的入射光波的曲率半徑。因此，前頂點（中和）屈光力與前焦距的關係為

(6-2) $$P_f = -\frac{n_1}{f_f},$$

上式中 n_1 表示系統前方介質的折射率。若進入前表面是發散光波，即 $U_1 < 0$，則會在前表面前方得到實的第一焦點 F_1，如圖 6-2(a)所示。如果進入前表面是會聚光波，即 $U_1 > 0$，則會在前表面後方得到虛的第一焦點 F_1，如圖 6-2(b)所示。

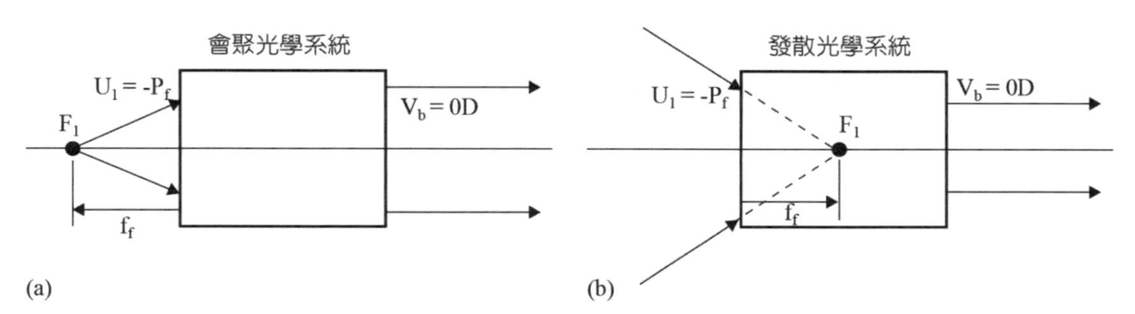

圖 6-2：前頂點屈光力與前焦距：(a)會聚光學系統；(b)發散光學系統。

利用光的可逆性原理，當通過系統的光線被反向傳播時，原先的後頂點屈光力就會變成新的前頂點（中和）屈光力，而原先的前頂點（中和）屈光力會變成新的後頂點屈光力。通常，後頂點屈光力和前頂點（中和）屈光力是不同的。不過，若鏡片是薄鏡片的時候，可以容易看出後頂點屈光力與前頂點（中和）屈光力是一樣的，即

(6-3) $P_f = P_b$（薄鏡片）。

看遠視力的矯正處方一般是指鏡片的後頂點屈光力要符合處方的要求，所以在鏡片驗度儀上測量的鏡片度數都是鏡片的後頂點屈光力。不過，測量雙光鏡片視近區的附加度數會改成量測其前頂點屈光力。

範例 6-1

空氣中有一光學系統，系統中包含兩個薄鏡片，第一薄鏡片屈光力為 +5.00D，第二薄鏡片屈光力為 −2.00D，兩鏡片相隔 10cm。請問這個系統的前頂點（中和）屈光力和後頂點屈光力各為多少？

解答

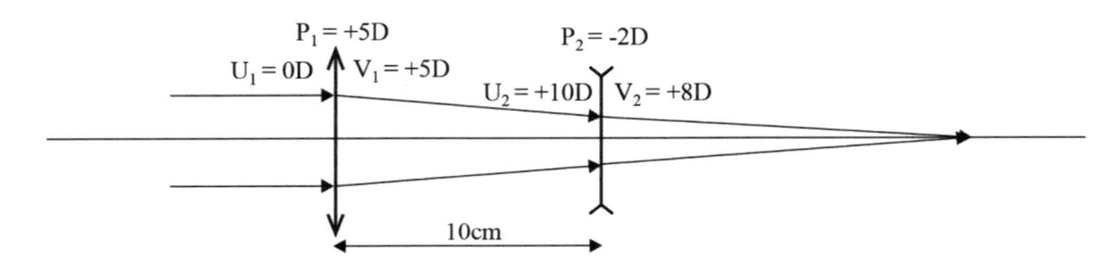

首先計算後頂點屈光力。如上圖，令平行光入射，所以 $U_1 = 0.00\text{D}$。經過第一薄鏡片後，出射聚散度為 $V_1 = +5.00\text{D}$。然後光線傳播至第二薄鏡片，此時光線的入射聚散度為

$$U_2 = \frac{V_1}{1 - \frac{d}{n}V_1} = \frac{+5.00\text{D}}{1 - \frac{0.1\text{m}}{1} \times (+5.00\text{D})} = +10.00\text{D}\text{ 。}$$

經過第二薄鏡片後之出射聚散度為

$$V_2 = (-2.00\text{D}) + (+10.00\text{D}) = +8.00\text{D}\text{ 。}$$

此即最後的出射聚散度 V_b，所以後頂點屈光力為+8.00D。

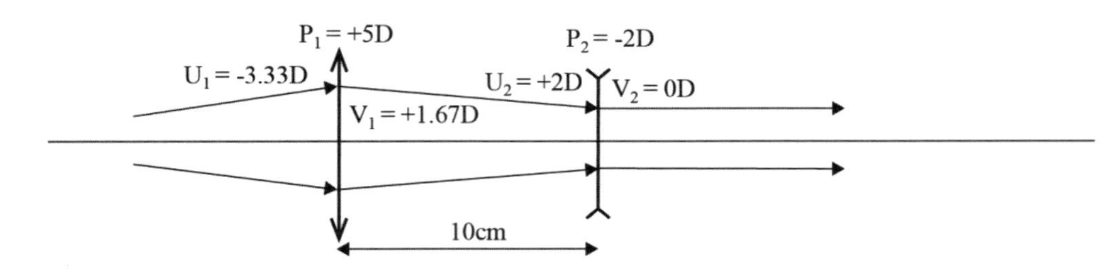

再來，計算前頂點（中和）屈光力。如上圖，令從第二薄鏡片出射之聚散度為 $V_2 = 0.00D$，則第二薄鏡片之入射聚散度為 $U_2 = V_2 - P_2 = (0.00D) - (-2.00D) = +2.00D$。回溯光線至第一薄鏡片，求得第一薄鏡片的出射聚散度為

$$V_1 = \frac{U_2}{1 + \frac{d}{n} U_2} = \frac{+2.00D}{1 + \frac{0.1m}{1} \times (+2.00D)} = +1.67D \text{。}$$

因此，第一薄鏡片的入射聚散度為

$$U_1 = V_1 - P_1 = (+1.67D) - (+5.00D) = -3.33D \text{。}$$

因為前頂點（中和）屈光力要將此入射聚散度抵銷，所以光學系統的前頂點（中和）屈光力為+3.33D。

三、中和

當平行光入射到兩個前後互相接觸的光學系統組合時，發生離開組合系統的光線也是平行光，則稱這兩個光學系統互相中和(neutralizating)，參見圖 6-3。

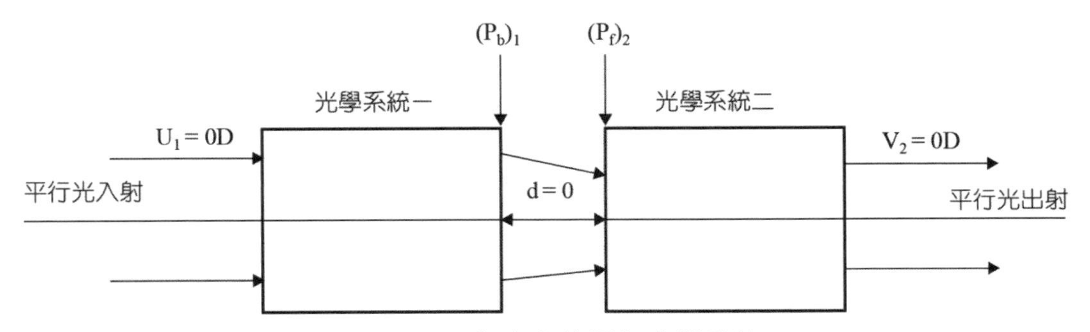

圖 6-3：互相中和的兩個光學系統。

由上圖可見，平行光入射在光學系統一時，離開光學系統一的出射聚散度為光學系統一的後頂點屈光力，符號記作 $(P_b)_1$，而這個出射聚散度會被光學系統二抵消掉形成平行光離開光學系統二，所以光學系統二的前頂點（中和）屈光力，符號記作 $(P_f)_2$，會等於光學系統一後的頂點屈光力的相反數，即

$$(6\text{-}4) \qquad (P_f)_2 = -(P_b)_1 \text{。}$$

範例 6-2

若有一光學系統的前頂點（中和）屈光力是+4.25D 且後頂點屈光力為+5.75D。假設要利用薄鏡片來中和這個光學系統，則當薄鏡片緊貼在系統前表面或後表面時，屈光力分別為多少才可達到目的？

解答

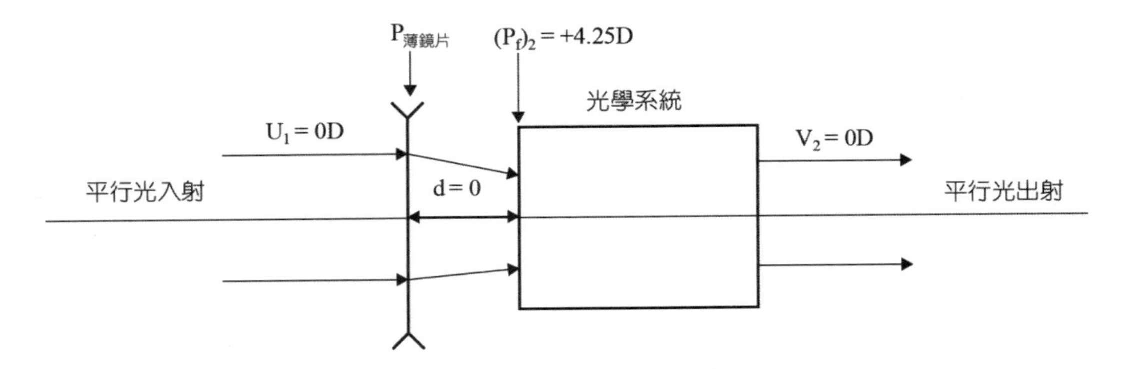

若薄鏡片緊貼在光學系統前表面，如上圖。則光學系統的前頂點（中和）屈光力要將薄鏡片的屈光力中和掉，所以有

$$P_{薄鏡片} = -(P_f)_{系統} = -4.25D \text{ 。}$$

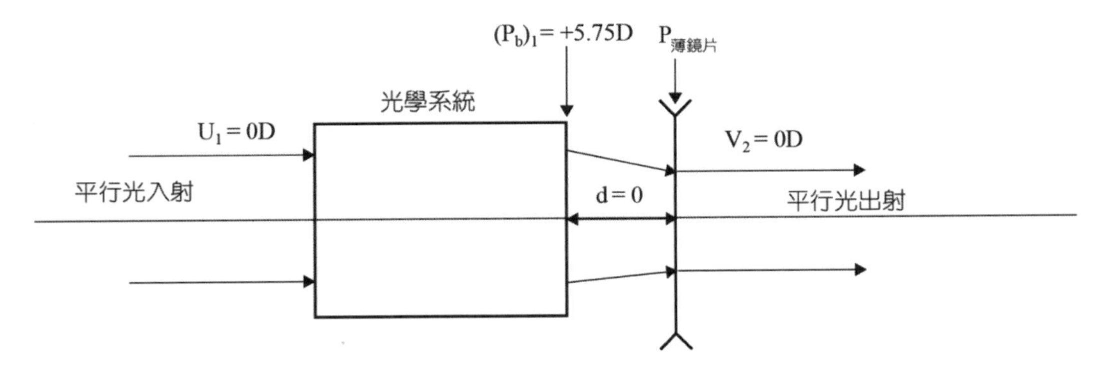

若薄鏡片緊貼在光學系統後表面，如上圖。則光學系統的後頂點屈光力要被薄鏡片的屈光力中和掉，所以有

$$P_{薄鏡片} = -(P_b)_{系統} = -5.75D \text{ 。}$$

中和的概念被用在以手動方式來檢測未知鏡片的度數，也就是利用已知度數的鏡片來中和待測鏡片，用以推知未知鏡片的度數。稍後的章節會提到。

第二節　主平面

Visual Optics

一、第二主平面

當平行光入射在光學系統上時，其對應的影像位置是系統的第二焦點 F_2。如果將入射的平行光線繼續延伸而將出射的光線往反方向延伸，則發現每一條入射光線都和所對應的通過 F_2 的出射光線有一個交點，並且這些交點都在同一個平面上，我們把這個平面稱為第二主平面(secondary principal plane)，第二主平面和光軸的交會點稱為第二主點(secondary principal point)，符號記作 H_2，如圖 6-4 所示。

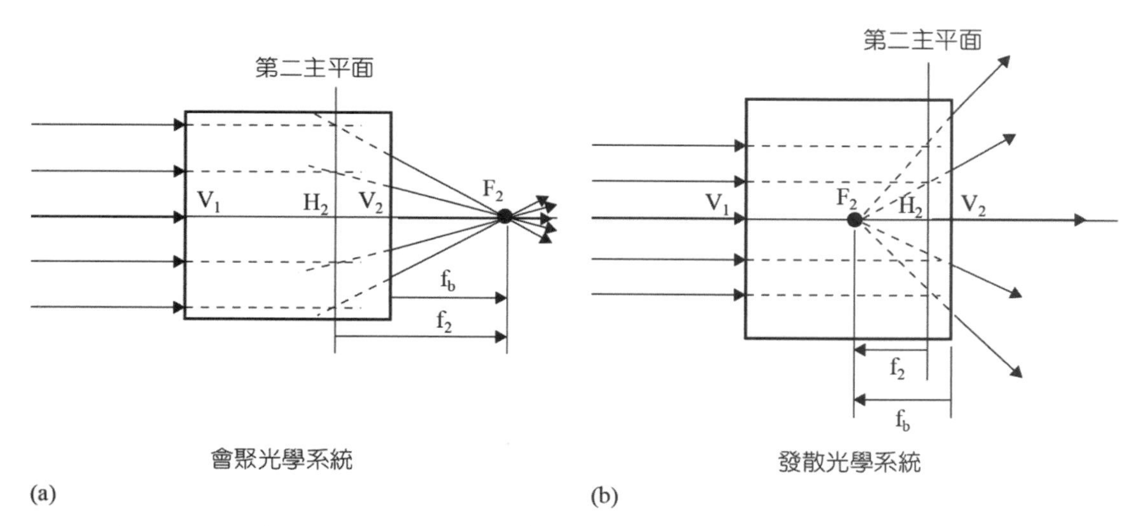

圖 6-4：第二主平面和第二主點：(a)會聚光學系統；(b)發散光學系統。

第二主平面讓我們可以很容易預測每一條入射的平行光線，其所對應的出射光線如何通過第二焦點或是從第二焦點發散的離開系統。

二、第一主平面

當平行光從光學系統出射時，其對應的物體位置是系統的第一焦點 F_1。如果將系統的入射光線繼續延伸而將出射的平行光線往反方向延伸，則同樣會發

現每一條通過 F_1 的入射光線都和所對應的平行出射光線有一個交點，並且這些交點都在同一個平面上，我們把這個平面稱為第一主平面(primary principal plane)，第一主平面和光軸的交會點稱為第一主點(primary principal point)，符號記作 H_1，如圖 6-5 所示。

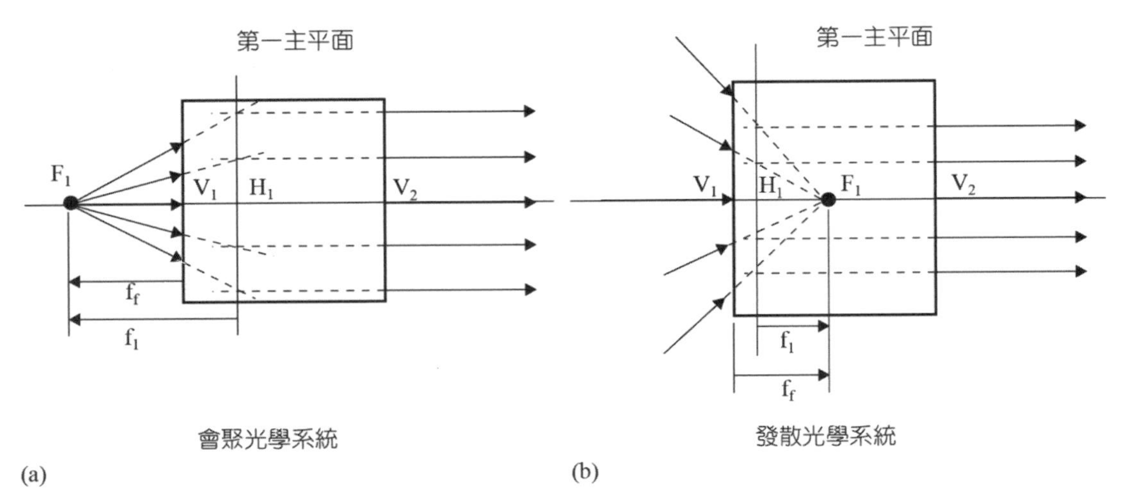

圖 6-5：第一主平面和第一主點：(a)會聚光學系統，(b)發散光學系統。

第一主平面讓我們可以很容易預測每一條離開系統的平行出射光線，其所對應的入射光線是如何從第一焦點發出或是對準第一焦點地進入系統。

當一個光學系統的兩個主平面和兩個焦點的位置已經知道時，可以利用前面的可預測光線，透過作圖方式來得到影像的相關訊息。例如圖 6-6 所示，假設一個光學系統具有實焦點，兩個主平面都在系統內部，並且有一物體在第一焦點 F_1 的前方。物體頂點發出的光線中，其中一條可預測光線是平行光軸入射的，將其入射光線延伸至第二主平面並與主平面交會。然後，出射光線將沿著交會點往第二焦點的方向離開系統並通過第二焦點 F_2。另一條可預測光線則是通過物體頂點與 F_1 的入射光線。將此光線延伸至第一主平面並與主平面交會。其對應之出射光線將從這個交會點以平行光軸方式離開系統。這兩條出射光線的交會點就是物體頂點的影像位置。

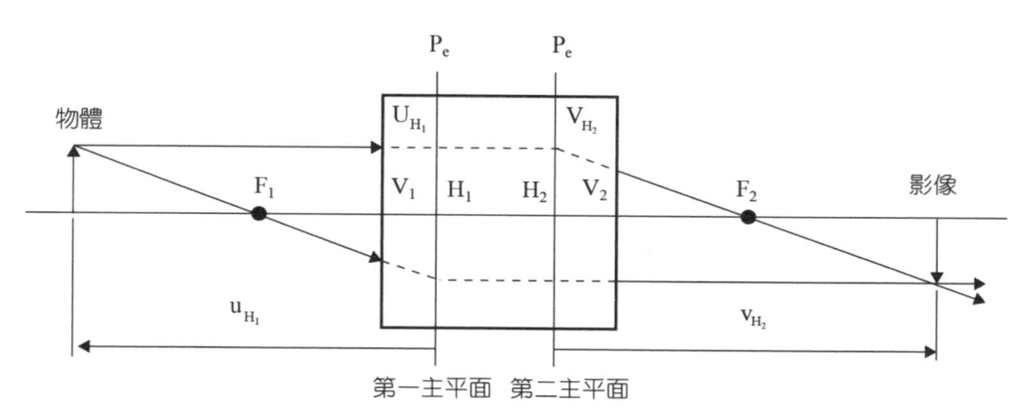

圖 6-6：利用主平面和焦點的成像作圖。

在圖 6-6 中，若讓物體放置在第一主平面的位置時，也就是以會聚光的方式入射到光學系統中，則其對應的影像會在第二主平面上形成，參見圖 6-7。所形成的影像是正立的，而且影像大小和物體相等，即總橫向放大率為 +1($m_t = +1$)。因此，我們說第一主平面和第二主平面為單位共軛平面(unit conjugate plane)。請注意，對於以相同方向傳播的光線來說，在第二主平面的物體是無法給出在第一主平面的影像。

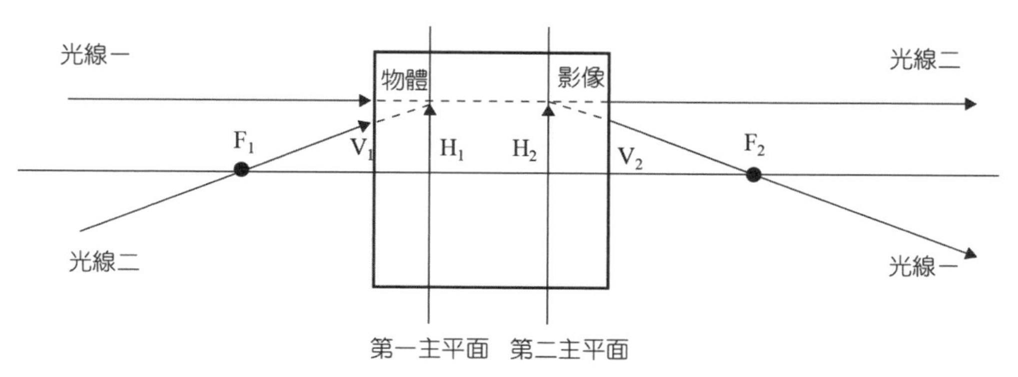

圖 6-7：主平面的共軛性質。

第三節　高斯公式

Visual Optics

一、高斯公式

圖 6-6 的成像作圖顯示，只要知道光學系統的兩個主平面和兩個焦點的位置就可以決定影像。這提供我們一個可以類似薄鏡片成像利用聚散度方程式來得到影像的作法。

想像入射光線可以傳播至第一主平面，而該處的入射聚散度為

$$(6\text{-}5)\qquad U_{H_1}=\frac{n_1}{u_{H_1}}\text{，}$$

其中 u_{H_1} 是由第一主點往物體測量的物距，n_1是系統前方的介質折射率。同樣地，想像出射光線可以從第二主平面位置離開，而該處之出射聚散度為

$$(6\text{-}6)\qquad V_{H_2}=\frac{n_2}{v_{H_2}}\text{，}$$

其中 v_{H_2} 是由第二主點往影像測量的像距，n_2是系統後方的介質折射率。

如同圖 6-6 所建議的，入射聚散度 U_{H_1} 和出射聚散度 V_{H_2} 可利用聚散度方程式關聯起來，即

$$(6\text{-}7)\qquad V_{H_2}=P_e+U_{H_1}\text{，}$$

其中 P_e 稱為系統的等價屈光力。這裡的形式非常類似於單球面折射界面的內容，所以系統的等價屈光力就好像是一個位於折射率為 n_1 和 n_2 介質之間的球面屈光力。

第一節介紹過系統的後頂點屈光力 P_b 和前頂點（中和）屈光力 P_f。P_b 和 P_f 都只在平行光的情形下才提供相關訊息，所以它們並不是聚散度方程式意義下的真正屈光力，等價屈光力 P_e 才是真正的屈光力。

在總橫向放大率 (m_t) 方面，亦被證明為

$$(6\text{-}8)\qquad m_t=\frac{I}{O}=\frac{U_{H_1}}{V_{H_2}}\text{。}$$

範例 6-3

空氣中有一等價屈光力為+30.00D 的光學系統，中心厚度 5cm。第一主平面在系統前頂點後方 1cm，而第二主平面在系統後頂點前方 1cm。當物體置於系統前頂點前方 9cm 處，則影像如何？

解答

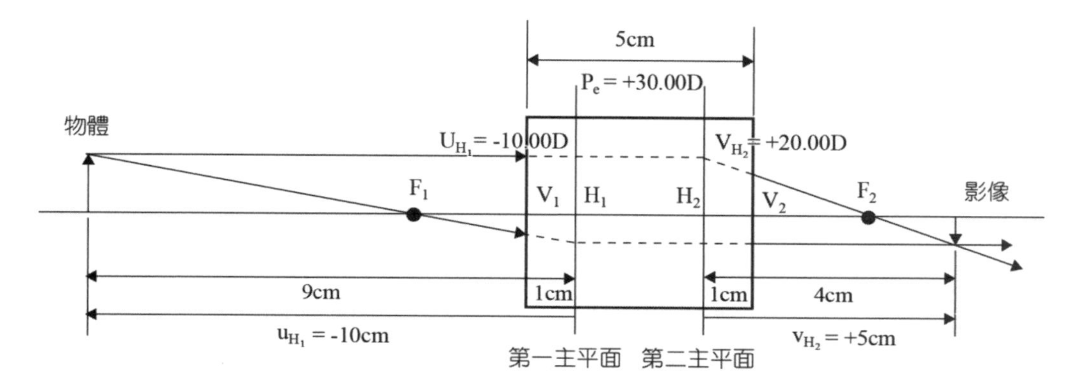

如上圖所示，物體在第一主平面前方 10cm，所以

$$u_{H_1} = -10cm = -0.1m \rightarrow U_{H_1} = \frac{1}{-0.1m} = -10.00D \text{。}$$

出射聚散度為

$$V_{H_2} = P_e + U_{H_1} = (+30.00D) + (-10.00D) = +20.00D \text{。}$$

像距為

$$v_{H_2} = \frac{n_2}{V_{H_2}} = \frac{1}{+20.00D} = +0.05m = +5cm \text{。}$$

正號表示影像在第二主平面後方 5cm。如圖可知，影像相當於在系統後表面 4cm 處。

又，橫向放大率為

$$m_t = \frac{U_{H_1}}{V_{H_2}} = \frac{-10.00D}{+20.00D} = -0.5 \text{。}$$

負號代表倒立影像，0.5 < 1 代表縮小影像。故系統將物體成像在系統後頂點後方 4cm 處，為倒立縮小實像。

二、等價焦距

不同於上述前、後焦距的定義，等價焦距的定義是從主平面的位置往焦點測量的距離。等價第一焦距 (f_1) 定義為由第一主點往第一焦點測量的距離，其與等價屈光力 (P_e) 的關係為

$$(6\text{-}9) \qquad f_1 = -\frac{n_1}{P_e} 。$$

等價第二焦距 (f_2) 定義為由第二主點往第二焦點測量的距離，其與等價屈光力 (P_e) 的關係為

$$(6\text{-}10) \qquad f_2 = \frac{n_2}{P_e} 。$$

從等價第一焦距和前焦距可以知道第一主平面和系統前表面的關係（參見圖 6-5）如下：

$$(6\text{-}11) \qquad \overline{V_1H_1} = \overline{V_1F_1} + \overline{F_1H_1} = f_f - f_1 = \left(-\frac{n_1}{P_f}\right) - \left(-\frac{n_1}{P_e}\right) = \frac{n_1\left(P_f - P_e\right)}{P_fP_e} ，$$

其中 $\overline{V_1H_1}$ 代表由前表面頂點 V_1 量到第一主點 H_1 的距離。另外，從等價第二焦距和後焦距可以知道第二主平面和系統後表面的關係（參見圖 6-4）如下：

$$(6\text{-}12) \qquad \overline{V_2H_2} = \overline{V_2F_2} + \overline{F_2H_2} = f_b - f_2 = \frac{n_2}{P_b} - \frac{n_2}{P_e} = -\frac{n_2\left(P_b - P_e\right)}{P_bP_e} ，$$

其中 $\overline{V_2H_2}$ 代表由後表面頂點 V_2 量到第二主點 H_2 的距離。

範例 6-4

空氣中有一光學系統，中心厚度為 15cm。系統的等價屈光力 (P_e)、後頂點屈光力 (P_b)、前頂點（中和）屈光力 (P_f) 分別為+5.00D、+8.00D、+6.00D。則兩個主平面的位置分別在何處？

解答

前焦距：$f_f=\left(-\frac{n_1}{P_f}\right)=\left(-\frac{1}{+6.00D}\right)=-0.167m=-16.7cm$。

等價第一焦距：$f_1=\left(-\frac{n_1}{P_e}\right)=-\frac{1}{+5.00D}=-0.2m=-20cm$。

利用(6-11)式，第一主平面位置為

$$\overline{V_1H_1}=f_f-f_1=(-16.7cm)-(-20cm)=+3.3cm\text{，}$$

正號代表 H_1 在 V_1 後（右）方。

後焦距：$f_b=\frac{n_2}{P_b}=\frac{1}{+8.00D}=+0.125m=12.5cm$。

等價第二焦距：$f_2=\frac{n_2}{P_e}=\frac{1}{+5.00D}=+0.2m=+20cm$。

利用(6-12)式，第二主平面位置為

$$\overline{V_2H_2}=f_b-f_2=(+12.5cm)-(+20cm)=-7.5cm\text{，}$$

負號代表 H_2 在 V_2 前（左）方。

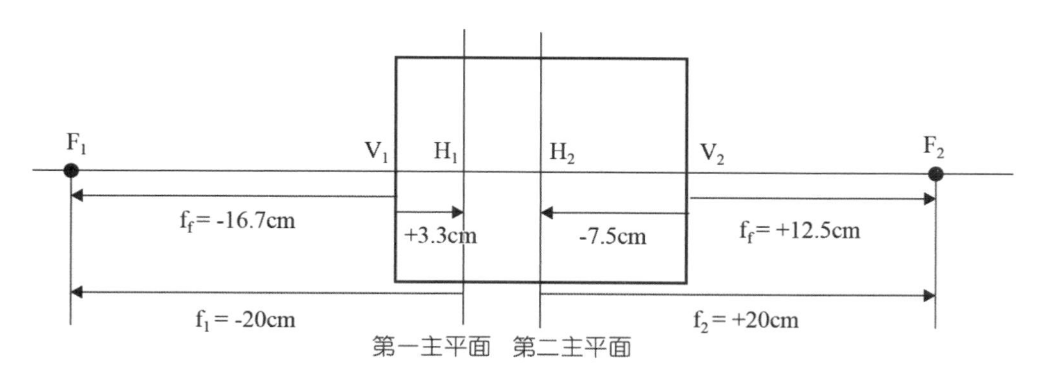

故第一主平面在系統前頂點後方 3.3cm 處，第二主平面在系統後頂點前（左）方 7.5cm 處，如上圖所示。

第四節　節點

Visual Optics

在光學系統的所有光線中，總是會有一條出射光線與其所對應的入射光線有相同的傳播方向一樣，也就是入射光線與其對應的出射光線會互相平行。這種不被偏折，互相平行的光線稱為節線(nodal line)。入射節線或其延伸線與光軸的交會點稱為第一節點(primary nodal point)，符號記作 N_1。而出射節線或其延伸線與光軸的交會點稱為第二節點(secondary nodal point)，符號記作 N_2。

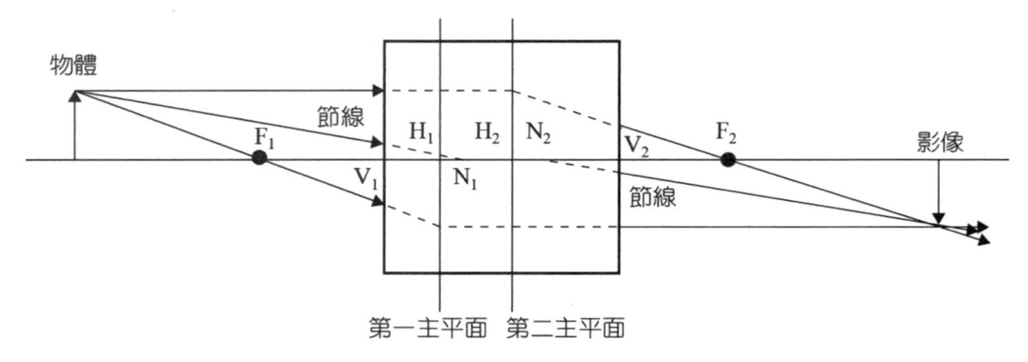

圖 6-8：節線與節點。

節點與主點的關係可以由圖 6-9 來顯示。假設與光軸夾 w 角的平行光線入射，最後會成像在第二焦點上。其中一條入射光線是對準第一節點 N_1 的入射節線，而另外一條則是通過第一焦點 F_1 的入射光線。出射節線與入射節線平行，並通過第二節點 N_2 或從第二節點 N_2 出射。而通過第一焦點 F_1 的入射光線會平行光軸出射並與出射節線交會於成像位置。由圖形中的相似三角形知

(6-13)　$$\tan w = \frac{g}{\overline{H_1N_1}} = \frac{g}{\overline{H_2N_2}} = \frac{I}{f_1} = \frac{I}{\overline{F_2N_2}}$$ 。

從上式知

(6-14)　$$\overline{H_1N_1} = \overline{H_2N_2} \text{ 且 } f_1 = \overline{F_2N_2}$$ 。

又因為 $\overline{F_2N_2} = \overline{F_2H_2} + \overline{H_2N_2}$，所以 $\overline{F_2N_2} = -f_2 + \overline{H_2N_2}$。因此

(6-15)　$$\overline{H_1N_1} = \overline{H_2N_2} = f_1 + f_2 = \frac{n_2 - n_1}{P_e}$$ 。

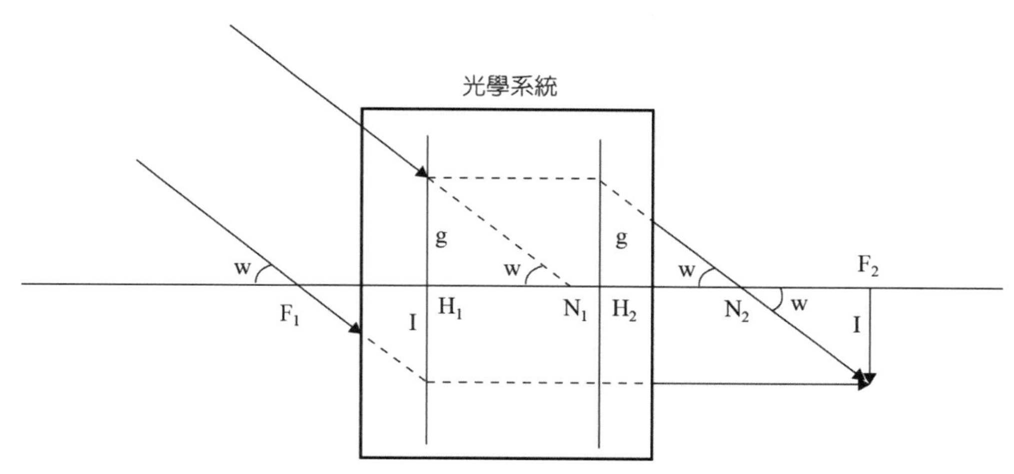

圖 6-9：節點與主點的關係。

上式中，n_1、n_2分別是系統前、後方的介質折射率，而公式的意思是指從主點往節點測量的距離等於等價第一焦距和等價第二焦距的總和。上式公式非常類似單球面折射界面的公式（見第三章）

$$(3\text{-}14)\qquad f_1 + f_2 = \frac{n_2 - n_1}{P} = r，$$

所以很容易判斷出系統的節點會從主點往哪個方向移動。當光學系統具有正的等價屈光力時，節點會從主點往高折射率介質的方向移動；而當光學系統具有負的等價屈光力時，節點會從主點往低折射率介質的方向移動。如果光學系統前後介質相同，即 $n_1 = n_2$，則 $\overline{H_1N_1} = \overline{H_2N_2} = 0$，表示節點和主點一致。

範例 6-5

在眼睛的構造中，角膜和水晶體是空氣和玻璃體之間的一個光學系統。Gullstrand #1 模型眼中，眼睛的等價屈光力為+58.64D，並且第一主平面和第二主平面分別在角膜前表面的後方 1.348mm 和 1.602mm 處。相對於主平面而言，這個模型眼的第一節點和第二節點分別在哪裡？（假設玻璃體的折射率是 1.336）

解答

利用(6-15)式可以得到主點到節點的距離為

$$\overline{H_1N_1}=\overline{H_2N_2}=f_1+f_2=\frac{n_2-n_1}{P_e}=\frac{1.336-1}{+58.64D}=+0.005730m=+5.730mm\ 。$$

正號代表節點在主點後（右）方。

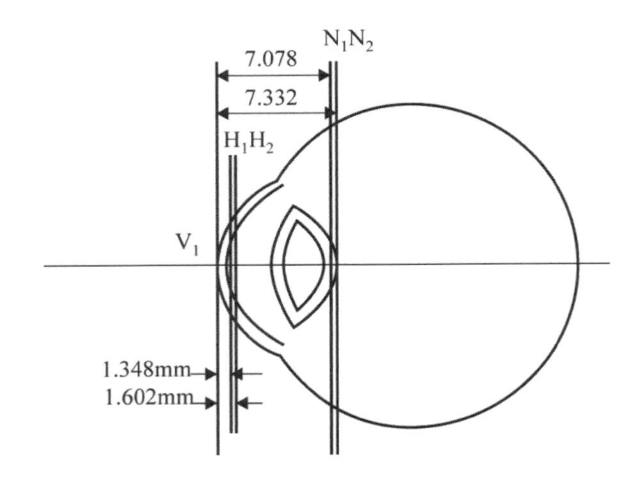

如上圖，第一節點位置與角膜前頂點(V_1)的關係為

$$\overrightarrow{V_1H_1}+\overrightarrow{H_1N_1}=1.348mm+5.73mm=+7.078mm\ ，$$

即在角膜頂點後（右）方 7.078mm 處。第二節點位置與角膜前頂點(V_1)的關係為

$$\overrightarrow{V_1H_2}+\overrightarrow{H_2N_2}=1.602mm+5.73mm=+7.332mm\ ，$$

即在角膜頂點後（右）方 7.332mm 處。

另外，若將一個虛物放置在第一節點 N_1 上，則由圖 6-10 知道其所對應的共軛影像會剛好在第二節點 N_2 上，也就是說，任何光學系統都會使得在 N_1 的物體在 N_2 上形成共軛影像。同時，可以很容易證明總橫向放大率為 $m_t=\frac{n_1}{n_2}$ 。

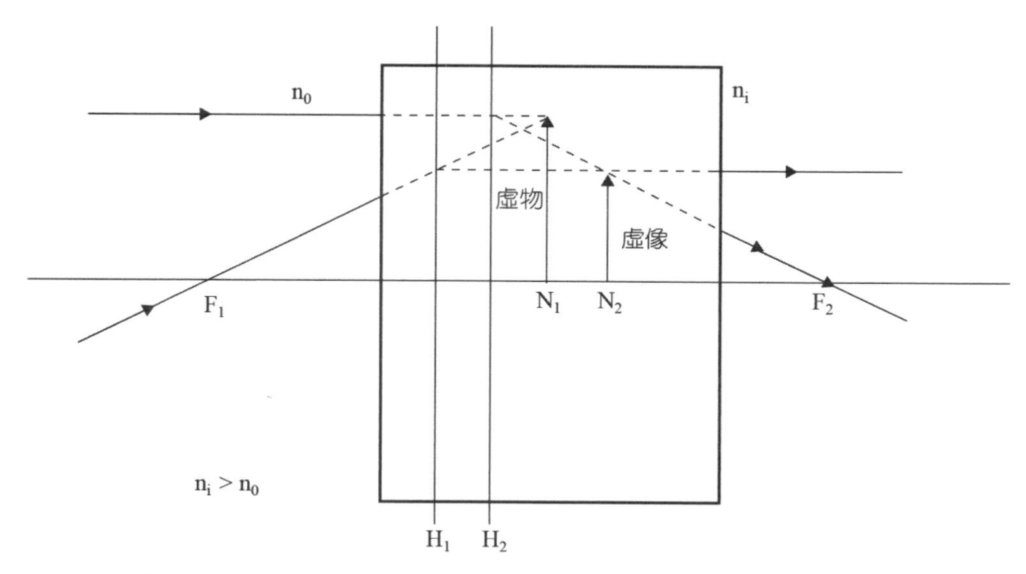

圖 6-10：第一節點上的虛物在第二節點上形成共軛影像。

我們已經介紹了光學系統的第一和第二焦點（F_1 和 F_2）、第一和第二主點（H_1 和 H_2）以及第一和第二節點（N_1 和 N_2），這些特殊位置點稱為系統的基點(cardinal point)。若光線被以反方向傳播的方式通過系統時，則每一對基點仍在相同的位置上，但是角色互換（即 F_1 和 F_2 互換、H_1 和 H_2 互換、N_1 和 N_2 互換）。

第五節　厚鏡片

Visual Optics

一、頂點屈光力與等價屈光力

我們將前面幾節所敘述的觀念套用在空氣中的厚鏡片上。首先，計算鏡片材質折射率為 n，鏡片的中心厚度為 d，並且前、後表面屈光力分別為 P_1、P_2 之厚鏡片的後頂點屈光力。這樣的厚鏡片可以看成是在空氣中分隔 $\frac{d}{n}$ 且屈光力分別為 P_1 和 P_2 的兩個薄鏡片。對平行光入射 $(U_1 = 0)$ 在 P_1 鏡片而言，其出射聚散度為 $V_1 = P_1$。然後繼續傳播 $\frac{d}{n}$ 的距離至 P_2 鏡片，此時的入射聚散度 U_2 為

$$(6\text{-}16)\qquad U_2 = \frac{P_1}{1 - \frac{d}{n}P_1}\text{。}$$

最後離開 P_2 鏡片的出射聚散度，也就是後頂點屈光力，為

$$(6\text{-}17)\qquad P_b=\frac{P_1}{1-\frac{d}{n}P_1}+P_2=\frac{P_1+P_2-\frac{d}{n}P_1P_2}{1-\frac{d}{n}P_1}\text{ 。}$$

接著，計算這個厚鏡片的前頂點（中和）屈光力。由於最後離開系統的是平行光，所以出射聚散度為 $V_2=0$ 。這表示進入 P_2 鏡片的入射聚散度為 $U_2=-P_2$ 。回溯至離開 P_1 鏡片的出射聚散度 V_1 為

$$(6\text{-}18)\qquad V_1=\frac{-P_2}{1+\frac{d}{n}(-P_2)}=\frac{-P_2}{1-\frac{d}{n}P_2}\text{ 。}$$

所以入射在 P_1 鏡片的入射聚散度為

$$(6\text{-}19)\qquad U_1=\frac{-P_2}{1-\frac{d}{n}P_2}-P_1\text{ 。}$$

因此，厚鏡片的前頂點（中和）屈光力為

$$(6\text{-}20)\qquad P_f=-U_1=P_1+\frac{P_2}{1-\frac{d}{n}P_2}=\frac{P_1+P_2-\frac{d}{n}P_1P_2}{1-\frac{d}{n}P_2}\text{ 。}$$

要得到相同厚鏡片的等價屈光力會比較麻煩。首先看圖 6-11，入射的平行光延伸至第二主平面的 A 點，然後轉向第二焦點 F_2，從 P_2 鏡片的 B 點離開。圖形上可以看出 ΔAH_2F_2 和 ΔBV_2F_2 是相似形，所以有

$$(6\text{-}21)\qquad \frac{a}{f_2}=\frac{b}{f_b}\rightarrow\frac{a}{b}=\frac{f_2}{f_b}=\frac{P_b}{P_e}\text{ 。}$$

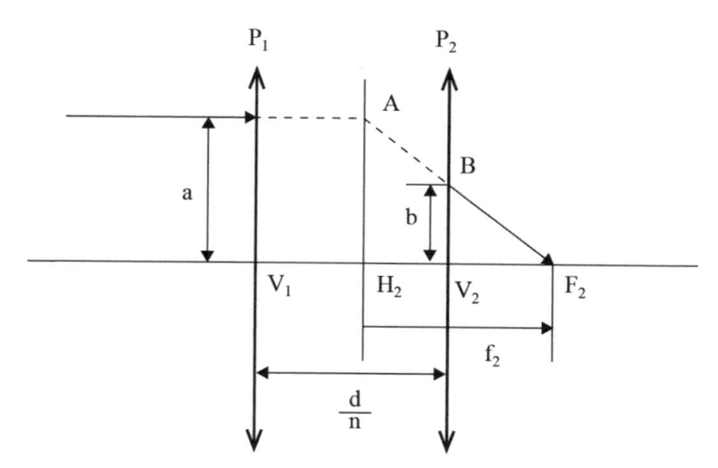

圖 6-11：平行光入射至雙鏡片系統與第二主平面的關係。

另外，再看圖 6-12。平行光入射至 P_1 鏡片的 E 點，然後屈折傳播至 P_2 鏡片的 B 點，其延伸線與光軸交會於 P_1 鏡片的第二焦點 $(F_2)_1$。光線再從 B 點被 P_2 鏡片屈折至系統的第二焦點 F_2。圖中可以看出 $\Delta EV_1(F_2)_1$ 和 $\Delta BV_2(F_2)_1$ 是相似形，所以有

(6-22) $$\frac{a}{(f_2)_1}=\frac{b}{(f_2)_1-\frac{d}{n}}\rightarrow\frac{a}{b}=\frac{(f_2)_1}{(f_2)_1-\frac{d}{n}}=\frac{\frac{1}{P_1}}{\frac{1}{P_1}-\frac{d}{n}}=\frac{1}{1-\frac{d}{n}P_1}$$ 。

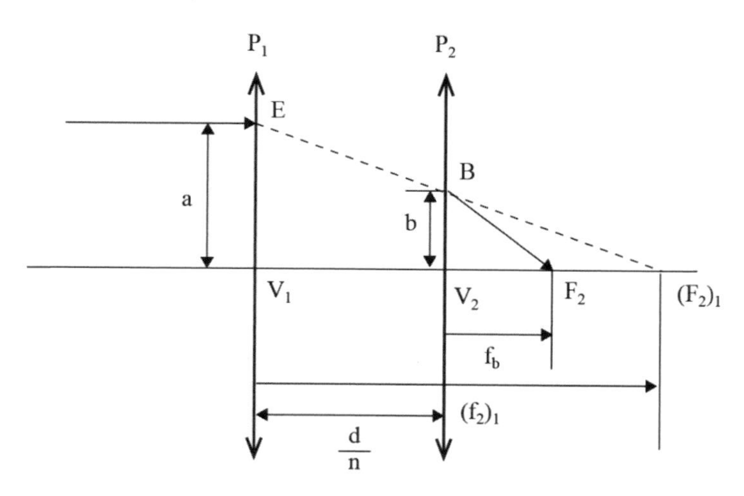

圖 6-12：平行光入射至雙鏡片系統的實際光線路徑。

結合兩式的結果，

$$(6\text{-}23)\qquad \frac{a}{b}=\frac{P_b}{P_e}=\frac{1}{1-\dfrac{d}{n}P_1}\rightarrow P_e=P_b\left(1-\frac{d}{n}P_1\right)$$ 。

將厚鏡片的後頂點屈光力 P_b 代入上式得到

$$(6\text{-}24)\qquad P_e=P_1+P_2-\frac{d}{n}P_1P_2$$ 。

範例 6-6

假設以材質折射率 1.6 製成中心厚度為 2cm 的厚鏡片，其前、後表面屈光力分別為+6.00D、−10.00D。請問此厚鏡片的等價屈光力、後頂點屈光力、和前頂點（中和）屈光力為多少？

解答

由(6-24)式可算出等價屈光力為

$$P_e=P_1+P_2-\frac{d}{n}P_1P_2=(+6.00\text{D})+(-10.00\text{D})-\frac{0.02\text{m}}{1.6}\times(+6.00\text{D})\times(-10.00\text{D})$$
$$=-3.25\text{D}$$ 。

由(6-17)式可得出後頂點屈光力為

$$P_b=\frac{P_1+P_2-\dfrac{d}{n}P_1P_2}{1-\dfrac{d}{n}P_1}=\frac{-3.25\text{D}}{1-\dfrac{0.02\text{m}}{1.6}\times(+6.00\text{D})}$$
$$=-3.51\text{D}$$ 。

再由(6-20)式可得到前頂點（中和）屈光力為

$$P_f=\frac{P_1+P_2-\dfrac{d}{n}P_1P_2}{1-\dfrac{d}{n}P_2}=\frac{-3.25\text{D}}{1-\dfrac{0.02\text{m}}{1.6}\times(-10.00\text{D})}$$
$$=-2.89\text{D}$$ 。

二、主平面位置

從第二節的內容可以得出厚鏡片的主平面位置。第一主平面相對於厚鏡片前表面的距離為

$$(6\text{-}25)\qquad \overline{V_1H_1} = f_f - f_1 = \frac{n_1 d P_2}{n P_e}\ 。$$

當 P_e 與 P_2 同號時，也就是屈光力同正同負時，$\overline{V_1H_1} > 0$，所以第一主平面在前表面的後方。當 P_e 與 P_2 異號時，也就是屈光力一正一負時，$\overline{V_1H_1} < 0$，則第一主平面在前表面的前方。

第二主平面相對於厚鏡片後表面的距離為

$$(6\text{-}26)\qquad \overline{V_2H_2} = f_b - f_2 = -\frac{n_2 d P_1}{n P_e}\ 。$$

當 P_e 與 P_1 同號時，也就是屈光力同正同負時，$\overline{V_2H_2} < 0$，所以第二主平面在後表面的前方。當 P_e 與 P_1 異號時，也就是屈光力一正一負時，$\overline{V_2H_2} > 0$，則第二主平面在後表面的後方。

圖 6-13 顯示各種不同類型厚鏡片的主平面位置（中心厚度不大時）。

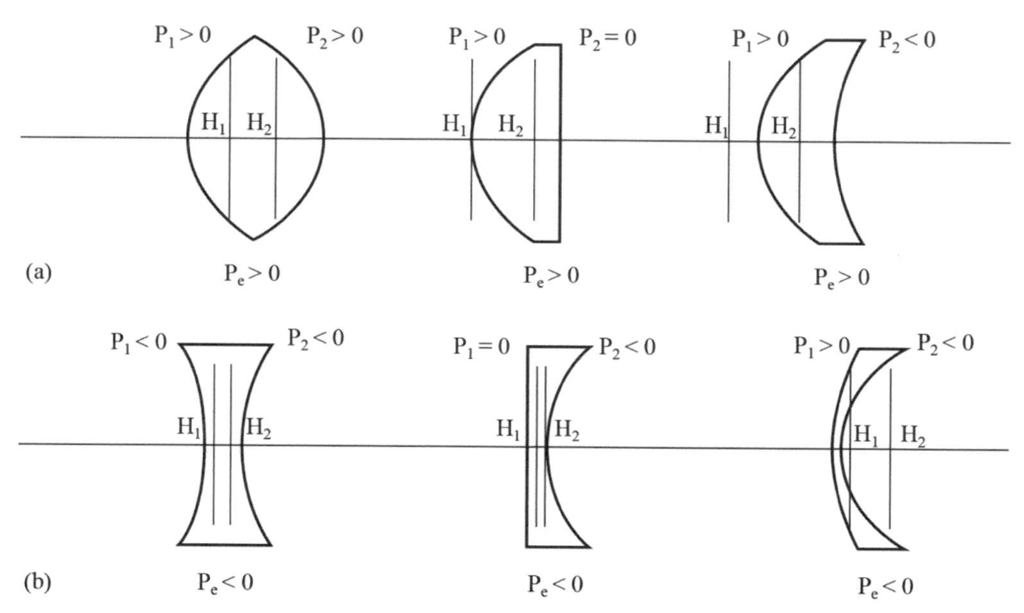

圖 6-13：厚鏡片的主平面位置：(a)正鏡片，(b)負鏡片。

自我練習

一、選擇題

(　) 01. 當眼鏡以正常方式放置在鏡片驗度儀中，其凹或後表面面向鏡片座而凸或前表面面向配鏡師，則驗度儀的數值是　(A)後頂點屈光力　(B)前頂點屈光力　(C)名義上的屈光力　(D)校正的彎曲屈光力。

(　) 02. 當光線以平行光軸方式進入一個光學系統，而從光學系統後表面出射時聚散度為 +3.50D，則此系統的　(A)後頂點屈光力為 +3.50D　(B)後表面屈光力為 +3.50D　(C)前表面屈光力為 –3.50D　(D)前頂點屈光力為 –3.50D。

(　) 03. 一個光學系統可以將入射聚散度為 –4.00D 的光波屈折成為平行光軸的出射光波，並且將平行光軸的入射光屈折成為出射聚散度為 +2.00D 的出射光波，則此光學系統的後頂點屈光力為何？　(A) –4.00D　(B) +4.00D　(C) +2.00D　(D) –2.00D。

(　) 04. 某一光學系統可以將 –5.00D 的入射光線屈折，最後變成平行光軸的光線離開系統，則此系統的　(A)後頂點屈光力為 –5.00D　(B)後表面屈光力為 –5.00D　(C)前表面屈光力為 +5.00D　(D)前頂點屈光力為 +5.00D。

(　) 05. 假設空氣中有一光學系統，其後頂點屈光力為 +6.00D，前頂點屈光力為 +5.00D，則此系統的前焦距為多少？　(A) +0.17m　(B) –0.17m　(C) +0.2m　(D) –0.2m。

(　) 06. 假設空氣中有一光學系統，其後頂點屈光力為 +5.00D，前頂點屈光力為 +6.00D，則此系統的後焦距為多少？　(A) +0.17m　(B) –0.17m　(C) +0.2m　(D) –0.2m。

(　) 07. 如果空氣中有一光學系統，其第一焦點在前頂點前方 20cm 處，而第二焦點在後頂點後方 25cm 處，則請問此光學系統的後頂點屈光力為多少？　(A) –5.00D　(B) +5.00D　(C) +4.00D　(D) –4.00D。

(　) 08. 如果空氣中有一光學系統，其第一焦點在前頂點前方 50cm 處，而第二焦點在後頂點後方 20cm 處，則請問此光學系統的前頂點屈光力為多少？　(A) –5.00D　(B) +5.00D　(C) +2.00D　(D) –2.00D。

( ) 09. 現有一光學系統，已知其前頂點屈光力為 +4.00D，後頂點屈光力為 +3.50D。若要在此光學系統的後表面上放置一塊薄鏡片，使得能與系統互相中和，則此薄鏡片的屈光力應為多少？ (A) +4.00D (B) −4.00D (C) −3.50D (D) +3.50D。

( ) 10. 一個光學系統的中和屈光力為 +8.00D 並且後頂點屈光力為 +5.00D。請問什麼樣的薄鏡片緊貼在系統後表面可以與此光學系統中和？ (A) −8.00D (B) +8.00D (C) −5.00D (D) +5.00D。

( ) 11. 已知某光學系統的中和屈光力是 +5.50D，並且後頂點屈光力為 +8.00D。那麼什麼樣的薄鏡片緊貼在系統前面可以中和它？ (A) +3.50D (B) −13.50D (C) −8.00D (D) −5.50D。

( ) 12. 下列哪一對位置具有物像共軛關係？ (A)第一焦點與第二主點 (B)前頂點與後頂點 (C)第一主點和第二主點 (D)第一主點和第二焦點。

( ) 13. 若有一物體置於光學系統的第一主平面時，則成像位置在哪裡？ (A)第一焦點 (B)第二焦點 (C)後表面 (D)第二主平面。

( ) 14. 空氣中，+10D 和 −20D 的薄透鏡相距 2cm，此光學系統的等效屈光力大約是多少？ (A) −6D (B) −10D (C) −14D (D) −18D。

( ) 15. 兩薄鏡片置於空氣中，第一片鏡片 +6.00DS，第二片鏡片 −10.00DS，兩鏡片間隔距離為 5cm，此光學系統之等價屈光力為何？ (A) +4.00DS (B) +5.00DS (C) −4.00DS (D) −1.00DS。

( ) 16. 一個 +5.00D 和 +10.00D 的薄透鏡相距 30cm，此光學系統的等效屈光力大約是多少？ (A) +15.0D (B) +12.0D (C) +6.0D (D) 0.0D。

( ) 17. 空氣中有兩塊鏡片，屈光力皆為 +5.00D，則兩塊鏡片相隔多少距離時等價屈光力為 0D？ (A) 0.4cm (B) 4cm (C) 40cm (D)等價屈光力不可能為 0D。

( ) 18. 由 Trivex（折射率 1.53）製成的新月凹鏡片，其前表面曲率半徑大小為 15cm，後表面曲率半徑大小為 35cm。鏡片在中心的厚度為 5.5mm。則鏡片的等價屈光力為多少？ (A) +2.51D (B) +2.04D (C) +1.95D (D) +1.54D。

( ) 19. 若有一個折射率為 1.60 的光學矯正鏡片，其前表面的曲率半徑為 +5cm，而後表面曲率半徑為 −20cm，若此鏡片的厚度為 5mm，則其等價屈光力為何？ (A) +14.89D (B) +15.12D (C) +15.25D (D) +14.50D。

( ) 20. 空氣中有兩個光學系統：系統一是 +10.00DS在 +5.00DS前方 10cm；系統二是 +5.00DS在 +10.00DS前方 10cm。比較兩者的等價屈光力，下列何者正確？ (A)系統一大於系統二 (B)系統二大於系統一 (C)系統一等於系統二 (D)無法判斷。

( ) 21. 承上題，若皆在系統前方 10cm 處各放置一點光源，則比較兩者的影像位置，下列敘述何者正確？ (A)系統一的影像較遠 (B)系統二的影像較遠 (C)兩系統的影像位置一樣 (D)兩系統都無法成像。

( ) 22. 承第 20 題，若皆在系統前方 50cm 處各放置一點光源，則比較兩者的像距，下列敘述何者正確？ (A)系統一的影像較遠 (B)系統二的影像較遠 (C)兩系統的影像位置一樣 (D)兩系統都無法成像。

( ) 23. 入射光線與其出射光線互相平行者稱為 (A)光軸 (B)視線 (C)法線 (D)節線。

( ) 24. 對厚鏡片而言，若兩個節點和兩個主點是一致的，則鏡片前後的介質折射率 n_1 和 n_2 必須如何？ (A) $n_1 > n_2$ (B) $n_1 < n_2$ (C) $n_1 = n_2$ (D) n_1、n_2 ＞鏡片材質折射率。

( ) 25. 下列哪一個情況，節點與主點不一致？ (A)薄鏡片 (B)光學系統前後介質皆為空氣 (C)戴在角膜上的隱形鏡片 (D)置入水中的厚鏡片。

( ) 26. 厚透鏡之焦點決定於 (A)曲面之曲率半徑、透鏡厚度及其折射率 (B)反射面之曲率半徑及透鏡之厚度 (C)物體光線之強度、入射角及物距 (D)物體光線之強度、反射角及物距。

( ) 27. 有關鏡片的前頂點屈光力(front vertex power)及後頂點屈光力(back vertex power)的敘述，下列何者正確？ (A)在測量多焦點的近用區域時，必須測量後頂點屈光力 (B)對新月凸鏡片而言，若前表面越彎曲，則後頂點屈光力越大 (C)前頂點屈光力就是前表面的屈光力，又稱中和(neutralizing)屈光力 (D)前／後頂點屈光力只受到折射率和中心厚度的因素影響。

( ) 28. 空氣中有一光學系統包含兩塊薄鏡片，第一塊鏡片屈光力為 −4.00D，其後方 20cm 處的第二塊鏡片屈光力為 +8.00D，則此系統的後頂點屈光力為多少？ (A) +4.00D (B) +5.78D (C) +8.00D (D) −17.33D。

( ) 29. 空氣中兩個薄透鏡($F_1 = -4.00D$；$F_2 = +6.00D$)構成一透鏡組，兩個透鏡之間相距 2cm。若物體在遠方，此透鏡組的後頂點屈光力(BVP)為多少 D？ (A) +3.78D (B) +2.82D (C) +2.30D (D) +2.00D。

( ) 30. 由 Trivex (n = 1.53) 製成的鏡片具有 +8.25D 的前表面、–4.25D 的後表面以及 5.5mm 厚度。此鏡片的後頂點屈光力為 (A) +3.76D (B) +4.00D (C) +4.06D (D) +4.25D。

( ) 31. 一眼用玻璃鏡片 (n = 1.5)，前表面屈光度為 +12.0D，後表面屈光度為 –5.0D，中心厚度為 4cm。此鏡片的後頂端屈光度(back vertex power)為多少？ (A) +7.0D (B) +8.6D (C) +9.3D (D) +12.6D。

( ) 32. 由折射率 1.66 的塑膠所製成的鏡片，中心厚度是 4.8mm，前表面屈光力是 +12.25D，後表面屈光力是 –4.75D。當鏡片以正常方式放置在鏡片驗度儀中，其顯示的度數大約是 (A) +6.50D (B) +7.50D (C) +8.00D (D) +12.75D。

( ) 33. 框架鏡片的前表面屈光力為 +5.00D 且後表面屈光力為 –2.00D。鏡片是 1.523 的冕牌玻璃製成且中心厚度為 3.0mm。找出鏡片的前頂點屈光力？ (A) +2.62D (B) +3.01D (C) +3.05D (D) +4.67D。

( ) 34. 一眼用玻璃鏡片 (n = 1.6)，前表面屈光度為+10.0D，後表面屈光度為 –8.0D，中心厚度為 2cm。此鏡片的前頂端屈光度(back vertex power)為多少？ (A) +2.0D (B) +2.73D (C) +5.64D (D) +8.25D。

( ) 35. 一個厚鏡片，前表面屈光力為+5.00D，後表面屈光力為 –10.00D，中心厚度 6mm，材質折射率為 1.5，則 (A)等價屈光力比 –5.00D 有較多的負屈光力 (B)前頂點屈光力比後頂點屈光力有較多的負屈光力 (C)前頂點屈光力和後頂點屈光力一樣 (D)前頂點屈光力比 –5.00D 有較少的負屈光力。

( ) 36. 一框架鏡片具有+4.00D 的後頂點屈光力，其由折射率 1.50 為 CR-39 的塑膠製成，並且前表面的屈光力為+10.00D，中心厚度為 2.2mm，則此鏡片的後表面屈光力為 (A) –9.64D (B) –6.15D (C) –5.68D (D) –3.89D。

( ) 37. 一眼用玻璃鏡片 (n = 1.5)，前表面屈光度為 +5.00D，中心厚度為 1.5cm。若欲使此鏡片符合矯正處方 –6.00D，則後表面屈光度應約為多少？ (A) –10.50D (B) –11.25D (C) –12.00D (D) –12.75D。

( ) 38. 三組鏡片的中心厚度均為 2mm，分別如下：
①前表面屈光度+5.00D；後表面屈光度 –10.00D
②前表面屈光度+8.00D；後表面屈光度 –13.00D
③前表面屈光度+10.00D；後表面屈光度 –15.00D

比較三者後頂點屈光力(back vertex power)的絕對值，下列何者正確？ (A) ②>① (B) ③>① (C) ②>③ (D) ①<②<③。

( ) 39. 三組鏡片的中心厚度均為 1.5mm，分別如下：

①前表面屈光度+7.00D；後表面屈光度 –2.00D

②前表面屈光度+10.00D；後表面屈光度 –5.00D

③前表面屈光度+13.00D；後表面屈光度 –8.00D

有關後頂點屈光力(back vertex power)絕對值大小的比較，下列何者正確？ (A) ①>② (B) ③>② (C) ①=③ (D) ①=②<③。

( ) 40. 對於一個平凸厚鏡片而言，兩個主平面的位置如何？ (A)一個在頂點，第二個在平表面之前，在鏡片內 (B)兩個主平面都在頂點 (C)兩個主平面都在平表面上 (D)一個在平表面上，第二個在鏡片內。

二、計算題

01. 空氣中有一光學系統，系統中包含兩個薄鏡片，第一薄鏡片屈光力為 –10.00D，第二薄鏡片屈光力為+20.00D，兩鏡片相隔 20cm。請問這個系統的前頂點（中和）屈光力和後頂點屈光力各為多少？

02. 空氣中有一等價屈光力為+20.00D 的光學系統，中心厚度 10cm。第一主平面在系統前頂點後方 2cm，而第二主平面在系統後頂點前方 4cm。當物體置於系統前頂前方 8cm 處，則影像如何？

03. 假設以材質折射率 1.5 製成中心厚度為 1.2cm 的厚鏡片，其前、後表面屈光力分別為+10.00D、–4.00D。請問此厚鏡片的等價屈光力、後頂點屈光力、和前頂點（中和）屈光力為多少？

04. 承第 3.題，該鏡片的第一主平面和第二主平面的位置在哪裡？

CH 07

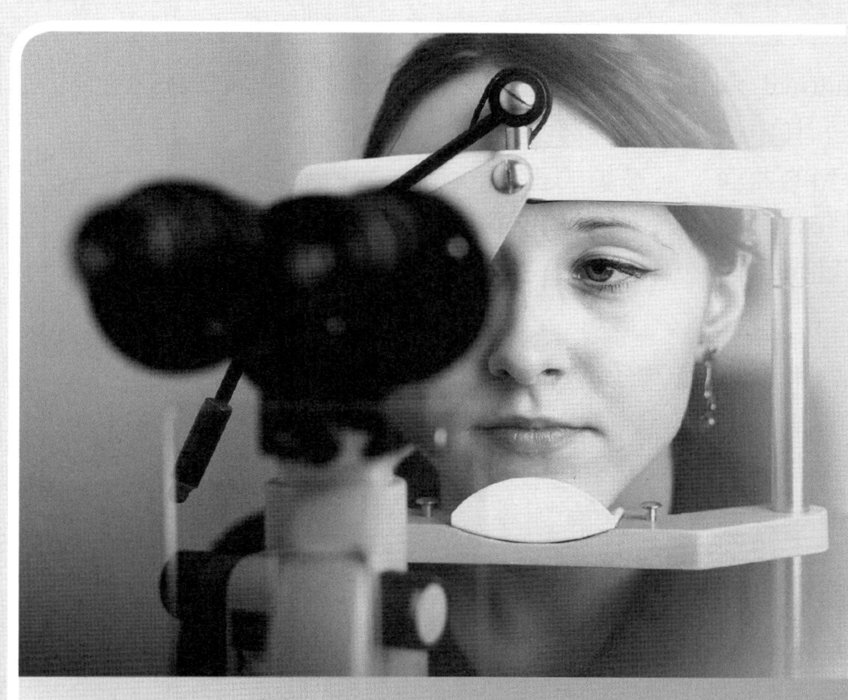

球柱鏡片

Visual Optics

第一節　柱面鏡片

圓柱面(cylindrical surface)是由兩條互相平行的直線裡，其中一條直線繞著另一條直線旋轉所得到的曲面，而被繞的直線稱為圓柱面的軸(axis)（見圖 7-1）。柱面鏡片的前後表面就是由圓柱面與平面構成的鏡片。

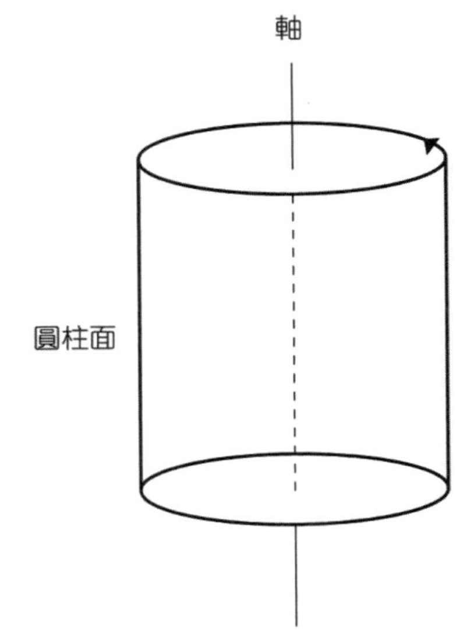

圖 7-1：圓柱面和它的軸。

在柱面上與軸平行的子午線(meridian)都是平的，而與軸垂直的子午線都是一個圓形截弧。平的子午線稱為軸子午線(axis meridian)，而具有圓形截弧的垂直子午線稱為屈光子午線(power meridian)。軸子午線和屈光子午線稱為柱面的主子午線(principal meridian)，如圖 7-2。

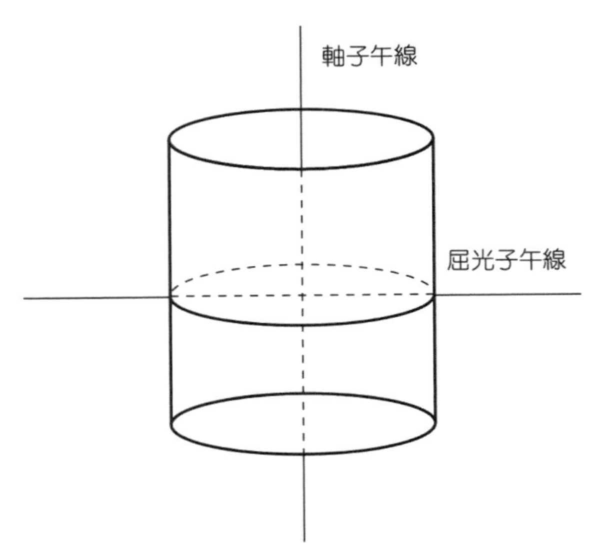

圖 7-2：主子午線：軸子午線和屈光子午線。

假設平行光束通過柱面鏡片時，由於軸子午線方向是平的，所以光線在這個方向上的傳播不會受到改變。然而，在屈光子午線方向上，由於具有圓弧的表面，所以會在這個方向上將光線會聚到某一點或從某一點發散。因為光線在屈光子午線方向上會聚焦到一點或從某一點發散，在該點位置上，軸子午線方向的光線並未收縮成一點，所以在軸子午線方向上會形成一條線影像，如圖 7-3。因此，當平行光束經過柱面鏡片時，最後屈折的結果是形成一條與軸子午線平行的線影像，此線影像稱為焦線(focal line)。具有會聚作用的柱面鏡片在後方形成實焦線，而具有發散作用的柱面鏡片則在前方形成虛焦線。

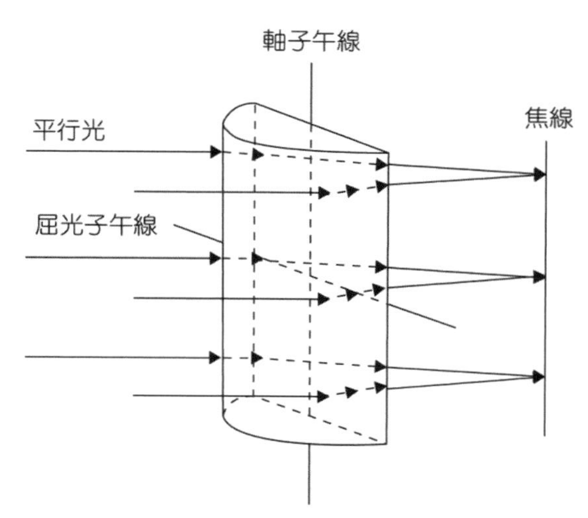

圖 7-3：平行光束經過柱面鏡片的屈折，形成一條與軸子午線平行的線影像（焦線）。

由於軸子午線方向是平的，所以屈光力為零。在屈光子午線方向上是個圓弧，所以屈光力為 $P=\frac{n-1}{r}$，其中 n 是鏡片材質折射率，1 代表空氣折射率，r 是屈光子午線方向上的圓弧曲率半徑。我們將屈光子午線上的屈光力指定為該柱面鏡片的屈光力。例如某柱面鏡片的屈光力為+2.00D，代表該柱面鏡片在屈光子午線方向上有+2.00D 的屈光力。

圖 7-4 將光線通過正柱面鏡片時，分別在軸子午線和屈光子午線方向上的行為表現出來。圖中顯示焦線的位置是由屈光子午線方向上的聚焦位置決定的。雖然軸子午線方向不能決定焦線位置，但是可以決定焦線的長度。一旦焦線位置 v 由屈光子午線方向的計算決定，那麼焦線長度就可以從軸子午線方向上的相似三角形來決定。

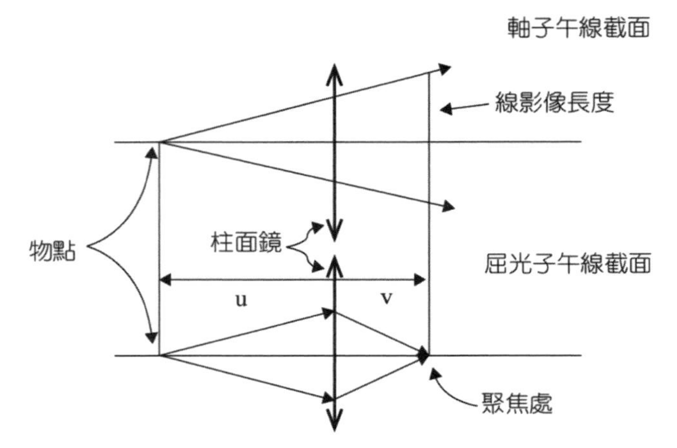

圖 7-4：光線通過正柱面鏡時，分別在軸子午線和屈光子午線方向上的行為。

範例 7-1

一點光源位於具有水平軸的+7.00D 薄柱面鏡片前方的 50cm 處，鏡片直徑為 40mm。請問線影像的位置在哪裡？線影像的方向為何？線影像的長度為多少？

解答

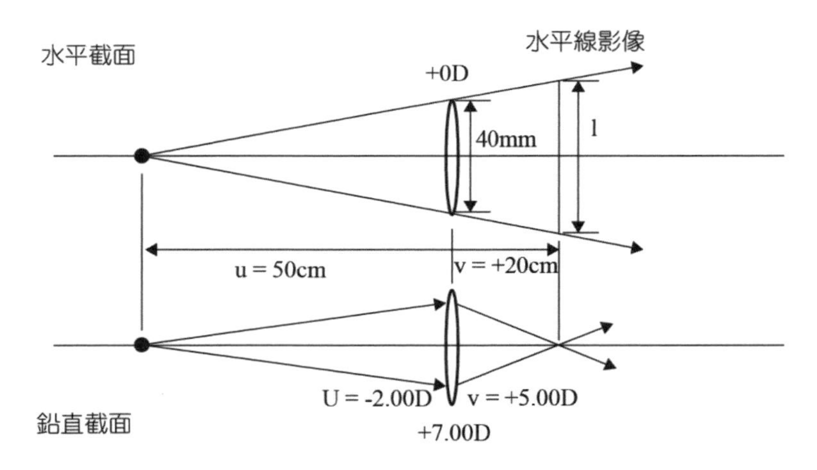

如圖所示。在鉛直截面上，因為屈光力為+7.00D，所以鉛直方向的光線聚焦情形如下：

物距為

$$u = -50\text{cm} = -0.5\text{m}，$$

入射聚散度為

$$U = \frac{1}{-0.5\text{m}} = -2.00\text{D}$$ ，

出射聚散度為

$$V = (+7.00\text{D}) + (-2.00\text{D}) = +5.00\text{D}$$ 。

像距為

$$v = \frac{1}{+5.00\text{D}} = +0.2\text{m} = +20\text{cm}$$ 。

因此，鉛直方向的光線聚焦在鏡後 20cm 處。鉛直方向聚焦形成水平線影像，與軸子午線平行。至於線影像的長度，可由水平截面上所呈現的相似三角形對應邊成比例來得到。假設線影像長度為 l，則有

$$\frac{40\text{mm}}{50\text{cm}} = \frac{l}{70\text{cm}} \rightarrow l = 56\text{mm}$$ 。

故點光源在鏡片後方 20cm 處形成一條長度為 56mm 的水平線影像。

第二節　光學十字與標準軸向記法

Visual Optics

我們經常利用光學十字來描述柱面鏡片在兩個主子午線方向的不同屈光力。例如具有水平軸的+5.00D 柱面鏡片來說，光學十字顯示水平方向上的屈光力為 0.00D，而鉛直方向上的屈光力為+5.00D，如圖 7-5(a)。對於具有鉛直軸的 −10.00D 柱面鏡片而言，光學十字顯示鉛直方向上的屈光力為 0.00D，而水平方向上的屈光力為 −10.00D，如圖 7-5(b)。

在使用柱面鏡片時，當軸子午線方向不同時，對入射光線的屈折情形會不同，因而形成的焦線方向也會不同，因此描述柱面鏡片時必須詳細說明柱面鏡片的軸向和屈光力。

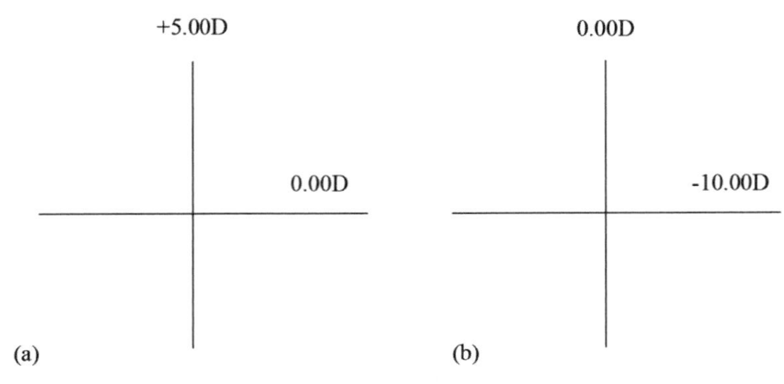

圖 7-5：光學十字：(a)具有水平軸的+5.00D 柱面鏡片，(b)具有鉛直軸的 –10.00D 柱面鏡片。

我們規定以面對被檢查者（也就是病患）的方向來建立軸向描述的座標系統。如圖 7-6 所示，每一條子午線都可以有兩個角度來描述。例如，60°方向的子午線和 240°方向的子午線是同一條子午線。在描述時，我們規定使用較小的角度來描述。所以會以 60°來描述而不是 240°。描述時，單位「°」經常省略。不過水平子午線的描述是個例外，它被標記為 180 而不是 0。

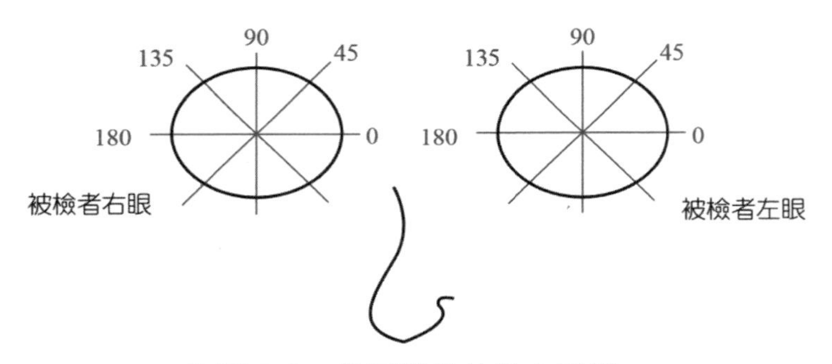

圖 7-6：柱面鏡片的軸向描述。

柱面鏡片的軸向是以軸子午線的方向來描述的。一個具有水平軸的 +10.00D 柱面鏡片記作+10.00DC×180，其中 DC 代表以屈光度(D)表示的柱面屈光力，×表示柱面鏡片的軸，讀作「+10.00DC 軸 180」。其光學十字可以參見圖 7-7。

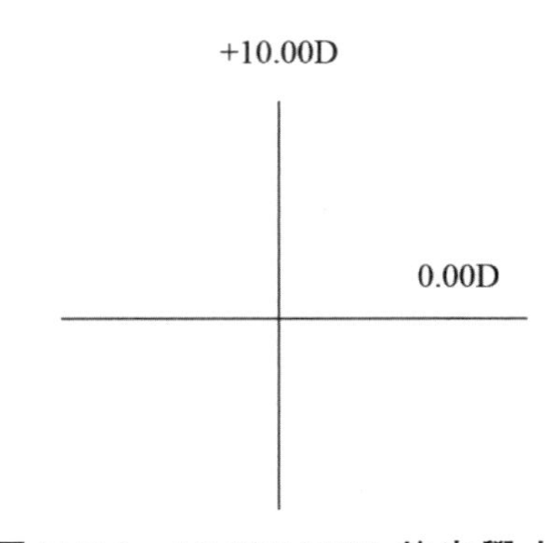

圖 7-7：+10.00×180 的光學十字。

第三節　垂直柱面鏡片組合

Visual Optics

當兩個軸對齊的薄柱面鏡片接觸組合時，可以將兩個柱面鏡片的屈光力直接相加，成為組合之後的總屈光力。例如一個+3.00DC×45 的薄柱面鏡片與一個+2.00DC×45 的薄柱面鏡片組合等於一個+5.00DC×45 的柱面鏡片。其組合結果可以如圖 7-8 用光學十字來表示。

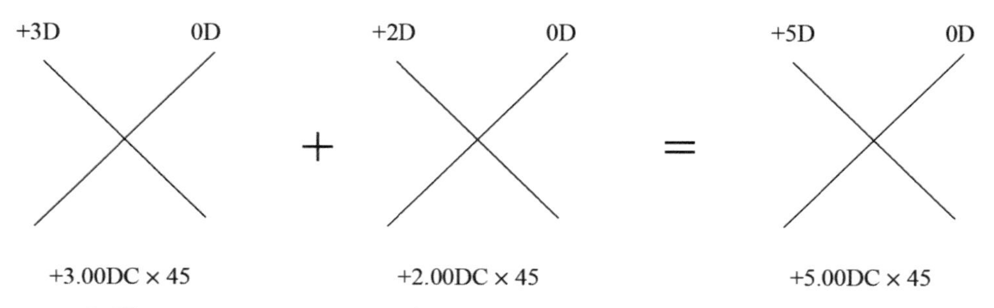

圖 7-8：+3.00DC×45 與+2.00DC×45 組合的光學十字表示。

當兩個軸互相垂直的薄柱面鏡片組合時，其組合結果會是什麼呢？我們以+4.00DC×180 的薄柱面鏡片與一個+2.00DC×90 的薄柱面鏡片之組合來說明。當水平方向的條狀光進入鏡片組合時，+4.00DC×180 不會給與條狀光任何屈光力作用，而+2.00DC×90 會給予+2.00D 的屈光力作用，所以組合鏡片相當於在水平方向上總共給予+2.00D 之屈光力作用。當鉛直方向的條狀光進入鏡片組合時，+4.00DC×180 給與條狀光+4.00D 的屈光力作用，而+2.00DC×90 不會給予任何屈光力的作用，所以組合鏡片相當於在鉛直方向上總共給予+4.00D 之屈光力作用。上述結果可以如圖 7-9 用光學十字來表示。

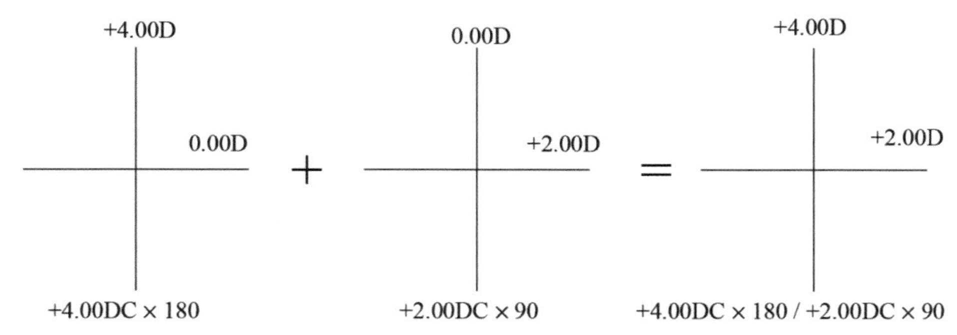

圖 7-9：+4.00DC×180 與+2.00DC×90 組合的光學十字。

光線通過組合鏡片的情形如圖 7-10(a)所示。如果在組合鏡片前方放置一個圓形孔徑控制入射光數量，並且在組合鏡片後方擺設螢幕來顯示光線到達螢幕的情形。當螢幕從組合鏡片後方漸漸往後離開組合鏡片，螢幕上顯示的出射光照亮的圖形，如圖 7-10(b)。若以立體方式來顯線光線通過的情形，則會如圖 7-10(c)所顯示的情形。這樣的立體形式稱為史得姆錐體(Conoid of Sturm)，而兩條線影像之間的距離稱為史得姆區間(interval of Sturm)。每一條子午線方向上的屈光成像情形都可以利用聚散度方程式 $V=P+U$ 來決定。要記得的是：在水平方向的聚焦位置上所形成的是鉛直線影像，在鉛直方向的聚焦位置上所形成的是水平線影像，即在任一主子午線方向的聚焦位置上會形成與其垂直的線影像。

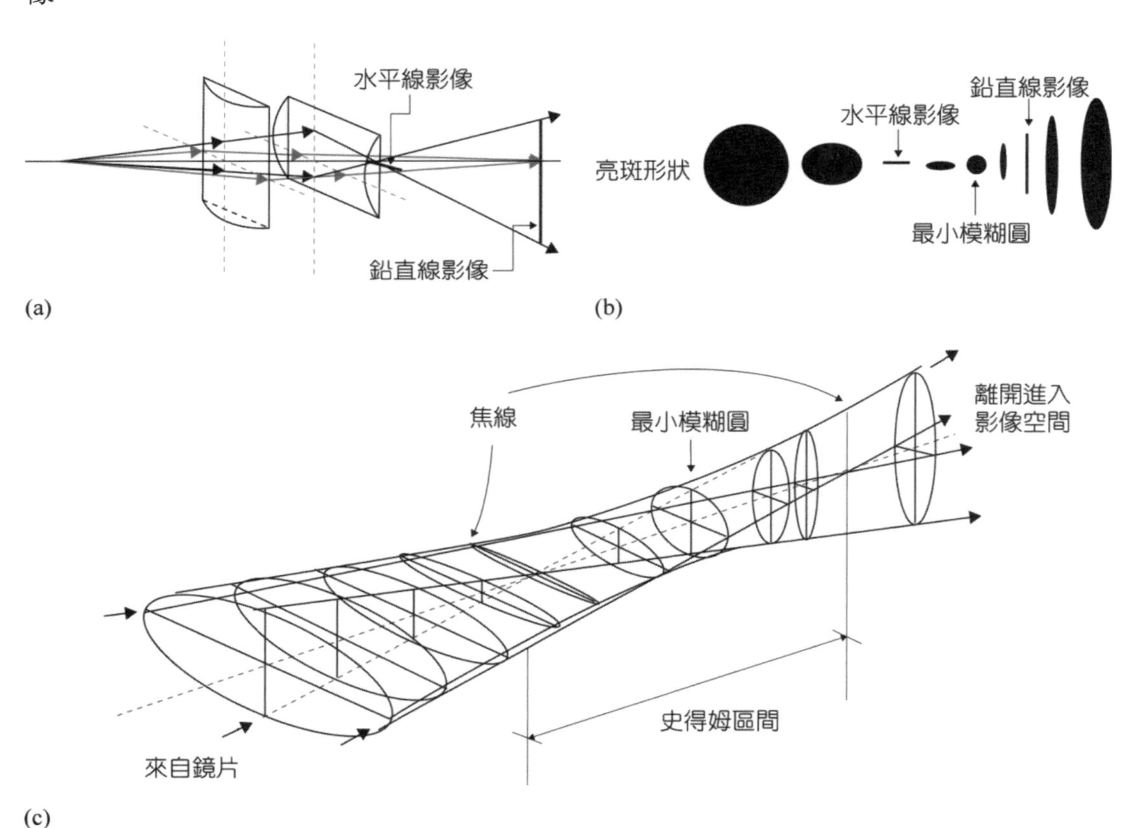

圖 7-10：(a)光線通過組合鏡片之情形；(b)不同距離螢幕上的出射光照亮的圖形；(c)史得姆錐體和史得姆區間。

範例 7-2

一個點光源位於薄球柱鏡片 +6.00DC×120/+4.50DC×30 的前方 40cm 處，找出線影像的位置以及史得姆區間。

解答

以光學十字的方法來處理。

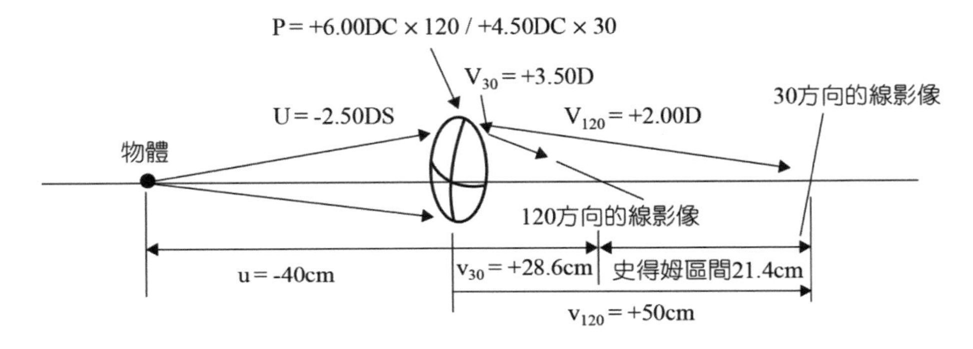

如上圖所示，因為點光源在鏡前 40cm，所以光線到達鏡片的入射聚散度(U)的光學十字為

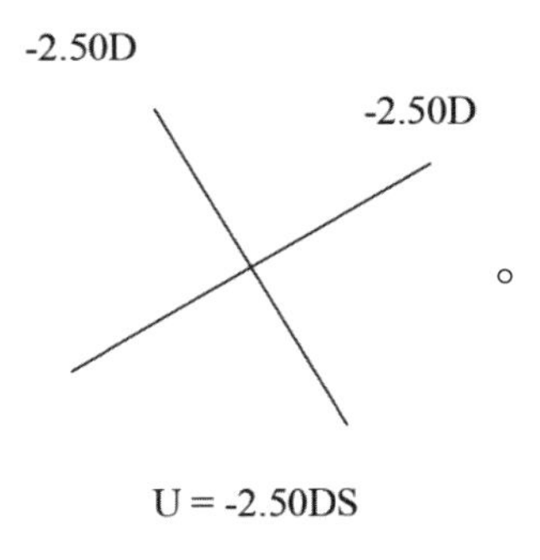

鏡片的屈光力(P)的光學十字為

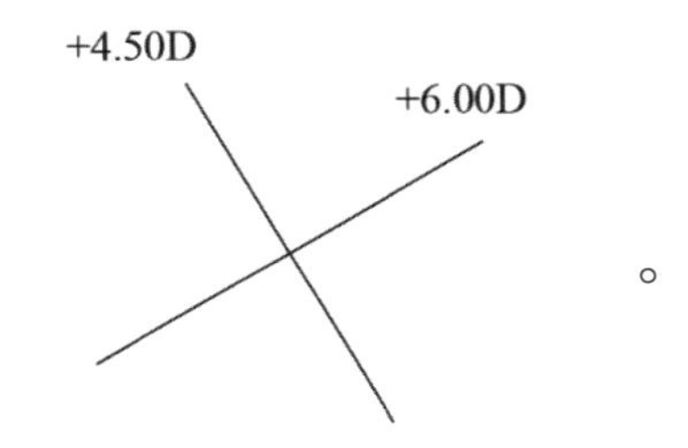

利用聚散度方程式(V = P + U)可得到出射聚散度(V)為

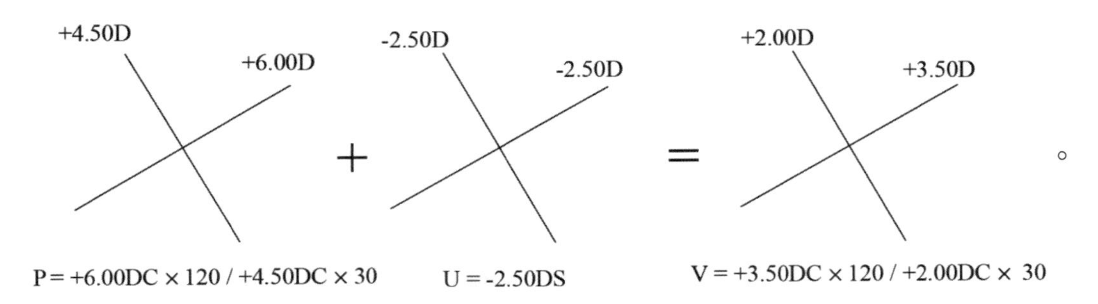

因此，在 30 方向上，光線聚焦在鏡後 28.6cm ($\frac{1}{+3.50D} = +0.286m$)處，形成 120 方向的線影像，而在 120 方向上，光線聚焦在鏡後 50cm ($\frac{1}{+2.00D} = +0.5m$)處，形成 30 方向的線影像。兩條線影像間隔 21.4cm，故史得姆區間為 21.4cm。

如果兩個相同屈光力的柱面鏡片作垂直交叉組合，例如一個+5.00DC×180 的柱面鏡片和一個+5.00DC×90 的柱面鏡片。當平行光線入射時，鉛直與水平方向都會在鏡片後方 20.0cm 處形成線影像，但是兩條線影像的長度皆為零。也就是說，史得姆錐體會塌縮並且在 20.0cm 處形成點影像。最後發現這兩個垂直交叉的+5.00D 柱面鏡片組合的光學性質像是一個+5.00D 的球面鏡片一樣。因此，在近軸近似下，兩個屈光力皆為 P 的垂直交叉薄柱面鏡片，其組合等同於一個屈光力為 P 的球面鏡片，反之亦然。而光學十字可以如圖 7-11 表示。

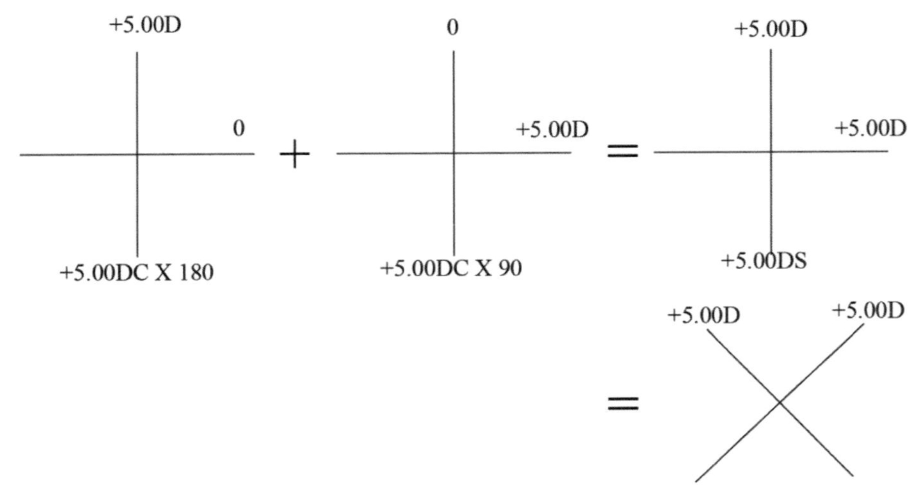

圖 7-11：屈光力相同的垂直交叉柱面鏡片等價於一個相同屈光力的球面鏡片。

第四節　處方轉換

Visual Optics

當一個+5.00D 的球面鏡片與+1.00DC×180 之柱面鏡片組合時，習慣上寫成+5.00DS/+1.00DC×180，其中 DS 和 DC 分別代表球面和柱面的屈光力（度數）。圖 7-12 顯示其組合的光學十字表示。

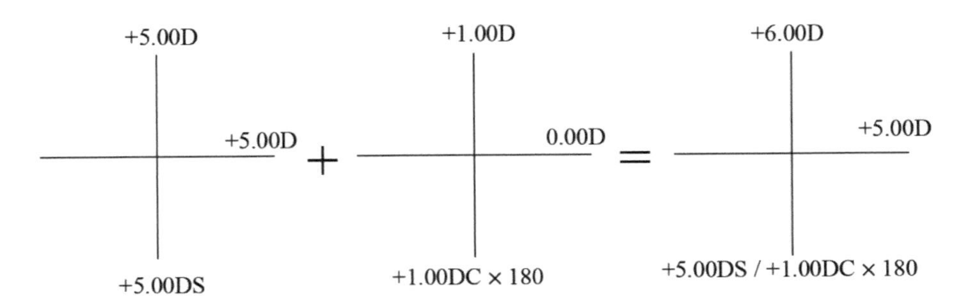

圖 7-12：球面鏡片與正柱面鏡片組合的光學十字表示。

對入射的平行光而言，鉛直子午線上的+6.00D 屈光力會將光線聚焦在+16.7cm 處形成水平線影像，而水平子午線上的+5.00D 屈光力會將光線聚焦在+20.0cm 處形成鉛直線影像。結果，這個球面鏡片和柱面鏡片的組合（球－正柱組合）給出一個史得姆錐體。相同的史得姆錐體也可以利用垂直交叉的柱面鏡片來產生（如圖 7-13），其組合為+6.00DC×180/+5.00DC×90。

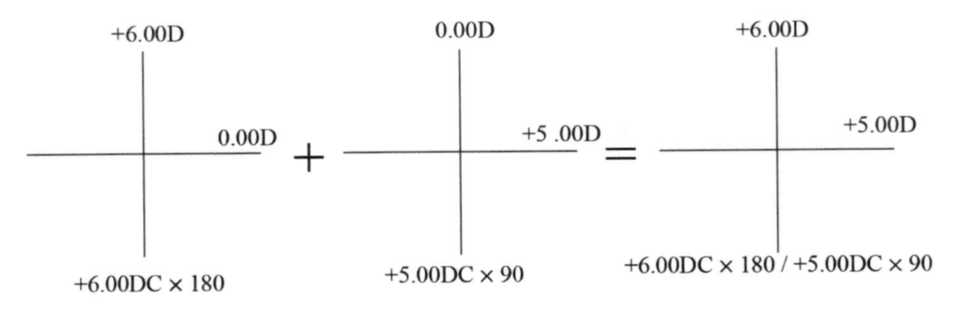

圖 7-13：垂直交叉柱鏡組合的屈光十字表示。

再看另一個也可以得到相同史得姆錐體的球面鏡片和柱面鏡片組合，如圖 7-14 所示。這個組合（球－負柱組合）為+6.00DS/－1.00DC ×90。

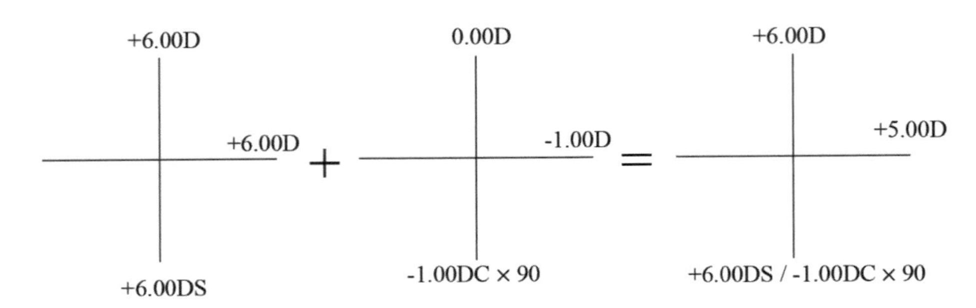

圖 7-14：球面鏡片與負柱面鏡片組合的光學十字組合。

綜合以上結果，下列三個鏡片組合都會給出相同的光學十字以及相同的史得姆錐體：+6.00DC × 180/+5.00DC × 90、+5.00DS/+1.00DC × 180、+6.00DS/ −1.00DC × 90。這結果代表著這三種鏡片組合之間可以互相轉換。底下整理互相轉換的方法：

1. 球－正柱組合與球－負柱組合之互換：

(7-1) $S/C\times\theta \Leftrightarrow \underline{\underline{(S+C)}}/(\underline{\underline{-}}C)\times(\theta\underline{\underline{\pm 90}})$。

2. 球－柱組合轉換成垂直交叉柱鏡組合：

(7-2) $S/C\times\theta \Rightarrow S\times\underline{\underline{(\theta\pm 90)/(S+C)}}\times\theta$。

3. 垂直交叉柱鏡組合轉換成球－柱組合：

(7-3) $C_1\times\theta/C_2\times(\theta\pm 90)\Rightarrow C_1/\underline{\underline{(C_2-C_1)}}\times(\theta\pm 90)$

或是

(7-4) $C_2\times(\theta\pm 90)/C_1\times\theta\Rightarrow C_2/\underline{\underline{(C_1-C_2)}}\times\theta$。

範例 7-3

請完成下列之轉換：

(1) 將+5.00DS/−2.50DC ×60 轉換成球－正柱組合形式。

(2) 將 −2.00DC/−1.00DC ×30 轉換成垂直交叉柱鏡組合形式。

(3) 將 −4.50DC ×180/−6.00DC ×90 轉換成球－負柱組合形式。

解答

做法如下。

(1) $+5.00\text{DS}/-2.50\text{DC}\times 60 \Rightarrow \left[(+5.00\text{D})\underline{\underline{+(-2.50\text{D})}}\right]/\left[\underline{\underline{-}}(-2.50\text{DC})\right]\times(60\underline{\underline{+90}})$

$\Rightarrow +2.50\text{DS}/+2.50\text{DC}\times 150$ 。

(2) $-2.00\text{DS}/-1.00\text{DC}\times 30 \Rightarrow -2.00\text{D}\times(30+90)/\underline{\underline{\left[(-2.00\text{D})+(-1.00\text{D})\right]}}\times 30$

$\Rightarrow -2.00\text{DC}\times 120/-3.00\text{DC}\times 30$ 。

(3) $-4.50\text{DC}\times 180/-6.00\text{DC}\times 90 \Rightarrow -4.50\text{D}/\underline{\underline{\left[(-6.00\text{D})-(-4.50\text{D})\right]}}\times 90$

$\Rightarrow -4.50\text{DS}/-1.50\text{DC}\times 90$ 。

第五節　環曲面鏡片

Visual Optics

史得姆錐體也可以由一個環曲面(toric surface)來產生。所謂環曲面是由一個圓弧曲線圍繞某一軸線所形成的曲面，如圖 7-15 所示。這裡牽涉到兩個曲率半徑：一個是圓弧曲線的曲率半徑，另一個是圓弧的旋繞半徑。若兩者半徑相同，則旋繞所得的環曲面會變成球面。因為屈光力與曲率半徑成反比關係($P=\dfrac{n-1}{r}$)，所以在環曲面上沿著圓弧方向的屈光力和旋繞方向的屈光力不同。當光線通過這種環曲界面時，會形

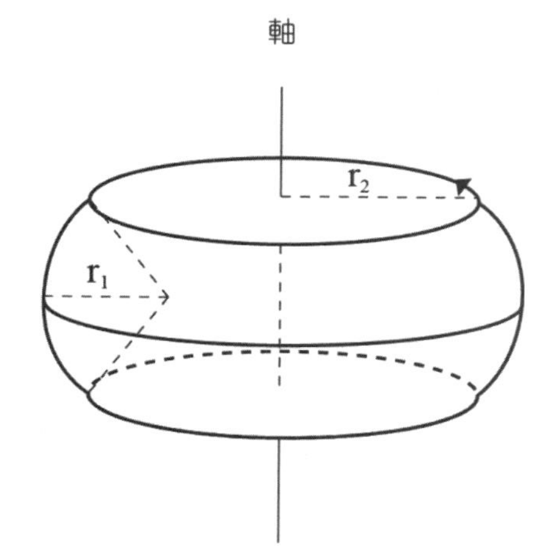

圖 7-15：環曲面形式。

成與垂直交叉柱鏡組合或是球柱組合一樣的史得姆錐體。以一個或多個環曲面製作的鏡片稱作環曲面鏡片或說是球柱鏡片(spherocylindrical lens)。

一般的環曲面鏡片包含一個球面和一個環曲面，依環曲面屈光力的正負情形分為正環曲面鏡片（又稱外散片）以及負環曲面鏡片（又稱內散片）。

正環曲面鏡片的規格描述形式如下：

$$\frac{\text{基弧／正交弧}}{\text{球弧}} \tag{7-5}$$

，

上式中的基弧代表的是環曲面上最平坦方向的屈光力，而正交弧則是與基弧垂直方向上的屈光力。例如 $\frac{+1.00DC\times 90\,/\,+2.00DC\times 180}{-4.00DS}$ 就代表一個正環曲面鏡片，其中前表面的基弧是+1.00DC×90，+1.00D 在水平方向上，而正交弧則是+2.00DC×180，+2.00D 在鉛直方向上。分子的部分也可以寫成球－柱組合的形式 +1.00DS/+1.00DC × 180。這樣很容易看出整個鏡片的屈光力為 −3.00DS/+1.00DC×180，或說是 −2.00DS/−1.00DC ×90。

負環曲面鏡片的規格描述形式如下：

$$\frac{\text{球弧}}{\text{基弧／正交弧}} \tag{7-6}$$

。

例如 $\frac{+5.00DS}{-6.00DC\times 180\,/\,-7.00DC\times 90}$ 就代表一個負環曲面鏡片，其中後表面的基弧是 −6.00DC ×180， −6.00D 在鉛直方向上，而正交弧則是 −7.00DC ×90， −7.00D 在水平方向上。分母的部分也可以寫成球－柱組合的形式 −6.00DS/−1.00DC × 90，所以整個鏡片的屈光力為 −1.00DS/−1.00DC ×90，或說是 −2.00DS/+1.00DC ×180。

範例 7-4

一矯正處方為 − 4.00DS/ − 1.50DC×90，若欲以負環曲面鏡片（內散片）形式製作，並且環曲面上的基弧為 − 5.00D。則此鏡片之規格為何？

解答

首先觀察到柱面屈光力 −1.50D 是環曲面上基弧與正交弧之差，因為基弧選定為 −5.00D，所以正交弧為 −6.50D。因此，環曲面上的規格為

$$-5.00DC\times180/-6.50DC\times90\rightarrow-5.00DS/-1.50DC\times90$$ 。

另外，因為處方是 −4.00DS/ −1.50DC×90，所以在球面屈光力上還必須補上 +1.00D，故整個鏡片的規格為

$$\frac{+1.00DS}{-5.00DC\times180/-6.50DC\times90}$$ 。

利用光學十字檢驗

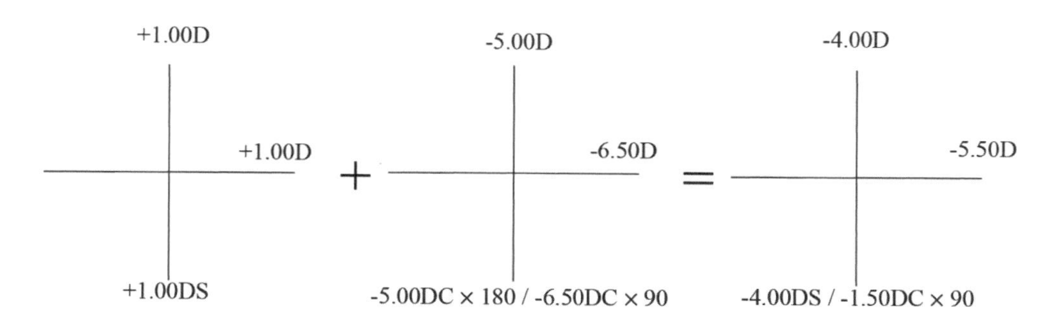

結果正確。

第六節　最小模糊圓和等價球面

Visual Optics

一、最小模糊圓

第三節圖 7-10 顯示的史得姆錐體中，兩條線影線之間有一個小的模糊圓形亮斑圖案，此圓形模糊圖案稱為最小模糊圓(circle of least confusion)。對大部分的影像位置而言，不同線條的不同模糊量是和線條的指向有關的。唯一對所有指向上的模糊量都相同的位置就是在這個最小模糊圓上。對複雜的目標而言，最小模糊圓提供相等的訊息而與指向無關。因此，最小模糊圓被認為是複雜目標的最佳影像位置。

因為最小模糊圓具有上述之特殊意義，所以現在來了解一下最小模糊圓的準確位置。考慮一個直徑為 h 的圓形球柱鏡片。假設在一主子午線方向的出射聚散度為 V_1 而在另一主子午線方向上的出射聚散度為 V_2。圖 7-16 給出在兩個主子午線方向上的截面光線圖。第一條線影像發生在 v_1（即 $\frac{1}{V_1}$）處，而第二條線影像發生在 v_2（即 $\frac{1}{V_2}$）處。

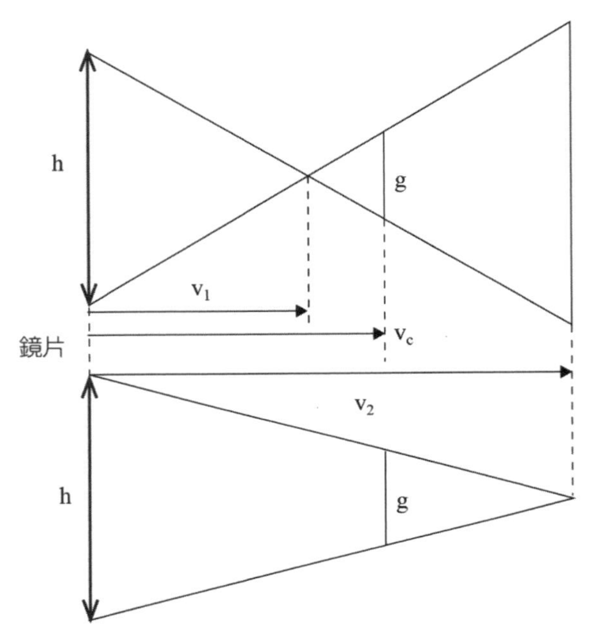

圖 7-16：最小模糊圓的位置與其半徑。

假設最小模糊圓發生在兩條線影像之間的 v_c 位置上，其半徑大小為 g。對每一子午線截面來看，最小模糊圓的半徑都是一樣的，所以由圖 7-16 的相似三角形知，

$$\frac{h}{v_1} = \frac{g}{v_c - v_1} \qquad (7\text{-}7)$$

且

$$\frac{h}{v_2} = \frac{g}{v_2 - v_c} \text{。} \qquad (7\text{-}8)$$

整理上兩式可得

$$(7\text{-}9)\qquad \frac{g}{h}=\frac{v_c-v_1}{v_1}=\frac{v_2-v_c}{v_2}\ 。$$

最後得到

$$(7\text{-}10)\qquad \frac{2}{v_c}=\frac{1}{v_1}+\frac{1}{v_2}\ ，$$

或說

$$(7\text{-}11)\qquad v_c=\frac{2v_1v_2}{v_1+v_2}\ 。$$

若令 V_c 表示最小模糊圓位置相對應的聚散度，也就是令 $V_c=\frac{1}{v_c}$，則(7-11)式可以表示成

$$(7\text{-}12)\qquad V_c=\frac{V_1+V_2}{2}\ 。$$

(7-12)式說明最小模糊圓的位置是在兩條線影像之間的屈光中點上，而屈光中點並不是線性中點。

範例 7-5

薄球柱鏡片+4.50DS/－1.00DC×60 的前方 40.00cm 處有一點光源，請找出兩條線影像以及最小模糊圓的位置。

解答

因為光源在鏡片前方 40.00cm 處，所以入射聚散度為－2.50D。又，球柱鏡片在 60°和 150°方向的屈光力分別為+4.50D 和+3.50D。在 60°方向上，出射聚散度為

$$V_{60}=(+4.50D)+(-2.50D)=+2.00D\ 。$$

聚焦在

$$v_{60}=\frac{1}{+2.00D}=+0.5m=+50.00cm$$ 。

所以在鏡片後方 50cm 處形成 150°方向的線影像。在 150°方向上，出射聚散度為

$$V_{150}=(+3.50D)+(-2.50D)=+1.00D$$ 。

聚焦在

$$v_{150}=\frac{1}{+1.00D}=+1m=+100.00cm$$ 。

所以在鏡片後方 100cm 處形成 60°方向的線影像。最後，最小模糊圓的相應屈光位置為

$$V_c=\frac{V_{60}+V_{150}}{2}=\frac{(+2.00D)+(+1.00D)}{2}=+1.50D$$ ，

所以實際最小模糊圓位置在

$$v_c=\frac{1}{+1.50D}=+0.6667m=+66.67cm$$ 。

或者利用(7-10)式得

$$v_c=\frac{2\times(+50cm)\times(+100cm)}{(+50cm)+(+100cm)}=+66.67cm$$ 。

故最小模糊圓的位置在鏡片後方 66.67cm 處。上述的計算方式也可以直接利用光學十字來完成。

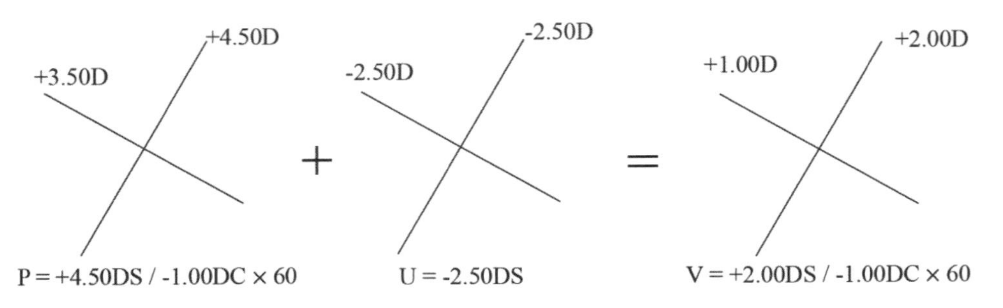

二、等價球面

當入射光線以入射聚散度 U 入射在 $S/C\times\theta$ 的球柱鏡片時，每一條主子午線方向上的出射聚散度 V 等於該子午線方向上的屈光力 P 加上入射聚散度 U，例如 $V_1=(S+C)+U$、$V_2=S+U$。(7-12)式給出最小模糊圓的屈光位置為

$$(7\text{-}13)\qquad V_c=\frac{V_1+V_2}{2}=\frac{(S+C)+U+S+U}{2}=\left(S+\frac{C}{2}\right)+U\ 。$$

前已敘述，對複雜的目標而言，最小模糊圓是球柱鏡片的最佳影像位置。假設有一個球面鏡片也可以使相同的入射光（入射聚散度為 U）聚焦在最小模糊圓的相同位置給出點影像，則此球面鏡片就稱為球柱鏡片的等價球面(spherical equivalent, SpEq)，參見圖 7-17。等價球面(SpEq)的屈光力是球柱鏡片中主子午線屈光力的中間值，所以

$$(7\text{-}14)\qquad SpEq=S+\frac{C}{2}\ 。$$

上式的 SpEq 和球柱鏡片的軸度 θ 無關。對柱面鏡片而言，S 為 0，所以等價球面(SpEq)等於 $\frac{C}{2}$。對球面鏡片而言，C 為 0，所以等價球面(SpEq)只是球面屈光力 S。

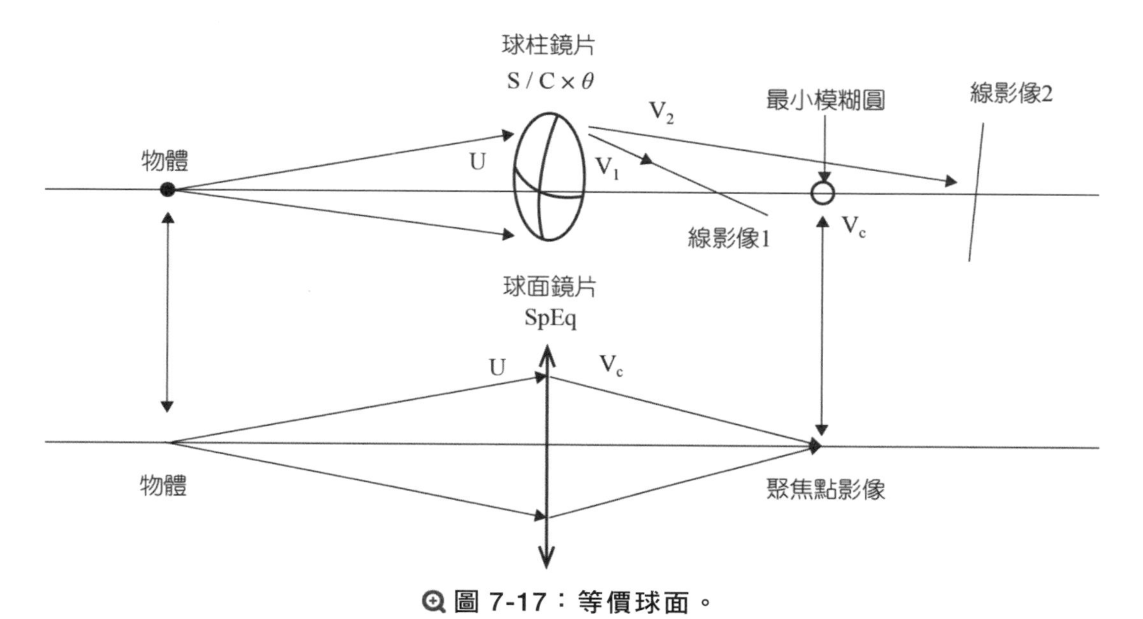

圖 7-17：等價球面。

範例 7-6

若球柱鏡片的屈光力為 −2.50DS/−1.00DC×60，則此鏡片的等價球面(SpEq)為多少？

解答

$$SpEq = S + \frac{C}{2} = (-2.50D) + \frac{-1.00D}{2} = -3.00D \text{。}$$

第七節　斜向屈光力

光學十字表明了球柱鏡片在主子午線方向上的屈光力，但是其他方向的屈光力為何呢？圖 7-18 顯示柱面鏡片上與軸子午線夾 φ 角的斜向上的一條對角曲線。這條曲線和屈光子午線有相同的弧矢距 s，但是弦長為 $2h_\varphi$。當 h_φ 足夠小的時候，其弧矢距近似於

$$(7\text{-}15)\qquad s = \frac{(h_\varphi)^2}{2r_\varphi}\text{，}$$

其中 r_φ 是斜向對角曲線在表面頂點處的曲率半徑。（有關弧矢距的詳細內容請參閱第九章第三節。）而屈光子午線上的弧矢距(s)與其弦長(h)和曲率半徑(r)之關係為

$$(7\text{-}16)\qquad s = \frac{h^2}{2r}\text{。}$$

比較上兩式可得

$$(7\text{-}17)\qquad \frac{(h_\varphi)^2}{2r_\varphi} = \frac{h^2}{2r}\text{。}$$

又從圖 7-18 知

$$(7\text{-}18)\qquad h = h_\varphi \sin\varphi\text{，}$$

所以代入(7-17)式得

(7-19)　$r = r_{\varphi} \sin^2 \varphi$ 。

透過屈光力公式 $P = \frac{n_2 - n_1}{r}$ 可知斜向的屈光力與屈光子午線上的屈光力關係為

(7-20)　$P_{\varphi} = C\sin^2 \varphi$ 。

因此，若柱面鏡片的軸度為 θ，斜向的角度為 α，則在 α 方向上的屈光力為

(7-21)　$P_{\alpha} = C\sin^2(\alpha - \theta)$ 。

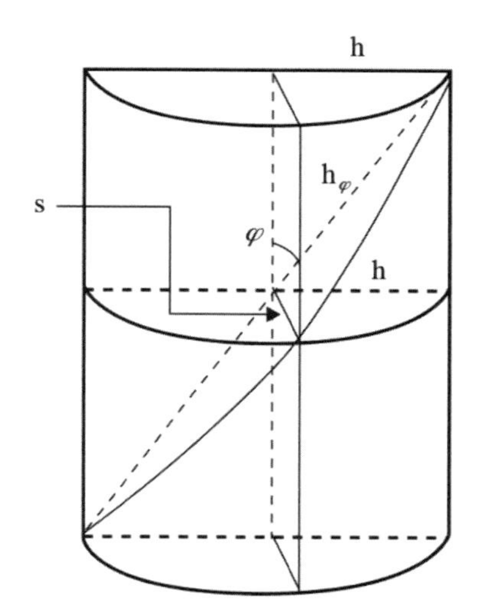

圖 7-18：弧矢距 s 之正柱面鏡片的斜向屈光力。

對球柱鏡片 S/C×θ 而言，則在與軸度 θ 夾 φ 角的斜向 α 角度上的屈光力為

(7-22)　$P_{\alpha} = S + C\sin^2(\alpha - \theta)$ 。

在球柱鏡片 S/C×θ 上，斜向 α 角度上的屈光力為(7-21)式。而與此方向垂直的角度 $(\alpha \pm 90°)$ 上的屈光力為

(7-23)　$P_{\alpha \pm 90°} = S + C\sin^2(\alpha \pm 90° - \theta) = S + C\cos^2(\alpha - \theta)$ 。

將這兩個互相垂直方向上的屈光力相加得到

$$(7\text{-}24)\qquad P_{\alpha}+P_{\alpha\pm90^{\circ}}=\left[S+C\sin^{2}(\alpha-\theta)\right]+\left[S+C\cos^{2}(\alpha-\theta)\right]=2S+C\text{ 。}$$

所以對球柱鏡片而言，互相垂直的兩個方向上的屈光力總合為一個定值，稱為尤拉常數(Euler constant)。尤拉常數剛好是該球柱鏡片等價球面的 2 倍，換句話說，尤拉常數（或說等價球面）是球柱鏡片的一個不變量。

範例 7-7

對 $-4.00\text{DS}/-1.00\text{DC}\times30$ 的球柱鏡片而言，在水平和鉛直方向的屈光力分別為多少？

解答

水平方向的屈光力為

$$P_{0}=(-4.00\text{D})+(-1.00\text{D})\times\sin^{2}(0^{\circ}-30^{\circ})=-4.25\text{D}\text{ 。}$$

鉛直方向的屈光力為

$$P_{90}=(-4.00\text{D})+(-1.00\text{D})\times\sin^{2}(90^{\circ}-30^{\circ})=-4.75\text{D}\text{ 。}$$

兩個方向的屈光力相加得 -9.00D，符合尤拉常數的結果。

第八節　斜向交叉組合

Visual Optics

當兩個柱面鏡片組合，軸的方向沒有對齊也沒有互相垂直時，就屬於斜向交叉組合。這個時候無法利用光學十字相加來得到結果。事實上，根據柱面鏡片斜向屈光力的概念，兩柱面鏡片的組合，相當於將所有方向上的屈光力加總起來，再從加總結果找出最大屈光力和其方向，以及最小屈光力和其方向，就可以知道組合的結果。這樣的做法相當於向量的加總。底下就介紹二倍角向量加成法的處理方式。

假設兩柱面鏡片分別為 $C_1 \times \theta_1$ 以及 $C_2 \times \theta_2$。我們在直角坐標系上以二倍角的方式畫出代表兩柱面鏡片的向量，如圖 7-19，其中向量的長度代表柱面鏡片的屈光力。

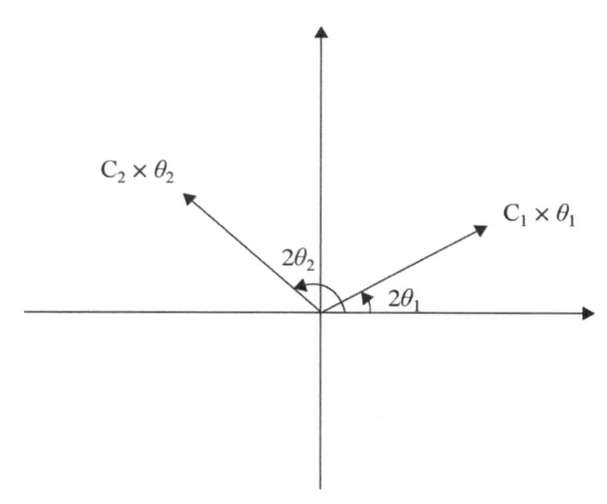

圖 7-19：柱面鏡片的二倍角向量表示。

組合時，即做向量相加，所以畫出兩向量的平行四邊形，對角線即為組合之後的柱面鏡片向量，如圖 7-20。$C_1 \times \theta_1$ 的水平和鉛直組成分別為 $C_1 \cos 2\theta_1$、$C_1 \sin 2\theta_1$，而 $C_2 \times \theta_2$ 的水平和鉛直組成分別為 $C_2 \cos 2\theta_2$、$C_2 \sin 2\theta_2$。分別加總，則水平組成為

(7-25) $$C_x = C_1 \cos 2\theta_1 + C_2 \cos 2\theta_2$$，

鉛直組成為

(7-26) $$C_y = C_1 \sin 2\theta_1 + C_2 \sin 2\theta_2$$。

因此，組合之後的柱面屈光力為

(7-27) $$C_r = \sqrt{(C_1)^2 + (C_2)^2}$$，

並且向量與水平線的夾角為

(7-28) $$2\alpha = \tan^{-1}\left(\left|\frac{C_y}{C_x}\right|\right)$$。

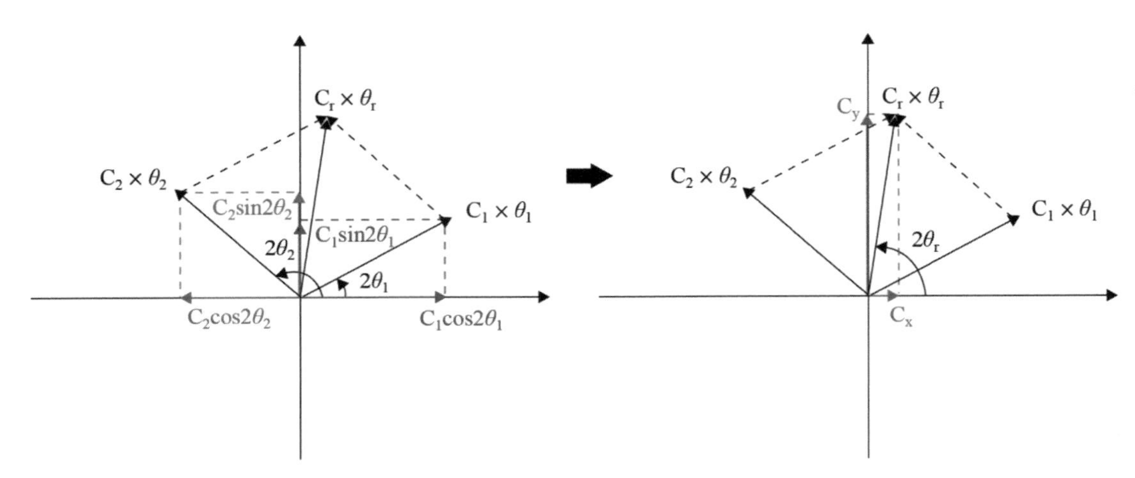

圖 7-20：斜向交叉組合的二倍角向量加成法。

組合柱面鏡片的實際二倍角度還要看組合向量是在第幾象限來決定。若組合向量在第一象限，則組合柱面鏡片的實際二倍角度為

(7-29) $2\theta_r = 2\alpha$ 。

若組合向量在第二象限，則組合柱面鏡片的實際二倍角度為

(7-30) $2\theta_r = 180° - 2\alpha$ 。

若組合向量在第三象限，則組合柱面鏡片的實際二倍角度為

(7-31) $2\theta_r = 180° + 2\alpha$ 。

若組合向量在第四象限，則組合柱面鏡片的實際二倍角度為

(7-32) $2\theta_r = 360° - 2\alpha$ 。

另外，因為柱面鏡片具有等價球面（即尤拉常數）的不變量，所以兩柱面鏡片的等價球面相加的結果在組合之後仍保持不變，即組合之後的等價球面為 $\frac{C_1 + C_2}{2}$ 。此結果不一定等於 $\frac{C_r}{2}$ ，也就是說，兩鏡片組合之後會產生新的球面度數，即

(7-33) $S_r = \frac{C_1 + C_2 - C_r}{2}$ 。

故最後組合結果為 $S_r / C_r \times \theta_r$。範例 7-8 會以表格方式來顯示二倍角向量加成法的實際操作過程。

範例 7-8

求兩柱面鏡片 5.00DC×30 和 −2.00DC×90 的組合結果。

解答

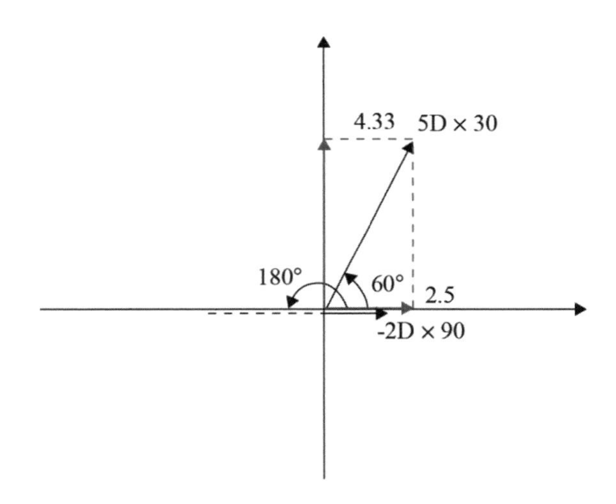

如上圖。

	鏡片	等價球面 $S+\frac{C}{2}$	水平組成 $C\cos 2\theta$	鉛直組成 $C\sin 2\theta$
	5.00DC×30	2.50	$5\times\cos(2\times 30°)=2.5$	$5\times\sin(2\times 30°)=4.33$
+)	−2.00DC×90	−1.00	$-2\times\cos(2\times 90°)=2$	$-2\times\sin(2\times 90°)=0$
	$S_r / C_r \times \theta_r$	$S_r+\frac{C_r}{2}=+1.50$	$C_x=+4.5$	$C_y=+4.33$

將水平組成和鉛直組成的加總結果畫於直角坐標系上，如下圖。
組合之柱面鏡片屈光力為

$$C_r=\sqrt{4.5^2+4.33^2}=+6.24$$ 。

向量與水平線的夾角為

$$2\alpha = \tan^{-1}\left(\frac{+4.33}{+4.5}\right) = 44^\circ \text{ 。}$$

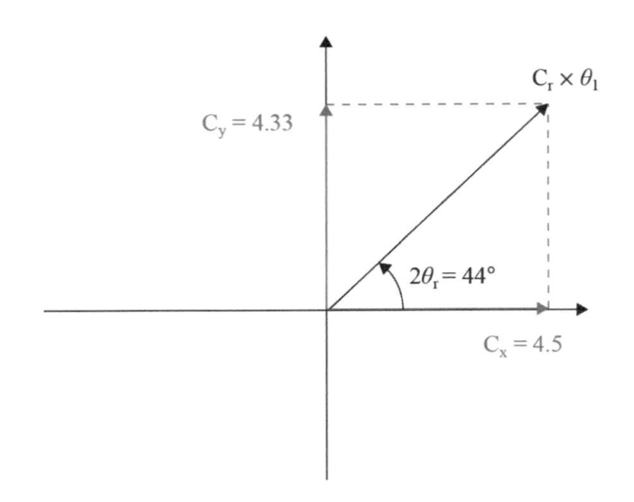

因為組合向量在第一象限，所以組合柱面鏡片的實際二倍角度為

$$2\theta_r = 44^\circ \rightarrow \theta_r = 22^\circ \text{ 。}$$

最後，新的球面度數為

$$S_r = (+1.50D) - \left(\frac{+6.24D}{2}\right) = -1.62D \text{ 。}$$

故組合結果為 $-1.62DS / +6.24DC \times 22$ ，或轉換成 $+4.62DS / -6.24DC \times 112$ 。

若是兩個球柱鏡片 $S_1 / C_1 \times \theta_1$ 和 $S_2 / C_2 \times \theta_2$ 作斜向交叉組合，則只要求出 $C_1 \times \theta_1$ 和 $C_2 \times \theta_2$ 的斜向交叉組合結果 $(S_r / C_r \times \theta_r)$ ，再將球面度數加上，就可以得到組合結果為

$$(7\text{-}34) \qquad (S_1 + S_2 + S_r) / C_r \times \theta_r \text{ 。}$$

自我練習

一、選擇題

( ) 01. 當平行光通過 +2.00DC×60的柱面鏡片時，形成的線影像在哪個子午線方向上？ (A)水平方向 (B)鉛直方向 (C) 60 方向 (D) 150 方向。

( ) 02. 一柱面鏡片 +5.00DC×180，若點光源在鏡片前方 50cm 處，所形成的線影像在哪裡？方向為何？ (A)鏡前 33.3cm，水平方向 (B)鏡後 33.3cm，水平方向 (C)鏡後 33.3cm，鉛直方向 (D)鏡前 33.3cm，鉛直方向。

( ) 03. 如果柱面鏡片前方 40cm 處的點光源在鏡片後方 20cm 處形成 60 方向的線影像，則柱面鏡片為下列何者？ (A) +7.50DC×120 (B) +5.00DC×60 (C) +2.50DC×60 (D) +7.50DC×60。

( ) 04. 有一點狀物體在薄圓柱透鏡(cylindrical lens)前 25cm，薄圓柱透鏡是 +8.00DC×90，下列何者正確？ (A)距離透鏡 25cm 處有水平線成像 (B)距離透鏡 12.5cm 處有水平線成像 (C)距離透鏡 25cm 處有垂直線成像 (D)距離透鏡 12.5cm 處有垂直線成像。

( ) 05. 有一點狀物體在薄圓柱透鏡(cylindrical lens)前 100cm，薄圓柱透鏡是 +3.00DC×090，下列何者正確？ (A)距離透鏡 25cm 處有水平線成像 (B)距離透鏡 50cm 處有水平線成像 (C)距離透鏡 25cm 處有垂直線成像 (D)距離透鏡 50cm 處有垂直線成像。

( ) 06. 平行光通過某柱面鏡片後，形成虛焦線在鏡前 50cm 處且方向在 120 方向，則柱面鏡片為下列何者？ (A) +2.00DC×120 (B) –2.00DC×60 (C) +2.00DC×60 (D) –2.00DC×120。

( ) 07. 若點光源在 50mm 的柱面鏡片前方 50cm 處，發現成像在鏡後 20cm 處，則此線影像的長度為多少？ (A) 20mm (B) 50mm (C) 70mm (D) 80mm。

( ) 08. 若 50mm 的 +6.00DC×90柱面鏡片在其鏡片前方 50cm 處有一點光源，則鏡片所形成的線影像長度為多少？ (A) 50mm (B) 60mm (C) 75mm (D) 90mm。

(　) 09. 假設某 40mm 的柱面鏡片將鏡前某個點光源在鏡後 40cm 處形成一條長度為 90mm 的線影像，則該點光源離鏡片多少距離？ (A) 32cm (B) 50cm (C) 40cm (D) 90cm。

(　) 10. 有關 −3.00DC×45 柱面鏡片的描述，下列何者正確？ (A)在 45 方向上有-3.00D 的屈光力 (B)在 135 方向上有 −3.00D 的屈光力 (C)在 45 方向上有 3.00D 的屈光力 (D)在 135 方向有 3.00D 的屈光力。

(　) 11. 有一柱面鏡片，軸的方向與 30 方向夾 60°，則鏡片最大屈光力的方向可能在 (A) 60° (B) 30° (C) 180° (D) 150°。

(　) 12. 有一柱面鏡片，最大屈光力方向與 60 方向夾 15°，則軸的方向可能在 (A) 60° (B) 135° (C) 45° (D) 90°。

(　) 13. 電腦驗光得到一處方為 −2.50DS / −0.75DC×060，以光學十字標示法來看，下列敘述何者正確？ (A) −2.50DS 在軸度 060 度上，−0.75DS 在軸度 150 度上 (B) −2.50DS 在軸度 060 度上，−3.25DS 在軸度 150 度上 (C) −3.25DS 在軸度 060 度上，−2.50DS 在軸度 150 度上 (D) −0.75DS 在軸度 060 度上，−2.50DS 在軸度 150 度上。

(　) 14. −4.00DS / −1.00DC×060，用光學十字標示法表示，在角度 150 度之屈光度數，下列何者正確？ (A) −4.00DS (B) −5.00DS (C) −6.00DS (D) −8.00DS。

(　) 15. −2.00DC×90 與 +6.00DC×90 組合的結果為何？ (A) +4.00DC×90 (B) +8.00DC×90 (C) +8.00DC×180 (D) +4.00DC×180。

(　) 16. +3.00DC×90 與 +4.00DC×180 組合之後的光學十字為下列何者？

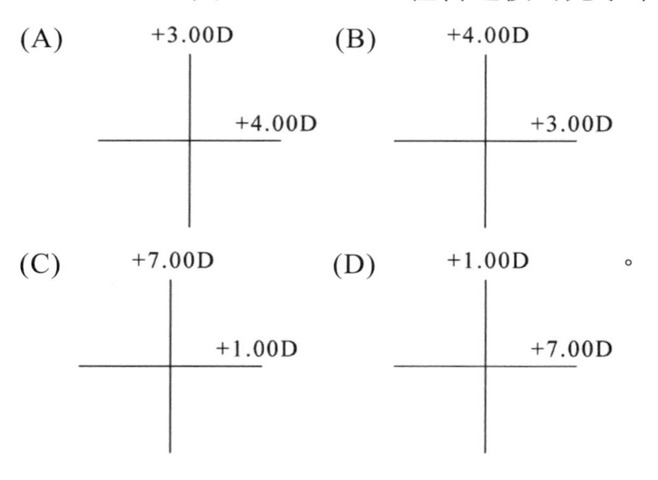

( ) 17. 當 –2.00DS 球面鏡片與 +4.00DC×90 的柱面鏡片組合，其光學十字是下列何者？

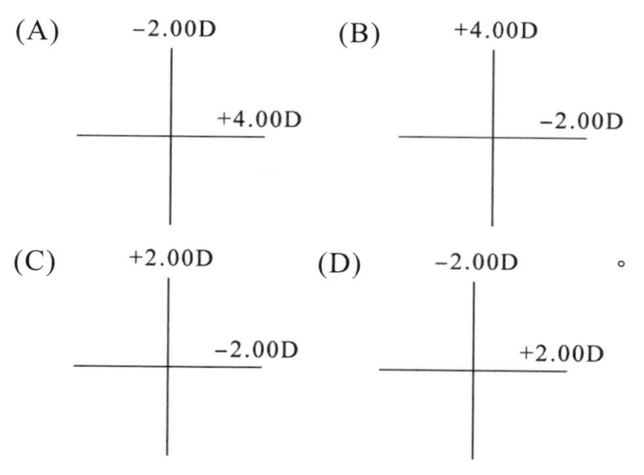

。

( ) 18. 當 +2.00DS 與 –1.00DC×180 組合時，在 180 方向上的屈光力為何？ (A) +2.00D (B) +1.00D (C) –1.00D (D) +3.00D。

( ) 19. 如果 –2.00DC×60 與 +5.00DC×150 組合，則 150 方向的屈光力為何？ (A) –2.00D (B) +5.00D (C) +3.00D (D) +7.00D。

( ) 20. 當 +1.50DS 與 +3.25DC×30 組合時，主子午線向屈光力為何？ (A) 120 方向屈光力為+1.50D (B) 30 方向屈光力為+3.25D (C) 120 方向屈光力為+4.75D (D) 30 方向屈光力為+1.75D。

( ) 21. 用插片式驗光方法，視網膜鏡檢影在矯正工作距離後，在 45 軸度得到的屈光度是 –4.00DS，而在 135 軸度得到的屈光度是 –6.00DS。寫成正式的處方為 (A) –4.00DS / –6.00DC×045 (B) –4.00DS / –2.00DC×135 (C) –6.00DS / –2.00DC×135 (D) –4.00DS / –2.00DC×045 。

( ) 22. 用球面計(lens measure or lens gauge)測試一片鏡片在前弧 180 軸度得到+3.00D 而在 90 軸度得到+1.50D；後弧得到 –5.00D，則鏡片的處方為何？ (A) +3.00DS / –2.00DC×090 (B) –2.00DS / +1.50DC×090 (C) –2.00DS / –1.50DC×180 (D) +3.00DS / –1.50DC×090 。

( ) 23. 當+3.00DS 與 –1.50DC×180 組合時，若物體在前方 100cm 處，則線影像位置分別在 (A)鏡後 50cm 和 200cm (B)鏡後 50cm 和鏡前 200cm (C)鏡前 50cm 和鏡後 200cm (D)鏡後 50cm 和 100cm。

( ) 24. 對 $+2.50DS/-1.00DC\times180$ 的球柱鏡片而言，前方 50cm 處有一點光源，則鉛直線影像的位置在鏡後的哪裡？ (A) 50cm (B) 100cm (C) 150cm (D) 200cm。

( ) 25. 當平行光通過 $+7.25DS/-2.25DC\times180$ 鏡片時，有關所形成的線影像敘述，下列何者正確？ (A)水平線比垂直線靠近鏡片 (B)水平線比垂直線遠離鏡片 (C)水平線在鏡片前方 (D)垂直線在鏡片前方。

( ) 26. 物體位於透鏡前 25cm，透鏡屈光度是 $+10.00DS/-3.00DC\times180$，則水平線(horizontal line)成像距離透鏡多少 cm？ (A) 16.7 (B) 25.0 (C) 30.0 (D) 33.3。

( ) 27. 假設 $+2.00DC\times60/+4.00DC\times150$ 的鏡片組合之前 100cm 處有一點光源，則最接近組合鏡片的線影像在哪裡？並且在哪個方向上？ (A)鏡後 100cm，60 方向 (B)鏡後 33.3cm，150 方向 (C)鏡後 100cm，150 方向 (D)鏡後 33.3cm，60 方向。

( ) 28. 對 $+3.50DS/+1.00DC\times90$ 的球柱鏡片而言，離鏡片最近的線影像在哪個方向？ (A)水平方向 (B)鉛直方向 (C)45 度方向 (D)60 度方向。

( ) 29. 假設 $+5.00DC\times45/+8.00DC\times135$ 的鏡片組合之前 50cm 處有一點光源，則離組合鏡片較遠的線影像在哪裡？並且在哪個方向上？ (A)鏡後 16.7cm，45 方向 (B)鏡後 33.3cm，135 方向 (C)鏡後 16.7cm，135 方向 (D)鏡後 33.3cm，45 方向。

( ) 30. 在 $+2.50DS/+1.00DC\times180$ 的透鏡前 50cm 處有一個點狀物體，離透鏡較遠的線影像與透鏡的距離為何？ (A) 200cm (B) 133.3cm (C) 83.3cm (D) 66.7cm。

( ) 31. 在 $+3.50DS/+1.50DC\times180$ 的透鏡前 40cm 處有一個點狀物體，最靠近透鏡的成像線與透鏡的距離為何？ (A) 25cm (B) 33cm (C) 40cm (D) 100cm。

( ) 32. 一點光源位於眼鏡處方：$+3.00DS/+1.00DC\times90$ 前 40cm 處，其成像中較靠近眼鏡的影像為 (A)鏡後 67cm 的水平線 (B)鏡後 67cm 的鉛直線 (C)鏡後 50cm 的水平線 (D)鏡後 50cm 的垂直線。

( ) 33. 有一未知度數的透鏡，當平行光線由左側進入時，以屏幕於透鏡右側 25cm 處可見 60°有一線成像；將屏幕移至透鏡右側 66.7cm 處，見 150°有一線成像。該透鏡度數應為何？

(A) +4.00DS / +1.50DC×060　(B) +4.00DS / +1.50DC×150
(C) +4.00DS / −2.50DC×150　(D) +4.00DS / −2.50DC×060。

(　) 34. 有一未知度數的透鏡，當平行光線由左側進入時，以屏幕於透鏡右側 20cm 處可見 60°有一線呈像；將屏幕移至透鏡右側 40cm 處，見 150°有一線呈像。該透鏡度數應為何？
(A) +5.00DS / +2.50DC×060　(B) +5.00DS / +2.50DC×150
(C) +5.00DS / −2.50DC×060　(D) +2.50DS / +2.50DC×060。

(　) 35. 當平行光經過一片未知鏡片時，發現在鏡後 40cm 處有一條 45 方向的線影像，並且在鏡後 66.7cm 處有另一條 135 方向的線影像，則此鏡片的屈光力為　(A) +2.50DS / +1.50DC×45　(B) +2.50DS / +1.50DC×135　(C) +1.50DS / +1.00DC×135　(D) +2.50DS / −1.00DC×135。

(　) 36. 假設 +2.00DS / +2.00DC×180 的鏡片前方 66.7cm 處有一點光源，則其史得姆區間為何？　(A) 160cm　(B) 100cm　(C) 66.7cm　(D) 33.3cm。

(　) 37. 有一點光源在 +5.00DS / +1.00DC×180 前方 33.3cm 處，請問史得姆區間為何？　(A) 33.3cm　(B) 16.7cm　(C) 40cm　(D) 20cm。

(　) 38. 一個光點位在 +4.00DS / +2.00DC×060 鏡片前 50 公分處，其成像的史坦姆間隔(interval of Sturm)為何？　(A) 25.0cm　(B) 33.3cm　(C) 50.0cm　(D) 66.7cm。

(　) 39. 一點光源位於處方為：+5.00DS / −1.00DC×060 的眼鏡前 50cm 處，其成像的史坦姆間格(interval of Sturm)為何？　(A) 16.7cm　(B) 25.0cm　(C) 33.3cm　(D) 66.7cm。

(　) 40. 一點光源位於處方為：+4.00DS / −1.50DC×180 的眼鏡前 50 cm 處，其成像的史坦姆間格(interval of Sturm)為何？　(A) 40.0cm　(B) 50.0cm　(C) 150.0cm　(D) 200.0cm。

(　) 41. +2.00DS / −1.00DC×180 可以轉換成下列何者？
(A) +2.00DS / +1.00DC×90　(B) −2.00DS / +1.00DC×90
(C) +1.00DS / +1.00DC×90　(D) +2.00DC×90 / −1.00DC×180。

(　) 42. −2.00DS / −2.50DC×60 可以轉換成下列何者？
(A) −4.50DS / +2.50DC×120　(B) −2.00DC×150 / −4.50DC×60
(C) +2.50DS / +2.00DC×150　(D) −4.50DS / +2.50DC×30。

( ) 43. 將 −4.25DS / −0.75DC × 90 轉變為正圓柱透鏡形式，應為下列何者？
(A) −3.50DS / −1.50DC × 180 (B) −3.50DS / −0.75DC × 180
(C) −5.00DS / +0.75DC × 90 (D) −5.00DS / +0.75DC × 180 。

( ) 44. 將 +5.00DS / −3.00DC × 90 轉變為柱面+柱面形式，應該為下列何者？
(A) +2.00DC × 090 / +3.00DC × 180 (B) +5.00DC × 180 / +2.00DC × 90
(C) +2.00DC × 090 / +3.00DC × 180 (D) +3.00DC × 090 / +2.00DC × 180 。

( ) 45. 將 +3.25DS / −0.75DC × 030 轉變為正圓柱透鏡形式，應為下列何者？
(A) +3.25DS / +0.75DC × 120 (B) +4.00DS / +0.75DC × 030
(C) +2.50DS / +0.75DC × 120 (D) +4.00DS / +0.75DC × 120 。

( ) 46. 對 +4.00DS / −3.00DC × 42 的球柱鏡片而言，找出等價的垂直交叉柱面鏡片組合？ (A) +1DC × 132 / +4DC × 42 (B) +1DC × 42 / +4DC × 132 (C) −1DC × 42 / −4DC × 132 (D) −1DC × 132 / −4DC × 42 。

( ) 47. 將 +2.50DS / −1.50DC × 090 轉變為柱面+柱面形式，應該為下列何者？
(A) +2.50DC × 090 / −1.50DC × 180 (B) +2.50DC × 090 / −1.00DC × 180
(C) +2.50DC × 090 / +1.00DC × 180 (D) +2.50DC × 180 / +1.00DC × 090 。

( ) 48. 已知一處方為 +2.00DC × 180 / +3.00DC × 90，則下列何者具有等效的光學性質？ (A) +2.00DS / +3.00DC × 180 (B) +3.00DS / −1.00DC × 180 (C) +2.00DS / −1.00DC × 90 (D) +3.00DS / +2.00DC × 90 。

( ) 49. +2.50DC × 45 / −2.50DC × 135 可以轉換成下列何者？
(A) +2.50DS / −5.00DC × 135 (B) −2.50DC × 135
(C) +2.50DS / −2.50DC × 135 (D) +2.50DS / −4.50DC × 45 。

( ) 50. 當 −2.25DC × 180 與 +1.75DC × 090 兩柱面鏡片重疊在一起，與下列何者具有等效的光學特性？
(A) −2.25DS / +1.75DC × 090 (B) −2.25DS / −0.50DC × 090
(C) −2.25DS / +4.00DC × 180 (D) +1.75DS / −4.00DC × 180 。

( ) 51. +3.25DC × 60 與 +3.25DC × 150 組合結果為 (A) +3.25DS / −3.25DC × 90 (B) −3.25DS / +6.50DC × 60 (C) −3.25DS / +6.25DC × 150 (D) +3.25DS 。

( ) 52. +2.50DS / −0.50DC × 090 與 +2.25DS / +0.50DC × 180 兩個薄透鏡疊加，效果等同下列何者？ (A) +4.75DS (B) +5.25DS / −1.50DC × 090 (C) +5.25DS / −1.00DC × 090 (D) +4.75DS / −1.00DC × 180 。

(　) 53. −1.25DS / −0.50DC×030 與 +2.50DS / +0.75DC×120 兩個薄透鏡疊加，效果等同下列何者？
(A) +1.25DS / +0.25DC×030　(B) +3.75DS / −1.25DC×120
(C) +0.75DS / +1.25DC×120　(D) +0.50DS / −1.25DC×120。

(　) 54. 下列選項中，有一項的光學特性與其他三項不同，請問是哪一項？
(A) +2.50DC×015 / −0.50DC×105　(B) +2.50DS / −0.50DC×015
(C) +2.50DC×105 / +2.00DC×015　(D) +2.00DS / +0.50DC×105。

(　) 55. 用插片式驗光方法，視網膜鏡檢影在矯正工作距離後，在 45 軸度得到的屈光度是 +5.00D，而在 135 軸度得到的屈光度是 +2.50D。寫成正式的處方為　(A) +5.00DS / +2.50DC×045　(B) +5.00DS / −2.50DC×045　(C) −2.50DS / +5.00DC×135　(D) +2.50DS / −5.00DC×045。

(　) 56. 以右圖光學十字轉換為眼鏡處方為下列何者？
(A) +5.50DS / −3.00DC×090
(B) +8.50DS / +3.00DC×090
(C) +8.50DS / −3.00DC×180
(D) +5.50DS / −3.00DC×180。

+5.50D
+8.50D

(　) 57. 如右圖之光學十字，下列何者為其處方？
(A) +5.00DS / −2.00DC×180
(B) +3.00DS / +2.00DC×090
(C) +5.00DS / −2.00DC×090
(D) +3.00DS / +5.00DC×180。

+5.00D
+3.00D

(　) 58. 下列敘述何者正確？(A)外散片的前表面為正屈光力的球面　(B)外散片的正交弧為負屈光力　(C)內散片的後表面為負屈光力的球面　(D)內散片的正交弧在後表面。

(　) 59. 假設某環曲面鏡片前表面為 +4.00DS，後表面為 −6.00DC×30 / −7.00DC×120，則此鏡片為
(A) −2.00DS / −1.00DC×30的正環曲面鏡片
(B) −2.00DS / −1.00DC×120的負環曲面鏡片
(C) +4.00DS / −1.00DC×30的負環曲面鏡片
(D) +2.00DS / −1.00DC×120的負環曲面鏡片。

( ) 60. 假設某環曲面鏡片前表面為 +10.00DC×180 / +12.00DC×90，後表面為 –6.00DS，則此鏡片為 (A) +4.00DS / +2.00DC×90 的正環曲面鏡片 (B) +4.00DS / +2.00DC×180 的負環曲面鏡片 (C) –6.00DS / +2.00DC×180 的負環曲面鏡片 (D) +2.00DS / +4.00DC×90 的負環曲面鏡片。

( ) 61. 假設某球柱鏡片處方 –5.00DS / –1.00DC×180，若欲製成環曲面基弧為 –7.00D 的內散片，則鏡片的球弧為多少？ (A) +1.00DS (B) +2.00DS (C) +3.00DS (D) +4.00DS。

( ) 62. 假設某球柱鏡片處方 +2.00DS / –0.50DC×90，若欲製成球弧為 +6.00DS 的內散片，則鏡片環曲面上的基弧為多少？ (A) –4.50DC×180 (B) –4.00D×90 (C) –4.50DC×90 (D) –4.00DC×180。

( ) 63. 假設某球柱鏡片處方 –2.50DS / –1.00DC×60，若欲製成球弧為 –5.00DS 的外散片，則鏡片的正交弧為多少？ (A) +2.50DC×60 (B) +2.50DC×150 (C) +3.50DC×150 (D) +3.50DC×60。

( ) 64. 處方為 –2.50DS / –1.00DC×90，則轉換成基弧 –5.00D 的環曲面形式，則 (A)正交弧為+2.50DC (B)球弧為+3.50DS (C)正交弧為+3.50DC (D)球弧為+2.50DS。

( ) 65. 量測鏡片，其前表面最高及最低屈光度測量結果分別為+3.50DS 與 +6.00DS，後表面屈光度量測值為 –4.00DS，在不考慮鏡片厚度下，下列何者為此鏡片的屈光度？ (A) +3.50DS / +2.50DC (B) –0.50DS / +2.50DC (C) +6.00DS / –2.50DC (D) +3.50DS / +2.00DC。

( ) 66. 一個球柱鏡片可能形成的最佳影像位在 (A)兩條線影像的正中間 (B)兩條線影像的屈光中點 (C)較高屈光力的子午線所形成的影像位置 (D)較低屈光力的子午線所形成的影像位置。

( ) 67. +4.00DS / –1.00DC×60 前方 40cm 處有一點光源，其最小模糊圓在哪裡？ (A) 40cm (B) 50cm (C) 67cm (D) 100cm。

( ) 68. 一點光源位於處方為：+2.00DS / +2.00DC×180 的眼鏡前 100cm 處，則其形成的最小模糊圈(circle of least confusion)的位置應距離透鏡多遠？ (A) 20cm (B) 25cm (C) 33cm (D) 50cm。

( ) 69. 一點光源放置於 +3.50DS / –1.00DC×120 的透鏡前 50cm，則其形成的最小模糊圈(circle of least confusion)的位置應距離透鏡多遠？ (A) 33cm (B) 50cm (C) 67cm (D) 100cm。

( ) 70. 某鏡片規格為 +3.00DS / –2.00DC × 90，則遠物的最小模糊圓位置在何處？ (A)鏡後 33.3cm (B)鏡後 100cm (C)鏡後 66.7cm (D)鏡後 50cm。

( ) 71. 十字(cross)物體位於透鏡前 40cm，透鏡屈光度是 +6.25DS / –1.00DC × 180，最小模糊圈(circle of least confusion)距離透鏡多少 cm？ (A) 30.8cm (B) 25.0cm (C) 33.3cm (D) 26.7cm。

( ) 72. 無限遠處的平行光經過一處方為 +5.00DS / –1.00DC × 090 的球柱面透鏡時，下列敘述何者正確？ (A)光線會在透鏡後 20cm 處匯聚成一水平焦線 (B)光線會在透鏡後 20cm 處匯聚成一垂直焦線 (C)光線會在透鏡後 35cm 處形成最小模糊圈(circle of least confusion) (D)史得姆間隔為 25cm。

( ) 73. 下列敘述何者錯誤？ (A)鏡片後表面為球面而前表面為環曲面的鏡片為正散光鏡片 (B)最常被應用於製作散光鏡片的是環曲面鏡片 (C)當點光源離球柱鏡片足夠遠時，兩條直線影像會聚焦到同一位置 (D)散光鏡片的最小模糊圓位於兩條直線影像的屈光中點，而不是正中央。

( ) 74. 對 +4.50DS / +1.00DC × 30 的球柱鏡片而言，前方 40cm 處有一點光源，則離鏡片最遠的線影像和最小模糊圓的距離是多少？ (A) 40cm (B) 33.3cm (C) 50cm (D) 10cm。

( ) 75. 對 +2.00DS / +0.50DC × 60 的球柱鏡片而言，等價球面為 (A) +2.00D (B) +2.25D (C) +1.25D (D) +1.75D。

( ) 76. –1.50DS / +2.00DC × 135 的等效球面度數(spherical equivalent)為何？ (A) +3.00D (B) –1.00D (C) –0.50D (D) +0.50D。

( ) 77. +5.50DS / –2.00DC × 055 等效球面度數(spherical equivalent)為何？ (A) +3.50D (B) +0.25D (C) +4.50D (D) +5.00D。

( ) 78. 處方 +1.50DS / –0.75DC × 120。此處方的等價球面為 (A) +1.12D (B) +1.00D (C) +0.75D (D) +0.50D。

( ) 79. –2.00DS / –1.00DC × 030 與 –4.00DS / –1.50DC × 150 兩個薄透鏡疊加，組合後的等價球面為多少？ (A) –8.50D (B) –7.25D (C) –4.75D (D) –2.50D。

( ) 80. 下列何者的等價球面與其他三者的不同？
(A) −2.50DS / −1.00DC×180 (B) −2.25DS / −1.50DC×060
(C) −5.00DS / +4.00DC×090 (D) −4.50DS / −1.50DC×135 。

( ) 81. 球柱鏡片前方 50cm 處有一物體，其透過鏡片成像後，最小模糊圓在鏡片後方 40cm 處，則此鏡片的等價球面為多少？ (A) +4.50D (B) +4.00D (C) +2.00DS (D) +2.50DS。

( ) 82. 對 +5.00DS / +2.00DC×60 的球柱鏡片而言，在水平方向上的屈光力為 (A) +6.50D (B) +6.00D (C) +5.00D (D) +5.50D。

( ) 83. 如果一個鏡片度數為 +3.50DS / −2.00DC×090，則此鏡片在 30 軸度的屈光力(power)是多少？ (A) +2.00D (B) +2.50D (C) +3.00D (D) +3.50D。

( ) 84. 如果一個鏡片度數為 −2.00DS / −1.00DC×090，則此鏡片在 60 度方向的屈光力(power)是多少？ (A) −2.25D (B) −2.375D (C) −2.50D (D) −2.75D。

( ) 85. 當 +1.50DC×60 與 +3.50DC×30 組合時，水平方向的屈光力為何？ (A) +1.50D (B) +3.25D (C) +2.00D (D) +1.75D。

二、計算題

01. 一個點光源位於薄球柱鏡片 +4.00DS / −1.00DC×90 的前方 50cm 處，找出
   (1) 兩條線影像的位置；
   (2) 史得姆區間；
   (3) 最小模糊圓位置；
   (4) 該鏡片的等價球面。

02. 一矯正處方為 −2.50DS / −1.00DC×180，若欲以正環曲面鏡片(外散片)形式製作，並且環曲面上的基弧為+5.00D。則此鏡片之規格為何？

03. 對 +5.00DS / −1.00DC×90 的球柱鏡片而言，在 30°方向的屈光力為多少？

04. 求兩柱面鏡片 +2.00DC×60 和 −5.00DC×90 的組合結果。

05. 請完成下列之轉換：

(1) 將 –2.00DS / –1.50DC × 45 轉換成球—正柱組合形式。

(2) 將 +1.50DS / –1.00DC × 60 轉換成垂直交叉柱鏡組合形式。

(3) 將 +5.00DC × 180 / +2.50DC × 90 轉換成球—負柱組合形式。

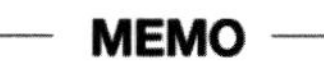

CH 08

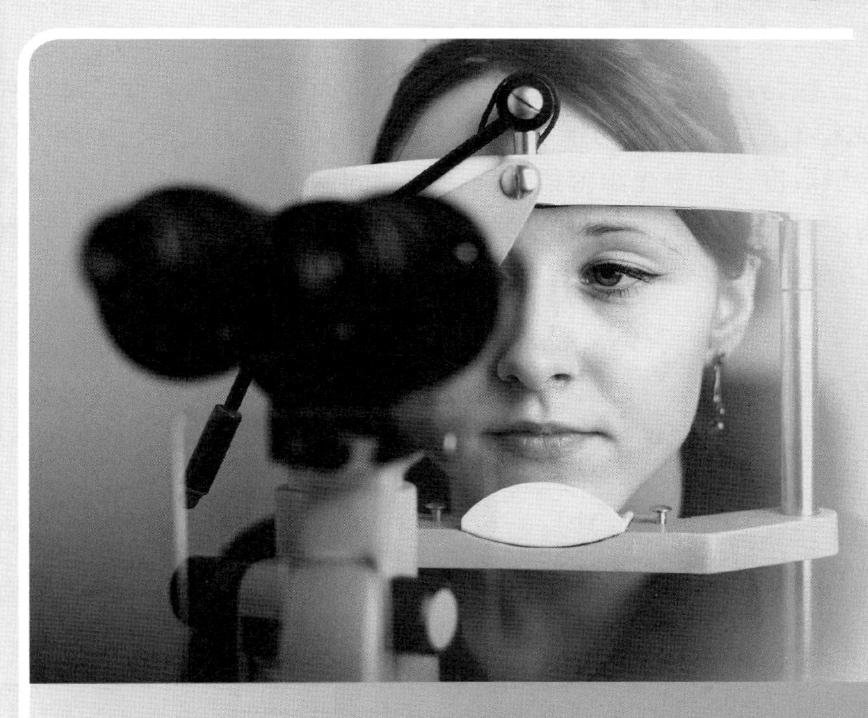

稜鏡與鏡片的稜鏡效應

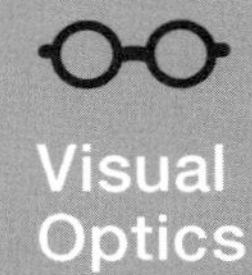

Visual Optics

第一節　稜鏡的光學性質
第二節　薄稜鏡的稜鏡度
第三節　基底方向
第四節　稜鏡的分解與組合
第五節　稜鏡效應
第六節　鏡片光心的偏移
第七節　稜鏡有效性

第一節　稜鏡的光學性質

所謂稜鏡，一般是指三稜鏡，由兩個不平行的平面和第三個底面形成，如圖 8-1 所示。光線通常由不平行的兩個平面通過。由於兩個表面都是平面，所以不改變光線的聚散度，但是光線傳播方向仍是受到偏折。離開稜鏡的出射光線與進入稜鏡的入射光線在傳播方向的差異稱為偏向角(deviation angle)。稜鏡的偏向角可以透過折射定律來求出，見範例 8-1。

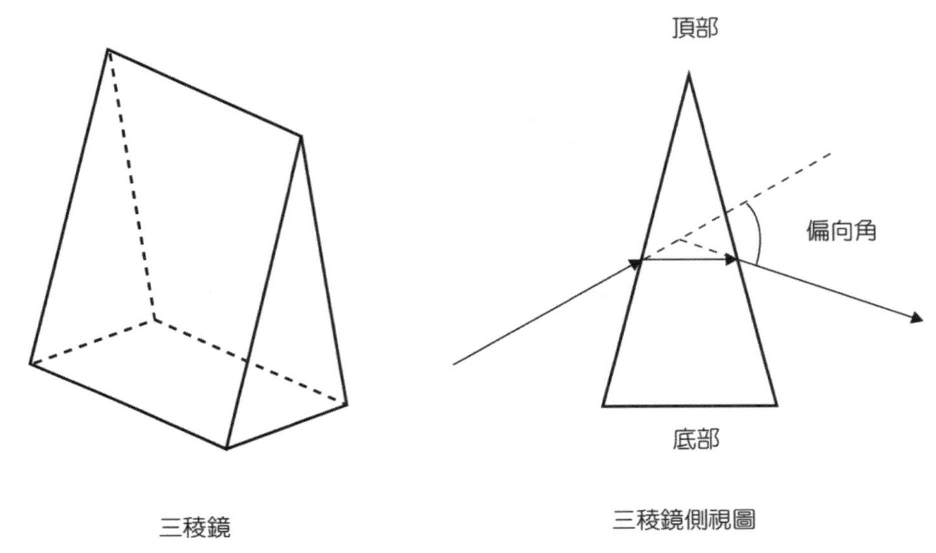

圖 8-1：三稜鏡與其偏向角。

範例 8-1

空氣中的一個稜鏡，材質折射率為 1.5，頂角為 45°。若光線從法線下方 60° 的角度入射時，偏向角是多少？

解答

參見下圖。

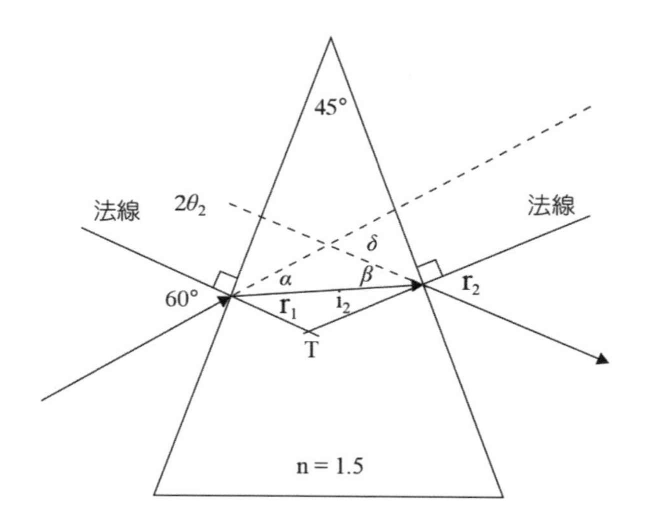

因為入射角為 60°，所以經過第一表面後之折射角為

$$1\times\sin 60° = 1.5\times\sin r_1 \rightarrow r_1 = \sin^{-1}\left(\frac{1\times\sin 60°}{1.5}\right) = 35.3° \text{。}$$

由於 $r_1 + i_2 + \angle T = 180°$ 並且 $45° + \angle T = 180°$（四邊形扣除兩個直角），所以 $r_1 + i_2 = 45°$。當光線傳遞至第二表面時，入射角為

$$i_2 = 45° - 35.3° = 9.7° \text{。}$$

則經第二表面折射之後，最後的折射角為

$$1.5\times\sin 9.7° = 1\times\sin r_2 \rightarrow r_2 = \sin^{-1}(1.5\times\sin 9.7°) = 14.6° \text{。}$$

因為偏向角 δ 為三角形的外角，所以有 $\alpha + \beta = \delta$。然後利用 $\alpha + r_1 = 60°$、$\beta + i_2 = r_2$ 及 $r_1 + i_2 = 45°$ 可得到

$$\delta = 60° + r_2 - 45° = 15° + 14.6° = 29.6° \text{。}$$

所以偏向角為 29.6°。

從範例可以看見，空氣中的光線通過稜鏡之後會往稜鏡的底部方向偏折。若稜鏡前方有一物體，其發出的光線經過稜鏡之後都會向底部偏折，結果造成一個偏向頂部的虛像。當眼睛透過稜鏡觀看物體時，眼睛實際上看的是稜鏡所形成的虛像，所以眼睛要向稜鏡的頂部方向旋轉。

即使具有相同頂角的稜鏡，不同角度的入射光線會有不同的偏向角。圖 8-2 顯示偏向角和入射角度之關係，並且同時呈現不同頂角的稜鏡之偏向角行為。從圖形上可以發現，每一個偏向角都對應到兩種入射角度，利用光的可逆性可以知道，這兩個角度互為入射角度和出射角度。同時，每一個稜鏡的偏向角都會有一個最小值，剛好發生在入射角度和出射角度一樣的時候。（注意，最小偏向角並不是發生在垂直入射的角度）

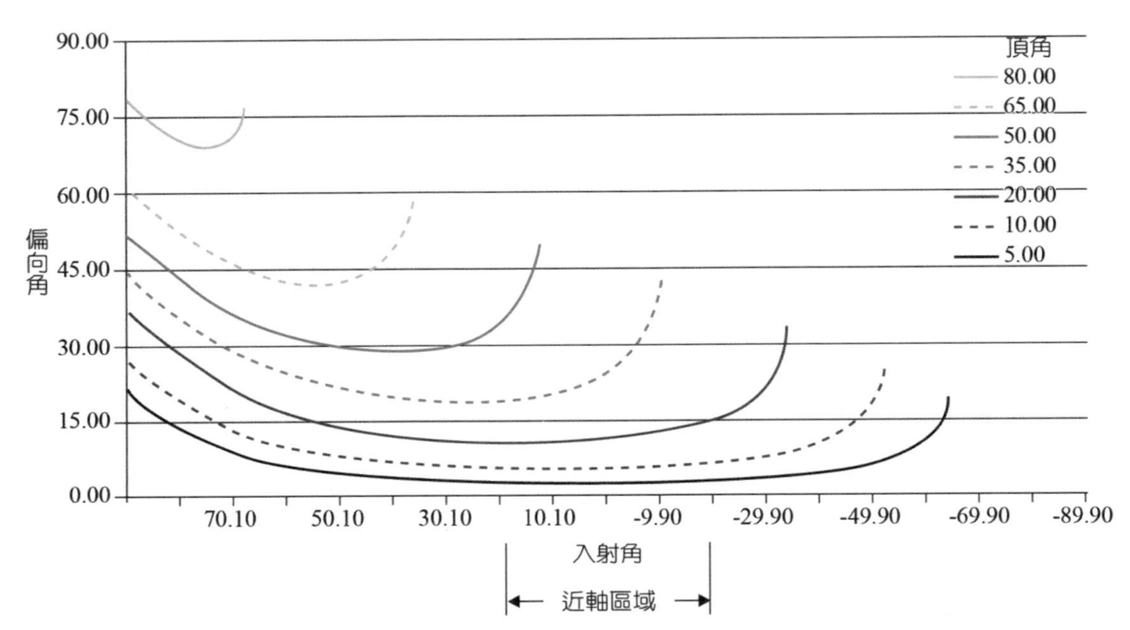

圖 8-2：不同頂角之三稜鏡的稜鏡偏向角對應不同入射角的曲線圖。

當稜鏡頂角角度一直增加時，整個偏向角的曲線圖形會向左上方收縮，表示入射光線能夠穿透稜鏡的入射角度範圍變小。依據這種想法類推，稜鏡的頂角最後會到達只讓一條光線穿透稜鏡的角度。超過這個頂角角度的稜鏡，任何的入射光線都會在第二個平面發生全反射的現象。當稜鏡頂角減少時，偏向角的曲線圖形會漸漸往下方移動並且向右平坦化，使得最小偏向角會趨向垂直入射時的偏向。

另外，對固定的稜鏡頂角角度而言，當稜鏡材質折射率增加時也會增加稜鏡的偏向，其行為也是使偏向角曲線圖形往左上方收縮。

當稜鏡的頂角角度變得非常小並且光線穿越稜鏡內部厚度時所產生的效應可以忽略時，這種稜鏡就稱為薄稜鏡。由偏向角的曲線圖形可以知道，入射光線若屬於近軸光線，則偏向角會趨向一個定值並且和最小偏向角近似。薄稜鏡的近軸偏向角為

$$\delta = (n-1)A \quad (8\text{-}1)$$

其中 δ 代表偏向角，n 是稜鏡材質的折射率，A 是稜鏡的頂角角度。

範例 8-2

對頂角 5°的稜鏡 (n = 1.5) 而言，近軸薄稜鏡的偏向角為何？

解答

利用(8-1)式可得

$$\delta = (1.5-1) \times 5^\circ = 2.5^\circ$$ 。

所以偏向角為 2.5°。

第二節　薄稜鏡的稜鏡度

Visual Optics

每個稜鏡對光線的偏折程度不同，我們可以測量在稜鏡後方螢幕上光線的橫向偏移距離來了解稜鏡的屈光能力。稜鏡的屈光力可以用稜鏡度(prism diopter)來描述，其定義為在稜鏡後方 100cm 處，光線橫向偏移的公分數。例如，若光線在稜鏡後方 100cm 處的橫向偏移距離有 5cm，則該稜鏡具有 5 個稜鏡度，符號記作 5^Δ，如圖 8-3 所示。

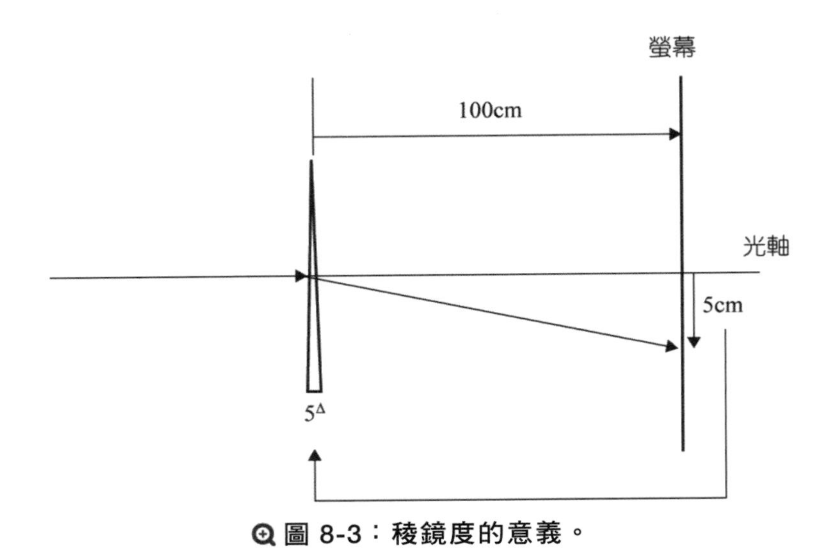

圖 8-3：稜鏡度的意義。

若測量距離不在 100cm 處而是在其他距離（比如 xcm），此時所觀察到的偏向為 ycm，則該稜鏡之稜鏡度可以透過相似三角形來得到（參見圖 8-4）

(8-2) $$Z = 100 \times \frac{y}{x}$$ 。

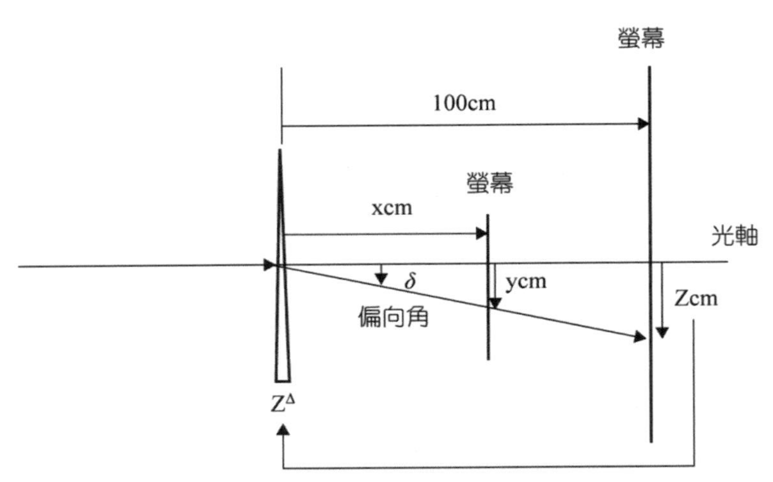

圖 8-4：任意距離測量稜鏡的偏向距離與稜鏡度之關係。

另外，從圖 8-4 可以看到稜鏡的稜鏡度也可以由偏向角 δ 來得到

(8-3) $$Z = 100\tan\delta$$ 。

範例 8-3

在離稜鏡 150cm 的螢幕上，光被偏移向下 12cm。請問稜鏡的屈光力為何？

解答

如圖所示。

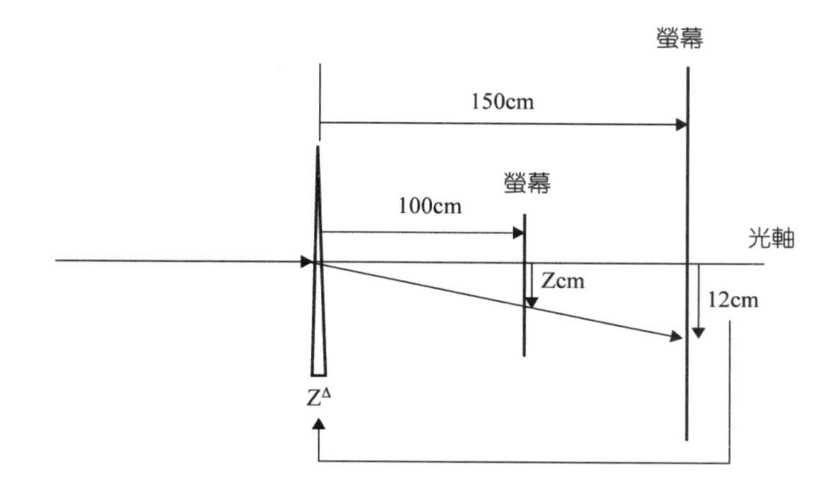

$$\frac{Z}{100}=\frac{12}{150}\rightarrow Z=100\times\frac{12}{150}=8^{\Delta}$$ 。

稜鏡屈光力為 8^{Δ} 。

範例 8-4

範例 8-2 中的稜鏡具有多少稜鏡度？

解答

已知偏向角為 $\delta=2.5^{\circ}$ ，所以由(8-3)知

$$Z=100\times\tan 2.5^{\circ}=4.4^{\Delta}$$ 。

因此該稜鏡具有 4.4^{Δ} 。

第三節　基底方向

由於光線通過稜鏡時會偏向底部，我們將底部的方向描述為稜鏡的基底方向。更精確地說，從頂部以垂直方式朝向底部的方向即為稜鏡基底方向，如圖 8-5 所示。

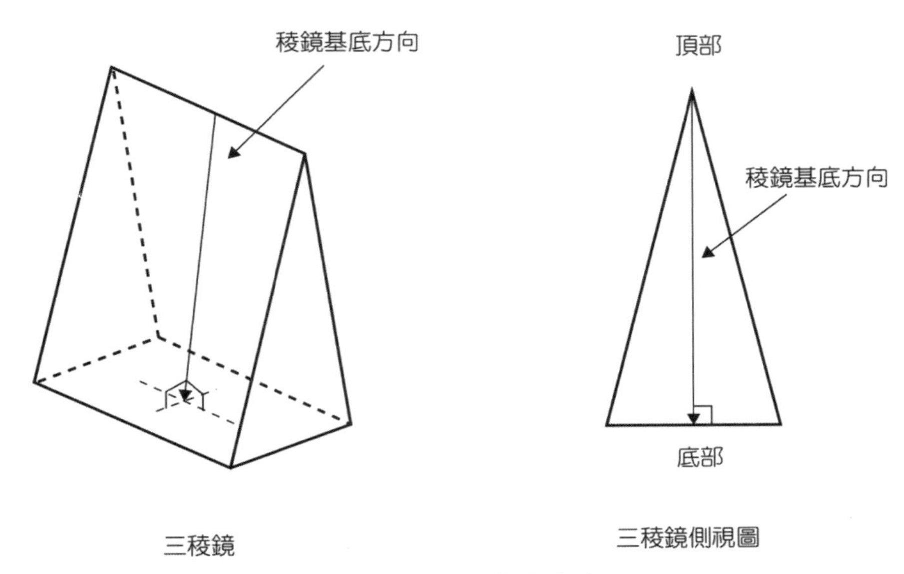

圖 8-5：稜鏡基底方向。

在描述基底方向時，是以檢查者面對病患的方向（逆眼球觀點）來描述。方向參考點是以檢查者在水平的右方為 0°，然後以逆時鐘方向旋轉的角度來描述基底方向，如圖 8-6。其中，鉛直的基底方向利用基底向上(base up, BU)和基底向下(base down, BD)來描述、而水平的基底方向則以鼻子作為參考，朝向鼻側的以基底向內(base in, BI)描述，朝向顳側的以基底向外(base out, BO)描述。稜鏡基底方向明確指出光線通過稜鏡時就會朝基底方向偏向，而眼睛透過稜鏡看時則需要朝基底的反方向旋轉。

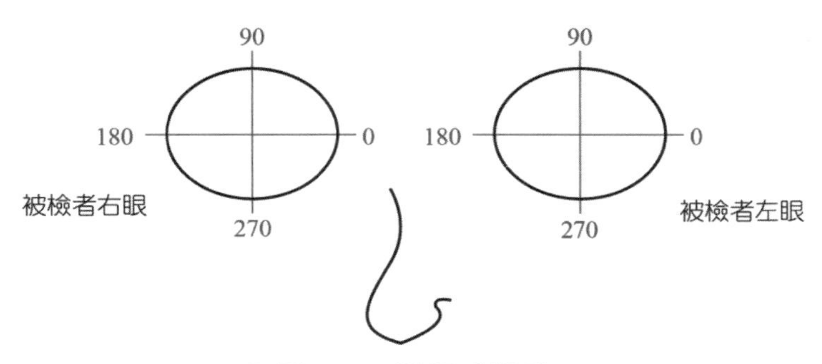

圖 8-6：逆眼球觀點。

一般，基底方向的記法有三種方式：老式英國記法、新式英國記法、360°法。我們以圖 8-7 為例子，箭頭方向代表稜鏡基底方向。

在老式英國記法上，將整個方向分為四個象限，分別是基底向上且向內(BU&I)、基底向上且向外(BU&O)、基底向下且向外(BD&O)、基底向下且向內(BD&I)。同時，在角度的描述上只記述 0°至 180°之間。因此，對應圖 8-7，老式英國記法記作（OD 代表右眼，OS 代表左眼）

OD：BU&I@45；OS：BD&O@150。

在新式英國記法上，方向的描述只區分為基底向上、基底向下，角度的描述仍是只記述 0°至 180°之間。因此，對圖 8-7 的新式英國記法為

OD：BU@45；OS：BD@150。

360°法是最直接容易的，完全以 0°到 360°的角度來描述，不須附加說明方向的向上、向下、向內、向外。所以，針對圖 8-7 的情形，360°的記法為

OD：B45；OS：B330。

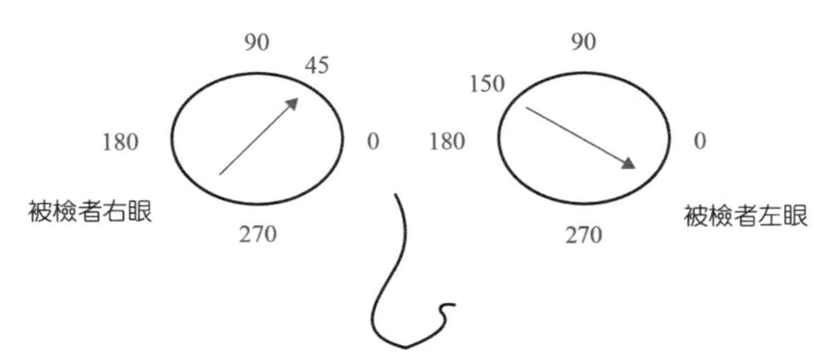

圖 8-7：基底方向的記法。

第四節　稜鏡的分解與組合

Visual Optics

一、稜鏡的分解

在視光領域中，有關稜鏡的處理經常分為水平方向和鉛直方向的敘述。所以，一個斜向的稜鏡經常需要分解成水平和鉛直的組成。由圖 8-8 知，一個斜向稜鏡 Z Bθ 的水平組成 (Z_x) 和鉛直組成 (Z_y) 為

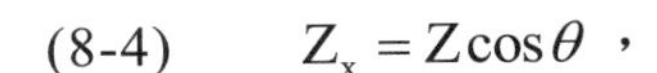

(8-4)　　$Z_x = Z\cos\theta$，

(8-5)　　$Z_y = Z\sin\theta$。

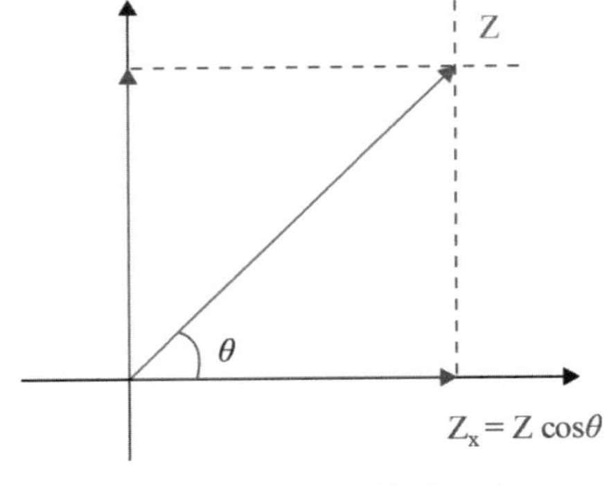

圖 8-8：斜向稜鏡的分解。

分解之後的基底方向則依圖形表示的實際方向來記錄。

範例 8-5

假設某人右眼前方有一稜鏡為 10^{Δ}B120，則其水平和鉛直組成各為何？

解答

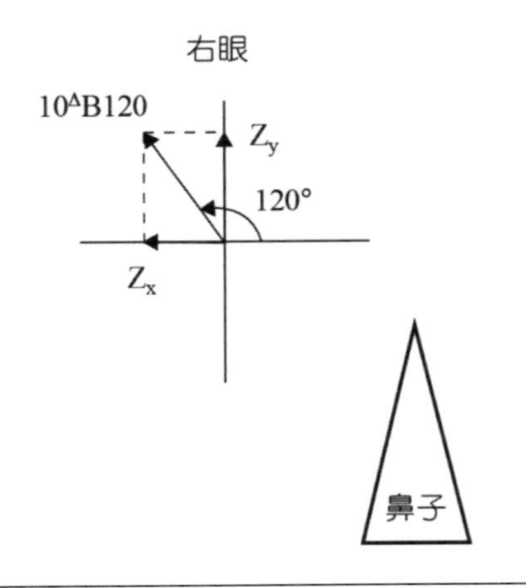

如右圖，水平組成為

$$Z_x = 10^{\Delta} \times \cos 120° = -5^{\Delta}$$ 。

負值代表基底向左，所以水平組成為 5^{Δ}BO。

鉛直組成為

$$Z_y = 10^{\Delta} \times \sin 120° = 8.7^{\Delta}$$ 。

正值代表基底向上，所以鉛直組成為 8.7^{Δ}BU。

二、稜鏡的組合

當兩個薄稜鏡組合使用時，若組合後仍可以視為薄稜鏡的話，則薄稜鏡組合之結果可以利用向量加成的方式來得出結果，如圖 8-9。假設水平稜鏡為 Z_x，鉛直稜鏡為 Z_y，則組合之後的稜鏡大小 (Z_r) 為

(8-6) $$Z_r=\sqrt{(Z_x)^2+(Z_y)^2}$$ 。

而稜鏡基底方向與水平方向所夾的銳角角度 (α) 為

(8-7) $$\alpha=\tan^{-1}\left(\frac{Z_y}{Z_x}\right)$$ 。

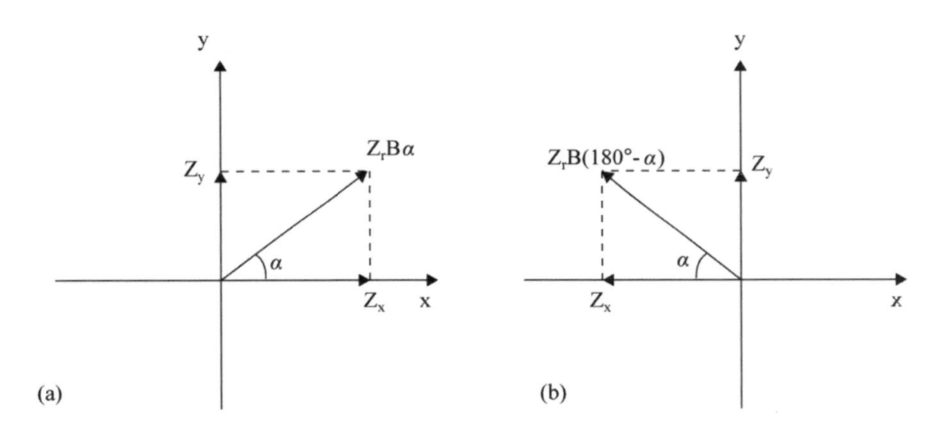

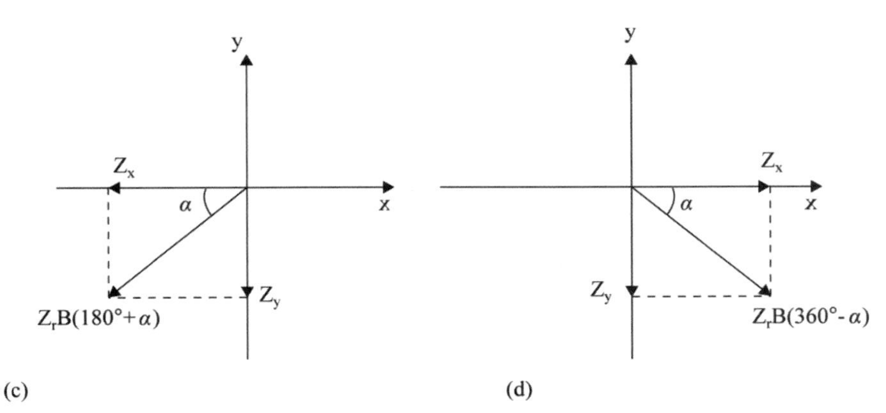

圖 8-9：稜鏡的組合：(a)基底方向指向第一象限；(b)基底方向指向第二象限；(c)基底方向指向第三象限；(d)基底方向指向第四象限。

實際基底方向要看組合稜鏡的箭頭方向指向哪一個象限。若指向第一象限，則與水平方向所夾的銳角角度(α)正好是基底方向的角度(θ)，$\theta=\alpha$。若是指向第二象限(θ)，則基底方向的角度(θ)為$\theta=180°-\alpha$。若是指向第三象限，則基底方向的角度為$\theta=180°+\alpha$。若是指向第四象限(θ)，則基底方向的角度為$\theta=360°-\alpha$。

範例 8-6

某人左眼前方放置5^{Δ}BI和3^{Δ}BD的稜鏡組合，則組合結果相當於一個什麼樣的稜鏡？

解答

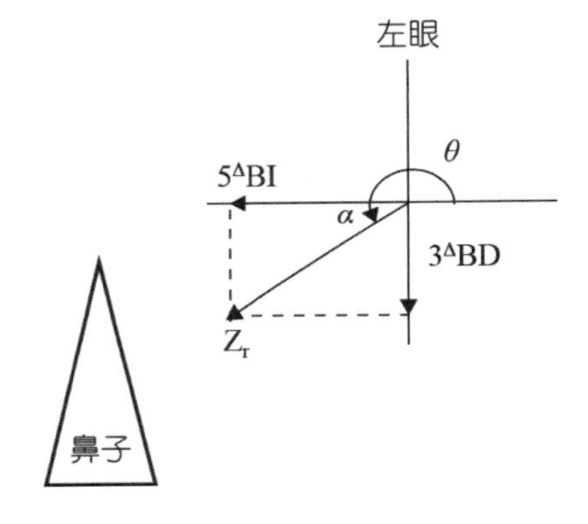

如上圖，透過(8-6)式和(8-7)式知

$$Z_r=\sqrt{(5^{\Delta})^2+(3^{\Delta})^2}=5.8^{\Delta}，$$

$$\alpha=\tan^{-1}\left(\frac{3^{\Delta}}{5^{\Delta}}\right)=31°。$$

因為基底方向在第三象限，所以基底角度為

$$\theta=180°+31°=211°。$$

故組合結果為5.8^{Δ}B 211或是寫成5.8^{Δ}BD & I@31。

三、旋轉稜鏡

旋轉稜鏡(rotary prisms)又稱雷斯利稜鏡(Risley prisms)，是一對可以反向旋轉的相同稜鏡組合。如果稜鏡的稜鏡度為 Z，則組合稜鏡可以旋轉角度來得到 0^{Δ} 到 2Z 之間的任何稜鏡度。如圖 8-10，假設兩個稜鏡一開始的基底方向都是 BU，則此時的組合結果最大，稜鏡度為 2Z BU。若兩個稜鏡彼此反向旋轉 θ 角度，則在水平方向的稜鏡組成會彼此抵消，而鉛直方向的稜鏡組成總合為 $2Z\cos\theta$，因此旋轉之後的結果為

$$Z_r = 2Z\cos\theta \quad (8\text{-}8)$$

若旋轉角度達 90°，則兩個稜鏡的基底方向相反，稜鏡度互相抵銷，此時的組合結果為最小的 0^{Δ}。

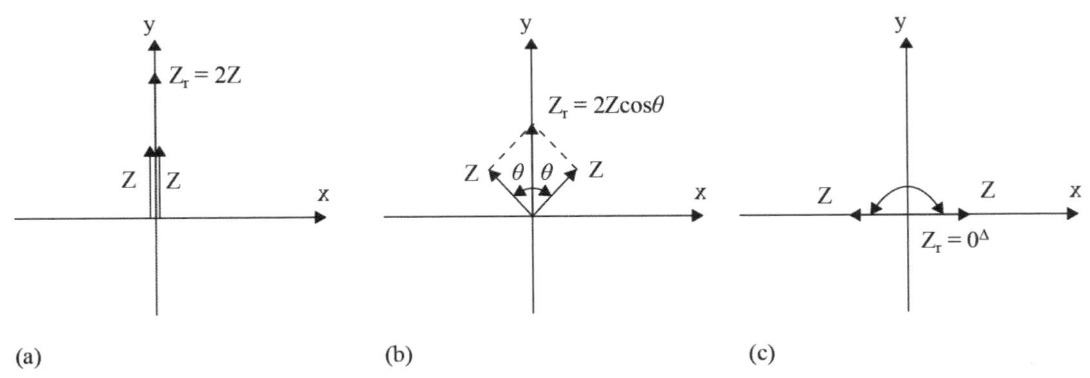

圖 8-10：旋轉稜鏡的旋轉結果。(a)最大結果；(b)旋轉 θ 角度的結果；(c)最小結果。

範例 8-7

若旋轉稜鏡的每一個組成稜鏡都是 10^{Δ}。請問最大稜鏡屈光力為何？當它們從最大值位置作反向旋轉 30°時，組合結果又為何？

解答

旋轉稜鏡組合的最大結果為 2 倍稜鏡度，所以是 20^{Δ}。當從最大位置反向旋轉 30°時，由(8-8)式可知結果為

$$Z_r = 2\times 10^{\Delta}\times\cos 30^{\circ} = 17.3^{\Delta}\text{。}$$

第五節　稜鏡效應

Visual Optics

一、球面鏡片的稜鏡效應與普林提斯規則

除非光線正對著鏡片中心垂直入射，否則從鏡片其他位置入射的光線都會受到鏡片的屈光力作用而偏折。以正球面鏡片來看，當平行光線入射時，因為光線都會聚焦到第二焦點上，所以不同位置入射的光線會有不同的偏折（偏向角），如圖 8-11。每個位置的偏向角都可以連結到一個稜鏡度($Z = 100\tan\delta$)，也就是說鏡片上的每個位置都可以用稜鏡度來表示此處對光線的偏折程度。這種鏡片上不同位置對應到不同稜鏡度的情形稱為鏡片的稜鏡效應(prismatic effect)。

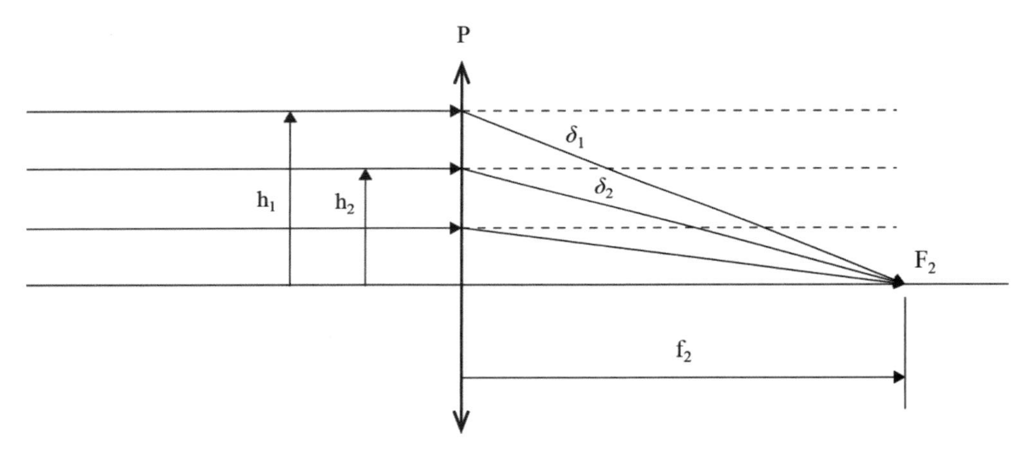

圖 8-11：正球面鏡片的稜鏡效應。

假設光線從距離鏡片中心 h 的位置入射時的偏向角為 δ，則從圖 8-11 可以看出偏向角與 h 和鏡片第二焦距 f_2 的關係為

$$\text{(8-9)} \qquad \tan\delta = \frac{-h}{f_2},$$

上式中的負號是因為光線是往入射位置的相反方向偏折。將(8-9)式代入(8-3)式可得

$$\text{(8-10)} \qquad Z = 100\tan\delta = 100\frac{-h}{f_2} = -100hP 。$$

由於距離 h 是以公尺為單位，當乘上 100 之後，相當於以公分為單位（即 $0.5\text{m} \times 100 = 50\text{cm}$）。所以，在計算鏡片稜鏡效應時，規定 h 以公分為單位表示，則(8-10)可以簡化成

$$Z = -hP \quad (8\text{-}11)$$

其中 h 的正負符號規定仍依據向上、向右測量為正值，向下、向左測量為負值。(8-11)式即為普林提斯規則(Prentice's rule)。

因為正球面鏡片的中心厚而邊緣薄，所以稜鏡效應的基底方向都是指向鏡片中心，如圖 8-12(a)所示。至於負球面鏡片，則是中心薄而邊緣厚，所以稜鏡效應的基底方向都是由鏡片中心指向鏡片邊緣，如圖 8-12(b)。

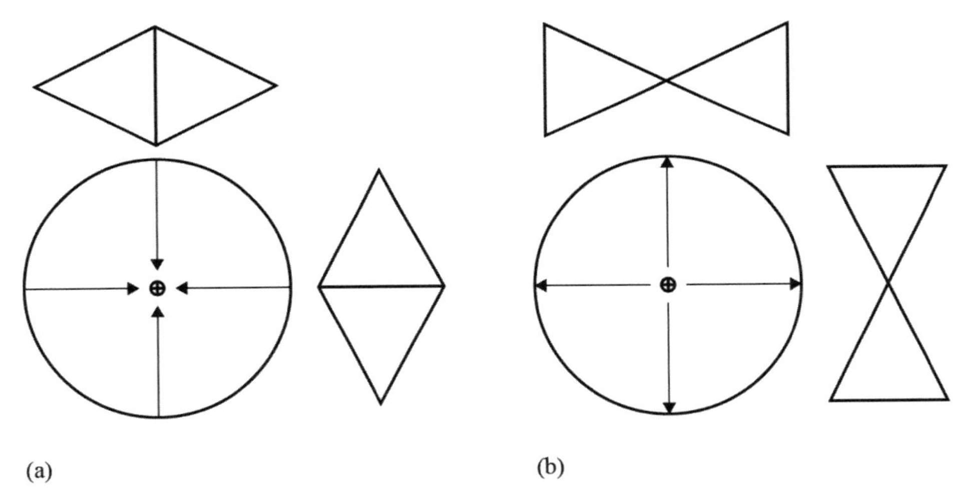

圖 8-12：球面鏡片稜鏡效應的基底方向。(a)正球面鏡片；(b)負球面鏡片。

範例 8-8

某人右眼前方有一個+5.00D 的球面鏡片，當視線從鏡片光學中心的內側 8mm 的位置看出去時會產生多少稜鏡效應？

解答

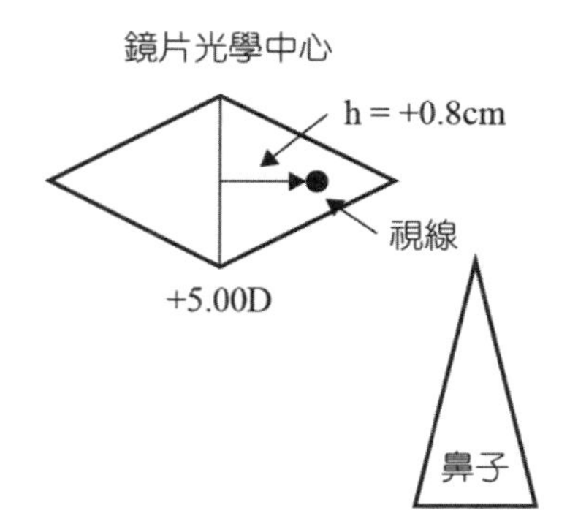

從圖形知 h = +0.8cm，所以代入(8-11)式可得

$Z = -(+0.8\text{cm}) \times (+5.00\text{D}) = -4^{\Delta}$，

負號代表稜鏡基底方向朝向左方，即向外。故產生的稜鏡效應為 4^{Δ}BO。

從範例 8-8 可知，對於正球面鏡片而言，若視線沒有從鏡片光學中心看出去時，所產生稜鏡效應的基底方向會與視線位置的方向相反，例如視線從內側看出去，則稜鏡基底方向向外。若是負球面鏡片的話，則所產生稜鏡效應的基底方向會與視線位置的方向相同，例如視線從內側看出去，則稜鏡基底方向向內。

二、柱面鏡片的稜鏡效應

柱面鏡片並不像球面鏡片具有球面對稱的一個光學中心點（鏡片中心），而是具有軸對稱的光學中心線（柱軸）。因此，若光線垂直通過柱面鏡片的光學中心線（柱軸），因為柱軸上沒有屈光力，光線不會被偏折，所以沒有稜鏡效應。但是光線從偏離光學中心線的位置入射時，受到與軸垂直方向的屈光力作用而在此方向上偏折，造成稜鏡效應，如圖 8-13(a)。如圖 8-13(b)所示，計算柱面鏡片稜鏡效應時，偏離距離是光線入射位置垂直於光學中心線的距離，所以(8-11)可以改寫成

(8-12) $Z = -h_{\perp}C$，

其中 $h_{\perp}$ 是垂直於光學中心線的距離，而 C 是柱面鏡片的屈光力。

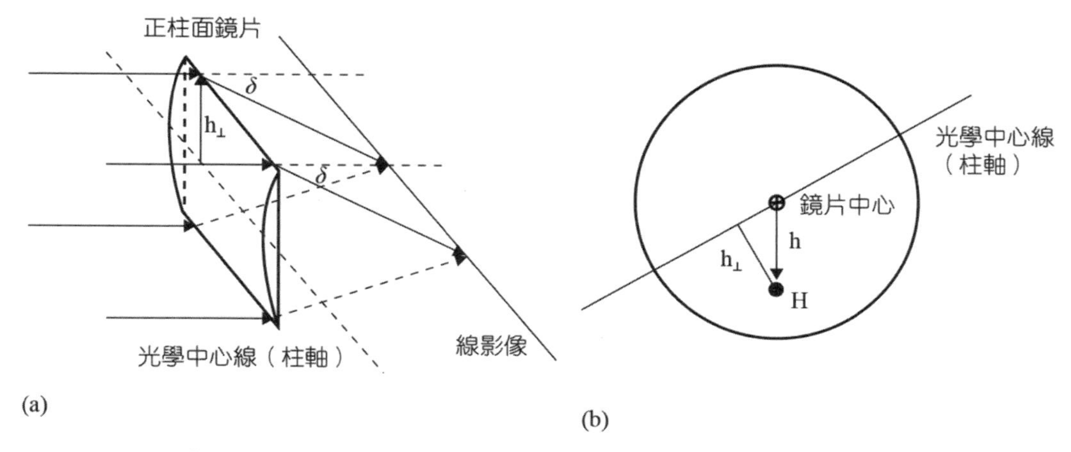

圖 8-13：(a)柱面鏡片的稜鏡效應；(b)垂直偏離距離。

而稜鏡效應的基底方向，在正柱面鏡片方面是以垂直方式指向光學中心線（柱軸）；在負柱面鏡方面則是以垂直方式指離光學中心線，如圖 8-14 所示。

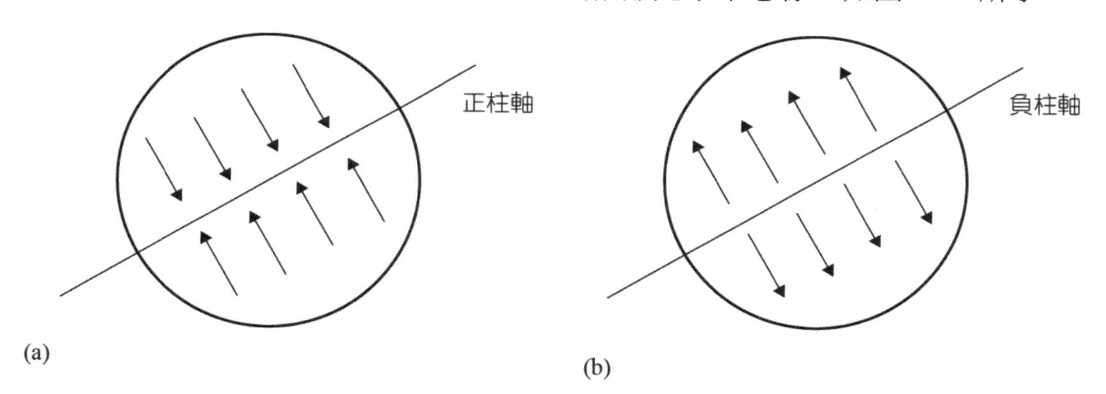

圖 8-14：(a)正柱面鏡片的稜鏡效應基底方向；(b)負柱面鏡片的稜鏡效應基底方向。

範例 8-9

若視線從 −4.00DC×180 鏡片光學中心線的鉛直下方 8.00mm 看出去，則產生多少稜鏡效應？

解答

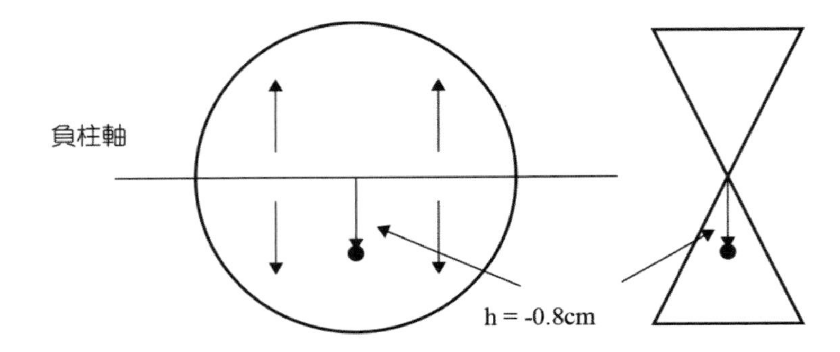

如上圖所示，

$$Z=-(-0.8\text{cm})(-4.00\text{D})=-3.2^{\Delta}$$ 。

負號代表稜鏡基底方向朝向下方，所以產生的稜鏡效應為 3.2^{Δ}BD 。

三、球柱鏡片的稜鏡效應

球柱鏡片的稜鏡效應比前兩者來得複雜，不過，可以透過兩個垂直交叉柱鏡的稜鏡效應組合起來即可。假設球柱鏡片的參數為 $S/C\times\theta$（令 θ 暫時為第一象限角，即 0°到 90°之間），則可以將它視為 $S\times(\theta+90)$ 及 $(S+C)\times\theta$ 的垂直交叉柱鏡組合。若光線入射在鏡片的位置與鏡片幾何中心的距離分別為 h_{θ}（沿著 θ 方向的距離）和 $h_{\theta+90}$（沿著 $\theta+90$ 方向的距離），那麼在圖 8-15 中顯示出以垂直交叉柱鏡組合的對應情形。

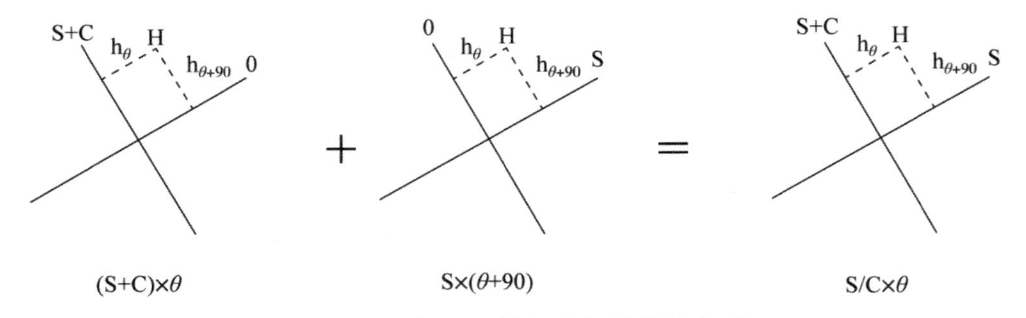

圖 8-15：光線入射在球柱鏡片的位置。

兩個柱面鏡片的稜鏡效應分別為

(8-13) $Z_{\theta} = -h_{\theta}S$，

(8-14) $Z_{\theta+90} = -h_{\theta+90}(S+C)$。

Z_{θ}和$Z_{\theta+90}$分別為θ和$\theta+90$方向上的稜鏡效應。因此，球柱鏡片上的稜鏡效應就是Z_{θ}和$Z_{\theta+90}$的組合。

範例 8-10

某病患左眼的矯正鏡片為－4.00DS/－1.50DC×180，則在鏡片光學中心鉛直下方 8mm 的位置上稜鏡效應是多少？

解答

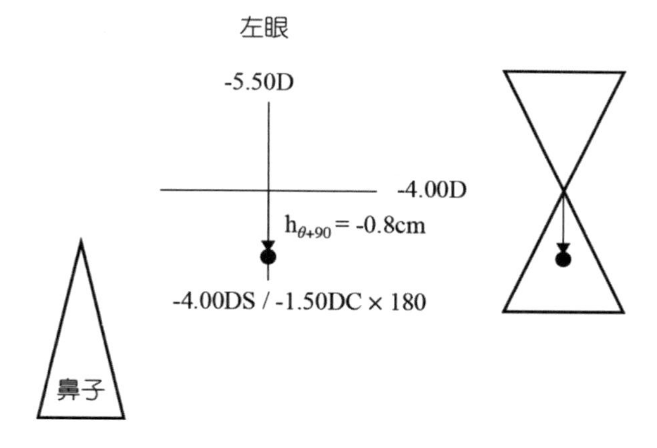

如上圖。因為$\theta = 0°(180°)$，$\theta + 90° = 90°$，所以可以得到$h_{\theta} = 0$，$h_{\theta+90} = -0.8\text{cm}$。由(8-13)式和(8-14)式可得

$$Z_{\theta} = 0^{\Delta}，$$

$$Z_{\theta+90} = -(-0.8\text{cm}) \times (-5.50\text{D}) = -4.4^{\Delta}。$$

負號代表稜鏡基底方向朝向下方。因為沒有水平方向的稜鏡效應，故稜鏡效應為4.4^{Δ}BD。

在臨床上，即使眼睛的主子午線不在水平和鉛直方向，仍舊進行水平和鉛直的稜鏡測量，所以 $S/C\times\theta$ 球柱鏡片的稜鏡效應可以透過稜鏡分解的方式來得到水平和鉛直方向的稜鏡效應。參考圖 8-16，Z_θ 分解成

(8-15) $(Z_\theta)_x = Z_\theta \cos\theta = -h_\theta S\cos\theta$，

(8-16) $(Z_\theta)_y = Z_\theta \sin\theta = -h_\theta S\sin\theta$。

而 $Z_{\theta+90}$ 分解成

(8-17) $(Z_{\theta+90})_x = Z_{\theta+90}\cos(\theta+90) = h_{\theta+90}(S+C)\sin\theta$，

(8-18) $(Z_{\theta+90})_y = Z_{\theta+90}\sin(\theta+90) = -h_{\theta+90}(S+C)\cos\theta$。

請注意 θ 假設為第一象限角。

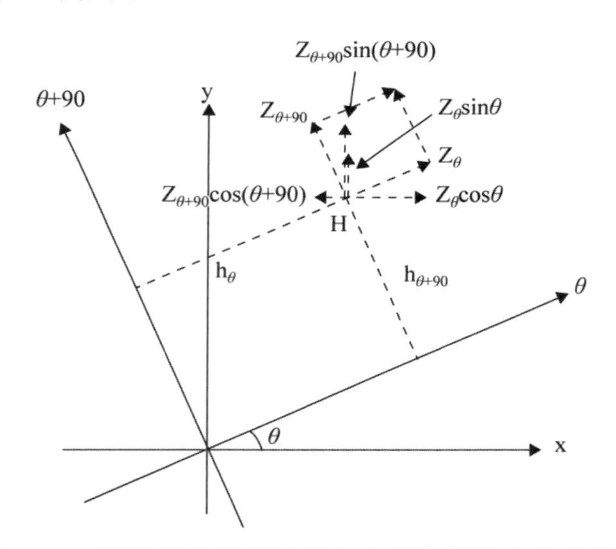

圖 8-16：球柱鏡片稜鏡效應在水平和鉛直方向的分解。

另外，參考圖 8-17，再將 h_θ 和 $h_{\theta+90}$ 轉換成 h_x（沿著水平方向的距離）和 h_y（沿著鉛直方向的距離）的表示

(8-19) $h_\theta = h_x\cos\theta + h_y\sin\theta$，

(8-20) $h_{\theta+90} = -h_x\sin\theta + h_y\cos\theta$。

將(8-19)式和(8-20)式代入(8-15)式至(8-18)式，並且將水平稜鏡組成和鉛直稜鏡組成分別加總可得

(8-21) $Z_x = (Z_\theta)_x + (Z_{\theta+90})_x = -h_x(S + C\sin^2\theta) - h_y(-C\sin\theta\cos\theta) = -h_xP_x - h_yP_t$，

(8-22) $Z_y = (Z_\theta)_y + (Z_{\theta+90})_y = -h_x(-C\sin\theta\cos\theta) - h_y(S + C\cos^2\theta) = -h_xP_t - h_yP_y$。

其中

(8-23) $P_x = S + C\sin^2\theta$，

(8-24) $P_y = S + C\cos^2\theta$，

(8-25) $P_t = -C\sin\theta\cos\theta$。

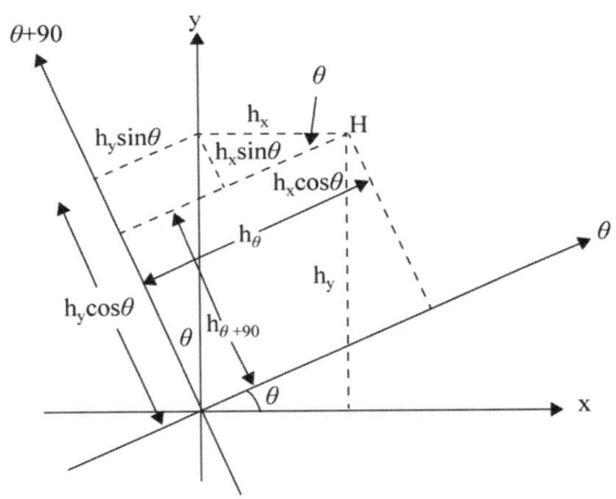

圖 8-17： h_θ、$h_{\theta+90}$ **和** h_x、h_y **的轉換。**

P_x 和 P_y 分別是水平和鉛直方向的屈光力，P_t 則是因為主子午線不在水平和鉛直方向時所衍生出來的屈光力，稱為扭轉組成。P_x 和 P_y 可以使光線分別在水平和鉛直方向上屈折，但是 P_t 會造成光線不在水平和鉛直方向屈折，而是離開水平和鉛直的平面。假設球柱鏡片的主子午線在水平或是鉛直方向上，也就是說，若 $\theta = 0°$ 或是 $90°$ 時，$P_t = 0$，則(8-21)式和(8-22)式會簡化成

(8-26) $Z_x = -h_xP_x$，

(8-27) $Z_y = -h_yP_y$。

範例 8-11

病患右眼矯正鏡片為+3.00DS/－1.00DC×60。病患閱讀時透過鏡片光學中心的下方 10mm 且內側 5mm 的位置觀看，則在這個位置產生的稜鏡效應為何？

解答

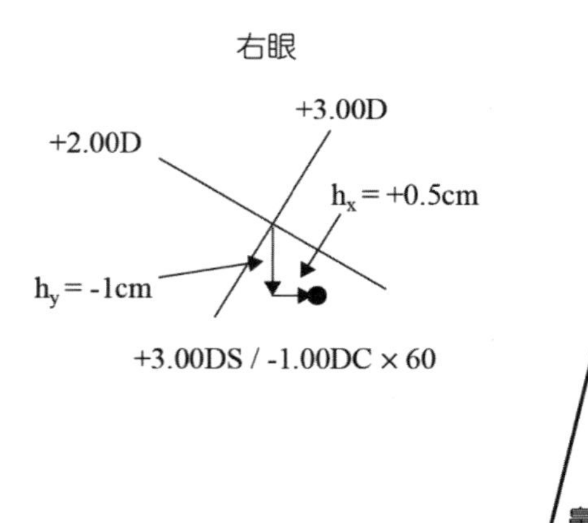

如上圖所示。水平和鉛直偏移距離為 $h_x = +0.5cm$ 和 $h_y = -1cm$。在計算水平和鉛直稜鏡之前，必須先將屈光力 P_x、P_y 和 P_t 算出來，所以由(8-23)至(8-25)式可得到

$$P_x = (+3.00D) + (-1.00D) \times \sin^2 60° = +2.25D，$$

$$P_y = (+3.00D) + (-1.00D) \times \cos^2 60° = +2.75D，$$

$$P_t = -(-1.00D) \times \sin 60° \times \cos 60° = +0.43D。$$

再代入(8-21)式和(8-22)式，則水平稜鏡效應為

$$Z_x = -(+0.5cm) \times (+2.25D) - (-1cm) \times (+0.43D) = -0.7^{\Delta}。$$

負號代表稜鏡基底方向朝向左方，也就是向外。另外鉛直稜鏡效應為

$$Z_y = -(+0.5cm) \times (+0.43D) - (-1cm) \times (+2.75D) = +2.5^{\Delta}。$$

正號代表稜鏡基底方向朝向上方。故該閱讀位置會產生的稜鏡效應為 0.7^{Δ}BO 且 2.5^{Δ}BU。

第六節　鏡片光心的偏移

Visual Optics

未矯正的非正視眼注視正前方遙遠物體時，其視線與眼鏡平面的交會點稱為遠視力參考點(distance reference point, DRP)。在配製眼鏡時，一般鏡片的光學中心必須對準遠視力參考點(DRP)，也可以說對準眼睛看正前方時的瞳孔中心。如此，眼睛在觀看遠物時，不會受到鏡片的稜鏡效應而產生額外的旋轉造成眼睛的負擔。但是，如果配製處方籤含有稜鏡處方，那麼可以透過移動鏡片光學中心使得在 DRP 上產生符合處方的稜鏡效應，這就是鏡片光心的偏移。

當矯正鏡片和稜鏡處方確定之後，我們可以利用普林提斯規則來反向計算光學中心的偏移距離(d)

(8-28)　$d = \frac{Z}{P}$。

由於光學中心偏移(d)的方向與普林提斯規則中光學中心位置偏移(h)的方向是相反的（參見圖 8-18），所以在(8-28)式中並沒有出現負號。(8-28)式說明了若鏡片屈光力為正值（即正鏡片）時，光學中心偏移(d)方向與稜鏡處方(Z)的基底方向相同；若鏡片屈光力為負值（即負鏡片）時，光學中心偏移(d)方向與稜鏡處方(Z)的基底方向則相反。

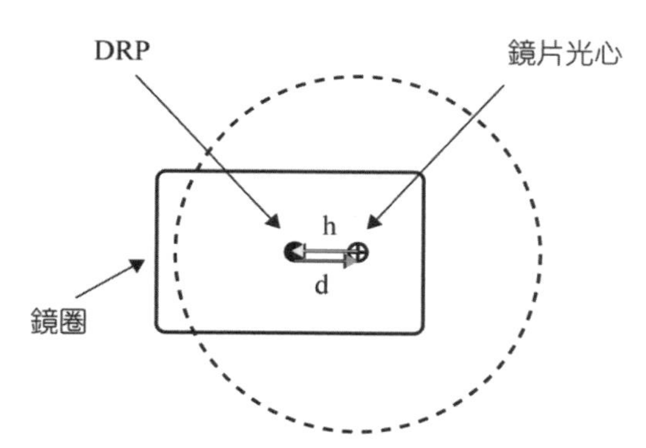

圖 8-18：鏡片光學中心偏移(d)的方向與普林提斯規則中光學中心位置偏移(h)的方向關係。

範例 8-12

假設某近視 −6.00D 病患的右眼需要 4^{Δ}BI 稜鏡處方，則鏡片光學中心應如何偏移？

解答

如下圖。

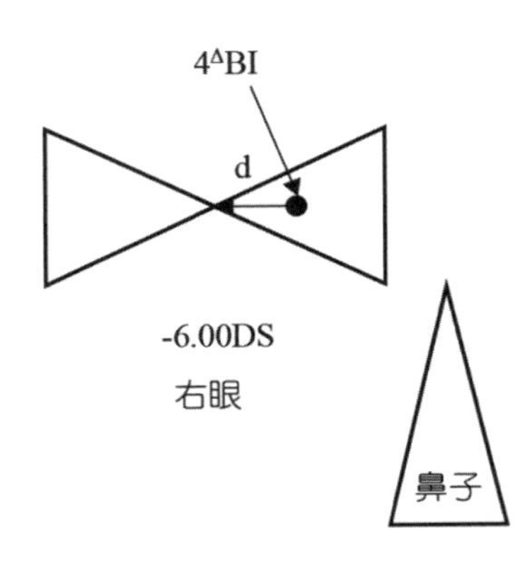

利用(8-28)式，

$$d=\frac{+4^{\Delta}}{-6.00\text{D}}=-0.67\text{cm}=-6.7\text{mm} \text{ 。}$$

負號代表鏡片光學中心要向左移，也就是向外移。故鏡片光學中心要向外移 6.7mm。

如果矯正鏡片是柱面鏡片，則偏移方向是以垂直光學中心線（柱軸）的方向來移動。若矯正鏡片是球柱鏡片，則水平和鉛直方向的偏移量分別由下面公式計算：

$$(8\text{-}29)\qquad d_x=\frac{P_yZ_x-P_tZ_y}{S(S+C)} \text{ ，}$$

$$(8\text{-}30)\qquad d_y=\frac{-P_tZ_x+P_xZ_y}{S(S+C)} \text{ 。}$$

若 d_x 為正值，則光學中心向右移；若 d_x 為負值，則光學中心向左移。若 d_y 為正值，則光學中心向上移；若 d_y 為負值，則光學中心向下移。

範例 8-13

病患左眼的矯正鏡片為 – 3.00DS/ – 0.50DC×60，若左眼需要 4^{Δ}BO 的稜鏡處方，那麼鏡片光學中心應該如何從 DRP 偏移？

解答

如下圖。

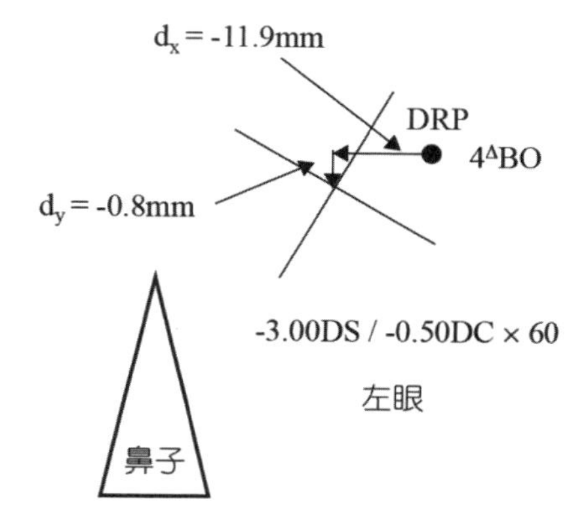

稜鏡處方為 $Z_x = +4^{\Delta}$ 且 $Z_y = 0^{\Delta}$。矯正鏡片為 – 3.00DS/ – 0.50DC×60，所以 P_x、P_y 和 P_t 分別為

$$P_x = (-3.00\text{D}) + (-0.50\text{D}) \times \sin^2 60° = -3.375\text{D}，$$

$$P_y = (-3.00\text{D}) + (-0.50\text{D}) \times \cos^2 60° = -3.125\text{D}，$$

$$P_t = -(-0.50\text{D}) \times \sin 60° \times \cos 60° = +0.217\text{D}。$$

代入(8-29)式得水平方向偏移，

$$d_x = \frac{(-3.125\text{D}) \times (+4^{\Delta}) - (+0.217\text{D}) \times (0^{\Delta})}{(-3.00\text{D}) \times (-3.50\text{D})} = -1.19\text{cm} = -11.9\text{mm}。$$

負號代表向左移，也就是向內移。代入(8-30)式得鉛直方向偏移，

$$d_y = \frac{-(+0.217\text{D}) \times (+4^{\Delta}) + (-3.375\text{D}) \times (0^{\Delta})}{(-3.00\text{D}) \times (-3.50\text{D})} = -0.08\text{cm} = -0.8\text{mm}。$$

負號代表向下移。故鏡片光學中心應向內移 11.9mm 且向下移 0.8mm。

第七節　稜鏡有效性

本章一開始就提到，因為稜鏡會將物體形成偏向頂部的虛像，所以眼睛透過稜鏡向外觀看時必須轉向頂部，也就是朝稜鏡基底相反的方向旋轉。底下就來看看眼睛前方置有稜鏡處方的矯正鏡片時，眼睛究竟需要旋轉多少角度（稜鏡度），即稜鏡有效性(prism effectivity)。

如圖 8-19 所示，一個已矯正遠視者透過偏心球面鏡片觀看斜向物體。入射光線與視線在 DRP 上形成 c 的角度。而在 DRP 上的稜鏡效應產生 δ 偏向角。為了使物體成像在中心凹上，眼睛必須繞著旋轉中心轉動 e 的角度。眼睛旋轉中心到鏡片的距離為 d_{rot}。同時，矯正鏡片的屈光力為 P。由圖形知，h 是 DRP 偏移鏡片光學中心的距離（向上為正），u 是從 DRP 測量至物體的物距（向左為負），O 為物體大小（向上為正），I 為影像大小（向下為負），因此

$$(8\text{-}31)\qquad \tan c = \frac{O-h}{u} \rightarrow O = u\tan c + h\text{，}$$

$$(8\text{-}32)\qquad \tan e = \frac{I-h}{v-d_{rot}}$$

利用 $I = mO = \dfrac{v}{u}O$ 代入(8-32)式得

$$(8\text{-}33)\qquad \tan e = \frac{\frac{v}{u}O-h}{v-d_{rot}} = \frac{\frac{v}{u}(u\tan c+h)-h}{v-d_{rot}} = \frac{v\tan c+\frac{v}{u}h-h}{v-d_{rot}}$$

上式分子分母同除以 v，並且以 $U=\dfrac{1}{u}$ 及 $V=\dfrac{1}{v}$ 取代，可得

$$(8\text{-}34)\qquad \tan e = \frac{\tan c - h(V-U)}{1-d_{rot}V} = \frac{\tan c - hP}{1-d_{rot}V}$$

令 $Z_e = 100\tan e$ 及 $Z_c = 100\tan c$，並且代入(8-10)式，則得

$$(8\text{-}35)\qquad Z_e = \frac{Z_c - 100hP}{1-d_{rot}V} = \frac{Z_c + Z}{1-d_{rot}V}\text{。}$$

從(8-35)式可以看出，眼睛透過稜鏡觀看外界物體時，實際所需要旋轉的角度（稜鏡度）與物體偏斜度(Z_c)和稜鏡處方(Z)有關，並且與所戴矯正鏡片與眼睛旋轉中心的距離、鏡片屈光力和觀看物體位置（會改變出射聚散度 V）有關。

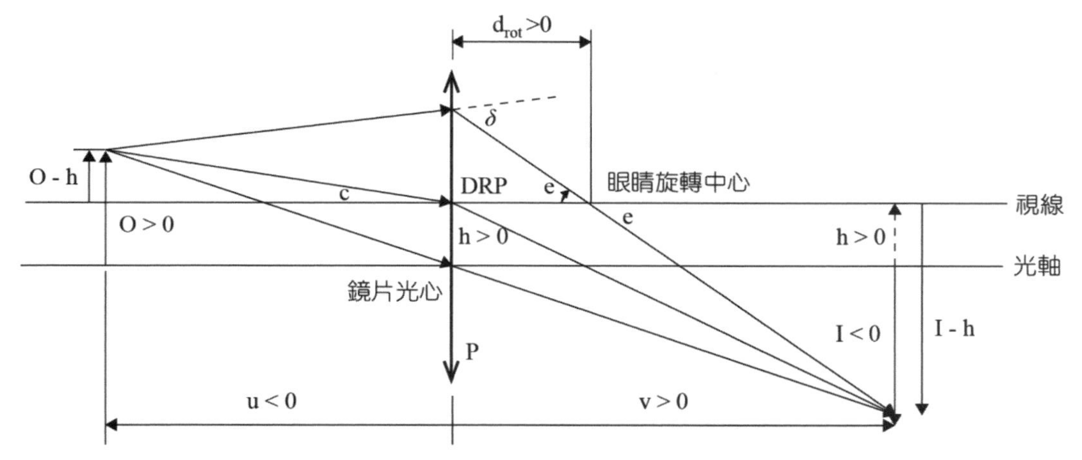

圖 8-19：稜鏡前方斜向物體造成眼睛旋轉的角度。

範例 8-14

某正視者眼前放置一個 5^{Δ}BU 稜鏡，此稜鏡離眼睛旋轉中心有 10cm 的距離。

(1) 當此人透過稜鏡注視正前方遙遠的物體時，眼睛需要旋轉多少稜鏡度才能看清楚物體？

(2) 若物體移到稜鏡前方 1m 處，則眼睛應旋轉多少稜鏡度才難看清楚物體？

解答

(1) 因為物體在遠方，所以入射聚散度為 0.00D。稜鏡不具有球面屈光力，所以出射聚散度亦為 0.00D。又，物體在正前方，所以角度 $c=0°$，也就是 $Z_c=0^{\Delta}$。而稜鏡處方為 5^{Δ}BU，即 $Z=5^{\Delta}$BU。稜鏡鏡片離眼睛旋轉中心 10cm，即 $d_{rot}=0.1\text{m}$。將數據資料代入(8-35)式，得

$$Z_e=\frac{0^{\Delta}+5^{\Delta}\text{BU}}{1-0.1\text{m}\times(0.00\text{D})}=5^{\Delta}\text{BU}\ 。$$

BU 代表稜鏡基底方向向上，所以眼睛需要向下旋轉。因此，正視眼透過 5^{Δ}BU 稜鏡觀看正前方遠物時需要向下旋轉 5^{Δ}（相當於 $\tan^{-1}\left(\frac{5^{\Delta}}{100}\right)=2.9°$）。

(2) 因為物體在稜鏡鏡片前方 1m，所以入射聚散度為 -1.00D。稜鏡不具有球面屈光力，所以出射聚散度亦為 -1.00D。其他數據一樣：$Z_c = 0^{\Delta}$、$Z = 5^{\Delta}\text{BU}$、$d_{rot} = 0.1\text{m}$。將數據資料代入(8-35)式，得

$$Z_e = \frac{0^{\Delta} + 5^{\Delta}\text{BU}}{1 - 0.1\text{m} \times (-1.00\text{D})} = 4.5^{\Delta}\text{BU}$$ 。

BU 代表稜鏡基底方向向上，所以眼睛需要向下旋轉。因此，正視眼透過 5^{Δ}BU 稜鏡觀看稜鏡前方 1m 之物體時需要向下旋轉 4.5^{Δ}（相當於 $\tan^{-1}\left(\frac{4.5^{\Delta}}{100}\right) = 2.6°$）。

範例 8-14 說明，當物體在無窮遠時，正視眼所需要旋轉的稜鏡度與稜鏡處方一樣。若物體越靠近稜鏡，所需旋轉的角度會變小。

範例 8-15

某人的矯正鏡片是頂點距（鏡片至角膜頂點之距離）12mm 的+8.00D 並且需要 5^{Δ}BD 的稜鏡處方。若透過鏡片注視正前方遠物時，眼睛應該旋轉多少角度（稜鏡度）？假設眼睛旋轉中心離角膜頂點 13.5mm。

解答

因為是正前方物體，所以

$$Z_c = 0^{\Delta}$$ 。

由於頂點距是 12mm，且角膜至眼睛旋轉中心是 13.5mm，所以鏡片至眼睛旋轉中心的距離為

$$d_{rot} = 25.5\text{mm} = 0.0255\text{m}$$ 。

物體在無窮遠處，入射聚散度為 0.00D，經過矯正鏡片之後，出射聚散度為

$$V = +8.00\text{D}$$ 。

將這些數據代入(8-35)式得

$$Z_e = \frac{0^\Delta + 5^\Delta \mathrm{BD}}{1 - 0.0255\mathrm{m} \times (+8.00\mathrm{D})} = 6.3^\Delta \mathrm{BD}$$ 。

稜鏡基底方向為 BD，所以眼睛必須向上旋轉。故眼睛應該向上旋轉 6.3^Δ（相當於 $\tan^{-1}\left(\frac{6.3^\Delta}{100}\right) = 3.6°$）。

範例 8-16

某人的矯正鏡片是頂點距（鏡片至角膜頂點之距離）12mm 的 −8.00D 並且需要 5^ΔBD 的稜鏡處方。若透過鏡片注視正前方遠物時，眼睛應該旋轉多少角度（稜鏡度）？假設眼睛旋轉中心離角膜頂點 13.5mm。

解答

因為是正前方物體，所以

$$Z_c = 0^\Delta$$ 。

由於頂點距是 12mm，且角膜至眼睛旋轉中心是 13.5mm，所以鏡片至眼睛旋轉中心的距離為

$$d_{rot} = 25.5\mathrm{mm} = 0.0255\mathrm{m}$$ 。

物體在無窮遠處，入射聚散度為 0.00D，經過矯正鏡片之後，出射聚散度為

$$V = -8.00\mathrm{D}$$ 。

將這些數據代入(8-35)式得

$$Z_e = \frac{0^\Delta + 5^\Delta \mathrm{BD}}{1 - 0.0255\mathrm{m} \times (-8.00\mathrm{D})} = 4.2^\Delta \mathrm{BD}$$ 。

稜鏡基底方向為 BD，所以眼睛必須向上旋轉。故眼睛應該向上旋轉 4.2^Δ（相當於 $\tan^{-1}\left(\frac{4.2^\Delta}{100}\right) = 2.4°$）。

比較範例 8-15 和範例 8-16 可以發現，當具有正鏡片矯正（遠視者）的人透過稜鏡觀看時，眼睛需要旋轉的角度比正視眼需要旋轉的角度還大；而當具有負鏡片矯正（近視者）的人透過稜鏡觀看時，眼睛需要旋轉的角度比正視眼需要旋轉的角度還小。

另外，若以隱形眼鏡矯正時，由於隱形鏡片會隨眼睛的旋轉而旋轉，原則上視線會通過鏡片的光學中心而不受到稜鏡效應的影響，所以隱形眼鏡矯正者的眼睛旋轉量幾乎和正視者的旋轉量一樣。換句話說，遠視者在以框架眼鏡矯正時，眼睛旋轉量會比隱形眼鏡的旋轉量大，而近視者在以框架眼鏡矯正時，眼睛旋轉量會比隱形眼鏡的旋轉量小。

範例 8-17

某人雙眼的矯正鏡片是頂點距 12mm 的+4.00D 並且有 4^{Δ}BI。當此人閱讀報紙時，報紙位置離鏡片 40cm。雙眼必須向內旋轉多少角度（稜鏡度）才能看清楚報紙上的內容？此人左右眼旋轉中心之間的距離為 64mm（相當於瞳距）並且眼睛旋轉中心離角膜頂點 13.5mm。

解答

如下圖所示。

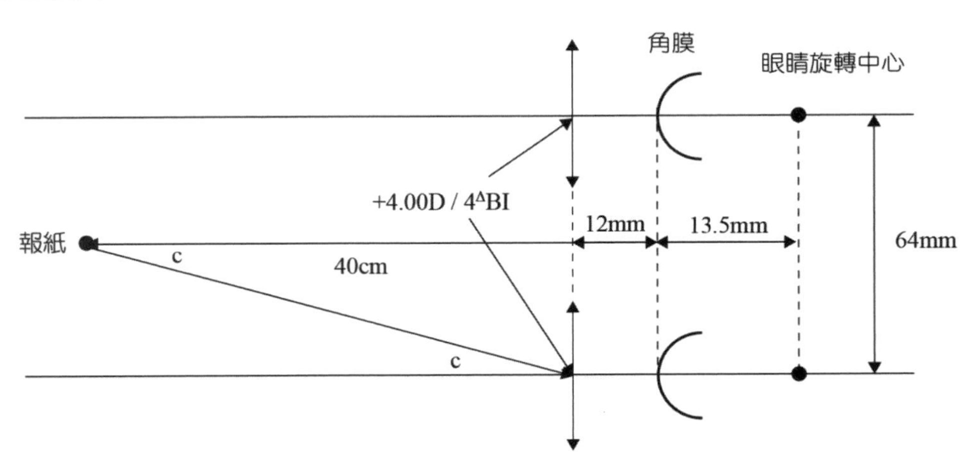

鏡片離眼睛旋轉中心的距離為

$$d_{rot} = 25.5mm = 0.0255m \text{ 。}$$

報紙離鏡片 40cm，所以入射聚散度為 −2.50D，經過矯正鏡片之後，出射聚散度為

$$V = (+4.00D) + (-2.50D) = +1.50D$$ 。

稜鏡處方為

$$Z = 4^{\Delta}BI$$ 。

另外，由於一般閱讀時報紙會置於兩眼中間，所以在鏡片中心上有偏移角度 c，從上圖知道，

$$\tan c = \frac{32mm}{400mm} = 0.08$$ 。

因此

$$Z_c = 100\tan c = 100 \times 0.08 = 8^{\Delta}$$ 。

因為報紙在兩眼之間，所以眼睛要向內轉來觀看，所以 Z_c 的基底方向標記為 BO。將以上數據代入(8-35)式可得

$$Z_e = \frac{8^{\Delta}BO + 4^{\Delta}BI}{1 - 0.0255m \times (+1.50D)} = \frac{4^{\Delta}BO}{1 - 0.0255m \times (+1.50D)} = 4.2^{\Delta}BO$$ 。

稜鏡基底方向為 BO，所以眼睛仍然要向內旋轉。故雙眼必須向內旋轉 4.2^{Δ} 。

自我練習

一、選擇題

( ) 01. 當光線通過三稜鏡時，光線會往哪個方向偏折？ (A)往下偏 (B)往頂部偏 (C)往底部偏 (D)往側面偏。

( ) 02. 透過稜鏡觀看的影像是 (A)向下偏移 (B)向上偏移 (C)偏向稜鏡頂點 (D)偏向稜鏡底部。

( ) 03. 當透過稜鏡觀看時，眼睛會如何旋轉？ (A)向稜鏡外面旋轉 (B)向稜鏡中心旋轉 (C)向稜鏡基底旋轉 (D)向稜鏡頂點旋轉。

( ) 04. 下列何者不是稜鏡的光學特性？ (A)光線偏向稜鏡底部 (B)形成偏向頂點的虛像 (C)將入射光線會聚 (D)造成色散現象。

( ) 05. 當光線通過稜鏡時，下列敘述何者錯誤？ (A)光線偏向底部 (B)會聚光線的正聚散度增加 (C)形成偏向頂部的虛像 (D)眼睛會往頂部旋轉。

( ) 06. 在一個正位眼的受試者左眼前方，放上一個基底向下 4^{Δ} 的稜鏡，受試者左眼看到的視標是移向哪個方向？ (A)左方 (B)右方 (C)上方 (D)下方。

( ) 07. 眼睛透過一個頂部在左側的稜鏡觀看正前方物體，則眼睛會朝向哪個方向旋轉？ (A)左側 (B)右側 (C)上側 (D)下側。

( ) 08. 如果物體經過有一上方較厚的三稜鏡成像，請問影像會往哪個方向偏移？ (A)往下方偏移 (B)往上方偏移 (C)往左方偏移 (D)往右方偏移。

( ) 09. 下列敘述何者錯誤？ (A)稜鏡頂角越大，偏向角越大 (B)稜鏡材質折射率越大，偏向角越大 (C)稜鏡最小的偏向角發生在入射角度和最後出射角度一樣的時候 (D)薄稜鏡有固定的偏向角。

( ) 10. 若一透鏡的材質射率為 1.6，頂角為 10°，則此稜鏡的偏向角為多少？ (A) 1.6° (B) 10° (C) 6° (D) 0.6°。

( ) 11. 一稜鏡由折射率為 1.80 的輝玻璃製成。它有 15°的偏向角，那麼頂角為多少？ (A) 27.0° (B) 18.75° (C) 12.0° (D) 8.33°。

(　) 12. 光束直照未知材質製成的稜鏡。稜鏡頂角為 8°。如果光束路徑偏向 4.6°，則材質的折射率為　(A) 1.825　(B) 1.575　(C) 1.485　(D) 1.325。

(　) 13. 稜鏡度是測量　(A)鏡片會聚光線的能力　(B)當白光通過稜鏡被色散時的程度　(C)當眼睛從透過有度數的鏡片觀看時的原來位置所做的旋轉量　(D)影像在離稜鏡一定距離上的位移量。

(　) 14. 考慮一個薄稜鏡，其將光線偏移，使得在 4m 的距離上光線偏移了 8cm。此稜鏡的屈光力為多少稜鏡度？　(A) 20　(B) 2　(C) 5　(D) 0.5。

(　) 15. 當光通過一個稜鏡後，在 2m 遠的地方往側向偏移 5cm，則此稜鏡的稜鏡度為　(A) 2.5^{Δ}　(B) 5.5^{Δ}　(C) 10^{Δ}　(D) 2^{Δ}。

(　) 16. 光線經過稜鏡，在 150cm 距離處，光線偏移了 0.3m，所以這個稜鏡的稜鏡度數是　(A) 2　(B) 4.5^{Δ}　(C) 20^{Δ}　(D) 45^{Δ}。

(　) 17. 在離稜鏡 60.00cm 的螢幕上，光被偏移向下 10.00mm。請問稜鏡的屈光力為何？　(A) 1.00^{Δ}　(B) 1.23^{Δ}　(C) 1.67^{Δ}　(D) 2.00^{Δ}。

(　) 18. 一個稜鏡在離鏡片 50cm 的牆上給出 1.2cm 的線性偏向。稜鏡度數值是多少？　(A) 24^{Δ}　(B) 2.4^{Δ}　(C) 6^{Δ}　(D) 0.6^{Δ}。

(　) 19. 光線經過稜鏡後，在 40cm 的距離處，光線偏移了 40mm，所以這個稜鏡的稜鏡度數是　(A) 1^{Δ}　(B) 4^{Δ}　(C) 10^{Δ}　(D) 40^{Δ}。

(　) 20. 有一個 4^{Δ}BD 的稜鏡，當光線通過此稜鏡後，光線在 5m 遠的地方會往哪邊偏多少距離？　(A)往上偏 4cm　(B)往下偏 4cm　(C)往上偏 20cm　(D)往下偏 20cm。

(　) 21. 一個 3.5^{Δ} 的稜鏡會將離 25cm 的物體的影像偏移大約多少？　(A) 21mm　(B) 14mm　(C) 9mm　(D) 7mm。

(　) 22. 透過 6^{Δ} 稜鏡觀看一個物體時，影像向下位移 9cm。此物體離稜鏡　(A) 54cm　(B) 5.4m　(C) 1.5cm　(D) 1.5m。

(　) 23. 由折射率 1.70 玻璃製成的稜鏡將光束偏向 10°，則稜鏡的稜鏡度為何？　(A) 24^{Δ}　(B) 18^{Δ}　(C) 12^{Δ}　(D) 7^{Δ}。

(　) 24. 眼位偏移 10 度角約相當於多少稜鏡度？　(A) 10^{Δ}　(B) 18^{Δ}　(C) 24^{Δ}　(D) 36^{Δ}。

( ) 25. 眼位偏移 30 度角約相當於多少稜鏡度？ (A) 6^{Δ} (B) 15^{Δ} (C) 30^{Δ} (D) 58^{Δ}。

( ) 26. 一個折射率為 1.617 稜鏡，其頂角為 5°，則稜鏡的稜鏡度為何？ (A) 3.1^{Δ} (B) 8.1^{Δ} (C) 8.7^{Δ} (D) 5.4^{Δ}。

( ) 27. 一薄稜鏡的折射率為 1.6 且頂角是 6°。請問其稜鏡度為何？ (A) 9.6△ (B) 7.3△ (C) 6.3△ (D) 3.6△。

( ) 28. 實驗中使用了一個折射率為 1.523 的 6^{Δ} 薄稜鏡，其頂角大約為何？ (A) 6.6° (B) 3.4° (C) 9.9° (D) 7.3°。

( ) 29. 5^{Δ}BU&I@125 相當於 (A) 5^{Δ}B305 (B) 5^{Δ}B215 (C) 5^{Δ}B205 (D) 5^{Δ}B125。

( ) 30. 3.5^{Δ}BD&O@023 相當於 (A) 3.5^{Δ}B203 (B) 3.5^{Δ}B113 (C) 3.5^{Δ}B293 (D) 3.5^{Δ}B023。

( ) 31. 右眼用 5^{Δ} 基底朝顳側之稜鏡，若欲以 360°底向標示法表示，應為下列何者？ (A) 5^{Δ}B180 (B) 5^{Δ}B0 (C) 5^{Δ}B90 (D) 5^{Δ}B270。

( ) 32. 5^{Δ}BU&I@125 相當於 (A) 4.1^{Δ}BU 且 2.9^{Δ}BI (B) 2.9^{Δ}BU 且 4.1^{Δ}BI (C) 3.4^{Δ}BU 且 1.6^{Δ}BI (D) 1.6^{Δ}BU 且 3.4^{Δ}BI。

( ) 33. 病患右眼前有一個 4.00^{Δ}BD&O@60 的稜鏡，則此稜鏡的水平和鉛直組成分別為何？ (A)水平：2^{Δ}BO，鉛直：3.46^{Δ}BD (B)水平：3.46^{Δ}BO，鉛直：2^{Δ}BD (C)水平：3.46^{Δ}BI，鉛直：2^{Δ}BU (D)水平：2^{Δ}BI，鉛直：3.46^{Δ}BU。

( ) 34. OS：5^{Δ}BD 且 3^{Δ}BI 相當於 (A) 5.8^{Δ}@59 (B) 5.8^{Δ}@211 (C) 5.8^{Δ}@239 (D) 5.8^{Δ}@301。

( ) 35. OD：2^{Δ}BU 且 4.5^{Δ}BI 相當於 (A) 4.9^{Δ}BU&I@114 (B) 4.9^{Δ}BU&I@156 (C) 4.9^{Δ}BU&I@066 (D) 4.9^{Δ}BU&I@024。

( ) 36. 對左眼而言，一個 4.2^{Δ}BI 稜鏡結合一個 6.1^{Δ}BO 稜鏡，其結果會等價於什麼樣的單一稜鏡？ (A) 10.3^{Δ}BI (B) 10.3^{Δ}BO (C) 1.9^{Δ}BI (D) 1.9^{Δ}BO。

( ) 37. 試求左眼前方 3.00^{Δ}BO 結合 3.00^{Δ}BU 的單一等價稜鏡。 (A) 6^{Δ}BO&U@45° (B) 4.24^{Δ}BO&U@45° (C) 3^{Δ}BO&U@45° (D) 4.24^{Δ}BO&U@135°。

(　) 38. 假設雷斯利稜鏡的組合一開始是零的位置，並且其中有一個稜鏡是 8.00^{Δ}BU。當它們互相反向旋轉 30°時，稜鏡屈光力為何？ (A) 16.00^{Δ} (B) 13.86^{Δ} (C) 8.00^{Δ} (D) 6.93^{Δ}。

(　) 39. 一個負鏡片的光學中心向顳側偏移，會產生什麼樣的稜鏡效應？ (A)稜鏡基底向內 (B)稜鏡基底向外 (C)稜鏡基底向上 (D)稜鏡基底向下。

(　) 40. 某人右眼配戴著+4D 的球面鏡片，並且光學中心在視線上方 12mm 處。則此鏡片在視線上產生的稜鏡效應基底方向為何？ (A) BI (B) BO (C) BU (D) BD。

(　) 41. 如果處方 OD：+2.00DS 的光學中心向顳側移動，則誘發稜鏡的方向為 (A) BI (B) BU (C) BO (D) BD。

(　) 42. 如果病患從處方 OD：–6.00DS的光學中心上方看出去，則誘發稜鏡的方向為 (A) BD (B) BU (C) BO (D) BI。

(　) 43. 眼鏡被定位在光學中心位於配戴者瞳孔上方。如果處方是+2.50OU，則個人會體驗出何種稜鏡效應？ (A)無 (B) BO (C) BU (D) BD。

(　) 44. 一副瞳距正確配製的近視矯正眼鏡，當雙眼觀看近物時，會產生基底為何的稜鏡效應？ (A) BI (B) BO (C) BU (D) BD。

(　) 45. 一位近視的人，測量其所戴的鏡框瞳距(frame pupillary distance)為 60mm，而實際測量其雙眼瞳距(interpupillary distance)為 64mm，戴上該近視眼鏡時會造成怎樣的稜鏡效應？ (A)基底朝上 (B)影像往內側偏移 (C)基底朝內 (D)影像不會偏移。

(　) 46. 近視眼鏡的雙眼鏡片光心間距離(distance between optic centers)與配戴者瞳距不等，鏡片光心間距大於瞳孔間距，戴上眼鏡後，下列敘述何者錯誤？ (A)將產生基底朝內的稜鏡 (B)物體會感覺變小了 (C)眼位朝外方向移動 (D)可能會間接放鬆調節。

(　) 47. 一位高度近視的小朋友配戴一副正確的遠方矯正的眼鏡，當他閱讀時最可能產生怎樣的稜鏡效應？ (A)雙眼基底朝下朝內的稜鏡效應 (B)雙眼基底朝上朝外的稜鏡效應 (C)雙眼基底朝下朝外的稜鏡效應 (D)雙眼基底朝上朝內的稜鏡效應。

( ) 48. 一個屈光力為+8.00D 的偏心鏡片，它的光學中心在瞳孔往顳側方向 3mm 處，則病人在使用該透鏡時，產生之稜鏡度約為多少？ (A) 24^{Δ} (B) 2.4^{Δ} (C) 1.2^{Δ} (D) 0.3^{Δ}。

( ) 49. 某病人右眼配戴+6.00DS 球面鏡片，則在該鏡片光學中心內側 5mm 的位置會產生多少的稜鏡效應？ (A) 30^{Δ} 基底向外 (B) 3^{Δ} 基底向外 (C) 30^{Δ} 基底向內 (D) 3^{Δ} 基底向內。

( ) 50. 如果+5D 鏡片的光學中心移動 10mm，則誘發稜鏡是多少？ (A) 5^{Δ} (B) 4^{Δ} (C) 2^{Δ} (D) 1^{Δ}。

( ) 51. 某病人左眼配戴+5.00DS 球面鏡片，則在該鏡片光學中心內側 5mm 的位置會產生多少的稜鏡效應？ (A) 25^{Δ} 基底向外 (B) 2.5^{Δ} 基底向外 (C) 25^{Δ} 基底向內 (D) 2.5^{Δ} 基底向內。

( ) 52. 當注視+4.50D 鏡片的光學中心下方 8mm 的位置時，配戴者會感受到的稜鏡效應是 (A) 3.6^{Δ}BO (B) 3.6^{Δ}BI (C) 3.6^{Δ}BD (D) 3.6^{Δ}BU。

( ) 53. 當一遠視眼鏡(+4.00D)在配戴時，鏡片向下偏移 6mm 時，會在視軸產生下列何種稜鏡效果？ (A) 24^{Δ} 基底向下 (B) 24^{Δ} 基底向上 (C) 2.4^{Δ} 基底向下 (D) 2.4^{Δ} 基底向上。

( ) 54. 一框架鏡片具有+4.00D 的後頂點屈光力。鏡片由折射率 1.50 的為 CR-39 塑膠製成，且前表面的屈光力為+10.00D。鏡片的中心厚度為 3.4mm。鏡片是給右眼配戴。找出當病患透過離光學中心 4.0mm 的鼻側觀看時的稜鏡大小？ (A) 4.0^{Δ}BI (B) 1.6^{Δ}BI (C) 1.6^{Δ}BO (D) 4.0^{Δ}BO。

( ) 55. 在+2.00D 鏡片的光學中心上方 5mm 處有 (A) 1.0^{Δ}BD (B) 1.0^{Δ}BU (C) 2.5^{Δ}BD (D) 2.5^{Δ}BU。

( ) 56. 從 −3.00 鏡片的光學中心右邊 5mm 通過的光線會位移 (A) 1.5^{Δ} 向右 (B) $.5^{\Delta}$ 向左 (C) 0.6^{Δ} 向右 (D) 0.6^{Δ} 向左。

( ) 57. 雙眼均配戴 −5.00D 的近視眼小孩，瞳距為 56mm，其兩眼鏡片的光學中心經測量相距 64mm，戴這副眼鏡時會造成怎樣的稜鏡效應？ (A)基底朝外，總共 2.0^{Δ} 的稜鏡效應 (B)基底朝內，總共 2.0^{Δ} 的稜鏡效應 (C)基底朝外，總共 4.0^{Δ} 的稜鏡效應 (D)基底朝內，總共 4.0^{Δ} 的稜鏡效應。

( ) 58. 某病人右眼配戴 –6.00DS 球面鏡片，則在該鏡片光學中心上方 8mm 的位置會產生多少的稜鏡效應？ (A) 4.8^{Δ} 基底向上 (B) 48^{Δ} 基底向下 (C) 4.8^{Δ} 基底向下 (D) 48^{Δ} 基底向上。

( ) 59. 若 –6.50D 鏡片的光學中心位置太向內 3mm，則引發的稜鏡為 (A) 2.0^{Δ}BO (B) 2.0^{Δ}BI (C) 2.25^{Δ}BO (D) 2.25^{Δ}BI。

( ) 60. 當一近視眼鏡 (–8.00D) 在配戴時，鏡片向上偏移 5mm 時，會在視軸產生下列何種稜鏡效果？ (A) 4^{Δ} 基底向下 (B) 4^{Δ} 基底向上 (C) 40^{Δ} 基底向下 (D) 40^{Δ} 基底向上。

( ) 61. 左眼前方有一 –10.00D 鏡片，在離光學中心 5.00mm 且向內的點上，其稜鏡效應為何？ (A) 5^{Δ}BI (B) 5^{Δ}BO (C) 50^{Δ}BI (D) 50^{Δ}BO。

( ) 62. 某病人左眼配戴 –2.00DC×180 的柱面鏡片，若將該鏡片中心向下方移動 8mm，則原視線位置會產生多少的稜鏡效應？ (A) 1.6^{Δ} 基底向上 (B) 1.6^{Δ} 基底向下 (C) 4^{Δ} 基底向上 (D) 4^{Δ} 基底向下。

( ) 63. 某病人右眼配戴 –5.00DC×180 的柱面鏡片，則在該鏡片中心下方 12mm 的位置會產生多少的稜鏡效應？ (A) 6^{Δ} 基底向上 (B) 6^{Δ} 基底向下 (C) 6^{Δ} 基底向內 (D) 6^{Δ} 基底向外。

( ) 64. 某人右眼框架鏡片是 –5.00DC×180。當宇賢閱讀時，他的視線通過鏡片中心下方 10.00mm 的點。則該點的稜鏡屈光力為何？ (A) 5^{Δ}BD (B) 5^{Δ}BU (C) 50^{Δ}BD (D) 0^{Δ}BU。

( ) 65. 透過鏡片 plano / –6.00DC×180 的光學中心點下方 4mm、右方 6mm 之處，觀看 5m 外之物體，其影像位置偏移情況如何？ (A)物體影像往上偏移 12cm，左右不偏移 (B)物體影像往下偏移 18cm，左右不偏移 (C)物體影像往左偏移 18cm，上下不偏移 (D)物體影像往右偏移 12cm，上下不偏移。

( ) 66. 透過鏡片 +5.00DS / –1.00DC×180 的光學中心點上方 4mm 左方 3mm 之處，觀看 5m 外之物體，請問其影像位置偏移情況如何？ (A)物體影像往上偏移 7.5cm，往左偏移 8cm (B)物體影像往上偏移 8cm，往左偏移 7.5cm (C)物體影像往下偏移 7.5cm，往右偏移 8cm (D)物體影像往下偏移 8cm，往右偏移 7.5cm。

( ) 67. 一成年人右眼配戴 +4.00DS / +1.00DC×180 之鏡片，請問當其鏡片光學中心位於瞳孔鼻側 5mm，下方 5mm 時，所得到的稜鏡效應為何？

(A)基底朝外 2.5$^{\Delta}$ 加上基底朝下 2.0$^{\Delta}$ 之稜鏡效應 (B)基底朝外 2.0$^{\Delta}$ 加上基底朝上 2.5$^{\Delta}$ 之稜鏡效應 (C)基底朝內 2.5$^{\Delta}$ 加上基底朝上 2.0$^{\Delta}$ 之稜鏡效應 (D)基底朝內 2.0$^{\Delta}$ 加上基底朝下 2.5$^{\Delta}$ 之稜鏡效應。

( ) 68. 左眼框架眼鏡矯正是 +3.00 / –4.00×150。在光學中心鉛直下方 10.00mm 的點上，稜鏡是多少？ (A) 1.732$^{\Delta}$BO (B) 1.732$^{\Delta}$BI (C) 1.732$^{\Delta}$BU (D) 1.732$^{\Delta}$BD。

( ) 69. 某病人右眼配戴 +3.00DS / –1.00DC×180 球柱鏡片，則在該鏡片中心上方 5mm 且內側 8mm 的位置會產生多少的稜鏡效應？ (A) 1.0$^{\Delta}$ 基底向上，2.4$^{\Delta}$ 基底向內 (B) 2.4$^{\Delta}$ 基底向上，1.0$^{\Delta}$ 基底向外 (C) 1.0$^{\Delta}$ 基底向下，2.4$^{\Delta}$ 基底向外 (D) 2.4$^{\Delta}$ 基底向下，1.0$^{\Delta}$ 基底向內。

( ) 70. 若病人瞳孔中心在其矯正鏡片 –2.00DS / –1.00DC×90 的中心下方 4mm 且內側 5mm，則病人會感受到甚麼樣的稜鏡效應？

(A) 1.5$^{\Delta}$BD/0.8$^{\Delta}$BI (B) 0.8$^{\Delta}$BD/1.5$^{\Delta}$BI

(C) 0.8$^{\Delta}$BU/1.5$^{\Delta}$BO (D) 0.8$^{\Delta}$BU/1.5$^{\Delta}$BI。

( ) 71. 一兒童左眼配戴 –4.00DS / –2.00DC×090 之鏡片，請問當其鏡片光學中心位於瞳孔顳側 5mm，上方 3mm 時，所得到的稜鏡效應為何？ (A)基底朝內 3$^{\Delta}$ 加上基底朝下 1.2$^{\Delta}$ 之稜鏡效應 (B)基底朝外 3$^{\Delta}$ 加上基底朝下 1.2$^{\Delta}$ 之稜鏡效應 (C)基底朝內 1.2$^{\Delta}$ 加上基底朝上 3$^{\Delta}$ 之稜鏡效應 (D)基底朝內 1.2$^{\Delta}$ 加上基底朝上 3$^{\Delta}$ 之稜鏡效應。

( ) 72. 要在+6.50D 鏡片上產生 5$^{\Delta}$BU，光學中心必須如何偏離光學中心？ (A) 13mm 向上 (B) 13mm 向下 (C) 8mm 向上 (D) 8mm 向下。

( ) 73. 若處方 OD：+6.00DS 並且有 3$^{\Delta}$BI，則鏡片的光學中心應如何移動且方向向哪邊？ (A) 5mm 鼻側 (B) 5mm 顳側 (C) 2mm 鼻側 (D) 0.5mm 顳側。

( ) 74. 某病人右眼配戴+5.00DS 球面鏡片並且需要 8$^{\Delta}$BU 的稜鏡處方，則該鏡片的光學中心應如何偏移？ (A)向上移 0.63cm (B)向下移 0.63cm (C)向下移 1.6cm (D)向上移 1.6cm。

( ) 75. 某病人右眼配戴+4.00DS 球面鏡片並且需要 5$^{\Delta}$BO 的稜鏡處方，則該鏡片的光學中心應如何偏移？ (A)向外移 0.8cm (B)向內移 0.8cm (C)向外移 1.25cm (D)向內移 1.25cm。

( ) 76. 一個+0.50D 的鏡片要如何移動光學中心才能產生 0.25^{Δ} 的誘發稜鏡？ (A) 0.25cm (B) 0.5cm (C) 1cm (D) 1.5cm。

( ) 77. 處方是 OD：–3.00DS / 2^{Δ}BI。若要利用庫存鏡片來產生稜鏡，那麼光學中心(OC)必須額外偏離多少？ (A) 15mm 向外 (B) 15mm 向內 (C) 6.7mm 向外 (D) 6.7mm 向內。

( ) 78. 一患者左眼如需要處方為–4.00DS及 4^{Δ} 稜鏡基底朝外，可以將鏡片中心位置如何調整來達到效果？ (A)向外偏心 10mm (B)向內偏心 10mm (C)向外偏心 1mm (D)向內偏心 1mm。

( ) 79. 某病人左眼配戴–5.00DS球面鏡片並且需要 8^{Δ}BU 的稜鏡處方，則該鏡片的光學中心應如何偏移？ (A)向上移 0.63cm (B)向下移 0.63cm (C)向下移 1.6cm (D)向上移 1.6cm。

( ) 80. 一個病人有左眼內隱斜視，他的近視度數是–5.00D，此病人需要左眼 3^{Δ} 基底朝外的稜鏡處方才能緩解眼睛疲勞症狀，病人原先瞳孔間距是 58mm，若完全使用偏心的方法將稜鏡的處方加入透鏡中，則兩鏡片光學中心距離應該為多少？ (A) 64mm (B) 61mm (C) 55mm (D) 52mm。

( ) 81. 一患者左眼如需要處方為–8.00DS及 4^{Δ} 稜鏡基底朝內，可以將鏡片中心位置如何調整來達到效果？ (A)向外偏心 5mm (B)向內偏心 5mm (C)向外偏心 0.5mm (D)向內偏心 0.5mm。

( ) 82. 某病人右眼配戴 +4.00DS / –2.00DC×180 球柱鏡片並且需要加入 6^{Δ}BO 和 4^{Δ}BU 的稜鏡處方，則該鏡片的光學中心應如何偏移？ (A)向上移 2cm，向外移 1.5cm (B)向外移 2cm，向下移 1.5cm (C)向內移 2cm，向上移 1.5cm (D)向下移 2cm，向內移 1.5cm。

( ) 83. 有關三稜鏡的特性，下列敘述何者錯誤？ (A)三稜鏡不會影響光線的聚散度 (B)光線通過三稜鏡時會往基底方向折射 (C)透過三稜鏡看物體時，其影像位置會往基底的反方向偏移 (D)相同稜鏡不會因擺放的位置不同而影響眼睛旋轉的角度大小。

( ) 84. 當透過稜鏡觀看時，眼睛會如何旋轉？ (A)向稜鏡外面旋轉 (B)向稜鏡中心旋轉 (C)向稜鏡基底旋轉 (D)向稜鏡頂點旋轉。

( ) 85. 某人右眼透過基底向外的稜鏡觀看正前方的物體時，眼睛會向哪個方向旋轉？ (A)上 (B)下 (C)內 (D)外。

( ) 86. 某人左眼透過基底向上的稜鏡觀看正前方的物體時，眼睛會向哪個方向旋轉？ (A)上 (B)下 (C)內 (D)外。

( ) 87. 如果某個稜鏡使得眼睛觀看前方物體時必須向外側旋轉，則此稜鏡的基底方向為 (A) BU (B) BD (C) BI (D) BO。

( ) 88. 一個雙眼內聚過強的病人，可用稜鏡緩解其症狀，則稜鏡基底應朝向哪個方向？ (A)內 (B)外 (C)上 (D)下。

( ) 89. 若要用稜鏡矯正一個輕度外斜視，其基底要朝向 (A)上 (B)下 (C)內 (D)外。

( ) 90. 某病人看近物時的內聚不足，則應該使用何種稜鏡協助緩解？ (A)基底朝上稜鏡 (B)基底朝下稜鏡 (C)基底朝外稜鏡 (D)基底朝內稜鏡。

( ) 91. 某人遮蓋住他／她的左眼，並且在右眼前放置一稜鏡。稜鏡的基底方向是朝向顳側。從此人觀點透過稜鏡向外觀看，影像將會向哪邊偏移？ (A)向右 (B)向左 (C)向上 (D)向下。

( ) 92. 一位遠視者的左眼矯正加上 3^{Δ}BI 的稜鏡，當觀看遠物時，有關左眼的旋轉情形，下列何者的描述是正確的？ (A)向外轉，且所轉角度大於 3^{Δ} (B)向外轉，且所轉角度小於 3^{Δ} (C)向內轉，且所轉角度大於 3^{Δ} (D)向內轉，且所轉角度小於 3^{Δ}。

( ) 93. 一位近視者的右眼矯正加上 3^{Δ}BI 的稜鏡，當觀看遠物時，有關右眼的旋轉情形，下列何者的描述是正確的？ (A)向外轉，且所轉角度大於 3^{Δ} (B)向外轉，且所轉角度小於 3^{Δ} (C)向內轉，且所轉角度大於 3^{Δ} (D)向內轉，且所轉角度小於 3^{Δ}。

( ) 94. 左眼前方放置一個 10^{Δ}BU 稜鏡，右眼前方放置一個 10^{Δ}BI 稜鏡，當觀看正前方遠物時，病人雙眼所看到的影像為 (A)一上一下 (B)一右一左 (C)左上右下 (D)左下右上。

( ) 95. 假設左眼正透過基底向外的稜鏡注視著眼前的遠物，若物體此時開始向近處移動時，則左眼相對會向哪個方向旋轉？ (A)內 (B)外 (C)上 (D)下。

( ) 96. 某人左眼有左半邊的視野缺陷，請問應使用哪一種稜鏡協助他？ (A)基底朝外 (B)基底朝內 (C)基底朝上 (D)基底朝下。

( ) 97. 某人右眼的顳側視野受損，可以在其右眼眼鏡鏡片上貼上甚麼樣的稜鏡來增加其視野範圍？ (A)基底向上 (B)基底向外 (C)基底向內 (D)基底向下。

( ) 98. 對於左側同側偏盲的患者，我們想要在鏡片加上稜鏡使物體成像在右邊，請問稜鏡的基底要朝向患者的哪一邊？ (A)右眼基底向內，左眼基底也向內 (B)右眼基底向外，左眼基底也向外 (C)右眼基底向內，左眼基底向外 (D)右眼基底向外，左眼基底向內。

( ) 99. 配戴一個可以使入射的光線偏折角度 20 度的稜鏡觀看相同距離的物體時，則下列何者的眼球需要轉動角度最大？ (A)正視眼 (B)近視眼 (C)遠視眼 (D)一觀看距離的不同，以上三者皆有可能。

( ) 100. 正視者觀看正前方無窮遠處的物體時，配戴一個可以使入射的光線偏折角度 20 度基底朝內的稜鏡，則有關眼球需要轉動角度的敘述，下列何者正確？ (A)往外轉大於 20 度 (B)往外轉小於 20 度 (C)往外轉等於 20 度 (D)往內轉小於 20 度。

( ) 101. 承上題，當物體靠近眼睛的過程中，眼球會如何轉動？ (A)往內轉但眼位仍向外 (B)持續往外轉 (C)維持眼位不轉動 (D)往內轉大於 20 度。

( ) 102. 對於雙眼外側偏盲的患者，我們想要在鏡片加上稜鏡使物體成像在左邊，請問稜鏡的基底要朝向患者的哪一邊？ (A)右眼基底向內，左眼基底也向內 (B)右眼基底向外，左眼基底也向外 (C)右眼基底向內，左眼基底向外 (D)右眼基底向外，左眼基底向內。

( ) 103. 有一個病人患有先天性眼球震顫，其中和點（眼球震顫幅度最小的點）為眼球往右看 10 度，若要幫此病人配上稜鏡來改善其轉頭不適的症狀，則稜鏡的方向要如何調整？ (A)右眼基底朝內，左眼基底朝內 (B)右眼基底朝外，左眼基底朝外 (C)右眼基底朝內，左眼基底朝外 (D)右眼基底朝外，左眼基底朝內。

( ) 104. 某病患因視交叉受損導致部分視野喪失，行動稍有不便，則兩眼可以加上何種稜鏡來協助病患增加視野範圍？ (A)兩眼皆加上基底向外稜鏡 (B)兩眼皆加上基底向內稜鏡 (C)右眼加上基底向外稜鏡，左眼加上基底向內稜鏡 (D)右眼加上基底向內稜鏡，左眼加上基底向外稜鏡。

( ) 105. 當遠視者由框架眼鏡矯正改為隱形眼鏡矯正時，下列敘述何者正確？ (A)鏡片度數減少 (B)看近時，眼睛向內旋轉變多 (C)稜鏡效應大小減少 (D)視野下降。

( ) 106. 近視者觀看近物時，利用框架眼鏡矯正和利用隱形眼鏡矯正，兩者在眼睛的旋轉上如何？ (A)框架眼鏡矯正向內轉動較多 (B)隱形眼鏡矯正向內轉動較多 (C)隱形眼鏡矯正者向外轉動較多 (D)框架眼鏡矯正向外轉動較多。

( ) 107. 某病人左眼前方有一 6^{Δ}BI 稜鏡，則下列有關眼睛透過稜鏡觀看時的旋轉敘述何者正確？ (A)當物體在正前方時，眼睛不必旋轉 (B)當物體在正前方時，眼睛向內旋轉 (C)當正前方物體越來越靠近稜鏡時，過程中眼睛向內旋轉 (D)當物體在正前方無窮遠處時，正視眼旋轉的角度小於 6^{Δ}。

( ) 108. 某人左眼透過基底向內的稜鏡注視正前方越來越靠近的物體，在物體靠近的過程中眼睛向哪個方向旋轉？ (A)上 (B)下 (C)內 (D)外。

( ) 109. 一位內斜視的病人觀看 4m 遠的物體，呈現相距 16cm 的水平複視現象，可以採用下列何方式來減輕他複視的困擾？ (A)兩眼各配戴 2^{Δ}，基底朝內的矯正眼鏡 (B)兩眼各配戴 2^{Δ}，基底朝外的矯正眼鏡 (C)雙眼各配戴 4^{Δ}，基底朝內的矯正眼鏡 (D)雙眼各配戴 4^{Δ}，基底朝外的矯正眼鏡。

( ) 110. 一位先天性眼球震顫的患者其頭部在正常狀況下水平向左偏轉 5°，下列何項矯正可幫助他頭部變正？ (A)右眼配戴約 8^{Δ} 基底朝內，左眼配戴約 8^{Δ} 基底朝外的矯正眼鏡 (B)右眼配戴約 4^{Δ} 基底朝外，左眼配戴約 4^{Δ} 基底朝內的矯正眼鏡 (C)雙眼均配戴約 4^{Δ} 基底朝外的矯正眼鏡 (D)右眼配戴約 8^{Δ} 基底朝外，左眼配戴約 8^{Δ} 基底朝內的矯正眼鏡。

( ) 111. 某正視者眼前放置一個 5^{Δ}BU 稜鏡，此稜鏡離眼睛旋轉中心有 10cm 的距離。若物體移到稜鏡前方 1m 處，則眼睛應旋轉多少稜鏡度才能看清楚物體？ (A) 4^{Δ} (B) 4.5^{Δ} (C) 5^{Δ} (D) 5.5^{Δ}。

( ) 112. 一個 4.00^{Δ}BU 稜鏡置於病患眼睛旋轉中心前方的 25.00cm 處。病患透過稜鏡注視稜鏡前方 1.50m 的物體。請問病患的眼睛必須轉動多少稜鏡度才能看清物體？ (A)向上轉 4.00^{Δ} (B)向上轉 3.43^{Δ} (C)向下轉 4.00^{Δ} (D)向下轉 3.43^{Δ}。

(　) 113. 某人的配鏡處方為頂點距 12.00mm 之+10.00D 與 4.00^{Δ}BD 組合。當看著正前方的遠物時，此人的眼睛要轉多少角度？假設眼睛旋轉中心離角膜頂點 13.50mm。　(A)向上轉 4.00^{Δ}　(B)向上轉 5.37^{Δ}　(C)向下轉 4.00^{Δ}　(D)向下轉 5.37^{Δ}。

(　) 114. 某人的配鏡處方為頂點距 12.00mm 之 −10.00D 與 4.00^{Δ}BD 組合。當看著正前方的遠物時，此人的眼睛要轉多少角度？假設眼睛旋轉中心離角膜頂點 13.50mm。　(A)向上轉 3.19^{Δ}　(B)向上轉 4.00^{Δ}　(C)向下轉 3.19^{Δ}　(D)向下轉 4.00^{Δ}。

二、計算題

01. 對頂角 6°的薄稜鏡 (n = 1.6) 而言，稜鏡度為多少？光線通過稜鏡時，在 3m 處光線會偏移多少距離？

02. 假設某人左眼前方有一稜鏡為 6^{Δ}B30，則其水平和鉛直組成各為何？

03. 某人右眼前方放置 4^{Δ}BI 和 6^{Δ}BU 的稜鏡組合，則組合結果相當於一個什麼樣的稜鏡？

04. 某人左眼前方有一個 −6.00D 的球面鏡片，當視線從鏡片光學中心的下方 12mm 的位置看出去時會產生多少稜鏡效應？

05. 病患右眼矯正鏡片為 −4.00DS / −1.50DC × 30。病患閱讀時透過鏡片光學中心的下方 8mm 且內側 4mm 的位置觀看，則在這個位置產生的稜鏡效應為何？

06. 假設某近視 −5.00D 病患的左眼需要 3^{Δ}BO 稜鏡處方，則鏡片光學中心應如何偏移？

07. 病患右眼的矯正鏡片為 −5.00DS / −1.00DC × 45，若右眼需要 5^{Δ}BI 的稜鏡處，那麼鏡片光學中心應該如何從 DRP 偏移？

08. 某人的矯正鏡片是頂點距（鏡片至角膜頂點之距離）12mm 的 −6.00D 並且需要 4^{Δ}BI 的稜鏡處方。若透過鏡片注視正前方遠物時，眼睛應該旋轉多少角度（稜鏡度）？假設眼睛旋轉中心離角膜頂點 13.5mm。

MEMO

CH 09

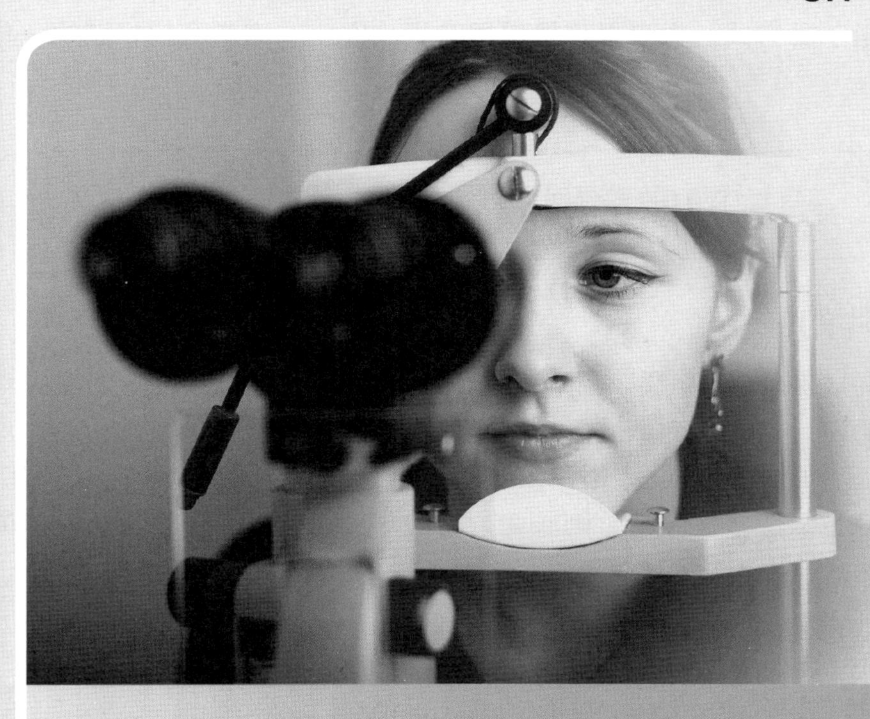

鏡片度數測量與有效度數

Visual Optics

在取得鏡片時，經常必須辨認鏡片的種類以及測量鏡片的度數，辨認或測量方法可以透過手動方式，也可以透過儀器設備來完成。本章介紹相關的一些知識。

第一節　鏡片的像移與剪動

一、球面鏡片的像移

利用鏡片的成像性質，可以分辨球面鏡片是正鏡片還是負鏡片。當透過球面鏡片觀看物體時，如果看到倒立影像或是放大的正立影像，則該鏡片為正球面鏡片；若是正立的縮小影像，則為負球面鏡片。同時，當把鏡片靠近眼睛時，觀察到影像也跟著接近眼睛，則該鏡片是負球面鏡片；若影像反而是離開眼睛，則是正球面鏡片，參見圖 9-1。

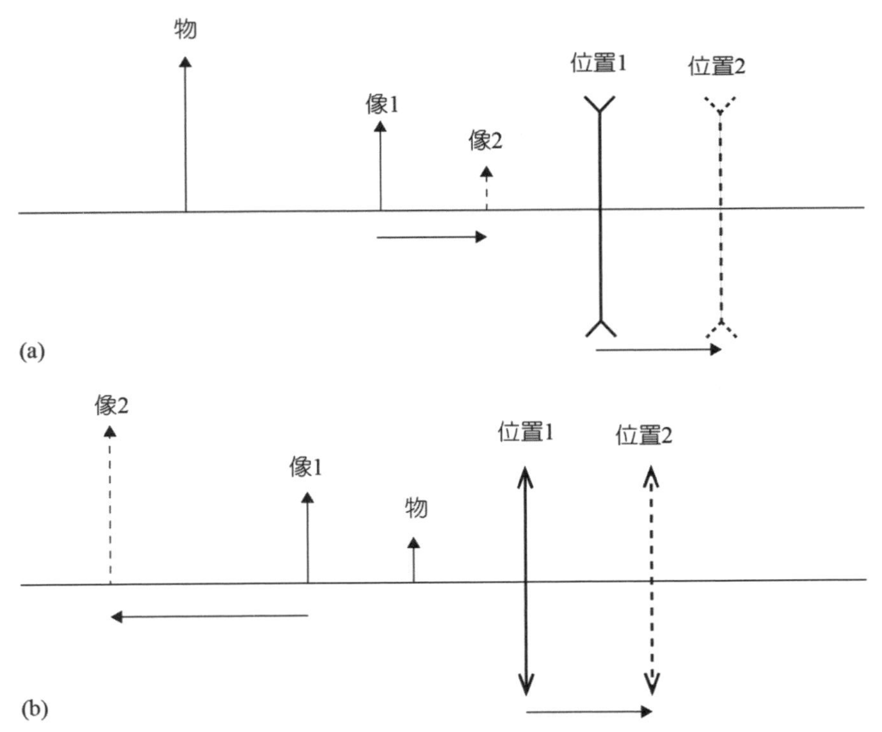

圖 9-1：(a)負球面鏡片的影像接近；(b)正球面鏡片的影像遠離。

我們也可以透過移動鏡片，觀察影像移動的情形來分辨球面鏡片是正鏡片還是負鏡片。在觀察時，注視的物體要放置在鏡片的焦距內。當觀察者透過正球面鏡片觀看鏡片前方的水平線時，觀察者會看到一條水平線的虛像。當正球面鏡片向上移動時，水平線的虛像向下移動；當正球面鏡片向下移動時，水平線的虛像向上移動。這種虛像與鏡片做反向的運動稱為逆動(against motion)，如圖 9-2 所示。

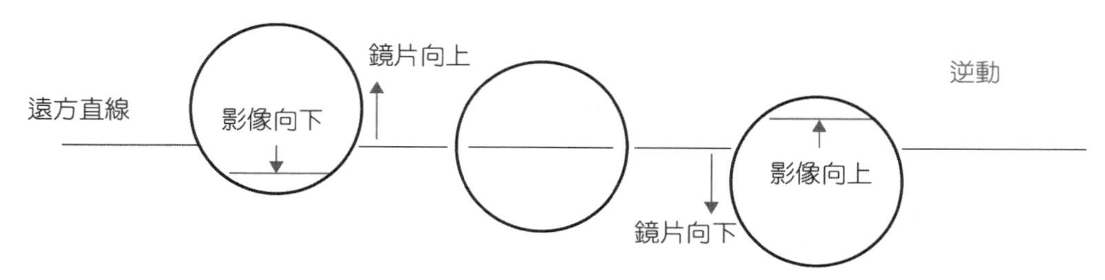

圖 9-2：正球面鏡片的逆動。

當觀察者透過負球面鏡片觀看鏡片前方的水平線時，一樣會看到一條水平線的虛像。當負球面鏡片向上移動時，水平線的虛像跟著向上移動；當負球面鏡片向下移動時，水平線的虛像也跟著向下移動。這種虛像與鏡片最同向的運動稱為順動(with motion)，如圖 9-3 所示。

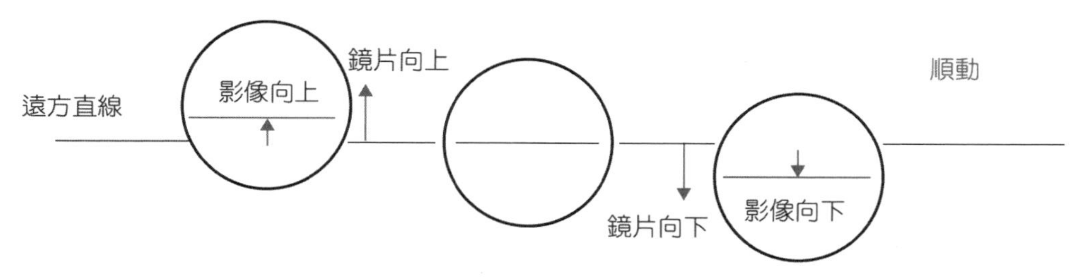

圖 9-3：負球面鏡片的順動。

可以利用球面鏡片的順逆動情形來決定球面鏡片的光學中心。我們先在白紙上畫一個十字，然後將鏡片放置於十字線的上方。當鏡片中的十字線虛像與白紙上的十字線對齊時，鏡片中的十字線交會點即為此鏡片的光學中心，如圖 9-4 所示。

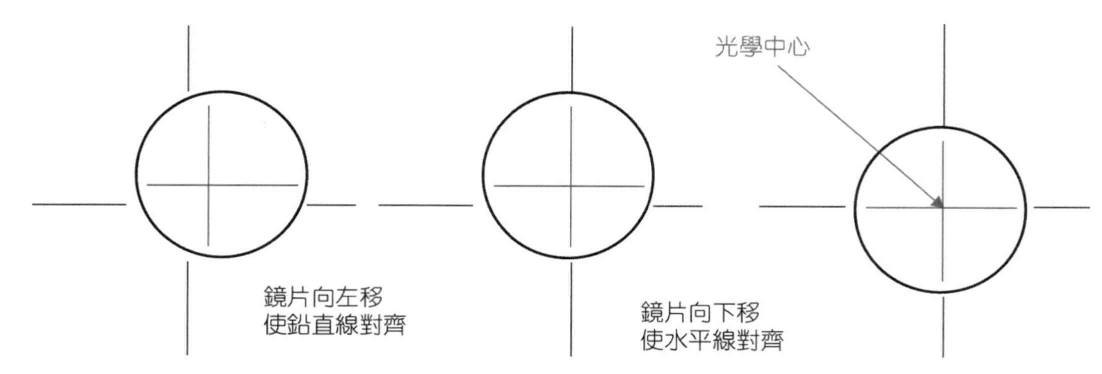

圖 9-4：球面鏡片光學中心的定位。

二、柱面鏡片的像轉與剪刀效應

由於球面鏡片的對稱性質，當球面鏡片繞著光軸旋轉時，鏡片中的影像並不會有任何變化。但是對於柱面鏡片而言，由於缺少球面鏡片的對稱性質，所以在鏡片旋轉時，鏡中的影像會有不同的變化。我們可以利用白紙上的直線來呈現柱面鏡片繞著光軸旋轉時的影像變化。假設一開始柱面鏡片的軸線（光學中心線）和白紙上的直線對齊，當鏡片旋轉時，鏡中的直線虛像也會跟著旋轉。若是透過正柱面鏡片觀察時，鏡片中的直線虛像會與鏡片作相反方向的旋轉（逆轉）；若透過負柱面鏡片觀察時，則鏡片中的直線虛像會與鏡片做相同方向的旋轉（順轉）。在圖 9-5(a)中，一開始+5.00DC×90 柱面鏡片的軸和白紙上的鉛直直線對齊。當柱面鏡片逆時鐘方向旋轉 45°時，鏡片中原本鉛直對齊的線影像作順時鐘方向的旋轉（逆轉）。線影像看起來會逆轉的原因是，正柱面鏡片的稜鏡效應使得白紙上鉛直線的影像會偏離正柱軸（與稜鏡基底方向相反）。在圖 9-5(b)中，一開始－5.00DC×90 柱面鏡片的軸和白紙上的鉛直直線對齊。當柱面鏡片逆時鐘方向旋轉 45°時，鏡片中原本鉛直對齊的線影像也作逆時鐘方向的旋轉（順轉）。線影像看起來會順轉的原因是負柱面鏡片的稜鏡效應使得白紙上鉛直線的影像會偏向負柱軸。

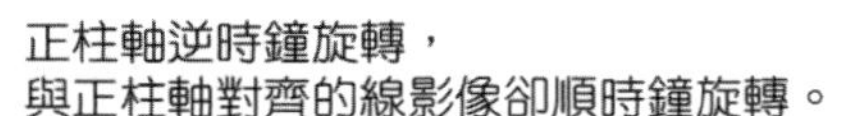

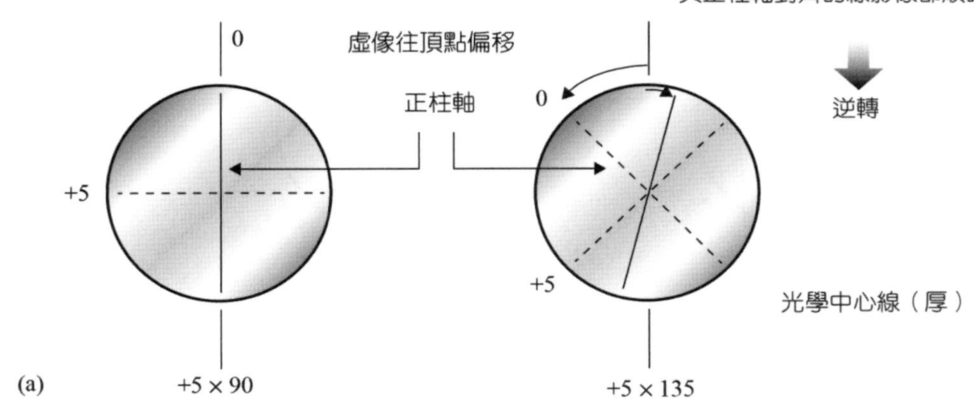

負柱軸逆時鐘旋轉，
與負柱軸對齊的線影像亦逆時鐘旋轉。

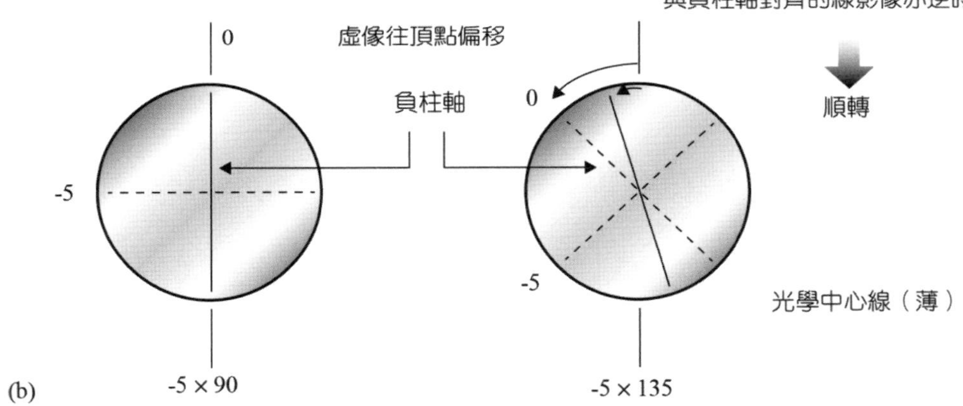

圖 9-5：柱面鏡片的像轉。(a)正柱面鏡片情形；(b)負柱面鏡片情形。

如果將白紙上的直線改成十字線，當柱面鏡片旋轉時，因為稜鏡效應的關係，十字線會分別偏離正柱面鏡片的（正）柱軸；而分別偏向負柱面鏡片的（負）柱軸，如圖 9-6 所示。鏡片中的影像看起來像是一把剪刀的運動，所以稱為剪刀效應(scissors effect)。

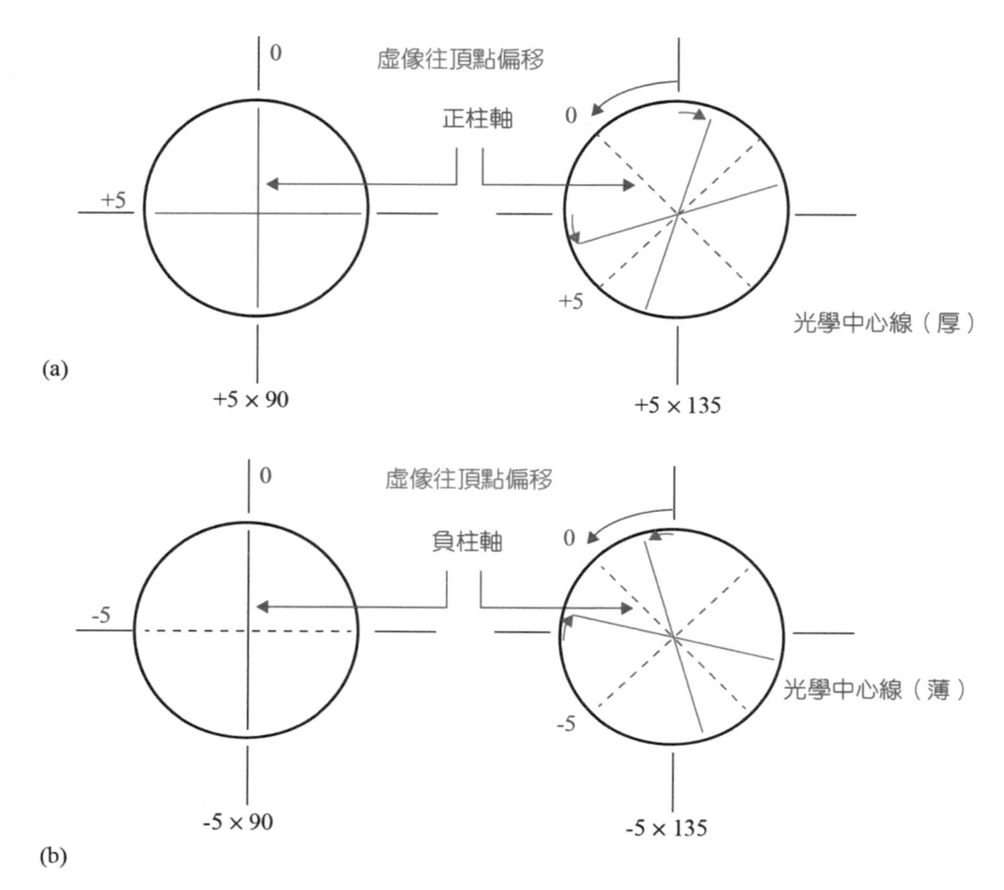

圖 9-6：剪刀效應。(a)正柱面鏡片；(b)負柱面鏡片。

第二節　手動中和

當透過平光鏡片（屈光力為 0.00D）觀看時，無論鏡片如何移動或是旋轉，平光鏡片中的影像不會有任何的改變。如果兩塊鏡片可以互相中和，則其組合的屈光力為 0.00D，所以透過組合鏡片觀看時，就會和平光鏡片的情形一樣。若有一塊未知屈光力的鏡片 (P_u)，我們可以透過已知屈光力(P)的鏡片與之組合，若組合之後像平光鏡片一樣，則兩塊鏡片達（手動）中和，所以可以推知未知鏡片的屈光力 (P_u) 為已知鏡片屈光力(P)的相反數，即

(9-1)　　$P_u = -P$ 。

如果未知鏡片可以看成是薄鏡片，則由(9-1)式即可得出結果。不過，若考慮鏡片的厚度時，因為一般的矯正鏡片大部分都是屬於新月型鏡片，所以當利用試鏡片作手動中和時，組合方式（前後位置）會對結果有所影響。如圖 9-7(a)所示，因為組合鏡片之間留有空間，會造成測量誤差，因此無法測量未知鏡片的後頂點屈光力（處方）。若圖 9-7(b)之組合方式，則可以消除鏡片之間空隙的問題，但是卻只能測量未知鏡片的前頂點（中和）屈光力。由第六章前、後頂點屈光力公式，(6-17)式和(6-20)式，可以知道：因為新月型鏡片前表面屈光力 $P_1 > 0$ 和後表面屈光力 $P_2 < 0$，所以前頂點屈光力會比後頂點屈光力有較少的度數。因此，手動中和測量的結果會有比較少的度數。

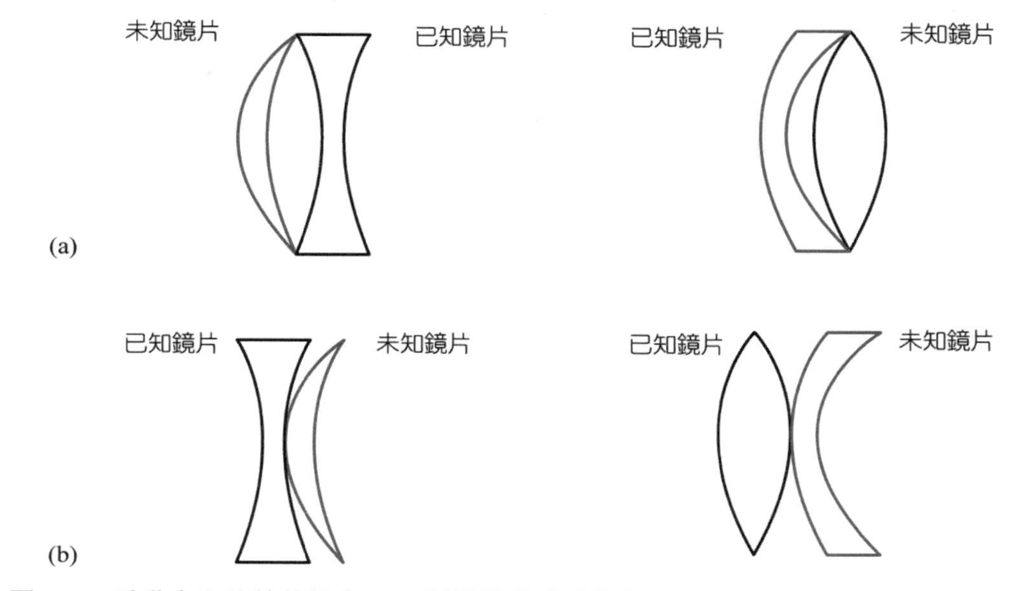

圖 9-7：手動中和的鏡片組合。(a)測量後頂點屈光力；(b)測量前頂點（中和）屈光力。

手動中和時，鏡片大約置於手臂長度的位置，而外界物體置於 6m 處。若鏡片有柱面度數，則先找出鏡片的主子午線。再分別沿主子午線方向，以球面鏡片中和：若看到逆動情形，表示組合結果還有正屈光力，此時增加已知鏡片的負度數；若看到順動情形，表示組合結果還有負屈光力，此時增加已知鏡片的正度數。另外，也可以透過影像移動速率來觀察：若未知鏡片的屈光力越大，則影像移動的速率也會越快。所以，當中和鏡片越接近未知鏡片時，影像移動的速率就會越慢。

範例 9-1

鏡片正以手動中和。當與－2.00D 鏡片組合時影像沒有在水平子午線上發生影像運動，而當與－3.00D 鏡片組合時影像沒有在鉛直子午線上發生影像運動，則此未知鏡片為何？

解答

「當與－2.00D 鏡片組合時影像沒有在水平子午線上發生影像運動」表示水平方向已經中和，所以鏡片在水平方向的屈光力為+2.00D。同理，「當與－3.00D 鏡片組合時影像沒有在鉛直子午線上發生影像運動」表示鉛直方向已經中和，所以鏡片在鉛直方向的屈光力為+3.00D。則光學十字如下圖

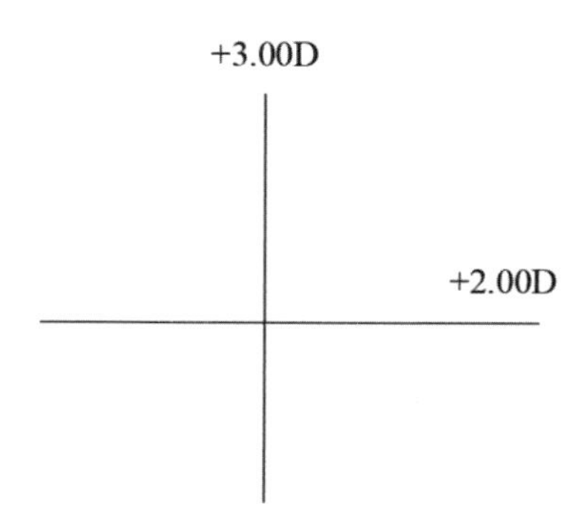

因此，鏡片為+3.00DS/－1.00DC×90。

第三節　鏡表

鏡表(lens clock)，又稱曲度計，是一個具有三隻針腳的裝置，可以實際測量球面的垂度（弧矢距）(sagitta)，進而讀出該球面的屈光力，如圖 9-8。

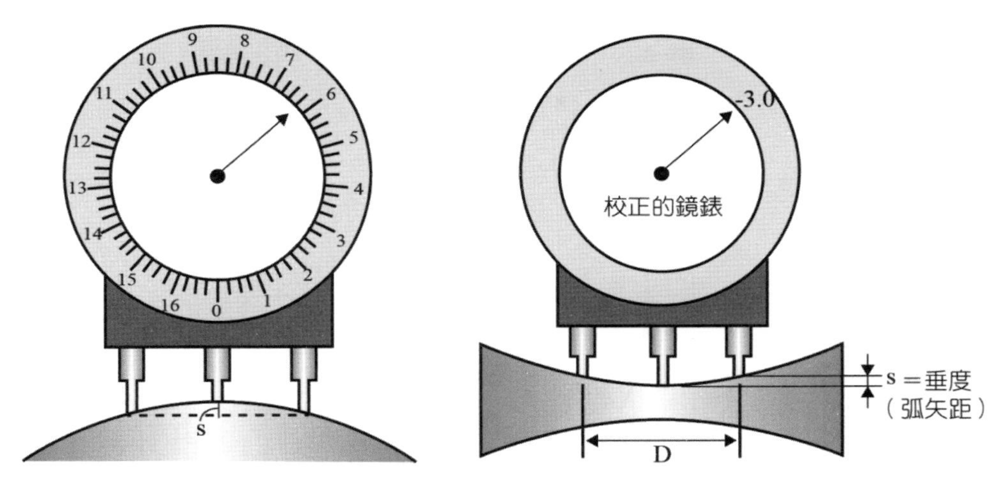

圖 9-8：鏡表。

垂度（弧矢距）與球面半徑的關係如圖 9-9。假設球面的曲率半徑為 r，半弦長（相當於最外側兩隻針腳的距離的一半）為 h，垂度（弧矢距）為 s，則三者的關係為

$$s = r - \sqrt{r^2 - h^2} \quad (9\text{-}2)$$

或是寫成

$$r = \frac{h^2 + s^2}{2s} \quad (9\text{-}3)$$

如果 s 遠小於 r 和 h 時，則上兩式的關係可以簡化成

$$r = \frac{h^2}{2s} \quad (9\text{-}4)$$

有了曲率半徑，只要知道球面的前後介質折射率(n_1、n_2)，就可以得到球面屈光力

$$P = \frac{n_2 - n_1}{r} = \frac{2s(n_2 - n_1)}{h^2} \quad (9\text{-}5)$$

上式就是鏡表的光學原理。

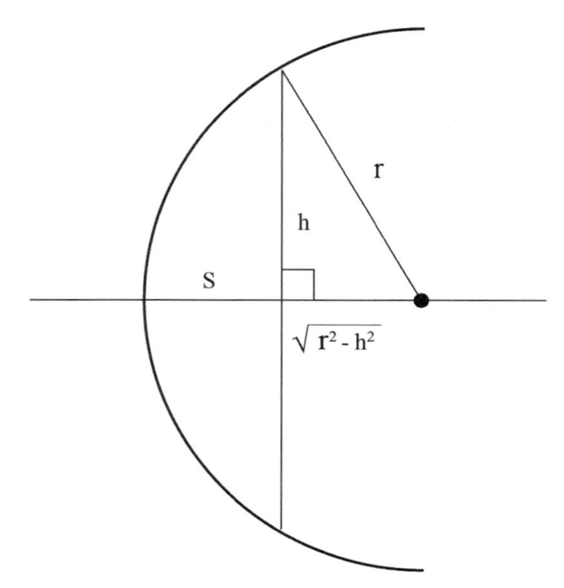

圖 9-9：球面垂度（弧矢距）、曲率半徑和半弦長的關係。

鏡表最外側兩隻針腳的距離是固定的，相當於已知半弦長 h。中間的針腳則是測量垂度（弧矢距）s。若能確定鏡片材質折射率，則可由(9-5)式得到球面屈光力。早期鏡片材質多為冕牌玻璃製作，其折射率約為 1.53，所以鏡表在校正時多設定折射率為 1.53。因此(9-5)式可以變成

$$P=\frac{2s(1.53-1)}{h^2}=\frac{1.06s}{h^2} \quad (9\text{-}6)$$

當鏡表測量折射率為 1.53 之球面時，就可以正確讀出該球面的屈光力。但是若鏡片材質折射率與 1.53 不同時，測量結果與實際的屈光力會有差異。假設鏡片材質折射率是 n' 而不是 1.53。1.53 校正的鏡表所得到的屈光力(P_{old})可以反推球面的曲率半徑 r。再重新計算實際的屈光力(P_{new})。兩者的關係如下

$$\frac{P_{new}}{P_{old}}=\frac{n'-1}{0.53} \quad (9\text{-}7)$$

當 $n'>1.53$ 時，實際的屈光力(P_{new})會比測量的屈光力(P_{old})多，也就是測量結果較少；當 $n'<1.53$ 時，實際的屈光力(P_{new})會比測量的屈光力(P_{old})少，也就是測量結果較多。

範例 9-2

假設鏡表（1.53 校正）最外側兩隻針腳的距離為 4mm，若垂度（弧矢距）測量結果為 0.03mm，則所測量的球面屈光力為何？

解答

由(9-6)式可知

$$P=\frac{2\times0.00003\text{m}\times(1.53-1)}{(0.002\text{m})^2}=7.95\text{D}\ 。$$

範例 9-3

以 1.53 校正的鏡表去測量材質折射率為 1.61 的薄球面鏡片，前後表面測量結果分別為+5.00D、－8.00D，則鏡片實際的屈光力為多少？

解答

利用(9-7)式，前表面的實際屈光力為

$$P_1=\frac{1.61-1}{0.53}\times(+5.00\text{D})\ 。$$

後表面的實際屈光力為

$$P_2=\frac{1.61-1}{0.53}\times(-8.00\text{D})\ 。$$

所以鏡片實際的屈光力為

$$\begin{aligned}P=P_1+P_2&=\frac{1.61-1}{0.53}\times(+5.00\text{D})+\frac{1.61-1}{0.53}\times(-8.00\text{D})\\&=\frac{1.61-1}{0.53}\times\left[(+5.00\text{D})+(-8.00\text{D})\right]\\&=\frac{1.61-1}{0.53}\times(-3.00\text{D})\\&=-3.45\text{D}\ 。\end{aligned}$$

第四節　鏡片驗度儀

鏡片驗度儀是一種可以測量鏡片球面度數、鏡片散光（柱面）度數及散光（柱）軸、定稜鏡度以及稜鏡基底方向的儀器設備。如圖 9-10 所示，主要構造包括一個準直系統（包括光源、視標、標準鏡片等）、待測鏡片的置片座、以及一個觀測系統（克卜勒式望遠鏡）。

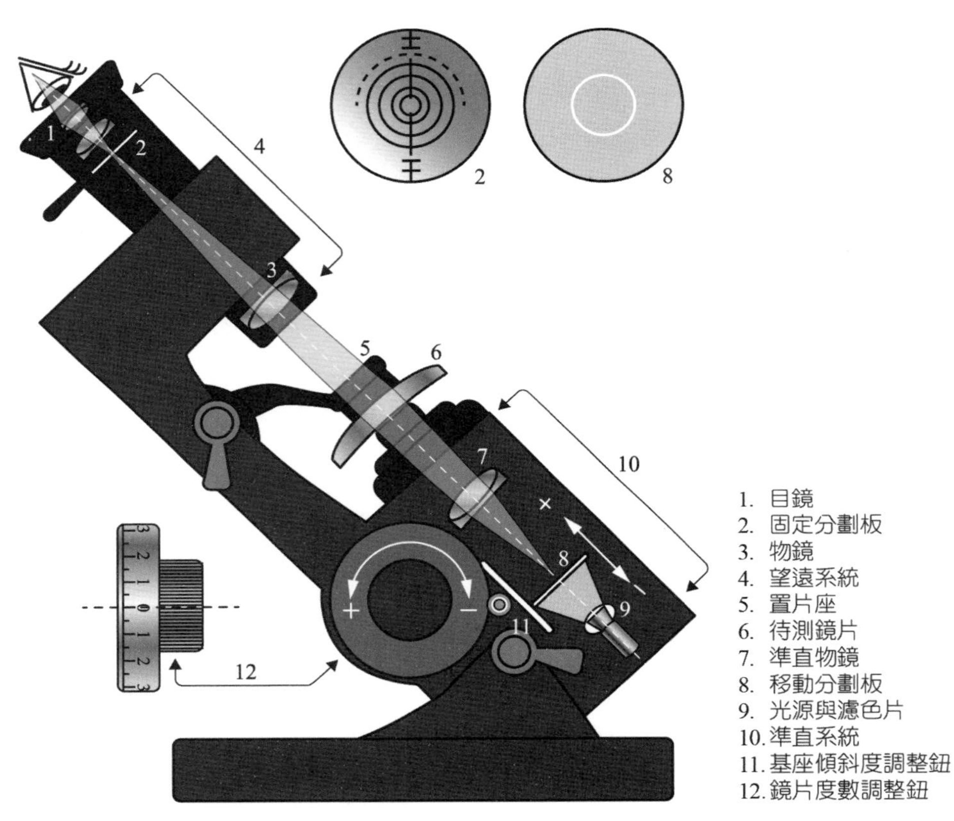

圖 9-10：鏡片驗度儀。

鏡片驗度儀的光學原理敘述如下（參見圖 9-11）。一開始（歸零）視標與光源是在標準鏡片（屈光力為 $P_s > 0$）的第一焦點上，第一焦距為 $f_1 = -\frac{1}{P_s}$。置片座位於標準鏡片的第二焦點上，第二焦距為 $f_2 = \frac{1}{P_s}$。視標發出之光線經標準鏡片屈折後變成平行光，最後進入克卜勒式望遠鏡，由觀察者觀察之。

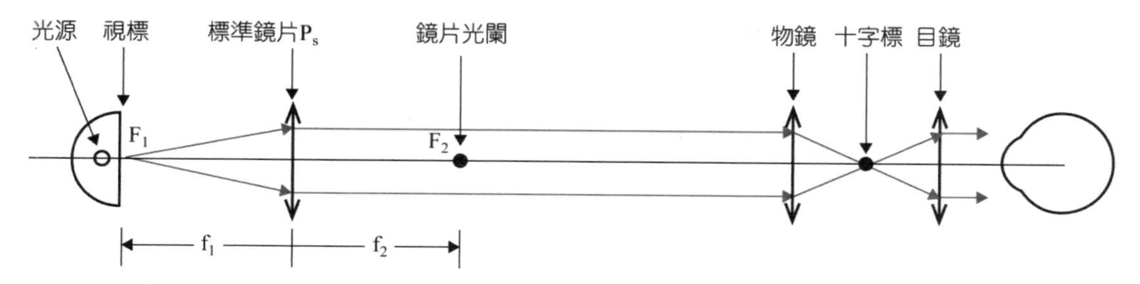

圖 9-11：鏡片驗度儀歸零時的光線圖。

測量時，將待測鏡片放在置片座上，鏡片的凹面朝下（即朝向準直系統），如此測量的結果才是鏡片的後頂點屈光力。若待測鏡片是正鏡片，為了維持平行光線進入克卜勒式望遠鏡，則從標準鏡片出射的光線必須是發散光。因此，必須轉動鏡片度數調整鈕將視標靠近標準鏡片，使得入射光的發散度數超過標準鏡片的會聚屈光力，如圖 9-12(a)所示。若待測鏡片是負鏡片，一樣地，為了維持平行光線進入克卜勒式望遠鏡，則從標準鏡片出射的光線必須是會聚光。因此，必須轉動鏡片度數調整鈕將視標遠離標準鏡片，使得入射光的發散度數小於標準鏡片，如圖 9-12(b)所示。

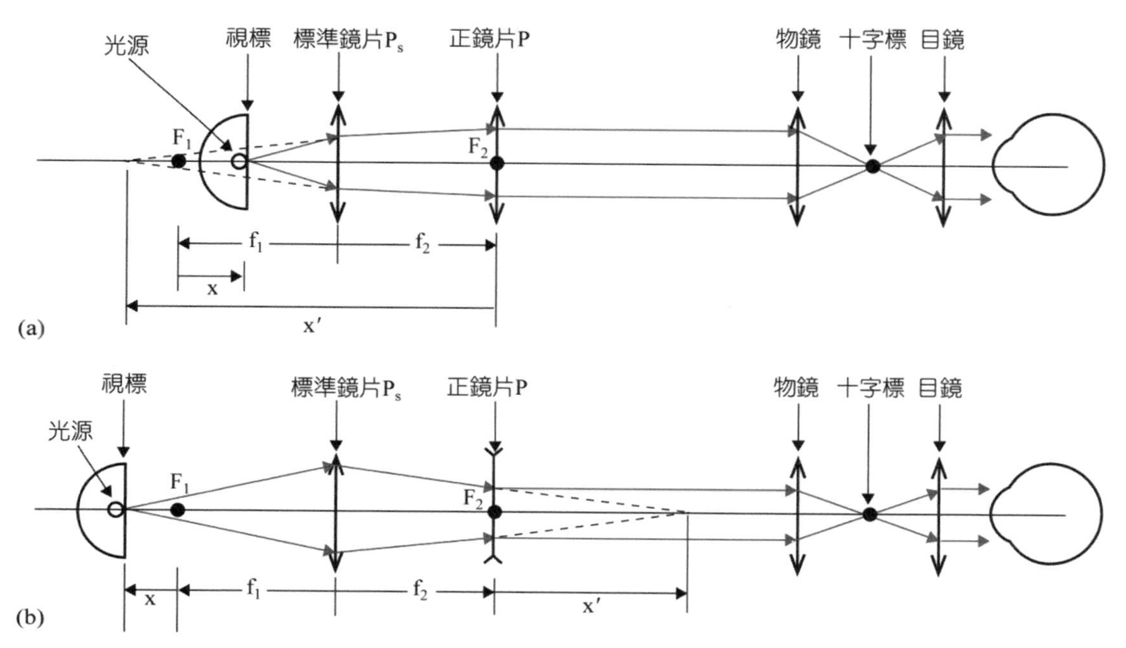

圖 9-12：(a)測量正鏡片時的光線圖；(b)測量負鏡片時的光線圖。

在圖 9-12 中，視標移動的距離為 x，就是標準鏡片的焦點外物距。而標準鏡片成像的位置與其第二焦點的距離為 x′，正是標準鏡片的焦點外像距。透過第四章第四節的牛頓式公式知道

$$(9\text{-}8)\qquad xx' = f_1 f_2 \text{。}$$

由於標準鏡片的成像位置正好是待測鏡片的第一焦點（因為光線最後變成平行光出射），所以 x′ 正好是待測鏡片的第一焦距，假設待測鏡片的屈光力為 P，則有

$$(9\text{-}9)\qquad P = -\frac{1}{x'} \text{。}$$

整理(9-8)式和(9-9)式，可得

$$(9\text{-}10)\qquad P = -\frac{x}{f_1 f_2} = x(P_s)^2 \text{。}$$

上式說明待測鏡片的度數(P)和視標移動的距離(x)成正比。當視標向右（即在儀器往上方）移動時，$x > 0$，待測鏡片為正鏡片；當視標向左（即在儀器往下方）移動時，$x < 0$，待測鏡片為負鏡片。

範例 9-4

假設鏡片驗度儀中的標準鏡片屈光力為+40.00D。測量鏡片時，發現視標向上移動 2mm 才能從觀察系統清楚看見，則待測鏡片的屈光力為多少？

解答

因為視標向上移動 2mm，所以

$$x = +0.002\text{m} \text{。}$$

依據(9-10)式，

$$P = (+0.002\text{m}) \times (+40.00\text{D})^2 = +3.20\text{D} \text{。}$$

所以待測鏡片的屈光力為+3.20D。

第五節　有效度數

Visual Optics

有效度數(effective power)，或稱等效度數，是指鏡片將平行光聚焦在某一給定平面的能力。換句話說，鏡片的第二焦點必須在聚焦平面上，因此兩者之間的距離為第二焦距($\frac{1}{P}$)。

以正鏡片來說，若正鏡片距離聚焦平面越近，則鏡片的屈光力會越強。如圖 9-13，當原本正鏡片位置離平面 $f_1 > 0$ 的距離，其鏡片屈光力為 $P_1 > 0$。若鏡片移動 d 的距離靠近聚焦平面，此時距離為 $f_2 = f_1 - d$。若要維持繼續聚焦在相同平面上，則鏡片屈光力為

$$(9\text{-}11)\qquad P_2 = \frac{1}{f_2} = \frac{1}{f_1 - d} = \frac{1}{\frac{1}{P_1} - d} = \frac{P_1}{1 - dP_1}\text{。}$$

從圖形或公式中可以明顯看出，當正鏡片越靠近聚焦平面，則所需的正屈光力越強。

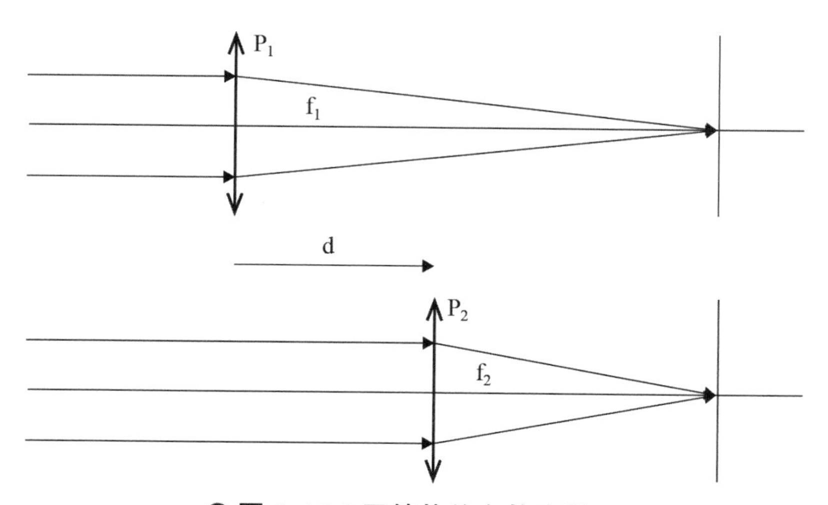

圖 9-13：正鏡片的有效度數。

範例 9-5

+5.00D 的正鏡片可以將平行光聚焦在鏡片後方+20cm 的位置。當往聚焦平面更接近 1cm 的位置上放置鏡片並且仍要將平行光聚焦在同一平面時，正鏡片的屈光力應為多少？

解答

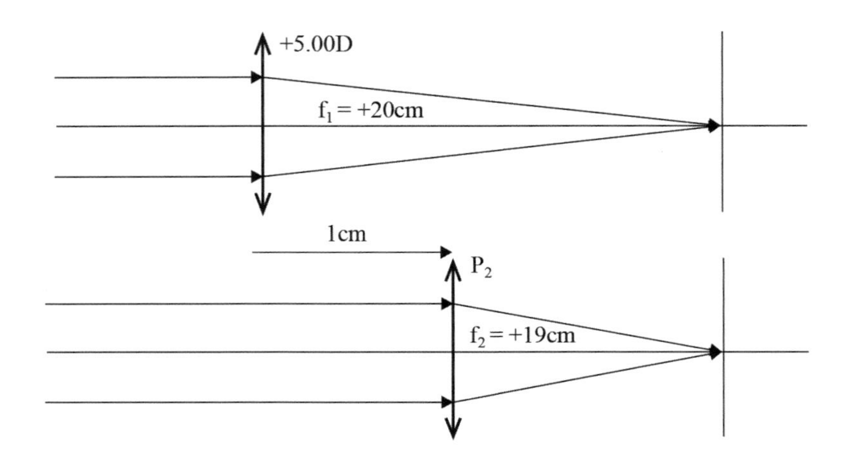

如圖所示，新位置的正鏡片第二焦距為+19cm，所以屈光力為

$$P_2 = \frac{1}{+0.19m} = +5.26D \text{ 。}$$

另解，利用(9-11)式

$$P_2 = \frac{+5.00D}{1-(0.01m)\times(+5.00D)} = +5.26D \text{ 。}$$

以負鏡片來說，聚焦平面會在負鏡片前（左）方。若負鏡片距離聚焦平面越遠（越往右方移動），則鏡片的屈光力會越弱。如圖 9-14，當原本負鏡片位置離平面$f_1 < 0$的距離，其鏡片屈光力為$P_1 < 0$。若鏡片移動 d 的距離遠離聚焦平面，此時距離為$f_2 = f_1 - d < 0$。若要維持繼續聚焦在相同平面上，則鏡片屈光力為

$$(9\text{-}12) \qquad P_2 = \frac{1}{f_2} = \frac{1}{f_1 - d} = \frac{1}{\frac{1}{P_1} - d} = \frac{P_1}{1 - dP_1} 。$$

上式結果與(9-11)是相同，很明顯可以看出，當負鏡片越遠離聚焦平面，則所需的負屈光力會越弱。

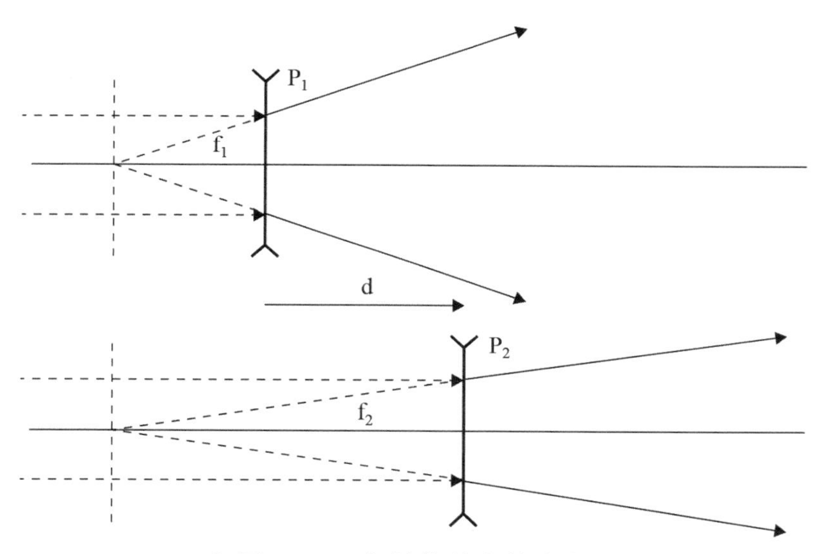

圖 9-14：負鏡片的有效度數。

範例 9-6

–8.00D 的負鏡片將入射的平行光屈折並且使得出射光看起來像是從鏡片前方 12.5cm 處發散出來。當往聚焦平面更接近 1cm 的位置放置鏡片並且仍要出射光看起來像是從相同位置發散出來，則該鏡片的屈光力應為多少？

解答

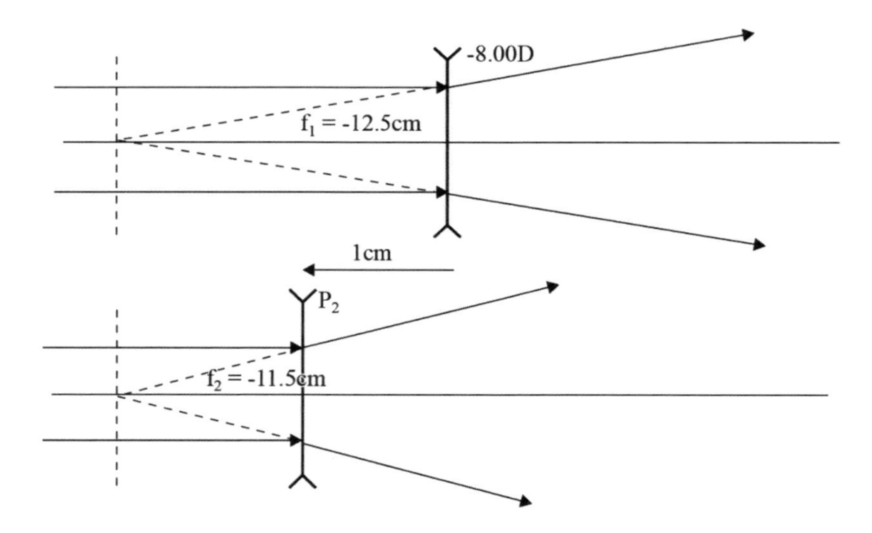

如圖所示，新位置的負鏡片第二焦距為 – 11.5cm，所以屈光力為

$$P_2 = \frac{1}{-0.115\text{m}} = -8.70\text{D} \text{ 。}$$

另解，利用(9-11)式。因為往前（左）方移動 1cm，所以 $d = -1\text{cm} = -0.01\text{m}$ 。因此

$$P_2 = \frac{-8.00\text{D}}{1-(-0.01\text{m})\times(-8.00\text{D})} = -8.70\text{D} \text{ 。}$$

自我練習

一、選擇題

(　) 01. 在觀察鏡片成像時，若發現鏡片中影像隨鏡片靠近眼睛移動而跟著接近眼睛，則此鏡片的屈光度為 (A)平光 (B)正度數 (C)負度數 (D)無法判定。

(　) 02. 正鏡片會顯現出影像作何種運動？ (A)順動 (B)逆動 (C)剪刀運動 (D)無任何運動。

(　) 03. 負鏡片的影像會顯現出何種運動？ (A)順動 (B)逆動 (C)剪刀運動 (D)無任何運動。

(　) 04. 當凸柱面透鏡沿軸的平行方向移動時，像的移動方向應為下列何者？ (A)沿軸的平行方向逆動 (B)沿軸的平行方向順動 (C)沿軸的平行方向不動 (D)沿軸的垂直方向順動。

(　) 05. 當凸柱面透鏡沿軸的垂直方向移動時，像的移動方向應為下列何者？ (A)沿軸的垂直方向逆動 (B)沿軸的垂直方向順動 (C)沿軸的垂直方向不動 (D)沿軸的方向順動。

(　) 06. 下列哪一種透鏡旋轉時，十字光標的像會產生剪動？ (A)凹透鏡 (B)凸透鏡 (C)平光鏡 (D)柱面透鏡。

(　) 07. +5.00DS / +2.00DC × 90 的球柱鏡片一開始對準遠方鉛直與水平交叉的十字線，此時可以從鏡片中看到一樣的鉛直與水平交叉的十字線。當鏡片逆時鐘方向（即向左）旋轉 45 度時，鏡中的影像為何？

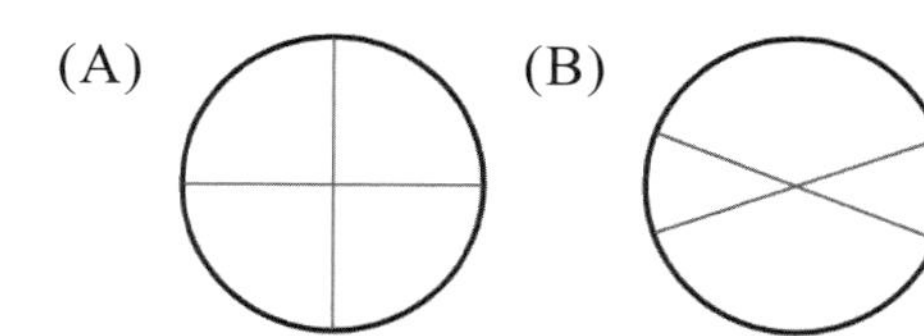
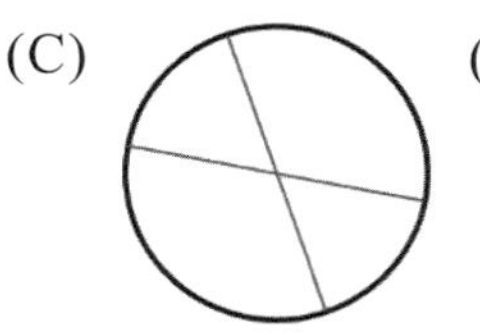
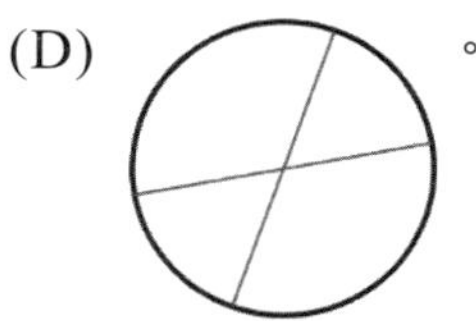
。

(　) 08. +5.00DS / −2.00DC × 180 的球柱鏡片一開始對準遠方鉛直與水平交叉的十字線，此時可以從鏡片中看到一樣的鉛直與水平交叉的十字線。當鏡片順時鐘方向旋轉 45 度時，鏡中的影像為何？

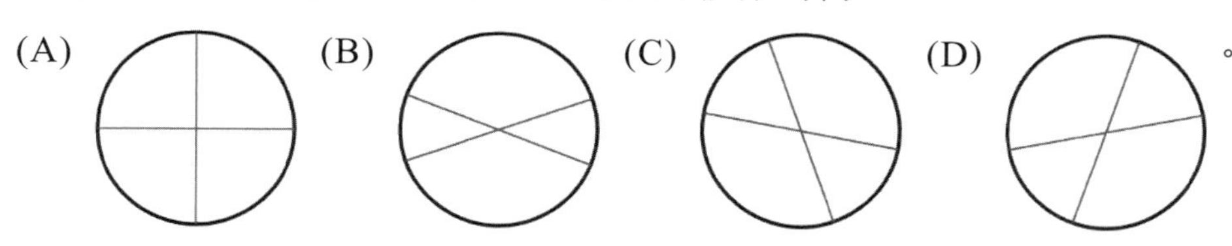
。

( ) 09. 透過柱面鏡片觀察十字線的位移時，下列敘述何者正確？ (A)與負柱軸對齊的線影像會逆轉 (B)與負柱軸對齊的線影像會順時鐘方向旋轉 (C)與正柱軸對齊的線影像會逆時鐘方向旋轉 (D)與正柱軸垂直的線影像會順轉。

( ) 10. 透過柱面鏡片觀察十字線的位移時，下列敘述何者正確？ (A)與正柱軸對齊的線影像會順轉 (B)與正柱軸對齊的線影像會順時鐘方向旋轉 (C)與負柱軸對齊的線影像會逆時鐘方向旋轉 (D)與負柱軸垂直的線影像會逆轉。

( ) 11. 透過鏡片觀察十字線的位移時，下列敘述何者錯誤？（起始位置是鏡片光心對齊十字線交叉點，請注意答案選項裡的轉動與移動是不同的含意） (A)單性負散鏡片的軸與水平線對齊，然後順時鐘旋轉鏡片時，在鏡片範圍內的垂直線會順時鐘轉動 (B)單性正散鏡片的軸與水平線對齊，然後順時鐘旋轉鏡片時，在鏡片範圍內的垂直線會順時鐘轉動 (C)正球面鏡片往左邊移動時，在鏡片範圍內的垂直線會往右邊移動 (D)基底 225°的稜鏡鏡片，在鏡片範圍內的十字線會整個往 45°的方向位移。

( ) 12. 做鏡片手動中和時，見到影像逆動，則 (A)應加已知鏡片的正度數 (B)應加已知鏡片的負度數 (C)應加正柱鏡 (D)應加負柱鏡。

( ) 13. 一塊未知鏡片當它與+0.50D 鏡片組合在一起時可以中和 45 子午線的影像運動。同樣的鏡片若只與 −0.75D 鏡片組合在一起時可以中和在 135 子午線的影像運動。未知鏡片的處方是 (A) +0.75 / −1.25×045 (B) +0.50 / −0.75×045 (C) −0.50 / +0.75×045 (D) −0.50 / +1.25×045 。

( ) 14. 一塊未知鏡片當它與 −1.25D 鏡片組合在一起時可以中和鉛直子午線的影像運動。若再加上 −0.75D 鏡片組合就可以中和在水平子午線的影像運動。則未知鏡片的屈光力是
(A) −1.25 / −0.75×090 (B) +1.25 / −0.75×180
(C) +1.25 / −0.75×090 (D) +2.00 / −0.75×180 。

( ) 15. 鏡片正以手動中和。當與 −1.75D 鏡片組合時影像沒有在水平子午線上發生影像運動，而當與 −1.50D 鏡片組合時影像沒有在鉛直子午線上發生影像運動。此鏡片的處方是 (A) +1.75 / +0.25×180 (B) +1.75 / +1.25×180 (C) −1.75 / −0.25×180 (D) +1.75 / −0.25×180 。

( ) 16. 以 1.53 折射率所校正的鏡錶在一折射率 1.66 的球面塑膠界面上讀出 –6.50D。則真正屈光力是多少？ (A) –6.82D (B) –7.23D (C) –7.65D (D) –8.09D。

( ) 17. 當使用鏡表（1.53 校正）測量折射率為 1.7 的鏡片度數時，結果為 –4.00D，則實際鏡片度數為多少？ (A) –4.44D (B) –5.28D (C) –6.12D (D)-6.8D。

( ) 18. 當使用鏡表（1.53 校正）測量折射率為 1.7 的鏡片度數時，結果為 +5.00D，則實際鏡片度數為多少？ (A) +5.55D (B) +6.10D (C) +6.60D (D) +4.00D。

( ) 19. 以垂度計（1.53 校正）測得一鏡片外面鏡面度為+4.00D，內鏡面度為 –7.00D，折射率為 1.61，測該鏡片度數為 (A) –3.00DS (B) –4.00DS (C) –3.50DS (D) –3.25DS。

( ) 20. 一個眼用鏡片已經鎖定表面。前表面的弧矢距(sag)為 4.23mm 而後表面的弧矢距為 1.23mm。鏡片是用折射率為 1.53 的玻璃。利用弧矢距近似公式找出鏡片的屈光力。鏡片周圍是 70.00mm。鏡錶(lens clock)是以 1.53 之介質校正的。 (A) –4.23D (B) –1.25D (C) +2.60D (D) +3.87D。

( ) 21. 一般鏡片驗度儀測量的屈光力是鏡片的 (A)後頂點屈光力 (B)前頂點屈光力 (C)等價屈光力 (D)近似屈光力。

( ) 22. 某鏡片驗度儀內的標準鏡片為+40DS，若測量某鏡片時，將旋鈕向上轉 2.5mm，則此鏡片的度數為多少？ (A)+1.00D (B)+4.00D (C) –4.00D (D) –1.00D。

( ) 23. 某鏡片驗度儀內的標準鏡片為+40DS，若測量某鏡片時，將旋鈕向下轉 1mm，則此鏡片的度數為多少？ (A)+1.60D (B)+0.40D (C) –0.40D (D) –1.60D。

( ) 24. +6.50D 框架鏡片矯正的遠視眼，若換配戴隱形眼鏡時需要如何調整？ (A)所需鏡片度數減少（如+6.00D） (B)所需鏡片度數增加（如+7.00D） (C)所需鏡片度數不變 (D)改變瞳距。

( ) 25. 當 –5.00D 鏡片移離開眼睛時，可以矯正的近視度數會 (A)增加 (B)不變 (C)減少 (D)視人而定。

(　) 26. 關於鏡片的有效屈光度，下列敘述何者正確？　(A)把正鏡片移靠近眼睛近一點，有效屈光度需要下降　(B)把鏡片移離開眼睛遠一點，正鏡片需要降低配鏡度數　(C)把鏡片移靠近眼睛近一點，負鏡片需要增加配鏡度數　(D)鏡片移動會增加有效屈光度。

(　) 27. 有關頂點距離(vertex distance)和正負透鏡的關係，下列敘述何者錯誤？　(A)頂點距離增加，需要減少正屈光力　(B)頂點距離增加，需要增加負屈光力　(C)頂點距離減少，鏡片屈光力的絕對值增加　(D)頂點距離減少，鏡片負屈光力的絕對值減少。

(　) 28. 鏡片距離眼睛的位置與其造成的效應，下列何者正確？　(A)同樣的凸透鏡片，距離眼睛越遠，其可矯正的遠視度數越少　(B)同樣的凹透鏡片，距離眼睛越遠，其可矯正的近視度數越多　(C)同樣的凸透鏡片，距離眼睛越遠，會造成過矯的情形　(D)同樣的凹透鏡片，距離眼睛越近，會造成欠矯的情形。

(　) 29. 如果隱形眼鏡的度數為 −10.00D，則改戴頂點距離 12mm 的框架眼鏡，其度數為何？　(A) −10.00DS　(B) −11.36DS　(C) −8.93DS　(D) −10.50DS。

(　) 30. 某人的看遠矯正是頂點距 12.00mm 的+5.75D 薄鏡片，則要配戴隱形眼鏡的度數為多少？　(A) +6.50D　(B) +6.25D　(C) +6.00D　(D) +5.75D。

(　) 31. 有一個病患配戴 +10.00DS / −3.00DC×175 的框架眼鏡處方。框架眼鏡配戴的頂點距為 13.0mm。你要幫病患配隱形眼鏡，則真正的隱形眼鏡處方為何？　(A) +8.84DS / −2.42DC×175　(B) +11.49DS / −3.00DC×175　(C) +11.49DS / −3.79DC×175　(D) +11.49DS / −3.00DC×085。

(　) 32. 一個病人原先是戴著 −8.00D 球面透鏡（頂點距離是 12mm），他因為接受鼻手術需要新的眼鏡，新眼鏡的頂點距離必須調整到 20mm 病人才能接受，則新眼鏡的度數要調整到多少？　(A) −7.50D　(B) −8.00D　(C) −8.50D　(D) −9.00D。

(　) 33. 一位患者配戴 −10.00DS / −2.00DC×90 眼鏡，如將其眼鏡調整，拉近眼睛 6mm，則其度數如何變化？

(A) −9.50DS / −2.00DC×90　(B) −10.00DS / −2.00DC×90
(C) −10.00DS / −1.75DC×90　(D) −9.50DS / −1.75DC×90。

二、計算題

01. 假設鏡表（1.53 校正）最外側兩隻針腳的距離為 10mm，若垂度（弧矢距）測量結果為 0.04mm，則所測量的球面屈光力為何？

02. 以 1.53 校正的鏡表去測量材質折射率為 1.586 的薄球面鏡片，前後表面測量結果分別為+6.50D、4.50D，則鏡片實際的屈光力為多少？

03. 假設鏡片驗度儀中的標準鏡片屈光力為+60.00D。測量鏡片時，發現視標向下移動 1mm 才能從觀察系統清楚看見，則待測鏡片的屈光力為多少？

04. 8.00D 的負鏡片可以將平行光聚焦在鏡片前方 12.5cm 的位置。當往聚焦平面更接近 2cm 的位置上放置鏡片並且仍要將平行光聚焦在同一平面時，則負鏡片的屈光力應為多少？

MEMO

CH 10

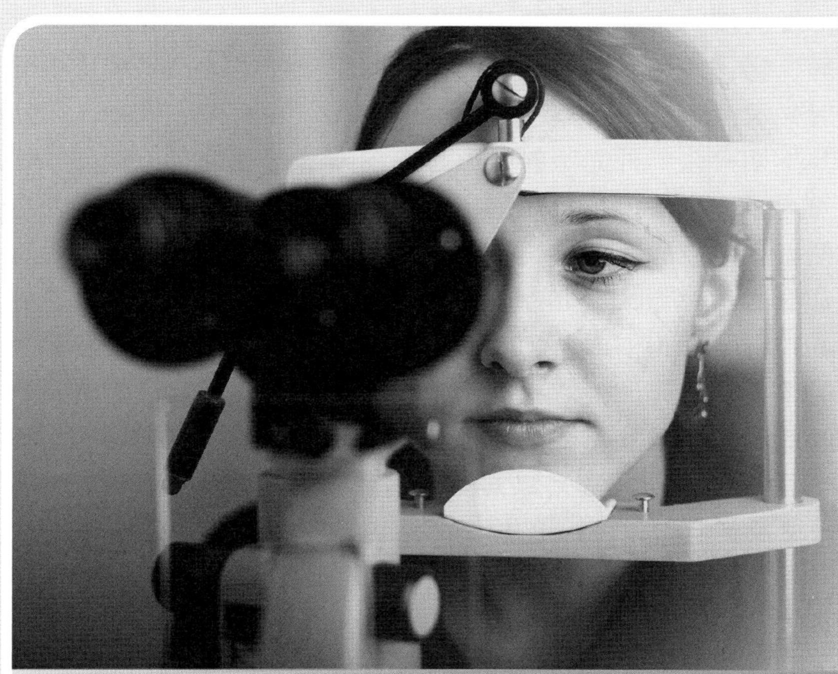

像　差

Visual Optics

大部分光學系統所形成的影像或多或少存在一些模糊，都不是非常銳利清晰的影像。造成影像模糊的原因有幾樣：首先是失焦，也就是類似近視、遠視等屈光不正的情形。另一個造成影像模糊的來源則是散射光。例如鏡片上的灰塵或刮痕使得入射光線產生散射現象，引起影像對比下降而產生模糊。又比如眼睛的水晶體因為長期接收紫外光照射而引起白內障，這種介質不均勻一樣產生光線的散射而引起影像模糊，視力下降。第三種造成影像模糊的原因是繞射，也就是當孔徑太小時造成明顯的繞射現象，一樣使得影像模糊，解析度下降。最後一個造成影像模糊原因是本章所要探討的像差(aberration)。像差區分為色像差(chromatic aberration)和單色像差(monochromatic aberration)。色像差主要是因為材質折射率會因為光波長的不同而有所不同，造成不同波長的光有不同的屈光能力。因此，同一鏡片無法把各種波長的光都聚焦在相同位置上而引起影像模糊。單色像差則是因為當光線偏離近軸公式(V = P + U)可成立的範圍時，這些非近軸光線並不能夠完美的聚焦在同一點上而產生。

第一節　色像差

一、色散

當陽光通過稜鏡時，陽光會被分散成各種顏色的光，這就是稜鏡的色散現象(dispersion)（圖 10-1）。色散的發生是因為光學材質對不同波長的光會有不同的折射率。稜鏡色散的結果發現，藍、紫色光（短波長）比紅色光（長波長）受到較多的偏折。也就是說，對藍、紫色光（短波長）來說，稜鏡折射率相對

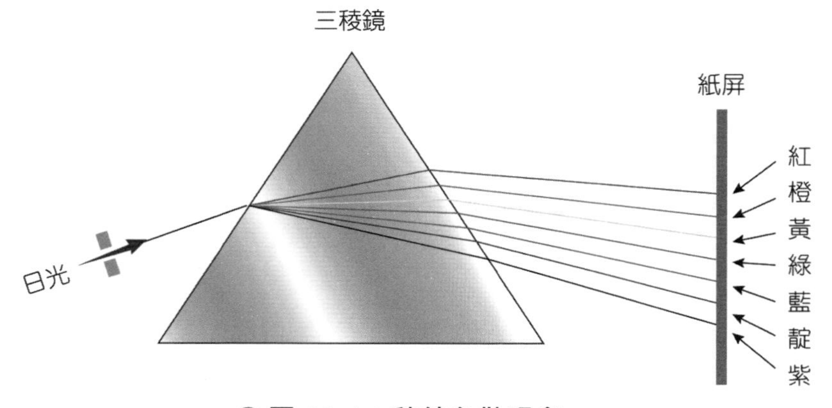

圖 10-1：稜鏡色散現象。

比較大，而對紅色光（長波長）來說，稜鏡折射率相對比較小（圖 10-2）。在處理色像差時，因為人眼對紫色光的敏感度不佳，所以經常是以藍色光來標記短波長的性質。

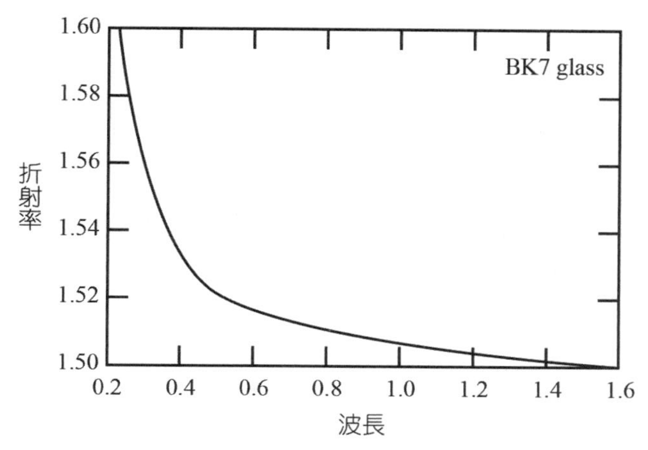

圖 10-2：光學材質折射率對光波波長的關係。

如圖 10-3 所呈現的，當存在色像差時，白色虛像上方會出現藍色影像而下方會出現紅色影像，影像整個看起來有彩色條紋的外觀，因此影像變得模糊。

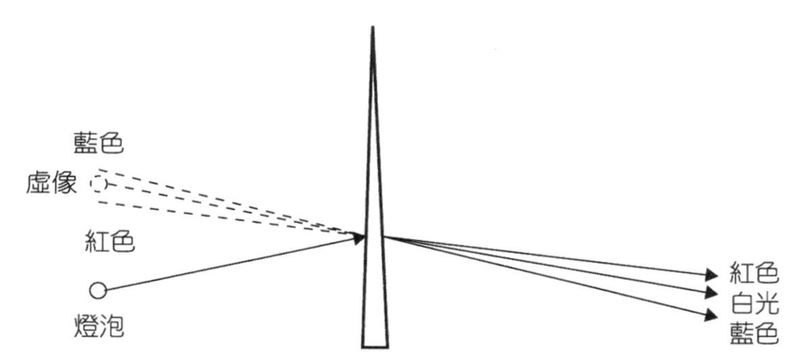

圖 10-3：稜鏡色像差產生的彩色模糊影像。

二、阿貝數

因為不同波長，材質會呈現不同的折射率，所以我們利用三種波長的光所對應的折射率來描述材質的色散程度。這三種波長分別是氦原子 d 波長 589.29nm（橙黃色）的標準波長、氫原子 C 光譜線 656.28nm（紅色）和氫原子 F 光譜線 486.13nm（水藍色）。例如冕牌玻璃對這些波長的折射率分別為 $n_d = 1.523$、$n_C = 1.521$、$n_F = 1.530$。色散力(dispersive power)定義為

(10-1) $\dfrac{n_F - n_C}{n_d - 1}$，

其中分子部分代表光線通過材質時，紅色光與藍色光的色散差異程度。不過，我們通常是使用阿貝數(Abbe number)來描述材質的色散程度。阿貝數定義為

(10-2) $v = \dfrac{n_d - 1}{n_F - n_C}$。

由上式可以看出阿貝數是色散力的倒數，所以阿貝數越大，色散越小。另外，雖然材質折射率與阿貝數沒有一定的關係，但是一般來說，材質折射率越高，阿貝數越低，色散越明顯（如圖 10-4）。

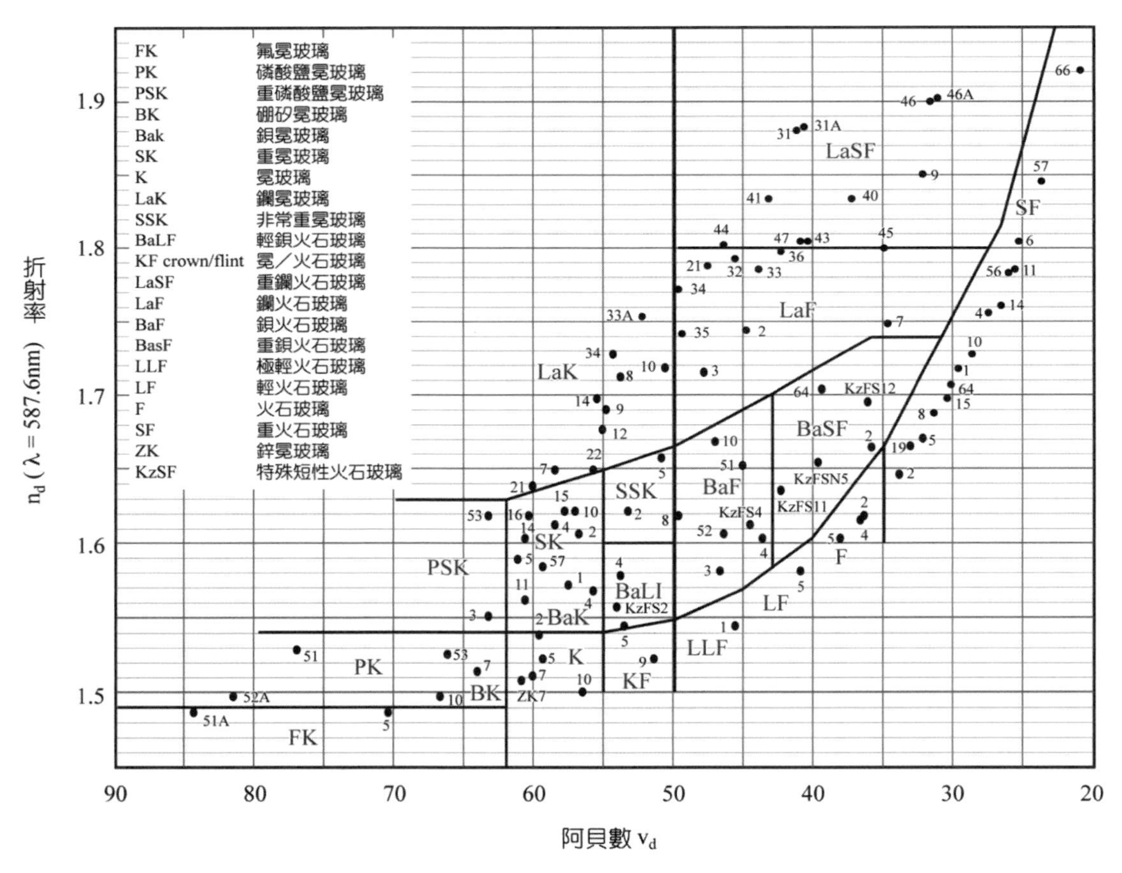

圖 10-4 顯示不同折射率材質與其對應阿貝數之分布情形。

三、橫向色像差(transverse chromatic aberration)

考慮從光軸上遙遠點光源所發射的白光入射在一個稜鏡上，因為藍色光較紅色光受到較大的屈折，所以在稜鏡後方的螢幕上藍色光的偏向會比紅色光的偏向多，這種在橫向上的偏移差異稱為橫向色像差，如圖 10-5。利用普林提斯規則可以計算稜鏡的橫向色像差(TCA)：

$$(10\text{-}3)\qquad \mathrm{TCA} = \frac{Z_d}{v}\text{，}$$

其中 Z_d 是稜鏡的標準屈光力，v 是稜鏡材質的阿貝數。

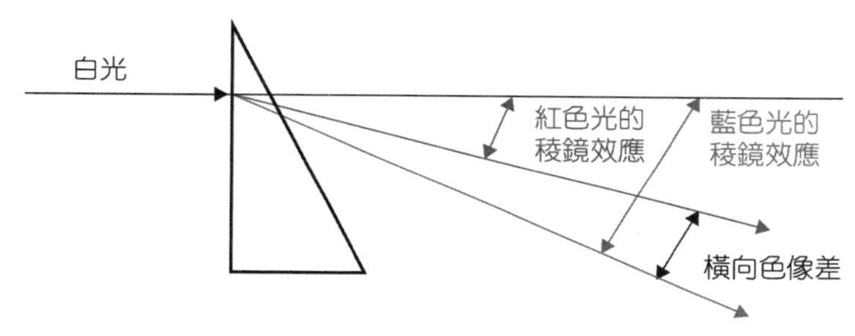

圖 10-5：稜鏡的橫向色像差。

範例 10-1

假設一火石玻璃（折射率 1.617，阿貝數為 36.6）製作的稜鏡具有 5^{Δ}，則此稜鏡產生之橫向色像差為多少？

解答

由(10-3)式知

$$\mathrm{TCA} = \frac{5^{\Delta}}{36.6} = 0.14^{\Delta}\text{。}$$

故此稜鏡的橫向色像差為 0.14^{Δ}。

對球面鏡片而言，其橫向色像差為

$$(10\text{-}4)\qquad TCA = \frac{P_d d}{v}\ ,$$

其中 P_d 為球面鏡片的標準屈光力，d 為入射光線位置與鏡片光學中心的距離，v 是鏡片材質的阿貝數。

範例 10-2

一位配戴+8.00D 遠視眼鏡的人，其鏡片材質的阿貝數為 50，當從鏡片光學中心下方 8mm 處閱讀時，會產生多少的橫向色像差？

解答

由(10-4)式知

$$TCA = \frac{(+8.00D)\times(0.8cm)}{50} = 0.13^{\Delta}\ 。$$

所以會產生 0.13^{Δ} 的橫向色像差。

四、縱向色像差(longitudinal chromatic aberration)

考慮從遙遠點光源所發射的白光入射在正鏡片上，我們會看到藍色點影像在紅色點影像的前面形成。這種不同色光在光軸上的聚焦位置差異就是縱向色像差的表現，如圖 10-6。我們以聚焦的屈光度差來表示縱向色像差(LCA)：

$$(10\text{-}5)\qquad LCA = \frac{P_d}{v}\ ,$$

其中 P_d 為球面鏡片的標準屈光力，v 是鏡片材質的阿貝數。

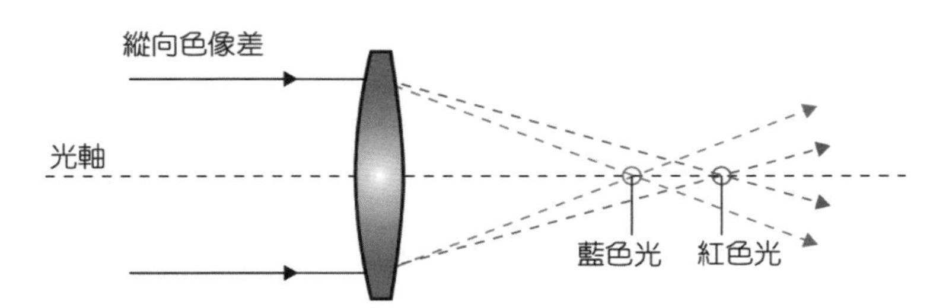

圖 10-6：球面鏡片的縱向色像差。

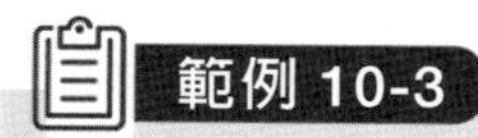

範例 10-3

一塊阿貝數為 40 的+4.00D 鏡片，其縱向色像差為多少？

解答

由(10-5)式知

$$LCA = \frac{+4.00D}{40} = +0.10D \text{ 。}$$

故縱向色像差為+0.10D，表示藍色光線聚焦在紅色光線的前方。

五、紅綠測試(duochrome test)

驗光程序中使用的紅綠測試即是利用人眼縱向色像差的特性。綠色光會聚在比較前面的位置，而紅色光會聚在比較後面的位置。當近視者觀看紅綠色標時，因為紅色和綠色影像都聚焦在視網膜前方，所以兩者影像都是模糊的。但是因為紅色聚焦位置比較接近視網膜，所以紅色背景字體會比綠色背景字體不模糊，換句或說，紅色背景字體會比較清楚，參見圖 10-7(a)。而遠視者觀看時正好相反。因為紅色和綠色影像都聚焦在視網膜後方，兩者影像都是模糊的。但是因為綠色聚焦位置比較接近視網膜，所以綠色背景字體會比紅色背景字體不模糊，換句或說，綠色背景字體會比較清楚，參見圖 10-7(b)。

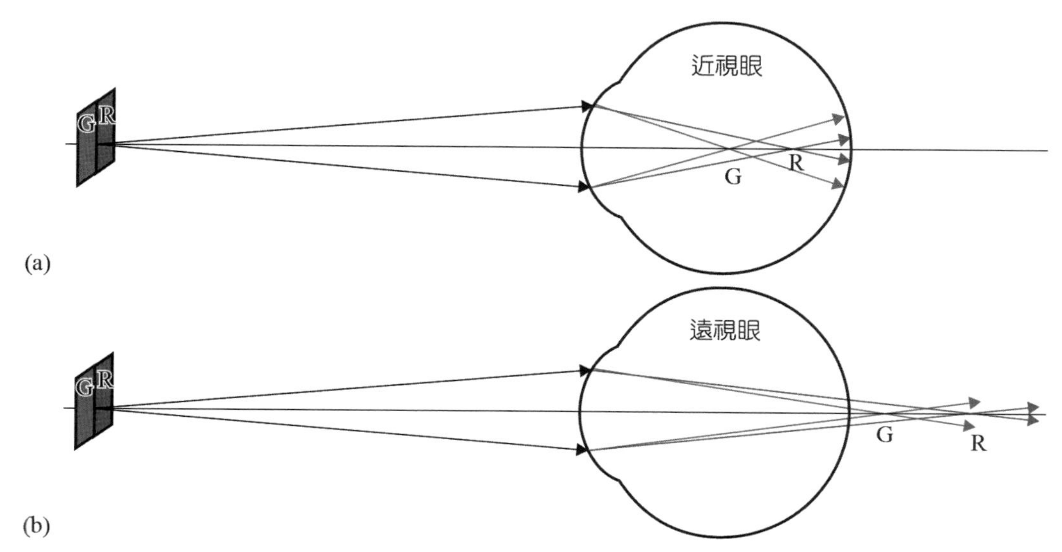

圖 10-7：紅綠測試。(a)近視情況；(b)遠視情況。

當臨床做紅綠測試時，若病患覺得紅色比綠色清楚（不模糊），那就表示病患傾向於近視狀態，這時要在眼前鏡片上減少正度數或加入負度數，使聚焦位置向後移近視網膜。若病患覺得綠色比紅色清楚（不模糊），那就表示病患傾向於遠視狀態，這時要在眼前的鏡片上加入正度數或減少負度數，使聚焦位置向前移近視網膜。如此操作直到病患覺得紅綠字體一樣清楚。這時候紅色光聚焦在視網膜後方而綠色光聚焦在視網膜前方。

六、消色差雙合鏡片(achromatic doublets)

我們可以利用不同阿貝數材質的正鏡片和負鏡片組合出沒有色像差的鏡片，這種組合鏡片稱為消色差雙合鏡片，如圖 10-8。假設兩塊鏡片的屈光力分別為 P_1 和 P_2，其對應之阿貝數為 v_1 和 v_2，則滿足總屈光力為 P 之消色差雙合鏡片的條件為

(10-6) $$P = P_1 + P_2，$$

(10-7) $$\frac{P_1}{v_1} + \frac{P_2}{v_2} = 0。$$

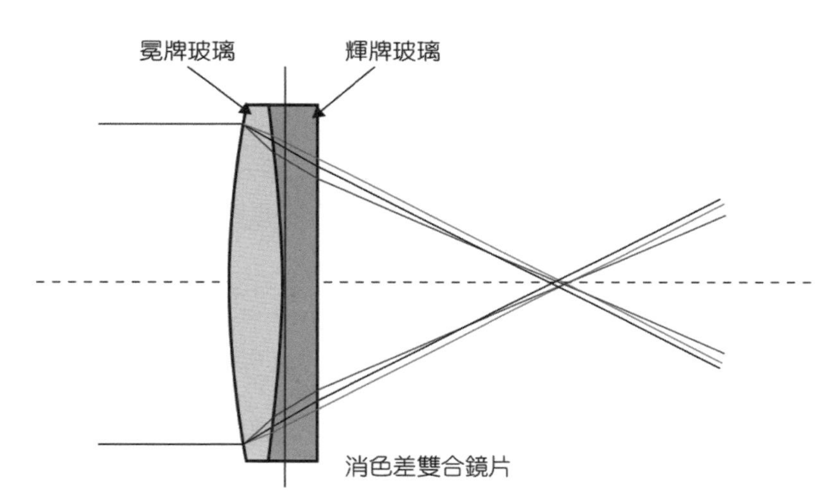

圖 10-8：消色差雙合鏡片。

解上述聯立方程式可得

$$(10\text{-}8) \quad P_1 = \frac{v_1}{v_1 - v_2} P \text{，}$$

$$(10\text{-}9) \quad P_2 = \frac{v_2}{v_2 - v_1} P \text{。}$$

範例 10-4

使用眼用冕玻璃（折射率 1.523，阿貝數 58.6）和重火石玻璃（折射率 1.617，阿貝數 36.6）設計一個 +10.00D 的消色差雙合鏡片，則兩鏡片屈光力各為多少？

解答

假設冕玻璃的屈光力為 P_1，火石玻璃的屈光力為 P_2，則消色差雙合鏡片的條件為

$$P_1 + P_2 = +10.00\text{D} \text{，}$$

$$\frac{P_1}{58.6} + \frac{P_2}{36.6} = 0 \text{。}$$

解聯立方程式可得

$$P_1 = \frac{58.6}{58.6 - 36.6} \times (+10.00\text{D}) = +26.64\text{D} \text{，}$$

$$P_2 = (+10.00\text{D}) - (+26.64\text{D}) = -16.64\text{D} \text{。}$$

所以冕玻璃的屈光力為+26.64D，而火石玻璃的屈光力為 – 16.64D。

第二節　單色像差

我們已經知道，在近軸區域的光線藉由聚散度方程式($V=P+U$)可以得到光學系統的成像位置。雖然如此，但是對於非近軸區域的光線卻並不像近軸方程式所預測的行為。從折射定律($n_1\sin\theta_1=n_2\sin\theta_2$)來看，近軸近似在假設角度很小時，$\sin\theta\approx\theta$成立下進行的。如果要進一步了解非近軸光線的行為，可以將正弦函數($\sin\theta$)展開成下式

$$\sin\theta=\theta-\frac{\theta^3}{3!}+\frac{\theta^5}{5!}-\frac{\theta^7}{7!}+\cdots \tag{10-10}$$

進行評估。當使用第三階近似公式($\theta-\frac{\theta^3}{3!}$)時，成像方面會有五種方式偏離近軸近似的結果。這些相關聯的偏差稱為賽德像差(Siedel aberrations)，分別是球面像差(spherical aberration)、彗差(coma)、斜向像散(oblique astigmatism)、場曲(curvature of field)和畸變(distortion)。我們可以持續地近似下去並保持第五階項。這會產生另一組像差，第五階像差。對於光線角度少於35°時，第五階像差經常是比第三階像差小一個數量級。在這裡，我們只討論第三階或賽得像差。

一、球面像差

對於球面系統而言，球面像差是唯一在軸上和軸外的物點都會發生的賽得像差。當光束被一個大孔徑的光學系統屈折時，因為不同孔徑區域有不同焦距，所以發生球面像差。球面像差影響到影像的銳利程度。當光學系統周邊光線比近軸光線有較短的焦距，聚焦到更接近後頂點的位置，稱為正球面像差；若周邊光線比近軸光線有較長的焦距，聚焦到更遠離後頂點的位置，則稱為負球面像差。如圖 10-9 所示。

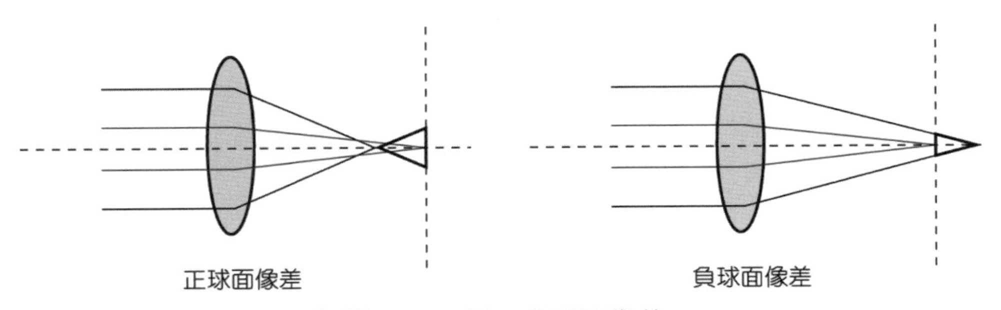

圖 10-9：正、負球面像差。

如圖 10-10 所示，近軸焦點與周邊焦點在光軸上的屈光差異稱為縱（軸）向球面像差。在近軸焦點位置上周邊光線所形成的模糊圓大小稱為橫（側）向球面像差。孔徑越大，球面像差越大。

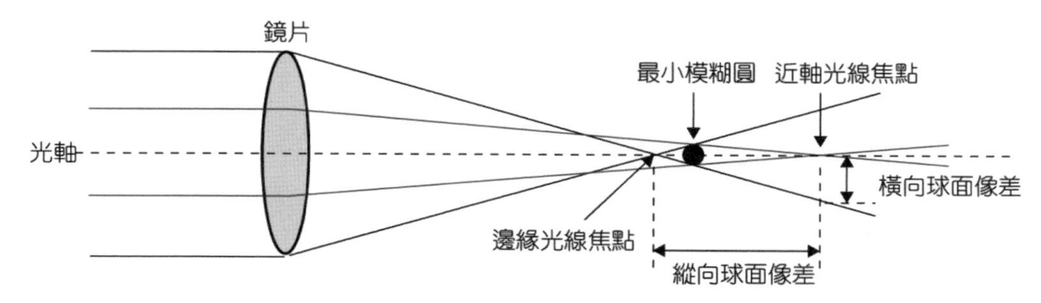

圖 10-10：縱向與橫向球面像差。

球面像差對鏡片的真正形狀或形式是很敏感的。最差的球面像差發生在凹面向前的新月凸鏡片。球面像差絕對不會為零，但是存在一個會給出最小球面像差的形式（前面比後面更彎曲的雙凸鏡片）。控制球面像差的方法包括小孔徑、鏡片形式和非球面設計。而高度數正鏡片的設計才需要考慮球面像差。

二、彗差

當點光源移到軸外時，入射到鏡片上不同離軸區域的光線，產生無法聚焦在同一位置的放大變異，使得在近軸像點位置螢幕上的圖案經常變成一個彗星形狀圖案，這種像差稱為彗差。如圖 10-11。

如同球面像差一樣，彗差取決於孔徑大小的平方。當孔徑下降，則彗差的喇叭展開會消除。球面像差和孔徑光闌的位置無關。當球面像差和彗差同時存在時，彗差會取決於系統中孔徑光闌的位置。有些孔徑光闌的位置會得到正的彗差，有些則得到負彗差，而有一個消除彗差只留下球面像差。由於移動眼睛的旋轉中心和瞳孔可以限制眼鏡－眼睛系統所接受的光束，所以球面像差和彗差在鏡片設計上比較不重要。

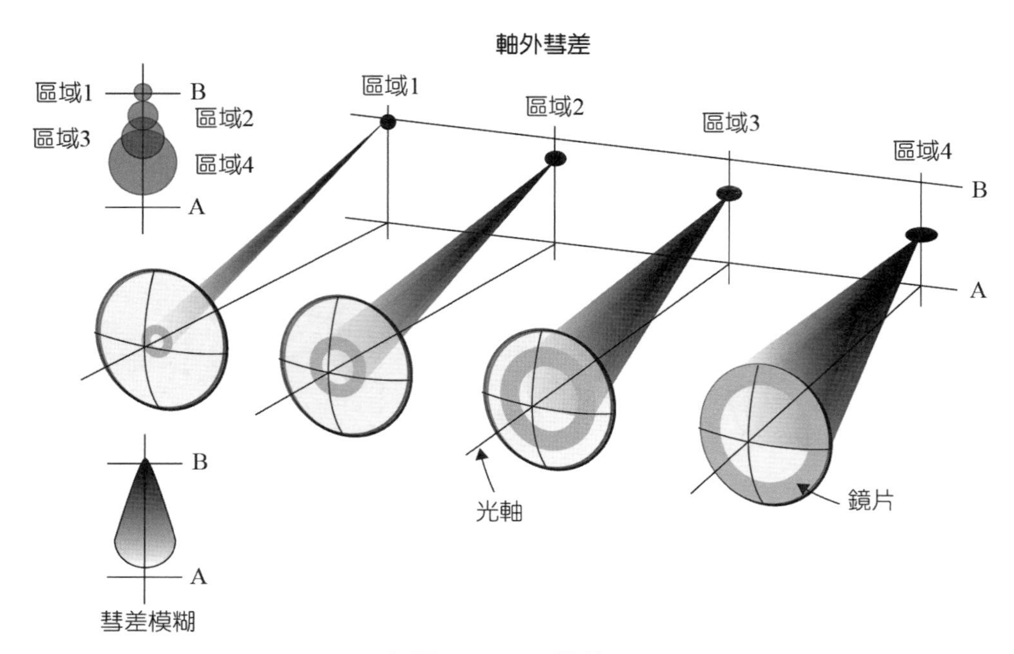

圖 10-11：彗差。

三、斜向像散

對軸外點光源而言，斜向像散導致球面系統產生兩條互相垂直線影像的史得姆錐體，一條與切面子午線結合而另一條與弧矢面子午線結合，如圖 10-12 所示。

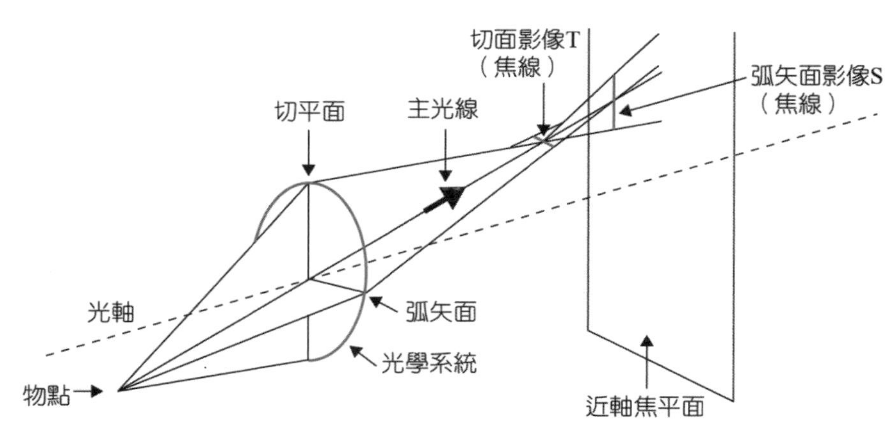

圖 10-12：斜向像散。

對於凸的單球面折射界面而言，切面影像 T 發生在弧矢面影像 S 之前，這意味著單球面折射界面的切面子午線的等效屈光力大於弧矢面子午線的等效屈光力。兩子午線方向的屈光力可以透過柯丁頓方程式(Coddington)來計算：

$$(10\text{-}11)\quad P_t=\left(\frac{2n+\sin^2\phi}{2n\cos^2\phi}\right)P\text{，}$$

$$(10\text{-}12)\quad P_s=\left(1+\frac{\sin^2\phi}{2n}\right)P$$

其中 P 為原球面屈光力，P_t、P_s分別為切面、弧矢面子午線的屈光力，n 是鏡片折射率，ϕ是軸外物點偏離光軸的傾斜角度。由於斜向像散產生類似散光的情形，所以若將球面鏡片傾斜一個角度，則其光學特性等同於一個球柱鏡片的效果。假設原球面鏡片屈光力為 S，折射率為 n，傾斜角度為ϕ，則其等效的球柱鏡片屈光力為$S'/C'\times\theta$，其中

$$(10\text{-}13)\quad S'=\left(1+\frac{\sin^2\phi}{2n}\right)S\text{，}$$

$$(10\text{-}14)\quad C'=S'\tan^2\phi\text{，}$$

θ是鏡片傾斜的旋轉軸度，例如鏡片旋繞水平軸向前傾斜時，$\theta=180°$。

範例 10-5

某人配戴著+6.50D 的球面矯正（折射率 1.5）。自從上一次屈光檢查之後已經過了一段時間，而現在他正有著看前方遠物的困難。此人發現如果將他的眼鏡對水平子午線傾斜大約 20°，並且透過傾斜鏡片中心觀看，他可以更好地看到遠方物體。則此人的新處方為何？

解答

利用(10-13)式和(10-14)式，

$$S'=\left(1+\frac{\sin^2 20°}{2\times1.5}\right)\times(+6.50D)=+6.75D\text{，}$$

$$C'=(+6.75D)\times\tan^2 20°=+0.89D\text{。}$$

因為是繞著水平線旋轉，所以新處方為+6.75D/+0.89D × 180 或是寫成+7.64D/−0.89D×90。

四、場曲

對於特定的物平面而言，非近軸的軸外物點之共軛像點都在一個彎曲的表面上而不是在平面上，這就是場曲(curvature of field)。我們可以利用單球面折射界面來理解場曲的現象。圖 10-13 顯示來自遠方物體的三組平行光。每一組平行光的中央光線指向球面的曲率中心 C，所以方向不偏折。直直向前傳播的平行光被屈折並且聚焦在第二焦點形成影像，其離單球面折射界面 f_2 的距離或說離曲率中心 C 的距離為 (f_2-r)。

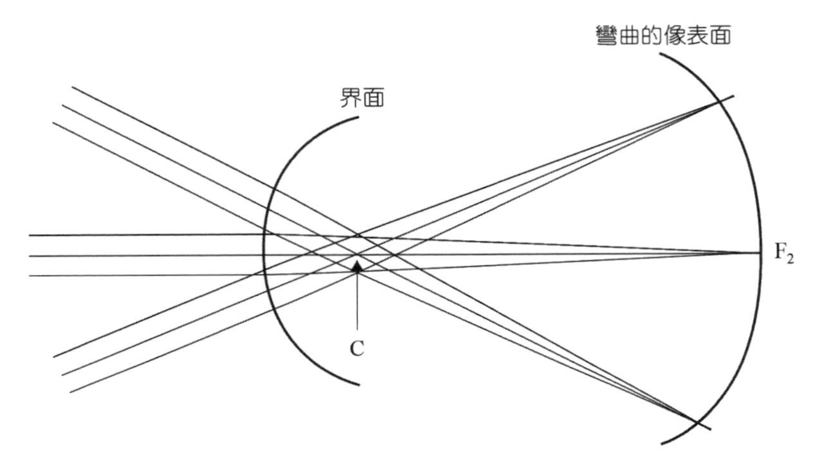

圖 10-13：單球面折射界面的場曲。

其他兩組平行光的情形完全一樣，每一組平行光都會聚到離曲率中心 C 等於 (f_2-r) 的距離形成影像。因為每一組平行光的中心光線都通過曲率中心 C，所以所有像點形成一個以 C 為圓心且半徑為 (f_2-r) 的球面。因為單球面折射界面的焦距與曲率半徑滿足 $f_1+f_2=r$，所以影像球面的曲率半徑也可以寫成 $(-f_1)$。這個影像球面稱為帕茲伐表面(Petzval surface)，它是共軛於平坦物體的影像表面。對遠物而言，帕茲伐表面的曲率半徑為 $(-f_1)$，所以可以如下計算

$$(10\text{-}15)\qquad r_{petzval}=-(-f_1)=-\frac{n_1}{P}\text{。}$$

考慮曲率半徑都是由球面往其曲率中心測量，所以上式公式必須在 $(-f_1)$ 前方加入負號。對於在空氣中折射率為 n 且屈光力為 P_t 的薄鏡片而言，其帕茲伐表面的曲率半徑為

(10-16)　$r_{petzval} = -\frac{n}{P_t}$ 。

場曲只取決於鏡片屈光力和折射率，而與形狀無關。鏡片屈光力越高，帕茲伐曲率越大。

範例 10-6

一塊折射率為 1.5 的 −6.00D 鏡片，其帕茲伐表面的曲率半徑為何？

解答

由(10-16)式知

$$r_{petzval} = -\frac{1.5}{-6.00D} = +0.25m = +25cm$$ 。

正號代表帕茲伐表面的曲率中心在其表面的後（右）方，如下圖。

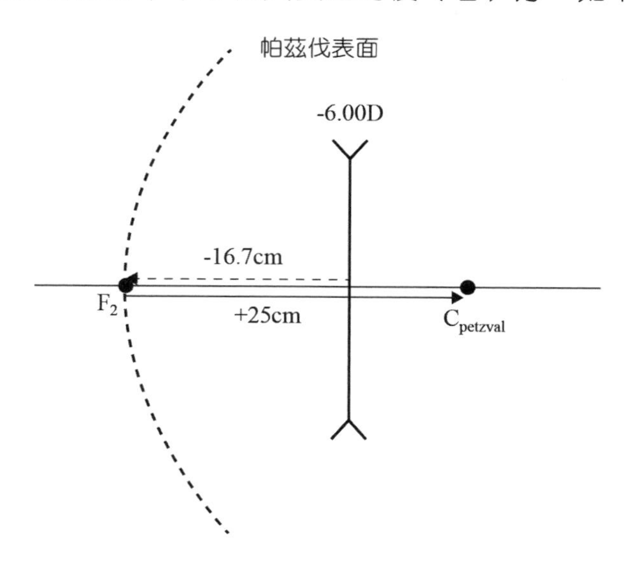

因此鏡片的帕茲伐表面的曲率半徑為+25cm 處。

徑向像散和場曲是矯正眼鏡鏡片設計裡最重要的兩個需要被控制的像差，第三個重要的是橫向色像差。

五、畸變

畸變是因為物體影像的橫向放大率隨著該物體各點與光軸距離的改變而有不同產生的。當周圍橫向放大率（在大小上）大於近軸橫向放大率時會發生枕形畸變(pincushion)。當周圍橫向放大率（在大小上）小於近軸橫向放大率時會發生桶形畸變(barrel)。通常正鏡片會形成枕形畸變，而負鏡片會形成桶形畸變，如圖 10-14 所示。

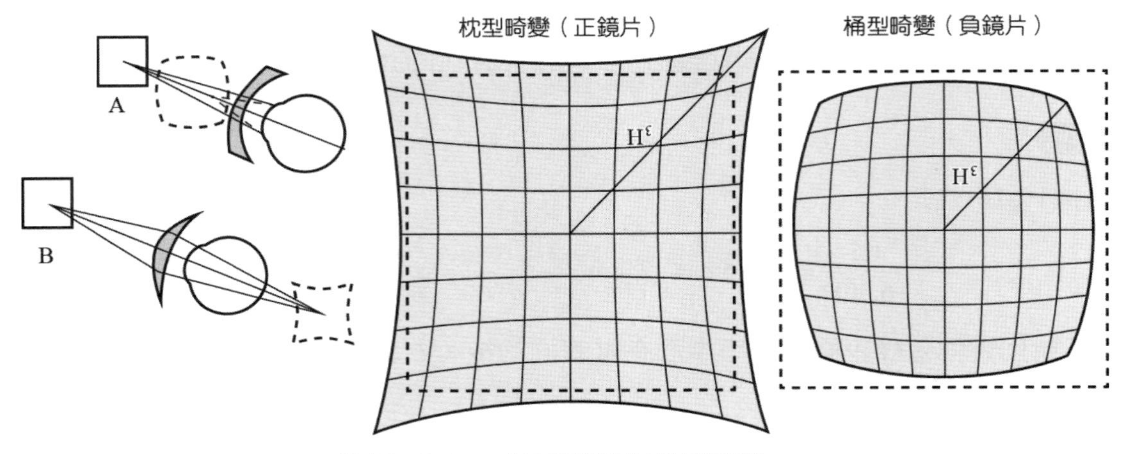

圖 10-14：枕形畸變與桶形畸變。

另外，一般來說，畸變對孔徑的位置相當敏感。若將孔徑置於薄正鏡片後方，則導致枕形畸變。而位於鏡片前方的孔徑會導致桶形畸變。參見圖 10-15。

當鏡片度數越來越大時，畸變的校正就越來越重要。矯正畸變的一個方法是設計一個對稱系統使得由系統的一部分所引起的桶形畸變與另一部分所引起的枕形畸變反作用。一個簡單的例子是無畸變鏡片(orthoscopic lens)系統，其孔徑是位在相同屈光力的兩鏡片的中間。然而，當鏡片視野越寬時，畸變校正就越難。例如用非常寬視野的「魚眼」鏡頭拍照常會出現桶形畸變。

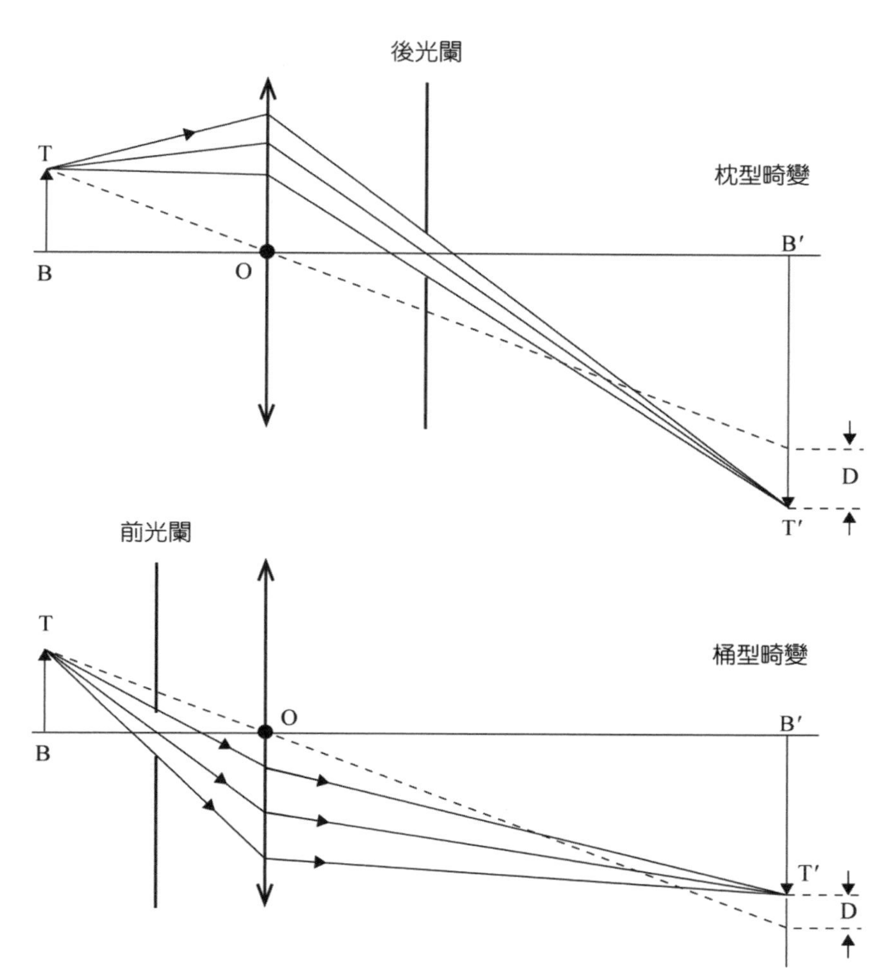

圖 10-15：不同孔徑位置所形成的畸變形態。

自我練習

一、選擇題

( ) 01. 下列何者不會使影像變模糊？ (A)失焦 (B)繞射 (C)散射 (D)針孔效應。

( ) 02. 白光通過三稜鏡之後分解成各種色光的現象稱為 (A)色散現象 (B)干涉現象 (C)繞射現象 (D)針孔現象。

( ) 03. 下列何種色光經同一塊正鏡片屈折後的聚焦位置離鏡片最遠？ (A)紅色光 (B)藍色光 (C)綠色光 (D)黃色光。

( ) 04. 就玻璃的色散性質而言，在一特定玻璃中，紅光的折射率比藍光的折射率 (A)高 (B)低 (C)一樣 (D)視玻璃的特性而異。

( ) 05. 評估光學系統色散能力好壞的數值為 (A)稜鏡度 (B)阿貝數 (C)偏向角 (D)曲率。

( ) 06. 下列關於色散的敘述何者正確？ (A)波長越短，材質折射率越小 (B)阿貝數值越大，色散越小 (C)鏡片折射率越大，阿貝數值必定越小 (D)波長越長，光的偏折越大。

( ) 07. 下列敘述何者正確？ (A)長波長的光屈折較大 (B)阿貝數越大，色像差也越大 (C)一般，材質折射率增加，阿貝數變大 (D)作為矯正鏡片使用的材質，阿貝數越大越好。

( ) 08. 下列敘述何項錯誤？ (A)短波長的光屈折較大 (B)阿貝數越大，色像差也越大 (C)一般，材質折射率增加，阿貝數變小 (D)作為矯正鏡片使用的材質，阿貝數越大越好。

( ) 09. 高折射率鏡片的缺點是密度較大，何項較小，色散嚴重？ (A)阿貝數 (B)化學穩定性 (C)透光率 (D)表面曲率。

( ) 10. 一般來說，下列哪一種折射率的鏡片色散程度最小？ (A) 1.5 (B) 1.58 (C) 1.61 (D) 1.67。

( ) 11. 你預期下列哪一種介質會有最大的色像差？ (A)冕玻璃（阿貝數=59） (B)Trivex（阿貝數=44） (C)聚碳酸酯（阿貝數=31） (D)輝玻璃（阿貝數=35）。

( ) 12. 假設一冕牌玻璃（阿貝數 58.6）稜鏡具有 8^{Δ} 的稜鏡屈光力，則此稜鏡產生之橫向色像差為 (A) 5.25^{Δ} (B) 1.36^{Δ} (C) 0.14^{Δ} (D) 0.02^{Δ}。

( ) 13. 某材質折射率為 1.6，阿貝數為 25。若製成 6^{Δ} 的稜鏡，會產生多少的橫向色像差？ (A) 0.12^{Δ} (B) 0.24^{Δ} (C) 3.75^{Δ} (D) 1.5^{Δ}。

( ) 14. 一位配戴+8.00DS 眼鏡的患者，鏡片材質的阿貝數值(Abbe number)為 40，當透過鏡片往側邊 10mm 看東西時，會產生多少色像差？ (A) 0.20^{Δ} (B) 0.40^{Δ} (C) 4.00^{Δ} (D) 8.00^{Δ}。

( ) 15. 縱向色差(Longitudinal Chromatic Aberration)產生不同光於光軸上有不同之焦距，何者應最靠近凸透鏡鏡片？ (A)紅 (B)黃 (C)綠 (D)紫。

( ) 16. 某材質折射率為 1.5，阿貝數為 30。若製成 4.00D 的鏡片，會產生多少的縱向色像差？ (A) 0.13D (B) 0.26D (C) 0.45D (D) 0.60D。

( ) 17. 一塊阿貝數為 40 的 –3.00D 鏡片，其縱向色像差為 (A) –0.12D (B) –0.075D (C) –0.13D (D) –0.03D。

( ) 18. 一位配戴+5.00DS 眼鏡的患者，鏡片材質的阿貝數值(Abbe number)為 50，則鏡片產生多少的縱向色像差？ (A) 0.10D (B) 0.5D (C) 0.25D (D) 2.50D。

( ) 19. 一塊阿貝數為 50 的+8.00D 的鏡片，其縱向色像差為 (A) +0.40D (B) +0.16D (C) +0.625D (D) +6.25D。

( ) 20. 由折射率 1.523 製成的框架鏡片具有阿貝數 60。隱形眼鏡的屈光力為 +4.00D 且鏡片是 4.0mm。找出鏡片的縱向色像差。 (A) 0.07D (B) 1.32D (C) 15.00D (D)訊息不足以判斷。

( ) 21. 驗光時所使用的紅綠測試是應用下列哪一種像差原理？ (A)縱向色像差 (B)橫向色像差 (C)球面像差 (D)像散像差。

( ) 22. 有關紅綠測試，下列敘述何者錯誤？ (A)當綠色背景的字體比較清楚時，表示矯正的負屈光力太多 (B)當紅色背景的字體比較清楚時，表示矯正的正屈光力太多 (C)近視者會覺得紅色背景的字體比較清楚 (D)當綠色背景的字體比較清楚時，要減少正屈光力。

( ) 23. 有關紅綠測試，下列敘述何者正確？ (A)當綠色背景的字體比較清楚時，表示矯正的正屈光力太多 (B)當紅色背景的字體比較清楚時，表示矯正的負屈光力太多 (C)近視者會反應出紅色比較清楚 (D)當紅色背景的字體比較清楚時，要減少負屈光力。

(　) 24. 使用眼用冕玻璃（折射率 1.523，阿貝數 58.6）和高密度輝玻璃（折射率 1.617，阿貝數 36.6）設計一個+8.00D 的消色差雙合鏡片，則 (A)冕玻璃鏡片度數為+21.31D (B)冕玻璃鏡片度數為 –13.31D (C)輝玻璃鏡片度數為 –21.31D (D)輝玻璃鏡片度數為+13.31D。

(　) 25. 如果你正設計一個使用冕牌玻璃（阿貝數 58.6）和輝牌玻璃（阿貝數 36.6）的消色差雙合鏡片，此鏡片必須有+10D 的屈光力。請問冕牌鏡片和輝牌鏡片的屈光力為何？ (A)+26.64D 和 –16.64D (B)+16.64D 和 –6.64D (C) –26.64D 和+16.64D (D)+5D 和+5D。

(　) 26. 假設某鏡片屈光力為+5.00D，阿貝數為 40，另一鏡片的阿貝數為 60，若兩塊鏡片可以組合成消色差雙合鏡片，則 (A)組合後的總屈光力為+7.50D (B)另一鏡片的屈光力為 –7.50D (C)組合後完全沒有色像差 (D)組合後的總屈光力為+2.50D。

(　) 27. 假設某鏡片屈光力為+6.00D，阿貝數為 40，另一鏡片的阿貝數為 50，若兩塊鏡片可以組合成消色差雙合鏡片，則 (A)組合後的總屈光力為+7.50D (B)另一鏡片的屈光力為 –7.50D (C)組合後完全沒有色像差 (D)組合後的總屈光力為+1.50D。

(　) 28. 下列何者不是五項單色像差之一？ (A)色像差 (B)球面像差 (C)徑向像散 (D)畸變。

(　) 29. 透鏡邊緣部分對光線的焦距較短，而中央部分的焦距較長，這種透鏡像差叫做 (A)場曲 (B)球面像差 (C)畸變 (D)色像差。

(　) 30. 下列哪一種像差會發生在軸上物點？ (A)球面像差 (B)彗差 (C)像散 (D)場曲。

(　) 31. 下列何者不正確？縱向球面像差 (A)對軸上和軸外物體都會發生 (B)對一給定鏡片是一個常數 (C)取決於鏡片的真正形狀或形式 (D)利用適當孔徑可以消除或最小化。

(　) 32. 球面像差對鏡片形式非常敏感，下列何者的球面像差相對較小？ (A)凹面向前的新月凸鏡片 (B)平凸鏡片 (C)雙凸鏡片 (D)凸面向前的新月凸鏡片。

(　) 33. 有關球面像差的敘述，下列何者正確？ (A)球面像差不會使影像模糊 (B)球面像差在瞳孔變小時會增加 (C)球面像差會隨著調節(accommodation)而改變 (D)即使鏡片的度數很低，也要校正球面像差。

(　) 34. 下列何者不是控制球面像差的方法？ (A)非球面設計 (B)改變鏡片形狀 (C)將孔徑變小 (D)將鏡片度數增加。

(　) 35. 下列敘述何項正確？ (A)孔徑越大，球面像差會越大但彗差會越小 (B)孔徑越大，彗差會越大，但球面像差彗越小 (C)孔徑越小，球面像差和彗差都會越小 (D)阿貝數越小，球面像差越小。

(　) 36. 下列敘述何項錯誤？ (A)孔徑越大，球面像差會越大 (B)孔徑越大，彗差會越大 (C)孔徑越小，球面像差和彗差都會越小 (D)阿貝數越小，球面像差越小。

(　) 37. 用來控制彗差的因素是 (A)孔徑大小 (B)鏡片形式 (C)偏斜角度 (D)以上皆是。

(　) 38. 邊緣（或徑向）像散是下列何種狀況所得到的像差？ (A)球面鏡片被傾斜 (B)球面鏡片被旋轉 (C)球面鏡片被偏心 (D)以上皆非；它無法由簡單球面鏡片產生。

(　) 39. 許多需要稍微高度數眼鏡矯正的近視者經常發現，如果將眼鏡傾斜一下會看得更清楚。這是因為 (A)球面像差導致度數增加 (B)徑向像散導致度數增加 (C)畸變被消除 (D)影像落在帕茲伐表面(Petzval surface)。

(　) 40. 某人發現如果將他的眼鏡對水平子午線傾斜一些角度，並且透過傾斜鏡片中心觀看（斜向中心折射）就可以更好地看到遠方物體。這是因為何種像差所致？ (A)畸變 (B)場曲 (C)像散 (D)彗差。

(　) 41. 增加球面鏡片之孔徑必會增加 (A)放大率 (B)焦距 (C)像差 (D)曲率半徑。

(　) 42. 假設某球面鏡片屈光力為+8.00D，鏡片折射率為 1.5。當將此鏡片繞水平子午線傾斜 20°，則 (A)新球面屈光力為+8.30D (B)新柱面屈光力為 0.72D (C)新的屈光力為 +8.30DS / +1.06DC×90 (D)新的等價球面屈光力為+10.50D。

(　) 43. 假設某球面鏡片屈光力為+10.00D，鏡片折射率為 1.6。當將此鏡片繞水平子午線傾斜 15°，則 (A)新球面屈光力為+10.50D (B)新柱面屈光力為 0.72D (C)新的屈光力為 +10.20DS / +0.72DC×90 (D)新的等價球面屈光力為+11.50D。

( ) 44. 假設某鏡片屈光力為+6.00D，折射率為 1.5，當鏡片繞水平軸傾斜 20°時，則 (A)新球面度數約+7.50D (B)新柱面度數為+1.50D (C)新球面度數為+5.50D (D)新柱面度數為+0.80D。

( ) 45. 某人配戴著 –5.75D 的球面矯正（折射率 1.5）。自從他上一次的屈光檢查之後已經有一些時候了，而現在他正有著看前方遠物的困難。此人發現如果他將他的眼鏡對水平子午線傾斜大約 25°，並且透過傾斜鏡片中心觀看（斜向中心折射），他可以更好地看到遠方物體。則下列何者錯誤？ (A)等效散光為 –1.32D (B)等效等價球面為 –6.75D (C)此人為順規散光 (D)新處方應為 –5.75DS / –1.32DC×180。

( ) 46. 當鏡片的屈光力越大時 (A)球面像差會越小 (B)場曲所產生的影像曲面，其曲率半徑會越小 (C)彗差會越小 (D)徑向像散會越小。

( ) 47. 當鏡片的屈光力越小時 (A)球面像差會越大 (B)場曲所產生的影像曲面，其曲率半徑會越小 (C)彗差會越大 (D)徑向像散會越小。

( ) 48. 定義帕茲伐表面(Petzval surface)。 (A)帕茲伐表面(Petzval surface)是眼睛在鏡片後方移動的軌跡點 (B)帕茲伐表面(Petzval surface)是矯正鏡片所形成影像的曲率半徑 (C)帕茲伐表面(Petzval surface)是框架鏡片的後表面 (D)帕茲伐表面(Petzval surface)是斜向像散形成的正切焦線(tangential focal line)。

( ) 49. 一塊折射率為 1.6 的 –8.00D 鏡片，其帕茲伐表面的曲率半徑為多少？ (A) +20.0cm (B) +12.5cm (C) –12.5cm (D) –20.0cm。

( ) 50. 一塊折射率為 1.5 的+4.00D 鏡片，則帕茲伐表面的曲率半徑為何？假設鏡片離眼睛旋轉中心的距離為 27mm。 (A) –375mm (B) –250m (C) –348mm (D) –277mm。

( ) 51. 一塊折射率為 1.5 的+8.00D 鏡片，其帕茲伐表面的曲率半徑為多少？ (A) +18.8cm (B) +12.5cm (C) –12.5cm (D) –18.8cm。

( ) 52. 一塊折射率為 1.5 的 –4.00D 鏡片，則遠點球面的半徑為何？假設鏡片離眼睛旋轉中心的距離為 27mm。 (A) 375mm (B) 250m (C) 348mm (D) 277mm。

( ) 53. –10.00D 鏡片戴在離眼睛旋轉中心 27.0mm 的位置上。若鏡片的折射率為 1.523，則場曲像差為何？ (A)遠點球面會比帕茲伐表面(Petzval surface)陡峭 1.27cm (B)遠點球面會比帕茲伐表面(Petzval surface)陡峭 1.53cm (C)帕茲伐表面(Petzval surface)會比遠點球面平坦 2.53cm (D)遠點球面會比帕茲伐表面(Petzval surface)陡峭 5.00cm。

( ) 54. 畸變像差不會影響 (A)影像形狀 (B)橫向位置 (C)影像清晰度 (D)以上皆受影響。

( ) 55. 正鏡片會產生 (A)桶型畸變 (B)枕型畸變 (C)無球面像差產生 (D)無任何像差產生。

( ) 56. 負鏡片會產生 (A)桶型畸變 (B)枕型畸變 (C)無球面像差產生 (D)無任何像差產生。

( ) 57. 什麼類型的框架眼鏡處方可以看見桶型畸變？ (A)高度會聚處方 (B)高度發散處方 (C)高度會聚和高度發散的處方都可看見 (D)只有包含散光矯正的處方。

( ) 58. 如果光闌放置在薄凸透鏡之前，其實像會顯現 (A)桶型畸變 (B)枕型畸變 (C)無球面像差產生 (D)無任何像差產生。

( ) 59. 在設計鏡片時，比較下列各項像差，何者最不重要？ (A)場曲 (B)橫向色像差 (C)徑向像散 (D)彗差。

( ) 60. 下列敘述何項錯誤？ (A)當孔徑在正鏡片前方時，會產生枕型畸變 (B)負鏡片容易形成桶型畸變 (C)徑向像散是離軸物點會產生像散光一樣的像差 (D)場曲會使平面物體所形成的影像在一彎曲表面上。

( ) 61. 下列敘述何項正確？ (A)當孔徑在正鏡片前方時，會產生桶型畸變 (B)正鏡片容易形成桶型畸變 (C)場曲是離軸物點會產生像散光一樣的像差 (D)徑向像散會使平面物體所形成的影像在一彎曲表面上。

二、計算題

01. 一位配戴+5.00D 遠視眼鏡的人，其鏡片材質的阿貝數為 40，當從鏡片光學中心下方 12mm 處閱讀時，會產生多少的橫向色像差？

02. 一塊阿貝數為 50 的+10.00D 鏡片，其縱向色像差為多少？

03. 使用折射率 1.5 且阿貝數 50 和折射率 1.6 且阿貝數 40 的兩種材質，設計一個+8.00D 的消色差雙合鏡片，則兩鏡片屈光力各為多少？

04. 一位處方為 −6.00DS 的病患選擇面形角度為 20°的眼鏡架。如果鏡片材質是聚碳酸酯(1.586)，則病患配戴這副眼鏡所感受到的等效屈光力為多少？

05. 當一塊 –8.00DS 聚碳酸酯(1.586)鏡片裝配在鏡框時，前傾角為 15°，則等效屈光力為何？

06. 一塊折射率為 1.6 的+8.00D 鏡片，其帕茲伐表面的曲率半徑為何？

CH 11

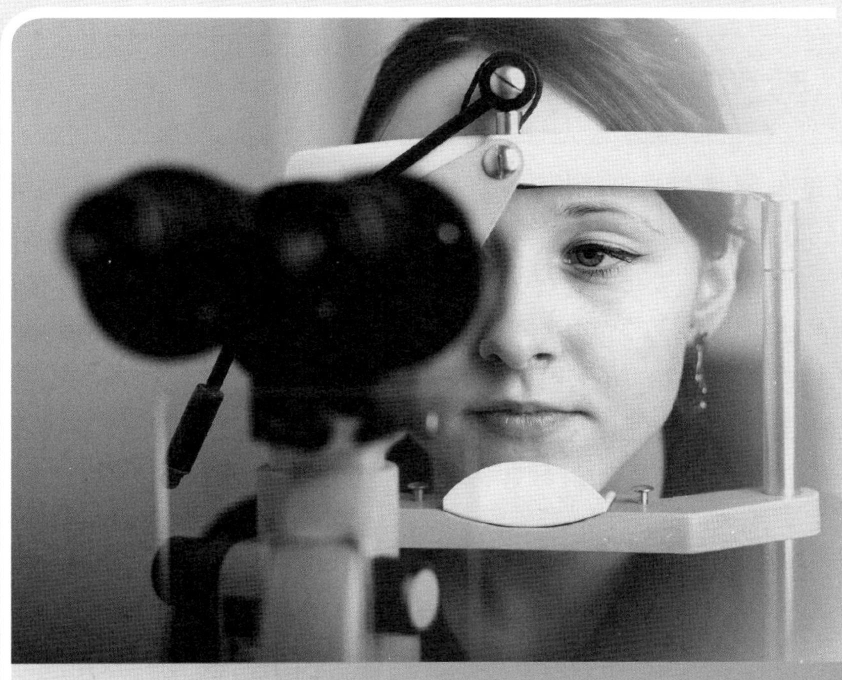

眼屈光組成與參數測量

Visual Optics

第一節　眼屈光組成
第二節　參數測量
第三節　模型眼

本章開始利用前面講述的各種光學概念來了解眼睛的光學特性。

第一節　眼屈光組成

眼睛能看清楚外界環境的三個基本條件是：1.眼睛屈光系統必須完全透明；2.成像在中心凹上並且影像要夠大；3.整個視覺分析器（包含視網膜一直到大腦皮質區）必須完整並且功能正常。

以光在眼睛的路徑來說，從進入角膜，通過房水、瞳孔、水晶體和玻璃體，最後到達視網膜，外界環境的訊息在這個階段都是以光訊號傳遞的。當光在視網膜被感光細胞（錐狀細胞和桿狀細胞）吸收之後，光訊號被轉為神經訊號傳遞，然後再進行一連串複雜的神經訊號處理歷程，最終形成視知覺。

一、角膜

眼睛最前面的外觀組成是角膜(cornea)，但是在角膜前方還有一層淚膜，淚膜包含油質層、水溶液層（98%的厚度）和黏液層。因為淚膜有濕潤角膜以及抹平上皮細胞表面粗糙的功能，所以對清晰視覺來說是重要的。

眼睛大部分的屈光作用是由角膜完成的，在眼睛放鬆狀態下，角膜大約占眼睛總屈光力的三分之二。一般眼睛的總屈光力大約是 60.00D，所以角膜的屈光力大約是 40.00D。如果將角膜看成是單球面折射界面，那麼角膜的屈光力可由下式計算出來，

$$(11\text{-}1) \qquad P = \frac{n-1}{r}\ ,$$

其中，P 代表角膜屈光力，n 是角膜後方介質（房水）的折射率，而 r 是角膜的曲率半徑。

範例 11-1

若角膜可視為單球面折射界面，並且曲率半徑為 7.5mm。又角膜後方的房水折射率為 1.336，則角膜的屈光力為多少？

解答

$$P = \frac{1.336 - 1}{0.0075\text{m}} = +44.80\text{D}，$$

所以角膜屈光力約為 44.80D。

角膜的屈光力也可以用厚透鏡公式來計算：

$$P = P_1 + P_2 - \frac{d}{n} P_1 P_2 \quad (11\text{-}2)，$$

其中 P_1 、 P_2 分別是角膜前、後表面的屈光力，d 是角膜厚度，而 n 是角膜折射率。

範例 11-2

假設角膜前表面的曲率半徑為 7.7mm，後表面的曲率半徑為 6.8mm，角膜厚度為 0.5mm。又，角膜折射率為 1.376，房水折射率為 1.336。若依厚透鏡公式計算，角膜的屈光力為多少？

解答

先計算角膜的前、後表面屈光力。以 P_1 、 P_2 分別代表角膜的前、後表面屈光力，則

$$P_1 = \frac{1.376 - 1}{0.0077\text{m}} = +48.83\text{D}，$$

$$P_2 = \frac{1.333 - 1.376}{0.0068\text{m}} = -5.88\text{D}。$$

再計算角膜屈光力

$$P = (+48.83\text{D}) + (-5.88\text{D}) - \frac{0.0005\text{m}}{1.376} \times (+48.83\text{D}) \times (-5.88\text{D}) = +43.05\text{D}，$$

所以角膜屈光力為 43.05D。

角膜的屈光力很大，除了曲率半徑的因素以外，角膜前後介質折射率的差異大也是原因之一。如果將眼睛浸入水中，那麼若以單球面折射界面計算可以得到

$$P = \frac{1.336 - 1.333}{0.0075\text{m}} = +0.40\text{D}$$ 。

這時眼睛在水中的屈光力(0.4D)比在空氣中的屈光力(48.83D)少了很多，將成為超高度遠視眼。

前面都是假設角膜的前、後表面為球面。事實上，角膜表面經常存在非球面的結構。角膜的曲率半徑會隨著離開角膜頂點越遠而增大，造成曲率漸漸變小。因此，離開表面中心越遠，角膜表面越平坦，此處的屈光力就變越小。遠離中心的角膜可以降低角膜的球面像差。另外，角膜的非球面形狀也可能造成散光。一般，角膜在水平子午線上的曲率半徑會大於鉛直子午線上的曲率半徑，這種散光稱為順規散光。隨著年紀的增加，這個趨勢會有相反的發展。臨床上可以用角膜弧度儀(keratometer)來測量角膜前表面的曲率半徑。

角膜會吸收波長短於 295nm 的紫外線(UV C)，所以雪地或冰面的反射光、電焊弧光等經常是造成角膜損傷的原因。因此，對紫外線的防護對眼睛保健來說是非常重要的。

二、房水

房水是一種無色透明清澈液體，它由睫狀體分泌，先注入後房，然後經瞳孔、前房、史萊姆管(canal of Schlemm)，最後從靜脈排出。房水有三個主要的生理功能：1.折射率為 1.336，是構成角膜屈光力的重要因素；2.提供水晶體、玻璃體和角膜等營養代謝所必須的物質以及代謝物的排泄運輸；3.維持眼內壓及眼球正常形態。

前房深度變淺，眼睛的總屈光力增加。當深度每減少 1mm 時，屈光力大約增加 1.40D。

三、瞳孔

光線從前房進入水晶體前，會先通過由虹膜所形成孔徑光闌，稱為瞳孔。瞳孔的大小控制著進入眼睛的光線數量，其大小由神經支配控制。影響瞳孔大小的因素有：照度、雙眼視和調節、年紀、藥物和心理因素。這些因素當中，

照度為影響瞳孔大小最重要的因素。照度增加時，瞳孔變小；照度減弱時，瞳孔變大。

當眼睛注視較近的物體時，雙眼會進行調節，同時雙眼向內聚合，並且瞳孔直徑下降，這現象稱為視近三連動反應。

當年紀增加時，瞳孔會變小。同時年紀大者對光度變化的反應也會變得比較小。

使用藥物也可以改變瞳孔的大小。例如散瞳劑刺激交感神經或阻斷副交感神經而引起瞳孔放大；縮瞳劑則是相反的作用，使得瞳孔縮小。

最後是心理因素，當情緒狀態處於害怕、歡樂或驚訝時，都會使瞳孔放大。

瞳孔大小的視覺意義：

1. 景深：瞳孔越大，景深越窄；瞳孔越小，景深越寬。
2. 視網膜照度：瞳孔控制進入眼睛的光量，進而影響到達視網膜的光量。
3. 視網膜影像品質和視覺表現：大瞳孔導致像差，使得視網膜的影像品質下降；小瞳孔會因為繞射而影響到視網膜影像品質。一般，比較適當的瞳孔直徑為 2~3mm。

四、水晶體

水晶體是一個非均勻介質，有多層的組織結構，所以它的屈光性質比較複雜。水晶體在中央核的折射率最大（約 1.43），周邊皮質的折射率最小（約 1.39）。水晶體提供眼睛大約三分之一的屈光力，所以大約 20.00D。隨著眼睛注視近物，水晶體開始調節增加屈光力，因而眼睛的總屈光力也跟著增加。

水晶體開始調節時，睫狀肌收縮而懸韌帶放鬆，水晶體前表面向前凸，同時前表面的曲率半徑變小，使得水晶體中心部位變厚，而增加眼睛屈光力。隨著年紀的增長，水晶體的彈性開始下降，造成調節力下降，形成老花現象。大約 40 歲中期調節力開始降低，這時就需要正鏡片來輔助才能正常閱讀或進行近距離工作。

水晶體強烈吸收 300nm 到 400nm 之間的輻射，提供大部分對 UV A 和 UV B 的保護，使得到達視網膜的最短波長大約是 380nm。由於水晶體長期吸收紫外光輻射，導致水晶體變得不透明，因而開始形成白內障。當白內障的不透明程度明顯時，可能會導致視力的下降或喪失。現在多以手術移除白內障並植入人工水晶體恢復病人的視力。

五、玻璃體

玻璃體是無色透明的膠體狀組織，填充於眼球內腔，構成眼睛大部分容積。折射率大約與房水相等。具有保持眼球正常形態及眼內壓平衡之功能。玻璃體內部無血管及神經組織，營養供應和新陳代謝物質的交換主要是由脈絡膜負責。玻璃體提供眼睛屈光所需要的空間，使得光線聚焦在視網膜上。

眼睛有「內視現象」，這是因為玻璃體發生混濁時所呈現的自覺現象。當注視白壁或天空時，感覺上有黑點在視野範圍內浮動，而且這些黑點會隨著注視視線而移動，這是感光細胞對透光體混濁所感覺的影像狀態。

視網膜並不是眼睛的屈光組成，而是眼睛的感光組織，由一些細胞層、色素層和神經纖維層組成。視網膜裡面有一層感光細胞，包括桿狀細胞和錐狀細胞。黃斑部的中心凹大約 0.5°的區域有最高的解析度。

第二節　參數測量

眼睛參數測量包括：1.各介質表面的曲率半徑，例如角膜和水晶體的前後表面；2.各介質空間的距離，例如角膜和水晶體厚度、前房深度、眼睛軸長；3.各介質折射率等。

許多測量都利用到各界面的反射影像。眼睛有四個反射界面影像，稱為 Purkinje-Sanson 影像。它們分別是角膜前表面反射影像、角膜後表面反射影像、水晶體前表面反射影像、水晶體後表面反射影像，如圖 11-1 所示。這些反射影像可以協助眼內表面（尤其是水晶體）的位置與曲率的決定；影像的大小可以監視水晶體因為調節或老化的變化；協助定位眼睛的軸線和眼睛的運動；影像亮度可以決定水晶體的光譜穿透率。表 11-1 列出 Purkinje-Sanson 影像的性質。

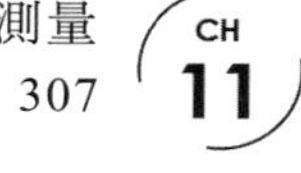

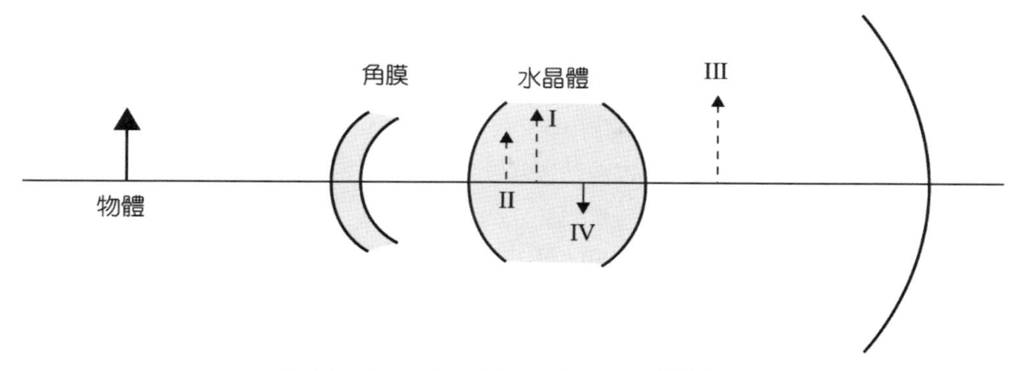

圖 11-1：Purkinje-Sanson 影像。

表 11-1：Purkinje-Sanson 影像的性質。

Purkinje-Sanson 影像	相對大小	影像	與角膜頂點的距離(mm)	相對亮度
P_I（角膜前表面）	1.000	正立虛像	3.850	1.000
P_{II}（角膜後表面）	0.882	正立虛像	3.765	0.008726
P_{III}（水晶體前表面）	1.967	正立虛像	10.620	0.0128
P_{IV}（水晶體後表面）	－0.760	倒立實像	3.979	0.0128

一、角膜弧度測量

臨床上使用角膜弧度儀(keratometer or ophthalmometer)來測量角膜前表面的曲率半徑 r。其方法是利用儀器測量視標在角膜前表面的反射影像大小，透過反射原理來決定曲率半徑 r。因為角膜前表面類似一個發散的凸反射球面，所以反射影像是虛的而且為正立。

範例 11-3

假設角膜弧度儀的視標離角膜 10.00cm，視標大小是 4.50cm，並且反射影像的測量大小是 1.65mm，則角膜的曲率半徑為何？

解答

橫向放大率為

$$m = \frac{I}{O} = \frac{+0.165\text{cm}}{+4.50\text{cm}} = +0.0367$$ 。

視標是實的並且離角膜 10.00cm，所以入射在角膜上的光線聚散度 U 為 −10.00D，則

$$V = \frac{U}{m} = \frac{-10.00\text{D}}{+0.0367} = -272.48\text{D}$$ 。

由聚散度方程式知

$$P = V - U = (-272.48\text{D}) - (-10.00\text{D}) = -262.48\text{D}$$ 。

所以曲率半徑為

$$r = \frac{2n}{P} = \frac{2 \times 1.000}{-262.48\text{D}} = -0.00762\text{m} = -7.62\text{mm}$$ ，

負號代表角膜的曲率中心在後（右）方。（注意：反射時，距離向左為正）

較新的角膜弧度儀已經改良成可以給出角膜的折射屈光力數值。角膜的折射率大約 1.376 並且角膜後表面有大約 −5.00D 左右的屈光力。為了補償角膜後表面的負屈光力，儀器製造商會使用較低的折射率來計算，通常假設的折射率為 1.3375。因此，範例 11-3 的角膜屈光力為

$$P = \frac{1.3375 - 1}{+0.00762\text{m}} = +44.29\text{D}$$ 。

角膜弧度儀上會直接顯示+44.29D。這個屈光度數值就稱作 K 值(K reading)。當隱形鏡片有與角膜前表面相同的後表面半徑時，其與角膜匹配，這個匹配稱為合 K(on K)。當隱形鏡片以比角膜小的後表面曲率半徑（較高曲率）匹配，這個匹配描述為比 K 陡峭(steeper than K)。當隱形鏡片以比角膜大的後表面曲率半徑（較低曲率）匹配，這個匹配描述為比 K 平坦(flatter than K)。

二、眼睛軸線

因為眼睛缺乏對稱性，並且注視點和中心凹不是沿著最適合的對稱軸，所以要完全描述眼睛的光學性質，必須引入許多軸線。這些眼睛軸線如果沒有測量它們方向以及從何處進入眼睛的方法是無意義的。不過，方向是彼此相對定義的，經常是以與參考軸線之間的夾角來表示。有些軸線都會通過瞳孔中心，但是由於瞳孔中心會因為直徑改變而變化，所以方向和瞳孔大小是有關係的。下列是各軸線之定義，參見圖 11-2：

1. 光軸(optical axis)：一般中心對齊的光學系統，其每一個折射或反射面的曲率中心都會在同一條直線上，這就是光軸。由於眼睛不是一個中心對齊的系統，所以沒有真的光軸。光軸是定義在所謂「最適合」的一條直線上。
2. 視線(line of sight)：連接注視點和入射光瞳孔中心的直線。從視覺功能來看，視線是最重要的軸線，因為它定義了進入眼睛光束的中心。
3. 視軸(visual axis)：視軸是通過節點且連接注視點和視網膜影像的直線。對視覺功能而言，視軸是方便的參考軸，特別是它與瞳孔大小無關。
4. 瞳軸(pupillary axis)：瞳軸是通過入射光瞳孔中心且與角膜垂直的直線。瞳軸是判斷偏心注視(eccentric fixation)的客觀測量。
5. 注視軸(fixation axis)：注視軸通過注視點和眼睛旋轉中心的直線。注視軸是測量眼睛運動的參考。

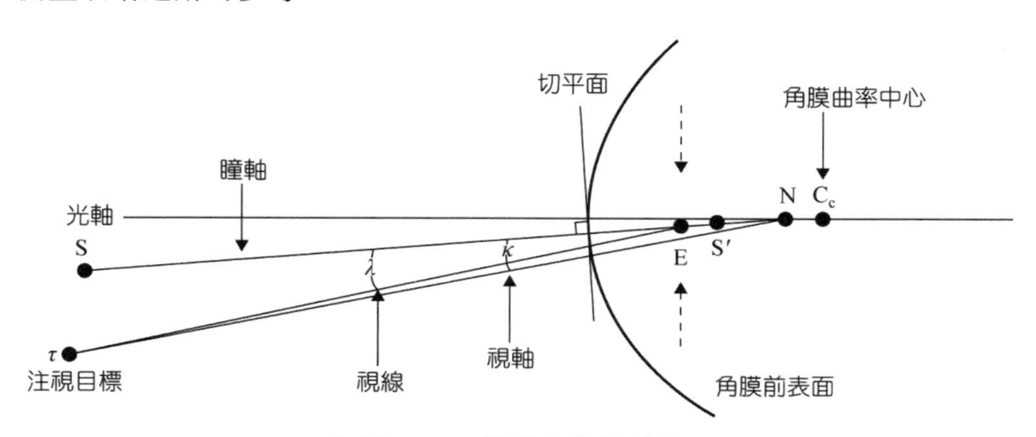

圖 11-2：眼睛的各個軸線。

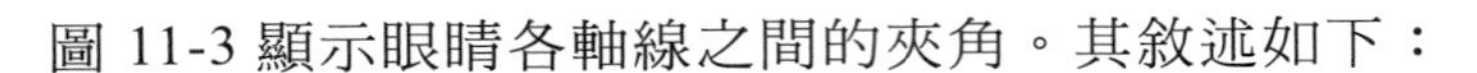
圖 11-3 顯示眼睛各軸線之間的夾角。其敘述如下：

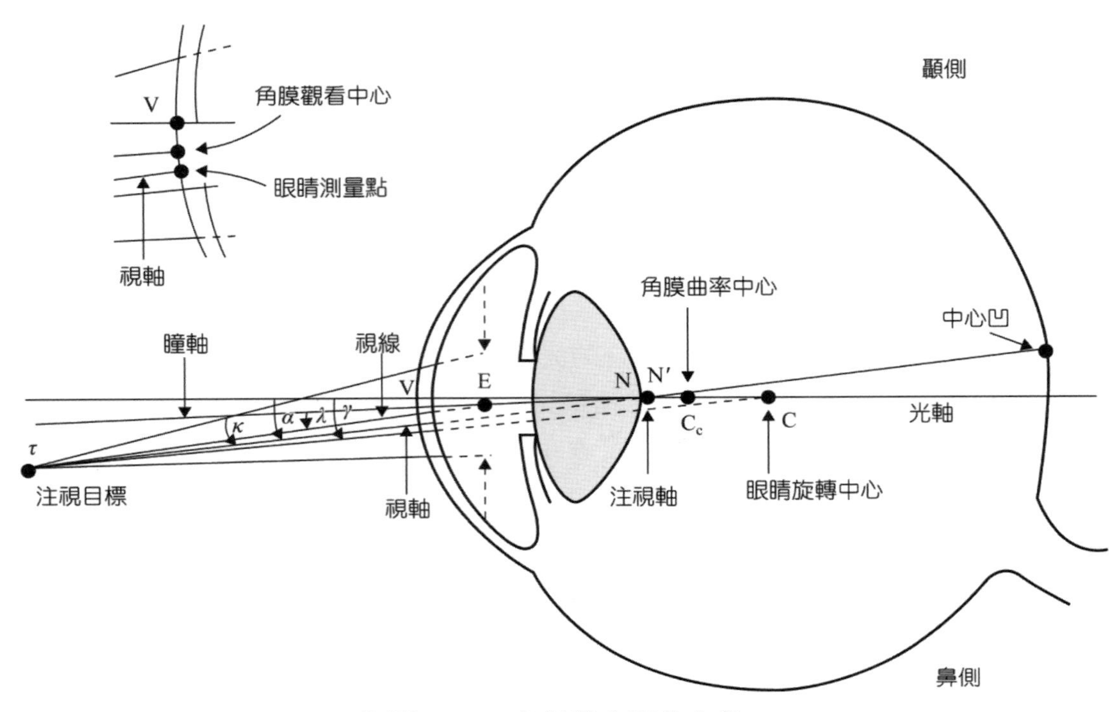

圖 11-3：各軸線之間的夾角。

1. α 角：視軸與光軸的夾角，有時會以視線代替視軸。其兩者之間的差異沒有實際的重要性。如果眼睛的視軸在光軸的鼻側，則 α 角取正值。α 角平均值在水平方向大約是 +5°，但經常在 +3° 到 +5° 的範圍，很少有負值的結果。視軸相對於光軸是向下約 2～3°。

2. λ 角：瞳軸與視線的夾角。λ 角在診斷偏心注視和斜視上很重要的。在有偏心注視的情形下，λ 角的測量是單眼的（另一眼遮蔽）。大角度結果指出偏心注視可能存在。在斜視方向和斜視量的 Hirschberg 測試中，λ 角測試是雙眼的（參見圖 11-4）。當斜視存在時，因為有一隻眼睛旋轉使得它的中心凹不再被用來對齊注視目標，所以會觀察到大角度的結果。這些測試可以使用筆燈照射在病患眼睛上並觀察病患瞳孔上的角膜反射位置來執行。通常角膜上的反射光大約在瞳孔中心的鼻側 0.5mm，而反射光位置每偏離 1mm 相當於眼睛旋轉 22^{Δ}(13°)。

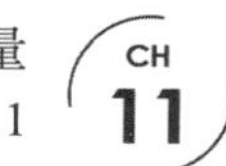

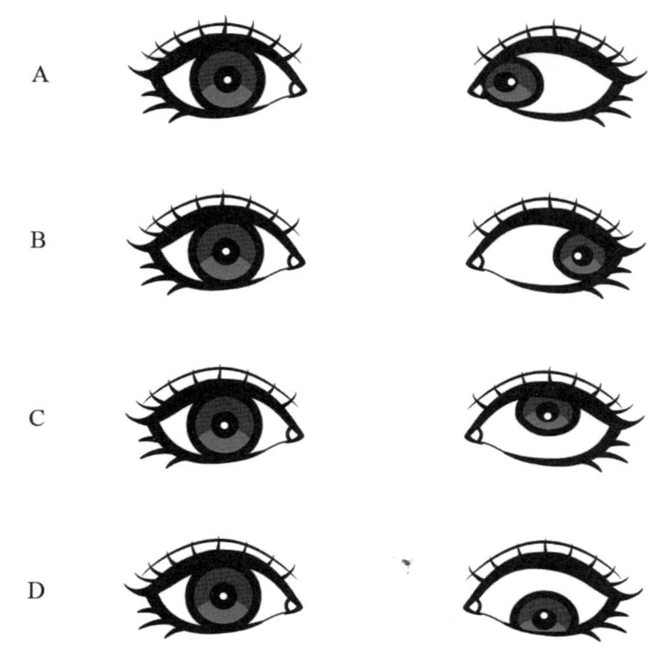

圖 11-4：Hirscgberg 測試：A 為左眼內斜、B 為左眼外斜、C 為左眼上斜、D 為左眼下斜。

3. κ 角：瞳軸與視軸的夾角。臨床上，此角和 λ 角相同。

4. γ 角：注視軸與光軸的夾角。

第三節　模型眼

Visual Optics

眼睛是一個相當複雜的光學系統，加上每個人的眼睛參數都不太一樣，所以要詳細描述每個人眼睛的光學性質是不容易的。然而，我們可以依據一些眼睛參數的平均值來建構眼睛的光學模型。透過眼睛模型的研究，來了解眼睛一般的光學性質。依據不同的需求，眼睛模型會有不同程度的發展。在近軸模型眼(paraxial schematic eye)的部分是假設每個折射表面都是球面，並且曲率中心都在共同的光軸上。每一個介質的折射率都是定值。這樣的模型眼只適用於近軸區域，近軸的要求是當 $\sin\theta$ 可以用 θ 表示而不會有明顯誤差的時候。比如，當誤差限制在 0.01%以下時，則物空間的視野小於 2°，而入瞳的直徑約小於 0.5mm 才行。

近軸模型眼可計算近軸的像平面、近軸的像高、放大率、視網膜照度、表面反射（Purkinje 影像）、入射光瞳孔、出射光瞳孔、屈光不正效應等，對基點的研究亦有實用性。但是，對於像差、大瞳孔的視網膜成像、與光軸夾角太大的成像等之預測就不精準了。

一、Gullstrand #1 模型眼

此模型共有六個折射面，其中角膜兩個，水晶體四個，並且分為放鬆和調節兩個型式，見圖 11-5。在水晶體部分，中心核的折射率高，周邊皮質部分的折射率低。

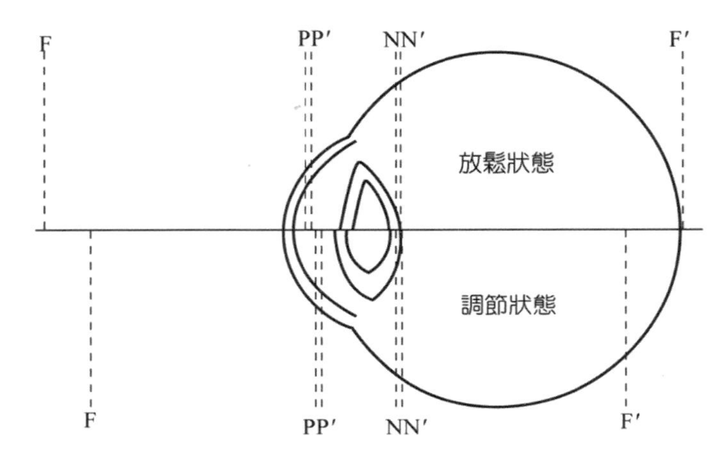

圖 11-5：Gullstrand #1 模型眼：上方是放鬆狀態，下方是調節狀態。

表 11-2 列出 Gullstrand #1 模型眼各個折射界面與折射介質在放鬆與調節兩種狀態下的參數。雖然 Gullstrand #1 模型眼已經將複雜的眼睛系統簡化，不過在光學計算上仍是相當繁複的。有了這些數據，我們可以計算出模型眼的焦點、主點和節點的位置以及等價屈光力。在放鬆狀態下，Gullstrand #1 模型眼的等價屈光力為+58.636D，而在調節狀態下的等價屈光力為+70.576D。所增加的 11.940D 可視為 Gullstrand #1 模型眼的調節振幅。表 11-3 則列出依據 Gullstrand #1 模型眼數據所得出的相關光學位置。

❑ 表 11-2：Gullstrand #1 模型眼在放鬆狀態下的參數，而括弧內的數據則是調節狀態下的參數。

名稱	曲率半徑	折射率	厚度	表面屈光力
空氣	-	1.000	-	-
角膜前表面	7.700mm	-	-	48.831D
角膜	-	1.376	0.500mm	-
角膜後表面	6.800mm	-	-	-5.882D
房水	-	1.336	3.100mm (2.700mm)	-
水晶體皮質前表面	10.000mm (5.333mm)	-	-	5.000D (9.376D)
水晶體前皮質	-	1.386	0.546mm (0.6725mm)	-
水晶體核前表面	7.911mm (2.655mm)	-	-	2.528D (7.533D)
水晶體核	-	1.406	2.419mm (2.655mm)	-
水晶體核後表面	–5.760mm (–2.655mm)	-	-	3.472D (7.533D)
水晶體後皮質	-	1.386	0.635mm (0.6725mm)	-
水晶體皮質後表面	–6.000mm (–5.333mm)	-	-	8.333D (9.376mm)
玻璃體	-	1.336	17.1854mm	-

❑ 表 11-3：Gullstrand #1 模型眼的相關位置（相對於角膜頂點），單位：mm。

名稱	第一焦點	第二焦點	第一主點	第二主點	第一節點	第二節點	入射光瞳孔	出射光瞳孔
放鬆狀態	–15.706	24.385	1.348	1.601	7.078	7.331	3.047	3.665
調節狀態	–12.397	21.016	1.772	2.086	6.533	6.847	2.668	3.212

二、簡化模型眼和簡併模型眼

為了便於理解和使用，可以將前述較完整之模型眼簡化。例如，將角膜視為單球面的折射而水晶體以一個厚透鏡來表示，此稱為簡化模型眼(simplified schematic model)。甚至更進一步，將水晶體的屈光力和角膜的屈光力合併成一個單球面的折射來描述，稱為簡併模型眼(reduced schematic eye)。如圖 11-6 所示。

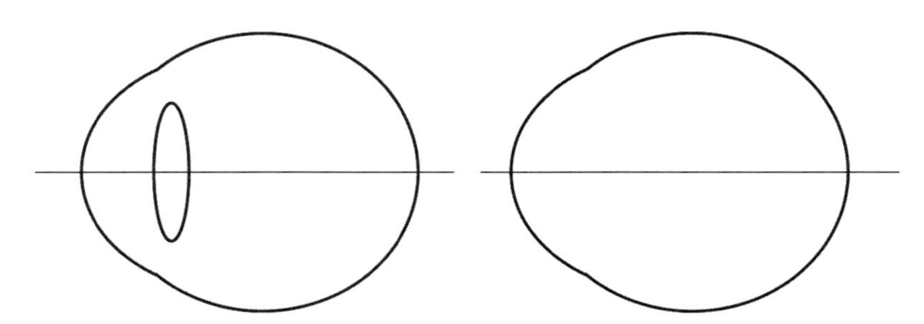

圖 11-6：簡化模型眼和簡併模型眼。

以最簡單的簡併模型眼來看，其相當於以一個球面界面來表示眼睛的總屈光力，並且利用在球面界面後方適當距離的螢幕來代替視網膜。另外，在球面界面與視網膜之間的介質也可以假設為空氣。因此，這個簡併模型眼已經和實際眼睛的構造有很大的差別，但是計算非常簡便。

範例 11-4

假設一正視眼可以用一個+60.00D 的薄球面折射界面來表示，並且在界面後方的介質折射率為 1.336。請問，這個簡併模型眼的軸長大約為多少？

解答

因為正視眼可以將平行光軸的入射光聚焦在視網膜上，也就是球面折射界面的第二焦點在視網膜上，所以眼睛的軸長正好是第二焦距。球面折射界面的第二焦距為

$$f_2 = \frac{n_2}{P} = \frac{1.336}{+60.00D} = +0.0223m = +22.3mm \text{ 。}$$

所以軸長大約是 22.3mm。

範例 11-5

小丹是一位近視者，未調節眼的屈光力是+62.00D。如果眼睛前方 50cm 處有一物體恰好可以聚焦在視網膜上形成清晰影像，則軸長為多少？（假設角膜後方介質的折射率為 1.336）

解答

因為物體可以成像在視網膜上，所以物距與入射聚散度為

$$u = -50\text{cm} = -0.5\text{m} \rightarrow U = \frac{1}{-0.5\text{m}} = -2.00\text{D}$$ 。

出射聚散度為

$$V = P + U = +62.00\text{D} + (-2.00\text{D}) = +60.00\text{D}$$ 。

得像距

$$v = \frac{1.336}{+60.00\text{D}} = +0.0223\text{m} = +22.3\text{mm}$$ 。

所以小丹眼睛的軸長是 22.3mm。

範例 11-6

考慮 2m 高的運動員站在正視者前方 10m 處。若正視者眼睛的屈光力為+60.00D，軸長為 22.3mm，眼睛折射率為 1.336。則運動員的視網膜影像大小為多少？

解答

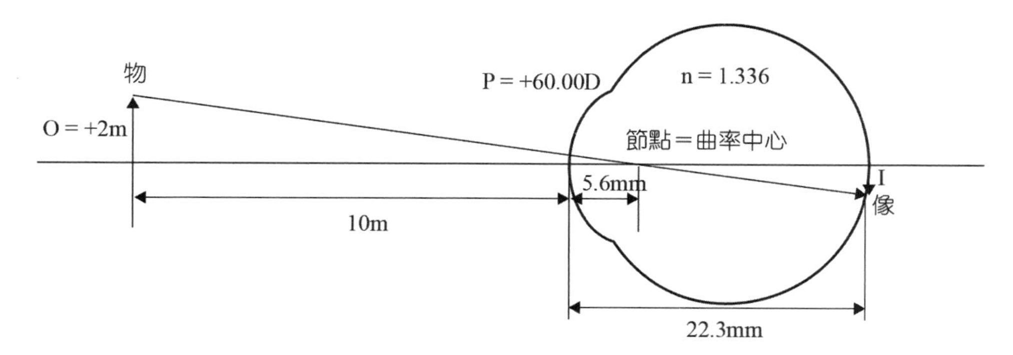

從圖形知，先找出球面的節點，即曲率中心：

$$r=\frac{1.336-1}{+60.00D}=0.0056m=5.6mm \text{ 。}$$

利用相似三角形對應邊成比例得

$$\frac{2000mm}{10000mm+5.6mm}=\frac{I}{22.3mm-5.6mm}\rightarrow I=3.34mm \text{ 。}$$

因此眼前 10m 處 2m 高的運動員在視網膜的影像只有 3.34mm 的大小。

範例 11-7

視力表上 20/20 行的視標所展開的角度為 5′，其細節展開的角度為 1′。若正視者眼睛的屈光力為+60.00D，軸長為 22.3mm，眼睛折射率為 1.336。則 20/20 視標的視網膜影像大小為多少？

解答

因為視標張開的角度為 5′，相當於

$$5'\times\frac{1^\circ}{60'}=0.0833^\circ$$

所以

$$I=(22.3mm-5.6mm)\times\tan 0.0833^\circ=0.0243mm=24.3\mu m \text{ 。}$$

上式中 μm 是微米，$1\mu m=10^{-3}mm=10^{-6}m$ 。

也可以利用 $I=f_1\tan w=-\frac{n_1}{P}\tan w$ 計算。（參見第三章）

自我練習

一、選擇題

( ) 01. 一般角膜周圍的曲率會比中央部分來得 (A)大 (B)小 (C)一樣 (D)不一定。

( ) 02. 光線由空氣射向角膜前表面，已知角膜的折射率為 1.376，角膜前表面的曲率半徑為 7.5mm，則角膜前表面的屈光度為何？ (A) 44.00D (B) 46.00D (C) 48.00D (D) 50.00D。

( ) 03. 在 Gullstrand#1 模型眼中，角膜前表面之曲率半徑為 7.7mm，角膜之折射率為 1.376，則角膜前表面之屈光力為多少？ (A) 48.83D (B) 43.05D (C) 42.95D (D) 40D。

( ) 04. 如果以角膜弧度儀(keratometry)測得角膜 K 值為 45.00D，則其曲率半徑為多少？（角膜折射率＝1.3375） (A) 7.20mm (B) 7.40mm (C) 7.50mm (D) 7.60mm。

( ) 05. 已知角膜前表面在空氣中的屈光力為 48.00D，如果此人去游泳，角膜浸在水中，此時角膜前表面的屈光力為何？（角膜的折射率為 1.376，水的折射率為 1.333，空氣的折射率為 1.0） (A) +2.50D (B) +0.40D (C) +6.50D (D) +5.50D。

( ) 06. 已知角膜前表面在空氣中的屈光力為 50D，如果此人去游泳，角膜浸在水中，此時角膜前表面的屈光力為何？（角膜的折射率為 1.376，水的折射率為 1.333，空氣的折射率為 1.0） (A) +48.44D (B) +12.15D (C) +5.72D (D) −0.65D。

( ) 07. 角膜的前表面曲率半徑為 7.7mm，後表面曲率半徑為 6.6mm。若角膜介質折射率為 1.376，房水折射率為 1.336，則該角膜的屈光力為何？ (A) 40.55D (B) 41.26D (C) 42.77D (D) 53.05D。

( ) 08. 角膜前表面的曲率半徑為 7.8mm，後表面的曲率半徑為 6.8mm，若不考慮角膜厚度之效應，請問此角膜的近似屈光力為多少？（角膜、房水折射率假設分別為 1.376、1.336） (A) 42.33D (B) 42.05D (C) 41.88D (D) 41.05D。

( ) 09. 承上題，若考慮角膜厚度（假設為 0.5mm），則角膜的等價屈光力為何？ (A) 44.28D (B) 43.83D (C) 42.43D (D) 41.58D。

( ) 10. 假設角膜前表面的屈光力為+48D，後表面的屈光力為 –6D，角膜厚度為 0.5mm，折射率為 1.376，則利用厚透鏡公式計算角膜的等價屈光力約為多少？ (A) +42D (B) +43D (C) +44D (D) +45D。

( ) 11. 已知角膜的前表面曲率半徑為 8.0mm，後表面曲率半徑為 6.5mm，角膜厚度為 0.5mm，如果浸在水中，此角膜在水中的屈光力為：(角膜的折射率為 1.376，水的折射率為 1.333) (A) –6.73D (B) –0.76D (C) +7.47D (D) +14.3D。

( ) 12. 瞳孔直徑越大，則景深越 (A)大 (B)小 (C)不受影響 (D)可大可小。

( ) 13. 當兩眼注視近物時，瞳孔會 (A)不變 (B)放大 (C)縮小 (D)先縮小再放大。

( ) 14. 年紀越大，瞳孔對光的反應 (A)不變 (B)越大 (C)越小 (D)沒反應。

( ) 15. 眼睛瞳孔變大會造成 (A)景深變寬 (B)像差變大 (C)視網膜照度變小 (D)視網膜影像更清晰。

( ) 16. 當觀看物體時，如果調節反應下降，則會產生下列何者的減少？ (A)水晶體前表面的曲率半徑 (B)前房深度 (C)水晶體後表面的曲率半徑 (D)水晶體中心厚度。

( ) 17. 關於近反射(near reflex)，下列何者正確？ (A)兩眼同時產生瞳孔變大 (B)晶狀體變扁、變薄 (C)懸韌帶收縮 (D)兩眼向內聚合(convergence)。

( ) 18. 關於 Purkinje 影像之敘述，下列何者正確？ (A) Purkinje 影像 II 比 Purkinje 影像 I 距角膜頂點遠 (B) Purkinje 影像 II 最亮 (C) Purkinje 影像 III 是水晶體後表面所產生的 (D) Purkinje 影像 IV 最小。

( ) 19. 關於 Purkinje 影像之敘述，下列何者正確？ (A) Purkinje 影像 IV 最暗 (B) Purkinje 影像 III 比 Purkinje 影像 IV 接近角膜 (C) Purkinje 影像 III 最大 (D)Purkinje 影像 II 為倒立影像。

( ) 20. 假設虹膜開口的位置離角膜 3.5mm，角膜屈光力為+43.05D，房水的折射率為 1.336。請問從眼睛外面觀察到的瞳孔位置在哪裡？ (A)角膜前方 3.5mm (B)角膜前方 1.1mm (C)角膜後方 3.0mm (D)角膜後方 4.05mm。

( ) 21. 找出 3m 高且位於 2m 遠的物體經由 Gullstrand 模型眼所產生的 Purkinje 影像 I 的大小。角膜的曲率半徑為 7.7mm 和 6.8mm，厚度是 0.5mm，空氣、角膜、房水的折射率分別為 1.000、1.376、1.336。 (A) 0.75mm (B) 0.12mm (C) 3.84mm (D) 5.76mm。

( ) 22. 角膜弧度儀的視標離角膜 8.00cm。視標的大小是 4.00cm，並且反射影像的測量大小是 1.85mm。角膜的曲率半徑為何？ (A) 8.05mm (B) 7.75mm (C) 7.05mm (D) 6.55mm。

( ) 23. 某光源位在角膜前表面 10cm，假設角膜前表面的半徑為 7.50mm，其 Purkinje 影像 I 的位置為角膜後幾 mm？ (A) 3.2 (B) 3.4 (C) 3.6 (D) 3.8。

( ) 24. 角膜弧度儀器利用表面反射測量角膜，已知角膜表面反射的屈光度為 265D，則該角膜的曲率半徑為多少？ (A) 7.3mm (B) 7.5mm (C) 7.7mm (D) 7.9mm。

( ) 25. 角膜弧度儀器利用表面反射測量角膜，已知角膜表面反射的屈光度為 270D，則該角膜的曲率半徑為多少？ (A) 7.4mm (B) 7.6mm (C) 7.8mm (D) 8.0mm。

( ) 26. Hirschberg 測試與下列哪一個夾角的測量有關？ (A) α 角 (B) γ 角 (C) β 角 (D) λ 角。

( ) 27. 在 Gullstrand #1 模型眼中，折射面總數為 (A) 3 面 (B) 4 面 (C) 5 面 (D) 6 面。

( ) 28. 簡併眼中的角膜曲率半徑比實際眼睛的角膜曲率半徑為 (A)大 (B)一樣 (C)小 (D)視情況而定。

( ) 29. 假設有一位正視者，其沒有調節時的眼睛屈光力為+58.5D，則其眼睛軸長大約是多少？ (A) 19mm (B) 21mm (C) 23mm (D) 25mm。

( ) 30. 假設某正視眼的簡併眼模型中，眼睛屈光力為+58D，眼睛的折射率為 1.336。請問眼睛軸長為多少？ (A) 23.0mm (B) 22.7mm (C) 22.2mm (D) 21.8mm。

( ) 31. 根據眼球模型，正視眼的等效屈光力為+58D，n = 1.336，已知某眼的遠點位於眼前 20cm，則該眼的眼軸長為多少？ (A)20.20mm (B)22.22mm (C)24.68mm (D)25.21mm。

( ) 32. 使用模型眼(schematic eye)以及節點(nodal point)觀念，假設節點至視網膜的距離為 17mm，則在 5 公尺處，高度為 12mm 的物體在視網膜的成像高度為何？ (A) 0.01mm (B) 0.04mm (C) 0.1mm (D) 0.5mm。

( ) 33. 假設正視眼可以用一個介於空氣和眼球介質(1.336)之間的+56.00D 球面界面來描述。那麼對於角度張開 5' (minutes of arc)的遙遠字母而言，其在視網膜上的影像大小為多少？ (A) 1.89μm (B) 8.3μm (C) 17μm (D) 26μm。

( ) 34. 假設以簡併眼描述某正視眼，其軸長為 23mm，折射率為 1.333，則此正視眼的屈光力為多少？ (A) +56D (B) +58D (C) +60D (D) +62D。

二、計算題

01. 假設角膜前表面的曲率半徑為 7.5mm，後表面的曲率半徑為 6.5mm，角膜厚度為 0.5mm。又，角膜折射率為 1.376，房水折射率為 1.336。若依厚透鏡公式計算，角膜的屈光力為多少？

02. 假設角膜弧度儀的視標離角膜 12cm，視標大小是 5cm，並且反射影像的測量大小是 1.5mm，則角膜的曲率半徑為何?

03. 某位近視者，未調節時的眼睛屈光力為+60.00D。如果眼睛前方 40cm 處有一物體恰好可以聚焦在視網膜上形成清晰影像，則軸長為多少？（假設角膜後方介質的折射率為 1.336）

04. 考慮 5cm 高的物體在正視者前方 6m 處。若正視者眼睛的屈光力為+62.00D，眼睛折射率為 1.336，則以簡併模型眼估計物體的視網膜影像大小約為多少？

CH 12

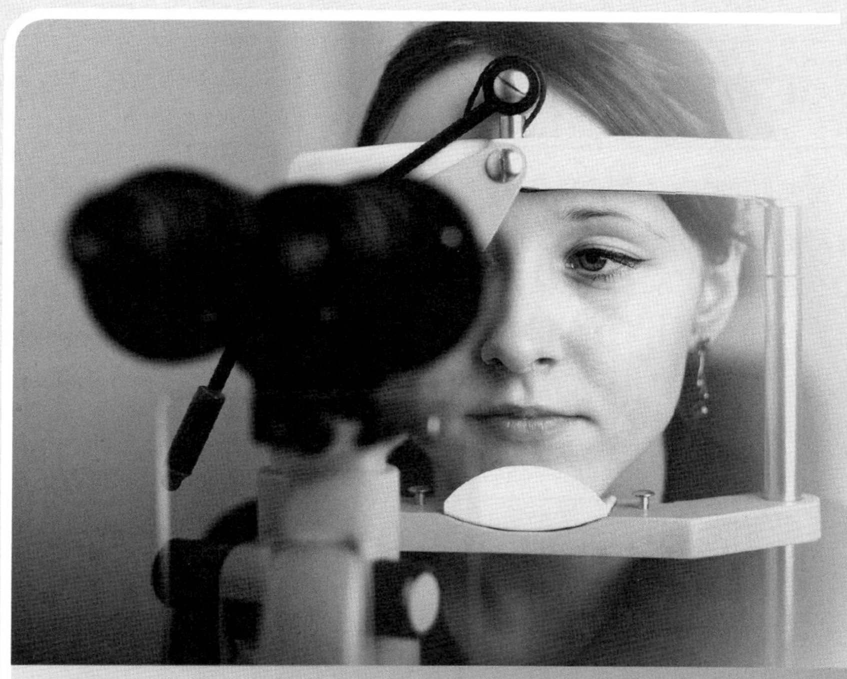

眼睛屈光狀態

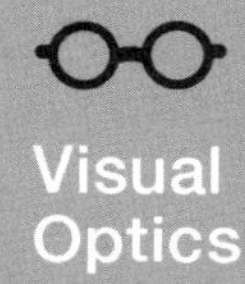

Visual Optics

本章將利用模型眼的概念來了解眼睛的屈光情形。

第一節　正視與屈光不正

當眼睛處於放鬆狀態下，也就是沒有進行調節時，平行入射光線經眼睛屈光後會聚焦在視網膜上，我們稱之為正視(emmetropia)。以簡併模型眼來看的話，眼睛軸長正好是眼睛的第二焦距，如圖 12-1 所示。

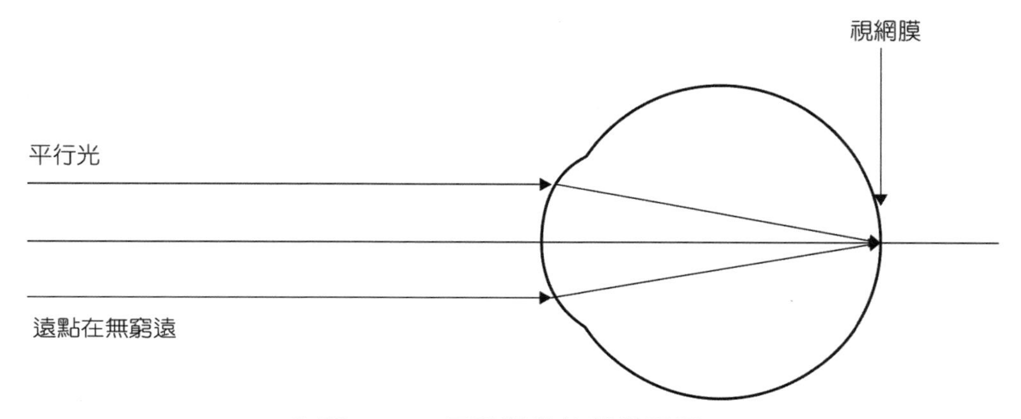

圖 12-1：正視眼的簡併模型眼。

另外，眼睛在放鬆狀態下，能將物體看清楚的位置，也就是與視網膜共軛的物體位置，稱為遠點(far point)。那麼，以遠點的概念來說，正視眼的遠點位置在無窮遠處。當眼睛無法將平行光聚焦在視網膜上時，則稱此眼睛屬於非正視(ametropia)，即眼睛具有屈光不正(refractive error)的情況。換句話說，當眼睛的遠點位置不在無窮遠時，眼睛即為非正視眼。

範例 12-1

假設以簡併眼描述某正視眼，其軸長為 22mm，折射率為 1.336，則此正視眼的屈光力為多少？

解答

以簡併模型眼描述正視眼時，軸長正好是眼睛的第二焦距。由第三章的(3-11)式($f_2 = \frac{n_2}{P}$)知

$$P = \frac{n_2}{f_2} = \frac{1.336}{+0.022\text{m}} = +60.73\text{D} \text{ 。}$$

所以正視眼的屈光力為+60.73D。

第二節　球面屈光不正－近視與遠視

Visual Optics

一、近視

若眼睛處於放鬆狀態下，能將入射的平行光聚焦在視網膜前，則在視網膜上會形成模糊影像，這時我們稱此現象為近視(myopia)，如圖 12-2(a)所示。當我們將物體從無窮遠處向眼睛靠近時，原本聚焦在視網膜前的清晰影像也會跟著往後退而靠近視網膜，因而視網膜上的模糊圓大小會越來越小，物體會顯得越來越清楚。當物體到達眼前某個位置時，其對應的清晰影像正好落在視網膜上，此時眼睛可以看到完全清晰的影像。這個位置正好是近視眼的遠點，所以近視眼的遠點在眼前的某個位置上，如圖 12-2(b)。

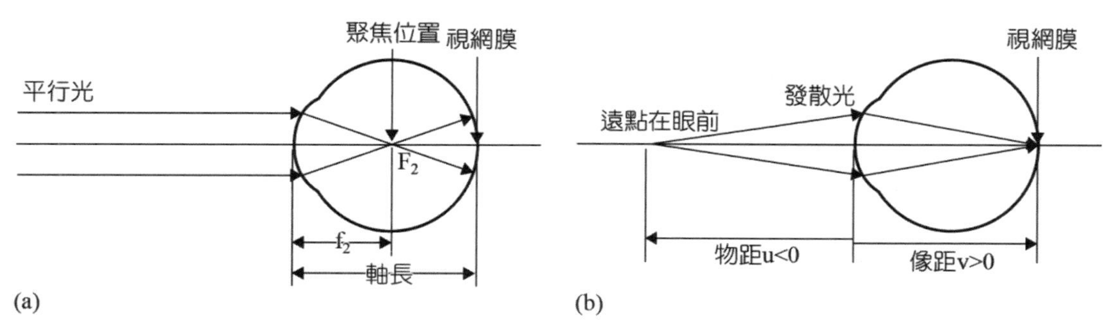

圖 12-2：(a)平行光進入近視眼聚焦在視網膜前方；(b)近視眼的遠點在眼前的某個位置上。

從圖 12-2(a)可以看出眼睛第二焦點(F_2)的位置在視網膜前，也就是說，眼睛的第二焦距(f_2)比軸長短。所以，近視的發生是因為眼睛的軸長相對太長或說近視眼的屈光力相對太強。（注意：焦距與屈光力成反比關係）

由於放鬆狀態的近視眼只能將從遠點所發出的光線聚焦在視網膜上，所以若要使放鬆狀態的近視眼能看清楚遙遠物體，則在眼前必須放置一塊發散鏡片，將遙遠物體所發射出來的平行光屈折成由遠點發出的發散光進入近視眼，如圖 12-3 所示。圖 12-3(a)顯示以框架眼鏡矯正的情形，因為矯正鏡片的第二焦點(F_2)正好在近視眼的遠點上，若頂點距（即鏡片後表面頂點至角膜頂點的距離）為 $d(d>0)$並且近視眼的遠點距離為 $k(k<0)$時，則框架眼鏡矯正鏡片的第二焦距(f_2)為

(12-1) $f_2 = k + d$ 。

因此，框架眼鏡矯正鏡片的屈光力(P_s)為

(12-2) $P_S = \dfrac{1}{f_2} = \dfrac{1}{k+d}$ 。

圖 12-3(b)顯示的則是以隱形眼鏡矯正的情形。因為隱形眼鏡是戴在角膜上，所以沒有頂點距$(d=0)$，故隱形眼鏡矯正鏡片的第二焦距和屈光力(P_{CL})分別為

(12-3) $f_2 = k$ ，

(12-4) $P_{CL} = \dfrac{1}{f_2} = \dfrac{1}{k}$ 。

框架眼鏡矯正鏡片的屈光力和隱形眼鏡矯正鏡片的屈光力之間的轉換如下：

(12-5) $P_{CL} = \dfrac{P_S}{1 - dP_S}$ 或 $P_S = \dfrac{P_{CL}}{1 + dP_{CL}}$ 。

由於隱形眼鏡矯正鏡片的第二焦距比框架眼鏡矯正鏡片的第二焦距來得長，所以隱形眼鏡矯正近視眼的鏡片屈光力具有較少的負度數，而框架眼鏡矯正近視眼的鏡片屈光力具有較多的負度數。當選用更大頂點距的眼鏡框架矯正時，矯正近視所需的鏡片屈光力就要有更多的負度數。

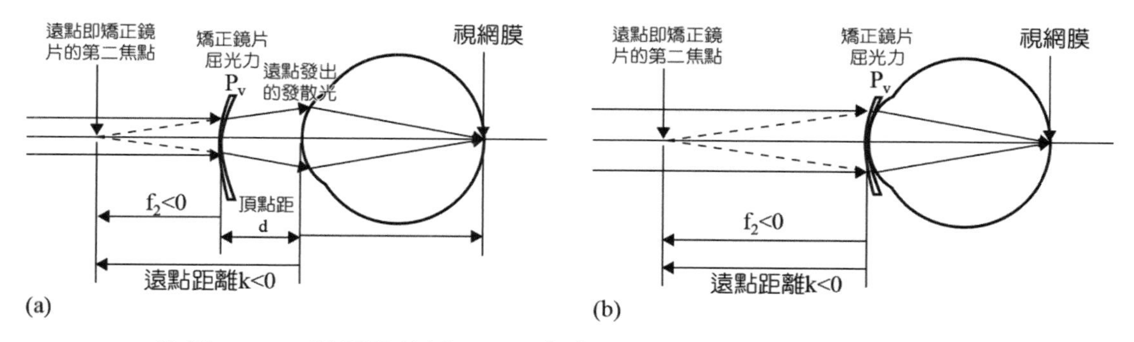

圖 12-3：近視眼的矯正：(a)框架眼鏡矯正；(b)隱形眼鏡矯正。

範例 12-2

假設以簡併模型眼描述某隻眼睛，其眼睛屈光力為+60.00D，軸長為24.5mm，折射率為 1.336。請問此眼睛的屈光狀態為何？遠點在哪裡？

解答

要了解眼睛的屈光狀態有兩種方法：(1)看看入射的平行光最後的聚焦位置；(2)找出遠點的位置。

(1) 首先，我們來看平行入射光的屈折情形。因為平行光會聚焦在第二焦點，所以找出第二焦距為

$$f_2 = \frac{n_2}{P} = \frac{1.336}{+60.00D} = +0.0223m = +22.3mm \text{ 。}$$

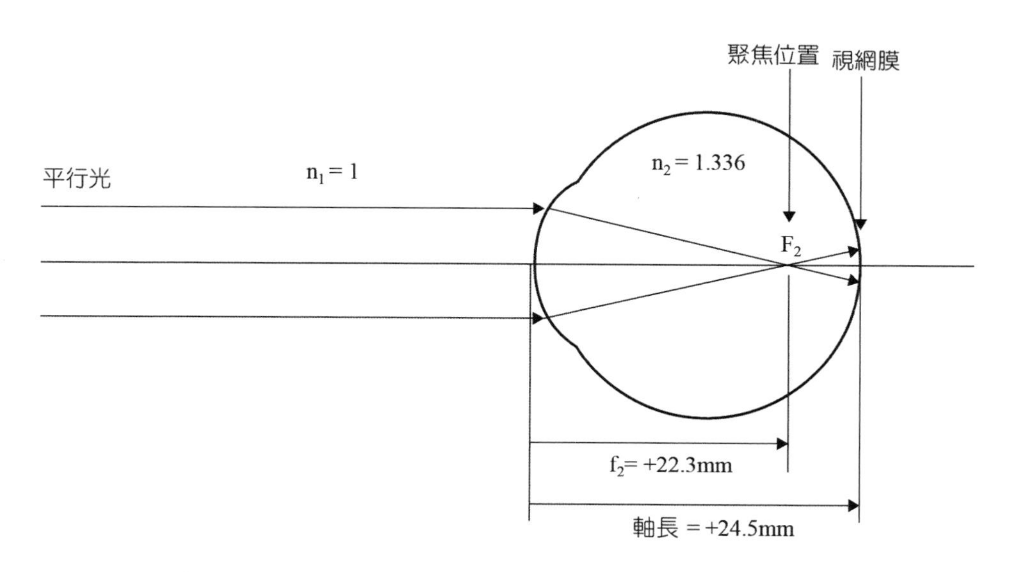

因為第二焦距 22.3mm 比軸長 24.5mm 還短，表示平行光聚焦在視網膜前，所以眼睛的屈光狀態為近視。

(2) 再來，我們來找出眼睛的遠點。因為遠點與視網膜共軛，所以我們相當於要找出可以被聚焦成像在視網膜上的物體位置。由於已知視網膜的位置（像距），即眼睛軸長，所以有

$v = +0.00245\text{m}$，

其所對應的出射聚散度為

$$V = \frac{n_2}{v} = \frac{1.336}{+0.0245\text{m}} = +54.53\text{D}$$ 。

反推入射聚散度為

$$U = V - P = (+54.53\text{D}) - (+60.00\text{D}) = -5.47\text{D}$$ 。

因此對應的物體位置為

$$u = \frac{n_1}{U} = \frac{1}{-5.47\text{D}} = -0.183\text{m} = -18.3\text{cm}$$ 。

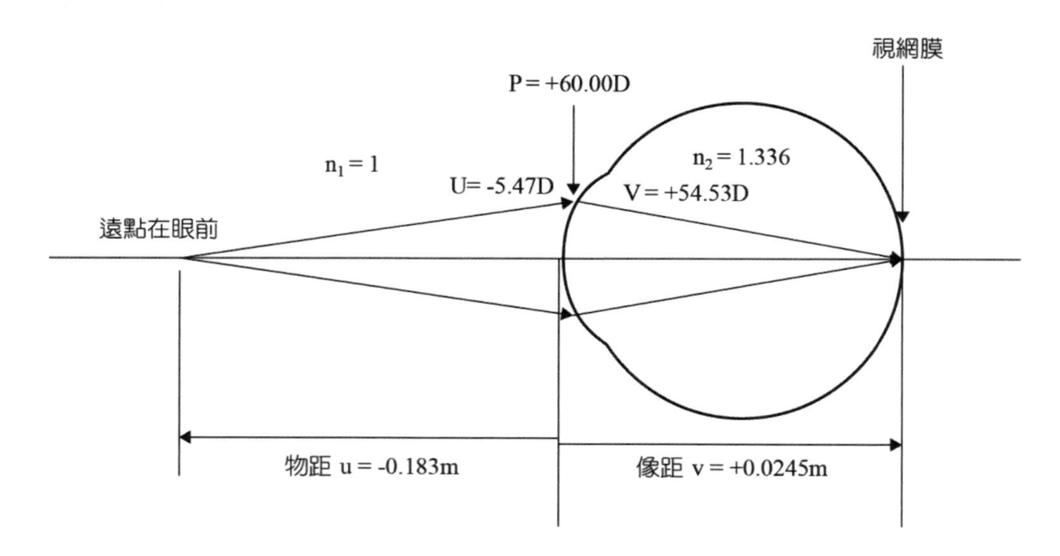

負號代表位置在眼前。所以眼睛遠點位置在眼前 18.3cm。符合前述平行光入射的看法。

範例 12-2 的計算中顯示從遠點發出的光線到達眼睛的聚散度為 −5.47D，這個度數就是眼睛的近視度數，若用隱形眼鏡矯正，則鏡片的屈光力為 −5.47D。

範例 12-3

承範例 12-2，若欲配戴頂點距 12mm 的框架眼鏡矯正，則鏡片屈光力為何？

解答

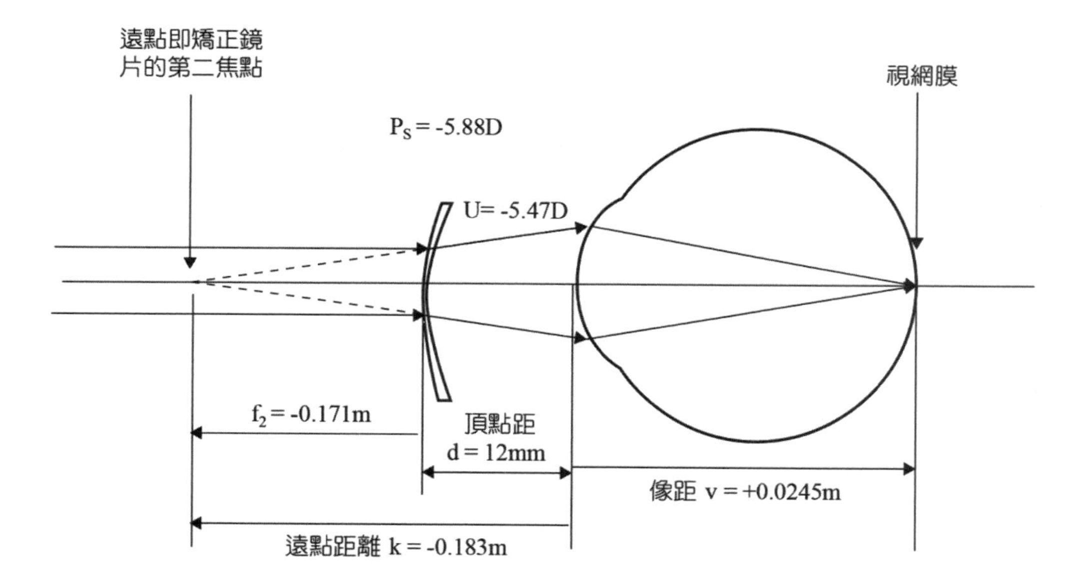

如圖所示。遠點距離為

$$k = -0.183\text{m}，$$

所以矯正鏡片的第二焦距為

$$f_2 = (-0.183\text{m}) + 0.012\text{m} = -0.171\text{m}。$$

故矯正鏡片的屈光力為

$$P = \frac{1}{-0.171\text{m}} = -5.88\text{D}。$$

另解：利用(12-5)公式

$$P_S = \frac{-5.47D}{1+0.012m\times(-5.47D)} = -5.85D \text{ 。}$$

小數點差異是因為不同計算過程四捨五入造成的誤差。

二、遠視

若眼睛處於放鬆狀態下，能將入射的平行光聚焦在視網膜後，則在視網膜上會形成模糊影像，這時我們稱此現象為遠視(hyperopia)，如圖 12-4(a)所示。當我們將物體從無窮遠處向眼睛靠近時，原本聚焦在視網膜後的清晰影像也會跟著往後退而遠離視網膜，因而視網膜上的模糊圓大小會越來越大，物體變得更加模糊。平行光和發散光都無法聚焦在遠視眼的視網膜上，若改以會聚光入射到遠視眼中，則清晰影像會往前靠近視網膜的位置，如此視網膜上的模糊影像大小會變得越來越小，因而影像越來越清楚。當會聚光增加會聚到某種程度時，其對應的清晰影像正好落在視網膜上，遠視眼就可以看到完全清晰的影像。此時，會聚光原本要朝向眼睛後方的聚焦位置就是遠視眼的遠點，所以遠視眼的遠點在眼後的某位置上，如圖 12-4(b)。

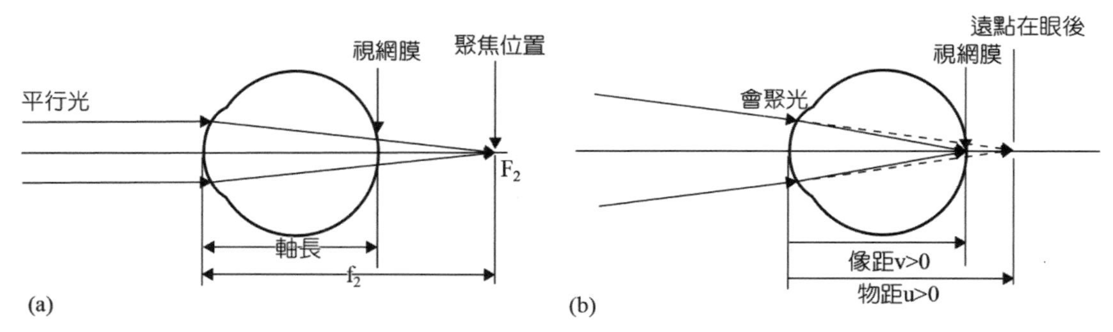

圖 12-4：(a)平行光進入遠視眼聚焦在視網膜後方；(b)遠視眼的遠點在眼後的某位置上。

從圖 12-4(a)可以看出眼睛第二焦點 (F_2) 的位置在視網膜後，也就是說，眼睛的第二焦距 (f_2) 比軸長還長。所以，遠視的發生是因為眼睛的軸長相對太短或說遠視眼的屈光力相對太弱。

由於放鬆狀態的遠視眼只能將準備會聚到遠點的光線聚焦在視網膜上，所以若要使放鬆狀態的遠視眼能看清楚遙遠物體，則在眼前必須放置一塊會聚鏡片，將遙遠物體所發射出來的平行光屈折成朝向遠點的會聚光來進入遠視眼，如圖 12-5 所示。圖 12-5(a)顯示以框架眼鏡矯正的情形，因為矯正鏡片的第二焦點(F_2)正好在遠視眼的遠點上，若頂點距（即鏡片後表面頂點至角膜頂點的距離）為 $d(d>0)$並且遠視眼的遠點距離為 $k(k>0)$時，則框架眼鏡矯正鏡片的第二焦距(f_2)為

(12-6) $f_2 = k + d$。

因此，框架眼鏡矯正鏡片的屈光力(P_S)為

(12-7) $P_S = \dfrac{1}{f_2} = \dfrac{1}{k+d}$。

圖 12-5(b)顯示的則是以隱形眼鏡矯正的情形。因為隱形眼鏡是戴在角膜上，所以沒有頂點距$(d=0)$，故隱形眼鏡矯正鏡片的第二焦距和屈光力(P_{CL})分別為

(12-8) $f_2 = k$，

(12-9) $P_{CL} = \dfrac{1}{f_2} = \dfrac{1}{k}$。

框架眼鏡矯正鏡片的屈光力和隱形眼鏡矯正鏡片的屈光力之間的轉換如下：

(12-10) $P_{CL} = \dfrac{P_S}{1-dP_S}$ 或 $P_S = \dfrac{P_{CL}}{1+dP_{CL}}$。

由於隱形眼鏡矯正鏡片的第二焦距比框架眼鏡矯正鏡片的第二焦距來得短，所以隱形眼鏡矯正遠視眼的鏡片屈光力具有較多的正度數，而框架眼鏡矯正遠視眼的鏡片屈光力具有較少的正度數。當選用更大頂點距的眼鏡框架矯正時，矯正遠視所需的鏡片屈光力就要有更少的正度數。

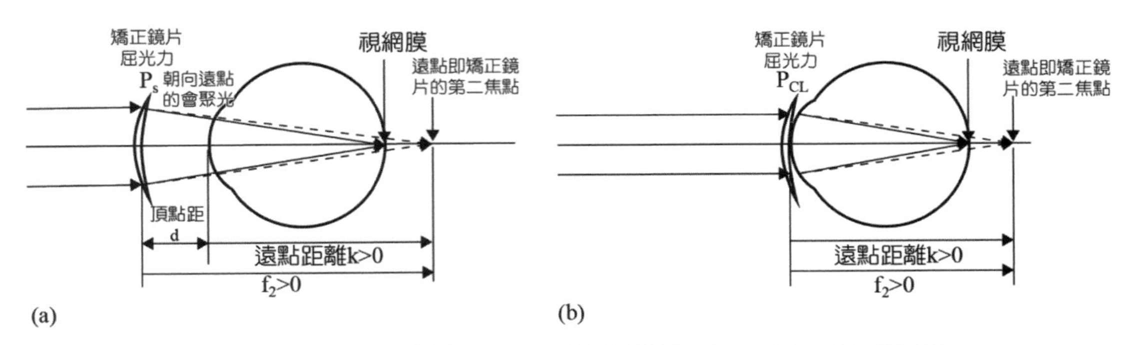

圖 12-5：遠視眼的矯正：(a)框架眼鏡矯正；(b)隱形眼鏡矯正。

範例 12-4

某位遠視者，其未調節的眼睛屈光力是+55.00D，遠點在眼角膜後方 20cm 處，配戴框架眼鏡之頂點距為 14mm。假設以簡併模型眼描述，折射率為 1.336，則眼睛軸長為多少？框架眼鏡鏡片屈光力為多少？

解答

(1)

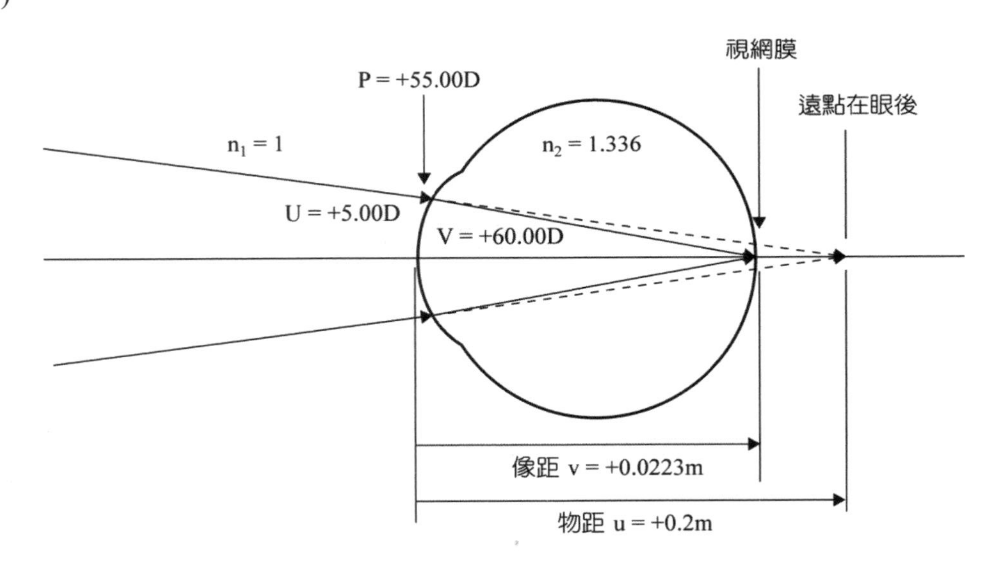

由上圖知，入射的會聚光線準備聚焦到眼睛的遠點，所以物距為

$u = +0.2\text{m}$，

相對應的入射聚散度為

$$U = \frac{1}{+0.2\text{m}} = +5.00\text{D}$$ 。

因為眼睛屈光力為+55.00D，所以出射聚散度為

$$V = (+55.00\text{D}) + (+5.00\text{D}) = +60.00\text{D}$$ 。

因此像距為

$$v = \frac{1.336}{+60.00\text{D}} = +0.0223\text{m} = +22.3\text{mm}$$ 。

故眼睛軸長為 22.3mm。

(2)

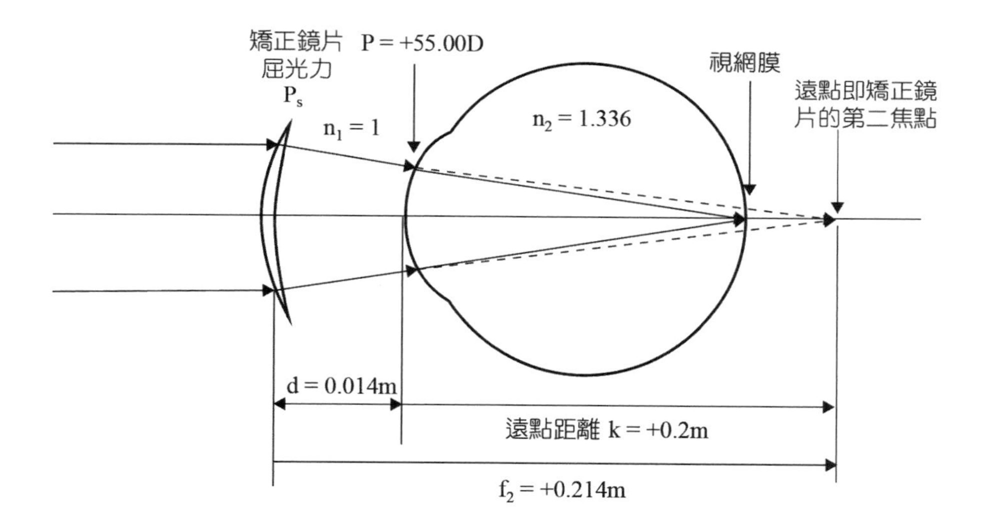

如上圖所示，矯正鏡片的第二焦距為

$f_2 = +0.214\text{m}$，

所以矯正鏡片屈光力為

$$P_S = \frac{1}{+0.214\text{m}} = +4.67\text{D}$$ 。

範例 12-5

承範例 12-4，若採用隱形眼鏡矯正，則隱形眼鏡鏡片的屈光力為多少？

解答

因為遠點距離為

$$k = +0.2\text{m}$$，

所以矯正鏡片的屈光力為

$$P_{CL} = \frac{1}{+0.2\text{m}} = +5.00\text{D}$$。

可以利用(12-10)式檢查，

$$P_{CL} = \frac{+4.67\text{D}}{1-0.014\text{m}\times(+4.67\text{D})} = +5.00\text{D}$$。

結果一致。

第三節　散光

散光(astigmatism)是因為眼睛在不同子午線方向上有不同的屈光力，造成一個點物體經由眼睛屈折之後無法形成點影像。通常會有一個子午線方向的屈光力達到最強，而另一個子午線方向的屈光力達到最弱。如果這兩個方向互相垂直的話，我們稱之為規則散光，其餘稱為不規則散光。規則散光的光學性質就好像是一塊球柱鏡片，當平行光入射到規則散光的眼睛時，會形成兩條互相垂直的焦線(focal line)，其中最強屈光力所形成的焦線在前面，而最弱屈光力所形成的焦線在後面。注意焦線的方向與屈光力所在的方向是互相垂直的。

一、以屈光力分類

根據兩條焦線與視網膜的相對位置，我們將散光分成下面幾個類別：

(一) 單純近視散光(simple myopic astigmatism, SMA)

若平行光入射眼睛之後形成一條焦線在視網膜上，另一條焦線在視網膜前方，稱為單純近視散光，如圖 12-6(a)。矯正方式是使用在正確子午線方向上具有負度數的柱面鏡片，將視網膜前方的焦線往後移到視網膜上，而原先就在視網膜上的焦線保持不動。如此平行光會在視網膜上形成清晰的點影像，如圖 12-6(b)。

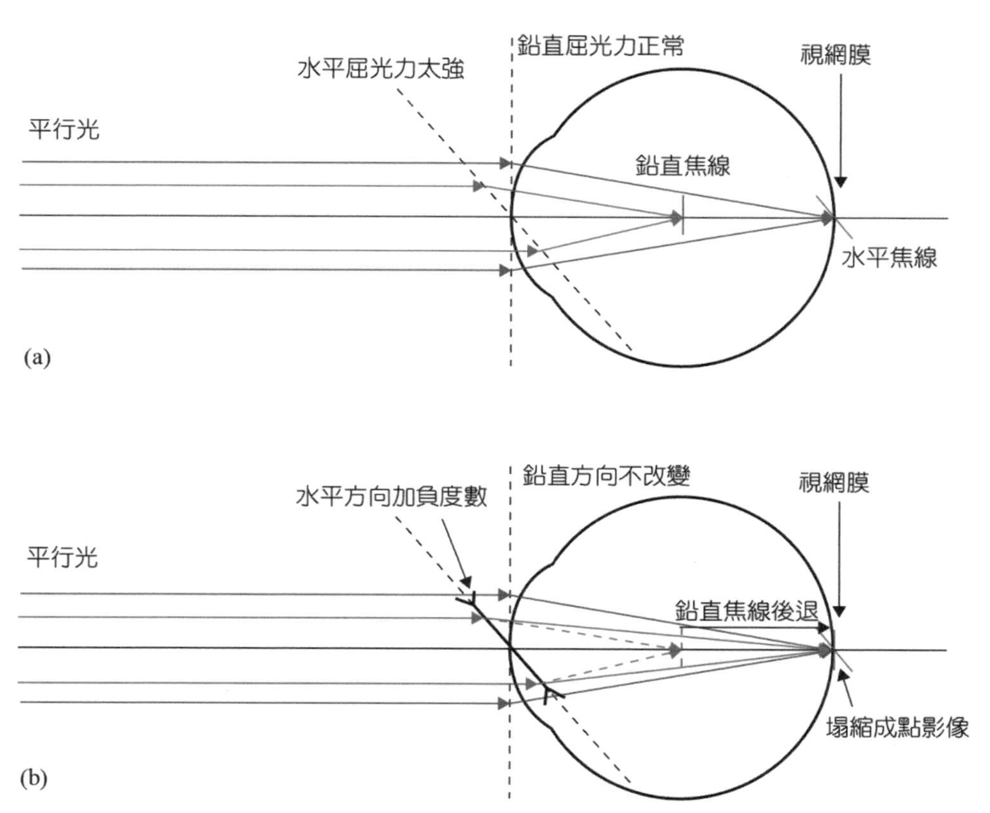

圖 12-6：(a)單純近視散光；(b)矯正。

(二) 單純遠視散光(simple hyperopic astigmatism, SHA)

若平行光入射眼睛之後形成一條焦線在視網膜上，另一條焦線在視網膜後方，稱為單純遠視散光，如圖 12-7(a)。矯正方式是使用在正確子午線方向上具有正度數的柱面鏡片，將視網膜後方的焦線往前移到視網膜上，而原先就在視網膜上的焦線保持不動。如此平行光會在視網膜上形成清晰的點影像，如圖 12-7(b)。

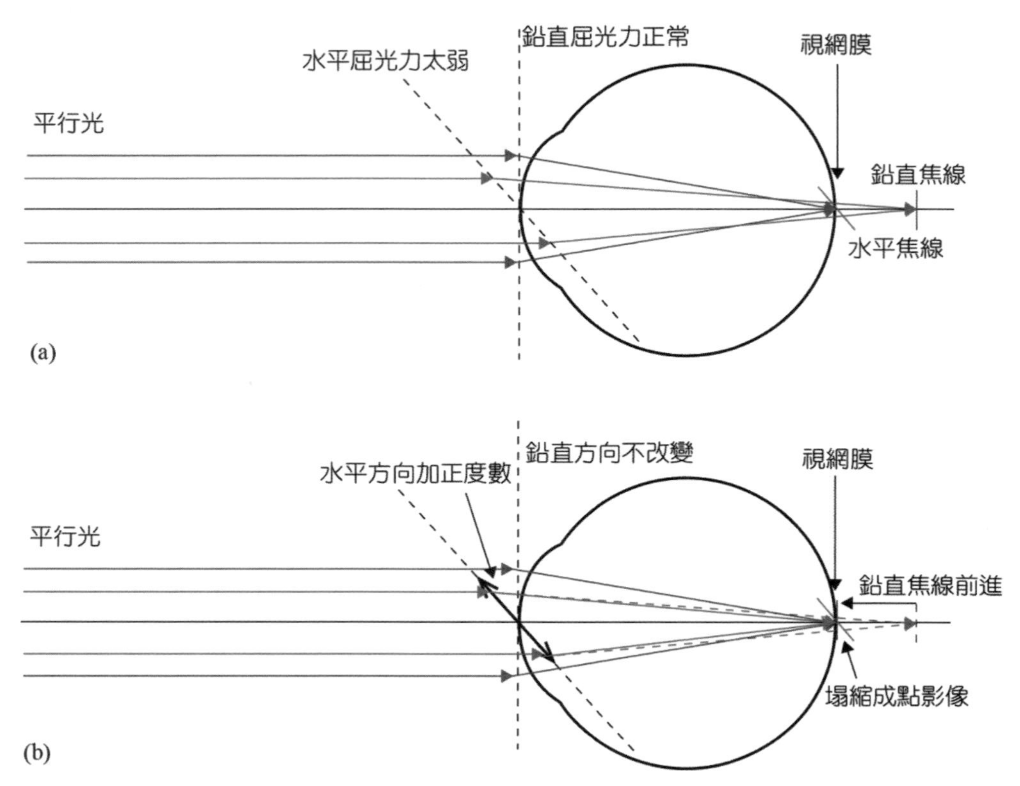

圖 12-7：(a)單純遠視散光；(b)矯正。

（三）複式近視散光(compound myopic astigmatism, CMA)

若平行光入射眼睛之後形成兩條焦線都在視網膜前方，稱為複式近視散光，如圖 12-8(a)。矯正方式則是使用在兩個子午線方向上具有不同負度數的球柱鏡片，將視網膜前方的兩條焦線分別往後移到視網膜上，使得平行光可以在視網膜上形成清晰的點影像，如圖 12-8(b)。

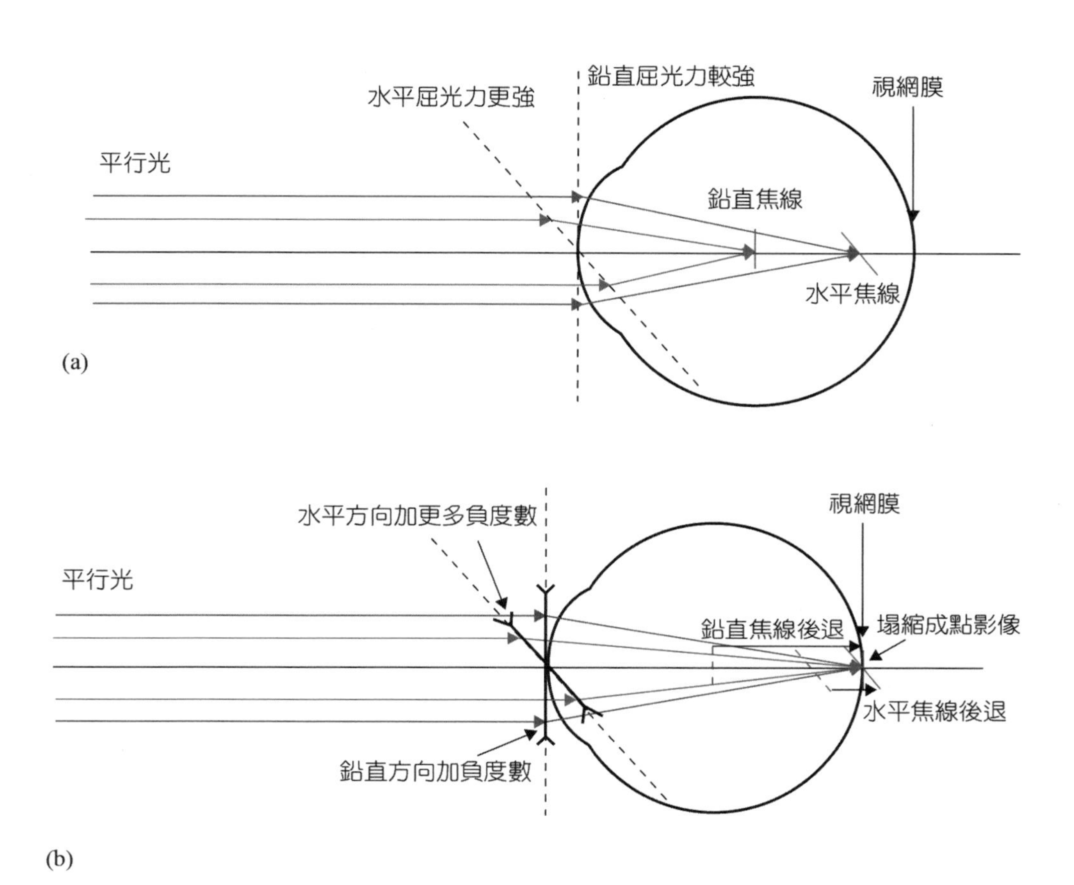

圖 12-8：(a)複式近視散光；(b)矯正。

(四) 複式遠視散光(compound hyperopic astigmatism, CHA)

若平行光入射眼睛之後形成兩條焦線都在視網膜後方，稱為複式遠視散光，如圖 12-9(a)。矯正方式則是使用在兩個子午線方向上具有不同正度數的球柱鏡片，將視網膜前方的兩條焦線分別往前移到視網膜上，使得平行光可以在視網膜上形成清晰的點影像，如圖 12-9(b)。

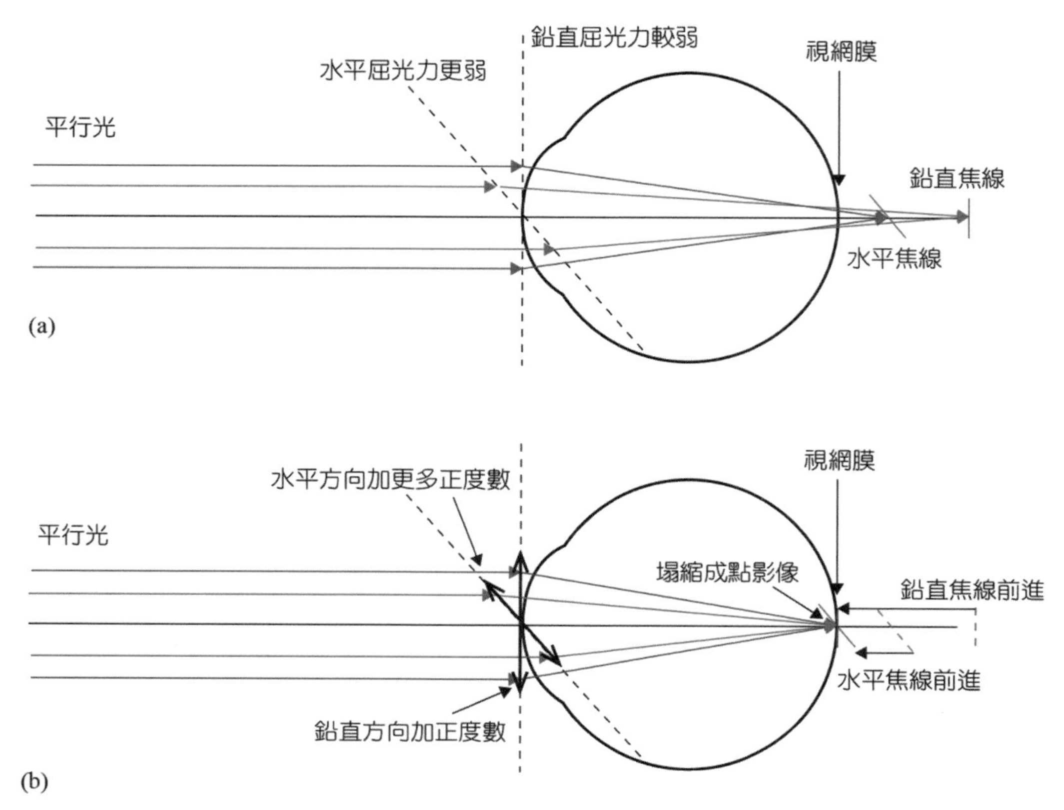

圖 12-9：(a)複式遠視散光；(b)矯正。

(五) 混合散光(mixed astigmatism, MA)

若平行光入射眼睛之後形成一條焦線在視網膜前方，另一條焦線在視網膜後方，稱為混合散光，如圖 12-10(a)。矯正方式是使用在兩個子午線方向上分別具有正度數和負度數的球柱鏡片，負度數將視網膜前方的焦線往後移到視網膜上，而正度數將視網膜後方的焦線往前移到視網膜上。如此平行光會在視網膜上形成清晰的點影像，如圖 12-10(b)。

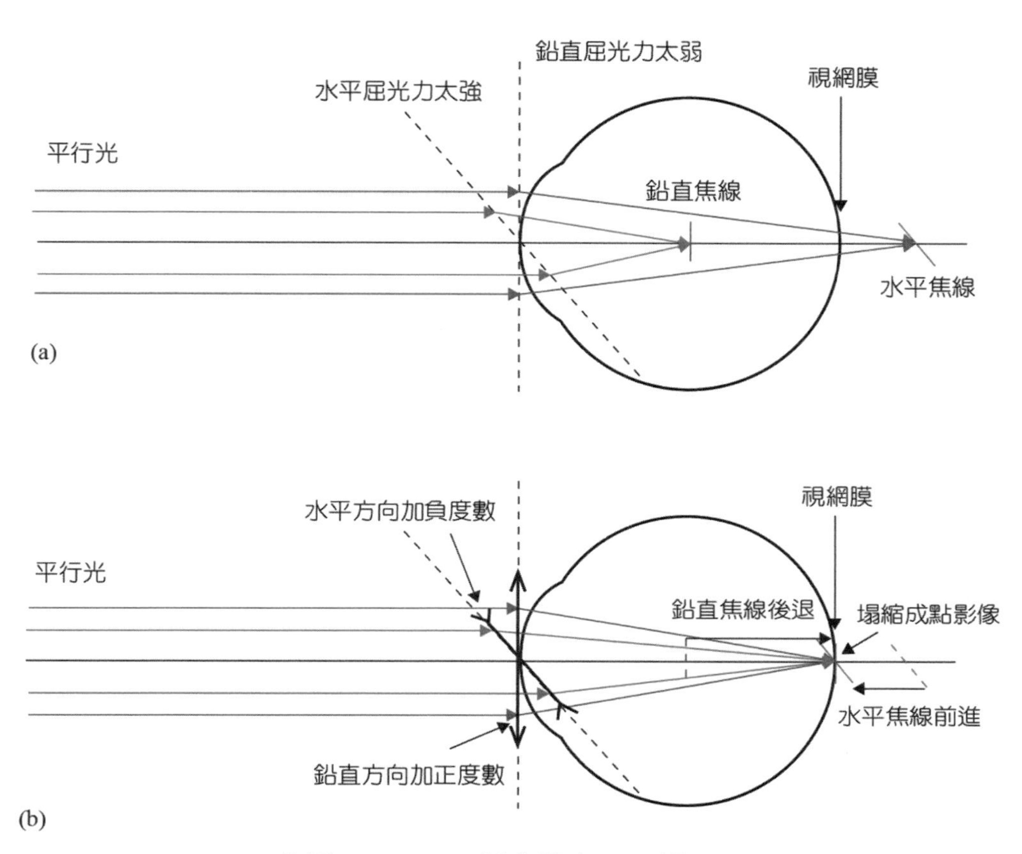

圖 12-10：(a)混合散光；(b)矯正。

二、以軸向分類

由於眼睛在不同子午線方向上有不同的屈光力，我們將具有最強正屈光力的子午線稱為主要子午線，軸向分類即以主要子午線的方向來分類。這裡要注意的是，主要子午線不是矯正處方裡的負散光軸度。

(一) 順規散光(with the rule, WTR)

當主要子午線的方向在鉛直領域（即鉛直方向或與鉛直方向相差 30°內），也就是說眼睛的屈光力在鉛直領域是最強的，稱為順規散光，如圖 12-11(a)。若以環曲面來看，相當於在鉛直領域的弧度最陡，形成一個矮胖形的橢圓，如圖 12-11(b)。在矯正的時候，鉛直領域的矯正處方需要比較多的負度數（近視）或比較少的正度數（遠視），而其垂直方向（即水平領域）的矯正處方則需要比較少的負度數（近視）或比較多的正度數（遠視）。那麼矯正處方的負散光軸度會在水平領域（即水平方向或與水平方向相差 30°內）。因此，若以矯正處方資料來做軸向分類的話，則矯正負散光軸向在水平領域（即水平方向或與水平方向相差 30°內）者，即屬於順規散光，如圖 12-11(c)。

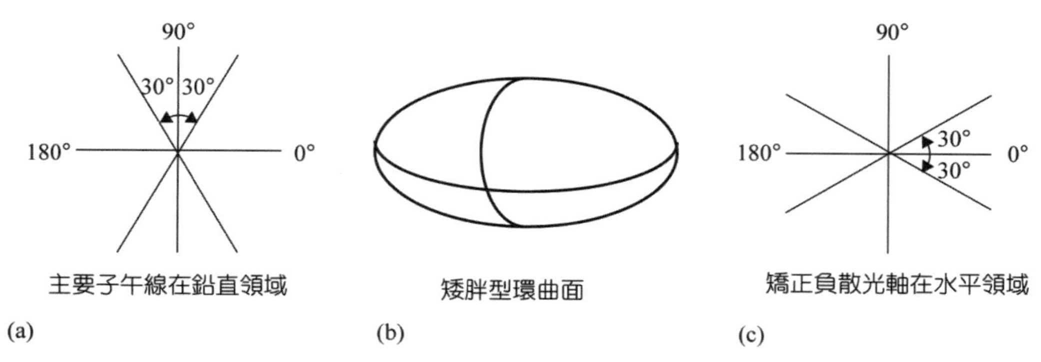

圖 12-11：順規散光。(a)主要子午線範圍；(b)環曲面型態；(c)矯正負散光軸範圍。

（二）逆規散光(against the rule, ATR)

當主要子午線的方向在水平領域（即水平方向或與水平方向相差 30°內），也就是說眼睛的屈光力在水平領域是最強的，稱為逆規散光，如圖 12-12(a)。若以環曲面來看，相當於在水平領域的弧度最陡，形成一個高瘦形的橢圓，如圖 12-12(b)。在矯正的時候，水平領域的矯正處方需要比較多的負度數（近視）或比較少的正度數（遠視），而其垂直方向（即鉛直領域）的矯正處方則需要比較少的負度數（近視）或比較多的正度數（遠視）。那麼矯正處方的負散光軸度會在鉛直領域（即鉛直方向或與鉛直方向相差 30°內）。因此，若以矯正處方資料來做軸向分類的話，則矯正負散光軸向在鉛直領域（即鉛直方向或與鉛直方向相差 30°內）者，即屬於逆規散光，如圖 12-12(c)。

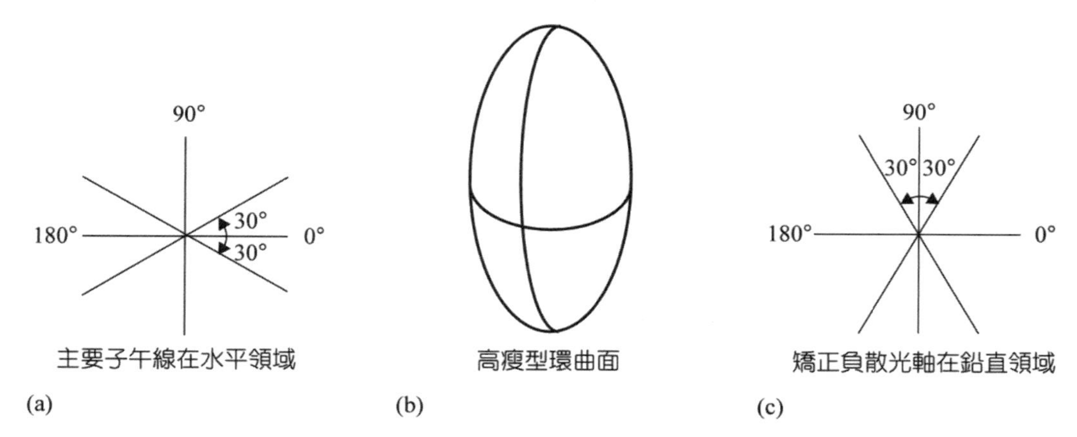

圖 12-12：逆順規散光。(a)主要子午線範圍；(b)環曲面型態；(c)矯正負散光軸範圍。

（三）斜軸散光(Oblique, Obl.)

當主要子午線的方向不在鉛直領域，也不在水平領域時，即是說不屬於順規散光，也不屬於逆規散光者，稱為斜軸散光，如圖 12-13。簡單地說，主要子午線方向或矯正負散光軸向在 30°~60°或是 120°~150°範圍內者，即為斜軸散光。

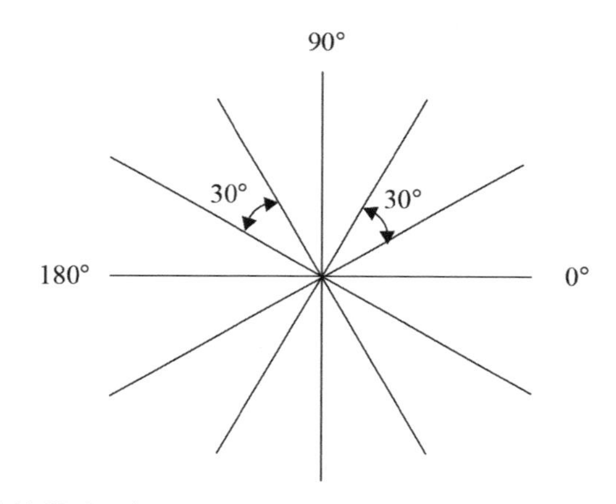

圖 12-13：斜軸散光-主要子午線或矯正負散光軸不在水平或鉛直領域。

範例 12-6

某人需要 -2.00DS/$+3.00$DC × 15 的看遠視力矯正，請問他是屬於何種散光類型？

解答

首先畫出光學十字如右

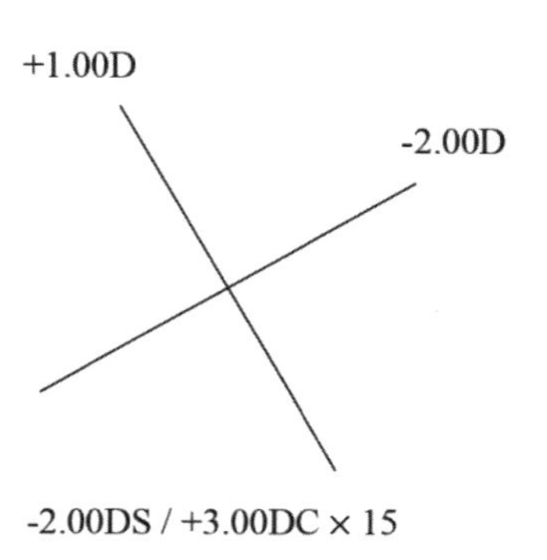

因為在 15°方向以負度數矯正，而在 105°方向以正度數矯正，所以此眼睛屬於混合散光。又將處方轉換成球-負柱組合形式，得到 $+1.00$DS/ -3.00DC × 105。因為矯正負散光軸在 105°方向，屬於鉛直領域，所以是逆規散光。故此人眼睛屬於逆規的混合散光(ATR MA)。

範例 12-7

假設某人配戴頂點距 12mm 的散光矯正鏡片，度數為 -5.00DS/ -1.00DC × 180。若要改成隱形眼鏡矯正，則鏡片屈光力應調整為多少？

解答

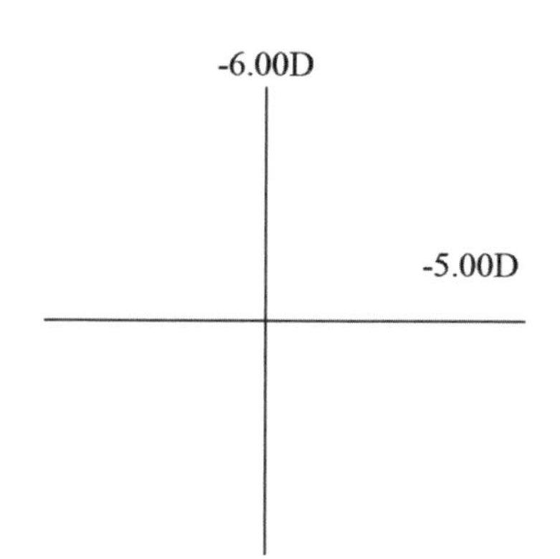

由光學十字知，原框架眼鏡鏡片的水平方向度數為－5.00D，而鉛直方向度數為－6.00D。在改成隱形眼鏡時，水平方向的度數變為

$$P_x = \frac{-5.00D}{1-0.012m\times(-5.00D)} = -4.72D \text{ 。}$$

鉛直方向的度數變為

$$P_y = \frac{-6.00D}{1-0.012m\times(-6.00D)} = -5.60D \text{ 。}$$

畫成光學十字

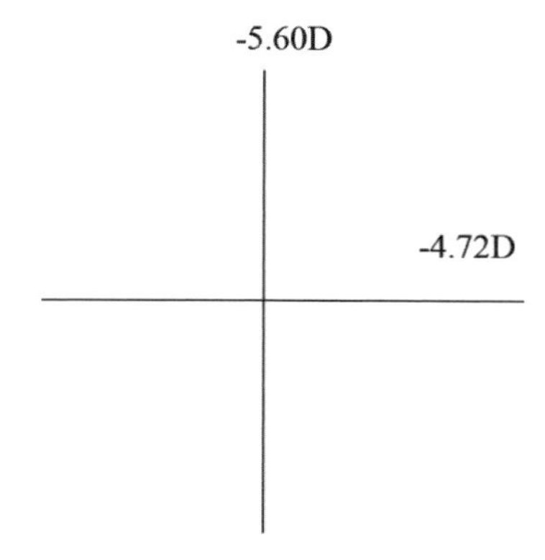

所以隱形眼鏡的屈光力應調整為－4.72DS/－0.88DC×180。

自我練習

一、選擇題

( ) 01. 假設以簡併眼描述某正視眼，其軸長為 24mm，折射率為 1.336，則此正視眼的屈光力為多少？ (A) +60.00D (B) +58.05D (C) +56.85D (D) +55.67D。

( ) 02. 模型眼參數的計算，已知 n = 1.336，當眼軸長為 23.43mm，若全眼的等效屈光力為+60D，則此眼的屈光不正應為何？ (A) +3.00D (B) +2.00D (C) –2.00D (D) –3.00D。

( ) 03. 模型眼參數的計算，已知 n = 1.336，當眼軸長為 24mm，若全眼的等效屈光力為+60D，則此眼的屈光不正應為何？ (A) +3.33D (B) –2.00D (C) –3.33D (D) –4.33D。

( ) 04. 假設某眼睛的屈光不正為 –5.00D，且眼睛的等價屈光力為+58D，則其軸長為多少？假設眼睛折射率為 1.333。 (A) 22.2mm (B) 23.5mm (C) 24.6mm (D) 25.2mm。

( ) 05. 一模型眼本身的總屈光力為+60D，其恰好可以被一個位於眼前 12mm 處的 –5.00D 鏡片完全矯正，試計算其眼軸長為多少？（假設眼睛內部介質折射率為 1.336） (A) 19.6mm (B) 22.2mm (C) 24.2mm (D) 25.6mm。

( ) 06. 下列關於屈光不正的敘述，何者錯誤？ (A)散光眼可透過配戴球柱鏡片加以改善 (B)遠視的主要原因是因為平行光線的焦點落在視網膜後方所造成的 (C)屈光不正的主要原因大多來自於眼軸長以及眼屈光系統 (D)只要眼軸長或是水晶體的屈光力異常，就一定會造成屈光不正。

( ) 07. 近視眼的遠點與近點 (A)均在眼球前方 (B)均在眼球後方 (C)均在眼球前方，但相差 1m (D)均在眼球前方，但相差 10m。

( ) 08. 當凹透鏡遠離眼睛時，其等效度數會 (A)增加 (B)減少 (C)不變 (D)產生稜鏡。

( ) 09. 有關頂點距離(vertex distance)和正負透鏡的關係，下列敘述何者錯誤？ (A)頂點距離增加，需要減少正屈光力 (B)頂點距離增加，需要增加負屈光力 (C)頂點距離減少，鏡片屈光力的絕對值增加 (D)頂點距離增加，鏡片屈光力變小。

( ) 10. 如果某人眼睛的屈光力相對於軸長而言太弱，則會形成 (A)正視 (B)近視 (C)遠視 (D)散光。

( ) 11. 一個近視者經綜合驗光儀（頂點距 12mm）檢查的度數為 5.00D，若此人欲以隱形眼鏡矯正，則隱形眼鏡之度數應如何改變？ (A)近視減少 0.25D (B)近視增加 0.5D (C)近視增加 0.75D (D)近視減少 1.00D。

( ) 12. 某位遠視者，其未調節眼屈光力是+54.00D，遠點在眼角膜後 25cm 處，配戴框架眼鏡之頂點距為 14mm。假設以簡併眼描述，折射率為 1.336，則下列敘述何者錯誤？ (A)隱形眼鏡矯正度數為+4.00DS (B)軸長為 23.0mm (C)框架眼鏡度數為+3.79D (D)若改戴較短頂點距之框架眼鏡，則所需鏡片度數要減少。

( ) 13. 假設以簡併眼描述某隻眼睛，其未調節時之屈光力為+60.00D 且眼睛軸長為 21mm，眼睛折射率為 1.336。此眼是否為遠視？遠點在哪裡？ (A)近視，角膜前 8.08cm (B)正視，角膜前無窮遠 (C)遠視，角膜後 27.6cm (D)遠視，角膜後 16.7cm。

( ) 14. 某位近視者，其未調節眼屈光力是+62.00D，遠點在眼前 20cm 處，配戴框架眼鏡之頂點距為 12mm。假設以簡併眼描述，折射率為 1.336，則下列敘述何者正確？ (A)隱形眼鏡矯正度數為 −5.00DS (B)軸長為 22.5mm (C)框架眼鏡度數為 −5.50D (D)若改戴較長頂點距之框架眼鏡，則所需鏡片度數要增加。

( ) 15. 假設以簡併眼描述某隻眼睛，其眼睛屈光力為 58D，軸長為 24mm，折射率為 1.336。請問此眼睛的屈光狀態為何？遠點在哪裡？ (A)近視，角膜前 42.7cm (B)正視，角膜前無窮遠 (C)遠視，角膜後 42.7cm (D)近視，角膜前 6.1cm。

( ) 16. 遠點位在眼前 200 公分的眼睛之屈光異常度數為 (A) −2.00D (B) +2.00D (C) −0.50D (D) +0.50D。

( ) 17. 遠點位在眼前 33.3 公分的眼睛之屈光異常度數為 (A) −2.00D (B) −3.00D (C) −3.33D (D) −4.00D。

( ) 18. 眼睛的遠點，就是在沒有調節時與視網膜共軛的最遠物點，則+3.00D 的遠點在 (A)眼前 20cm (B)眼後 20cm (C)眼前 33.3cm (D)眼後 33.3cm。

( ) 19. 在患者眼前置入+2.00D 的球面透鏡後，其遠點測得為眼後 40cm，則此患者的屈光異常為何？ (A) 0.00D (B) +0.50D (C) +2.50D (D) +4.50D。

( ) 20. 近視 –2.00D 的人只配戴 –1.50D 的鏡片矯正，則戴鏡時的遠點為 (A)眼前 50cm (B)眼前 67cm (C)眼前 29cm (D)眼前 200cm。

( ) 21. 若某隻眼睛的遠點在眼前 20cm 處，若欲配戴頂點距為 15mm 的眼鏡矯正，則矯正鏡片的屈光力應為多少？ (A) –5.40D (B) –5.00D (C) –4.65D (D) –4.25D。

( ) 22. 某人遠點在眼前 12.5cm 處，若配戴頂點距 12mm 的框架眼鏡時，鏡片度數大約為多少？ (A) –6.75D (B) –8.00D (C) –8.75D (D) –7.25D。

( ) 23. 如果一個眼球的屈光矯正為 –6.00D，以鏡片矯正，鏡片位置在眼表面前 13mm，則此鏡片的度數應為何？ (A) –5.50DS (B) –6.00DS (C) –6.50DS (D) –7.00DS。

( ) 24. 在頂點距離 12mm，眼鏡度數+6.00DS，如果改戴隱形眼鏡，則度數最接近下列何者？ (A) +8.50DS (B) +7.75DS (C) +6.50DS (D) +6.00DS。

( ) 25. 在頂點距離 12mm，眼鏡度數+10DS，如果改戴隱形眼鏡，則度數最接近下列何者？假設眼球介質折射率為 1.336。 (A) +12.25DS (B) +11.36DS (C) +10.67DS (D) +9.00DS。

( ) 26. 大熊的眼睛可以用屈光力為+62.00D 和軸長 23.5mm 的簡併眼來描述。請問大熊這隻眼睛的屈光狀態為何？ (A)正視眼 (B)近視眼 (C)遠視眼 (D)老花眼。

( ) 27. 承上題，大熊這隻眼睛需要多少屈光度的隱形鏡片矯正？ (A)不需矯正 (B) –2.00D (C) –3.82D (D) –5.15D。

( ) 28. 承上題，若大熊選擇頂點距為 12mm 之框架眼鏡，則所需矯正鏡片的屈光度為多少？ (A) +2.25D (B) +4.50D (C) –2.25D (D) –5.50D。

( ) 29. 兩條線影像都在視網膜前方的散光是下列何者？ (A)單純近視散光 (B)單純遠視散光 (C)複式近視散光 (D)複式遠視散光。

( ) 30. 規則散光依眼球屈光異常分類，屈光力最大和最小的兩線均落在視網膜後方，此種散光屬何種分類？ (A)單純性近視性散光 (B)單純性遠視性散光 (C)複合性近視性散光 (D)複合性遠視性散光。

( ) 31. 處方 +1.25DS / −1.00DC × 090 代表屈光不正是屬於 (A)單純遠視散光 (B)複式遠視散光 (C)單純近視散光 (D)複式近視散光。

( ) 32. 處方 +0.87DS / −0.87DC × 125 代表屈光不正是屬於 (A)單純遠視散光 (B)複式遠視散光 (C)單純近視散光 (D)複式近視散光。

( ) 33. 處方 −3.50DS / +1.00DC × 115 是屬於下列何種情形之一？ (A)單純近視散光 (B)混合式散光 (C)老花散光 (D)複式近視散光。

( ) 34. 如果某人眼睛在鉛直方向的屈光力大於水平方向的屈光力，則此眼是屬於何種散光？ (A)不規則散光 (B)順規散光 (C)逆規散光 (D)斜軸散光。

( ) 35. 若某人的矯正處方為 −2.00DS / −1.00DC × 80，依散光軸度來看是屬於何種散光？ (A)不規則散光 (B)逆規散光 (C)順規散光 (D)斜軸散光。

( ) 36. 處方 +1.00DS / +0.25DC × 180 屬於下列哪一種？ (A)順規散光 (B)逆規散光 (C)混合式散光 (D)軸性遠視。

( ) 37. 某人需要 −2.00 / +3.00 × 15 的看遠視力矯正，請問他是屬於何種散光類型？ (A)逆規複式近視散光 (B)逆規混合散光 (C)順規複式遠視散光 (D)順規混合散光。

( ) 38. 下列何者不屬於逆散光？
(A) −2.00DS / −0.50DC × 090 (B) −1.50DS / +1.50DC × 180
(C) −1.50DS / −1.50DC × 090 (D) −2.00DS / +1.50DC × 090。

( ) 39. 下列鏡片組合何者為逆散光？
(A) +2.00DS / −1.00DC × 090 (B) −1.00DS / +1.00DC × 090
(C) −2.00DS / +1.00DC × 090 (D) −2.00DS / −2.00DC × 180。

( ) 40. 顧客調節放鬆下，用視網膜檢影鏡和輔助鏡片+1.50D，發現 30 度方向於 50cm 處可以看到中和點。另外使用+2.00D 的鏡片，120 度方向於 66.7cm 處可以看到中和點。則受檢者的屈光狀態為

(A) –0.50DC×120 (B) +0.50DC×030 (C) +0.50DS / –1.00DC×120 (D) +1.00DS / –0.50DC×120。

( ) 41. 電腦驗光以頂點距離 12mm，測得患者屈光度數為 +8.00DS / –2.00DC ×180，若欲配戴隱型眼鏡，度數處方最接近何者？
(A) +8.00DS / –2.00DC×180 (B) +8.75DS / –2.37DC×180
(C) +7.25DS / –2.37DC×180 (D) +8.75DS / –2.00DC×180。

( ) 42. 執行檢影鏡檢查時，工作距離為 50cm。發現在水平掃動時，加入 +1.00DS 的鏡片可以達到中和。而鉛直掃動時，不必加鏡片就可以達到中和。則下列敘述何者正確？ (A)處方為 +1.00DS / –1.00DC×180 (B)處方為 –1.00DS / –1.00DC×90 (C)屬於順規散光 (D)屬於單純遠視散光。

( ) 43. 一光學十字表示為 –6.00D 在 90 軸度上，–4.00D 在 180 軸度上的眼鏡處方，假設頂點距離為 15mm，其等效的隱形眼鏡處方為下列何者？
(A) –3.75DS / –1.75DC×180 (B) –3.75DS / –2.00DC×180
(C) –4.00DS / –1.75DC×180 (D) –6.00DS / +2.00DC×090。

二、計算題

01. 假設以簡併模型眼描述某隻眼睛，其眼睛屈光力為+62.00D，軸長為 23mm，折射率為 1.336。請問此眼睛的屈光狀態為何？遠點在哪裡？若配戴隱形眼鏡，則鏡片屈光力應為多少？若改配頂點距為 14mm 的框架眼鏡，則鏡片屈光力右應為多少？

02. 某位遠視者，其未調節的眼睛屈光力是+58.00D，遠點在眼角膜後方 25cm 處，配戴框架眼鏡之頂點距為 12mm。假設以簡併模型眼描述，折射率為 1.336，則眼睛軸長為多少？框架眼鏡鏡片屈光力為多少？

03. 一個圓形光源位於角膜前方 7cm 處，若 Purkinje I 影像是一個長軸在鉛直方向的橢圓，那麼角膜是屬於順歸還是逆規散光？

04. 某人需要 3.00DS/ 0.50DC×75 的看遠視力矯正，請問他是屬於何種散光類型？

05. 假設某人配戴頂點距 12mm 的散光矯正鏡片，度數為 +8.00DS / 1.50DC×90。若要改成隱形眼鏡矯正，則鏡片屈光力應調整為多少？

CH 13

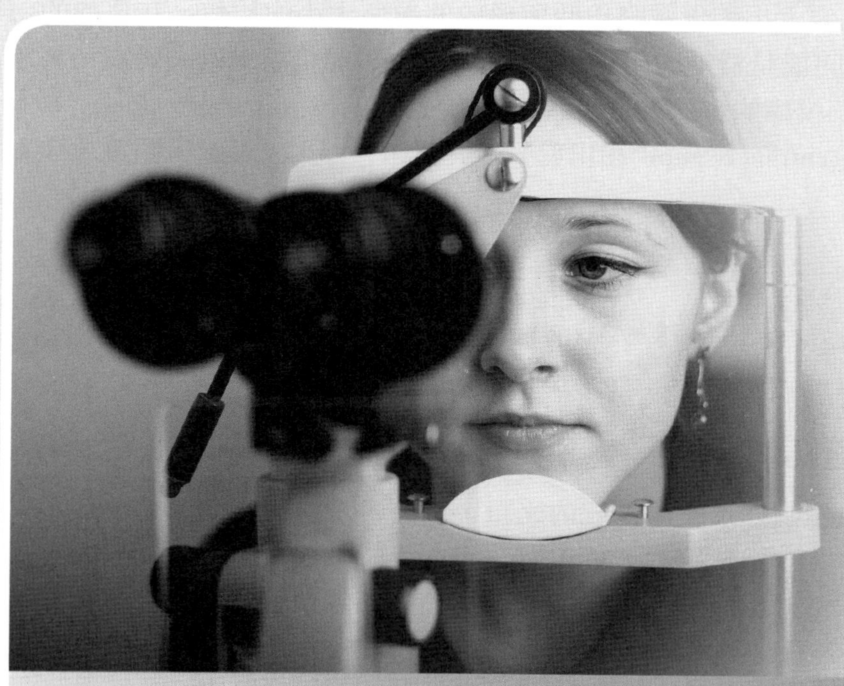

眼鏡放大率

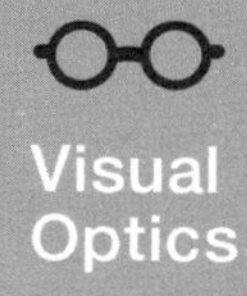

Visual Optics

眼鏡放大率(spectacle magnification)是當矯正鏡片置於眼睛前方時，在視網膜上所形成的影像大小和未戴眼鏡時所形成的影像大小的比較。在這樣的內容中，視網膜影像可能是清晰的（完全矯正），但也可能是模糊的（過矯、欠矯、未矯正）。而一個模糊的影像大小和系統中的鏡片和孔徑(aperture)有關。本章先介紹入射光瞳孔(entrance pupil)和出射光瞳孔(exit pupil)，再進入眼鏡放大率的主要內容。

第一節　入射光瞳孔和出射光瞳孔

一、入射光瞳孔

孔徑被用來控制通過光學系統的光量，同時也會影響光學系統的視野。就算沒有孔徑的存在，由於鏡片或面鏡有一定的大小，因此鏡片或面鏡本身就是一個孔徑。對一個軸上光點而言，能夠有效控制通過系統光量的孔徑或鏡片邊緣稱為系統的孔徑光闌(aperture stop)。一個光學系統可以有很多個孔徑或光闌，但是孔徑光闌只能有一個。

當孔徑光闌在第一個位置時，很容易知道有多少範圍（角度ϕ）的入射光可以通過光學系統，如圖 13-1(a)所示。如果孔徑光闌不在第一個位置時，則必須透過孔徑光闌經由其前方的光學系統所形成的影像來決定，如圖 13-1(b)所示。孔徑光闌經由其前方之光學系統所形成的影像稱為入射光瞳孔(entrance pupil)。當孔徑光闌前方沒有任何光學系統時，孔徑光闌本身就是入射光瞳孔。

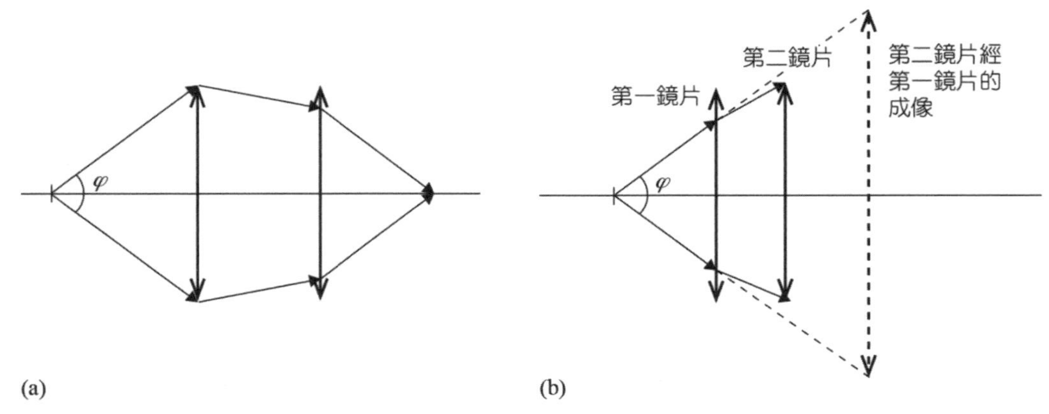

圖 13-1：孔徑光闌與可通過光學系統的入射光範圍之關係。(a)第一鏡片為孔徑光闌；(b)第二鏡片為孔徑光闌。

由於入射光瞳孔是孔徑光闌的影像，所以兩者是物像共軛關係。如此，要找到恰好通過孔徑光闌邊緣的光線，我們將光線朝向入射光瞳孔邊緣進入系統，在光線通過孔徑光闌前方系統的折射之後，折射光線恰好通過孔徑光闌邊緣，如圖 13-2(a)。這種光線稱為邊界光線或邊緣光線(marginal rays)。利用同樣的方法，將光線朝向入射光瞳孔的中心，經過折射之後，這條光線會通過孔徑光闌的中心，如圖 13-2(b)。這種光線稱為主光線(chief ray)。

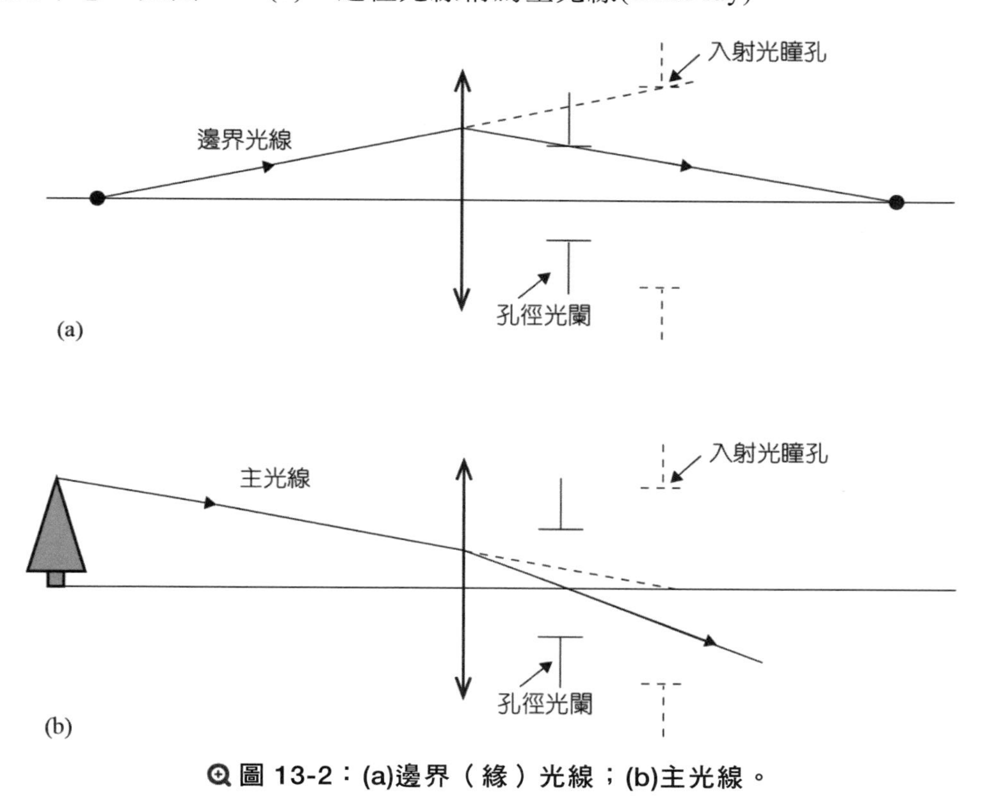

圖 13-2：(a)邊界（緣）光線；(b)主光線。

對於近軸光束而言，主光線位於光束的中央，在處理有關模糊影像時，可以依據主光線來定義模糊影像的大小。如圖 13-3 所示，模糊影像的大小可以由影像兩邊界端的模糊圓中心來決定。

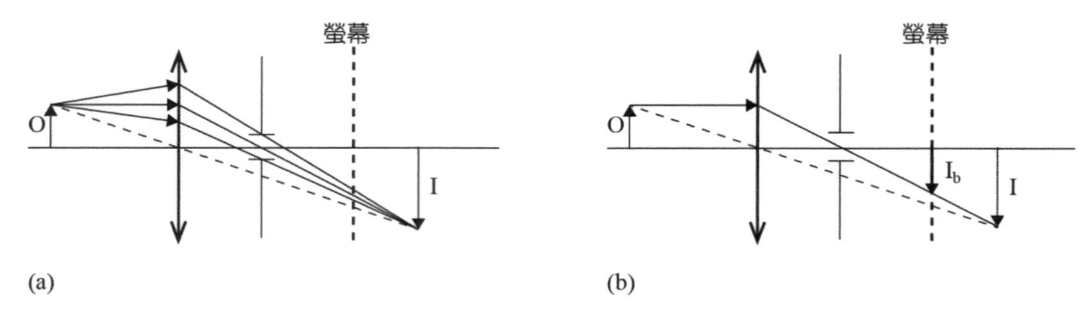

圖 13-3：物體的清晰影像聚焦在螢幕後方。(a)通過孔徑光闌的光束在螢幕上形成模糊圓；(b)主光線（通過孔徑光闌中心）決定螢幕上模糊影像的大小 I_b。

二、出射光瞳孔

出射光瞳孔則是孔徑光闌經由任何在它後方的光學系統所形成的影像。當孔徑光闌後方沒有任何光學系統時，孔徑光闌本身就是出射光瞳孔。如同入射光瞳孔可以決定入射光束的角度大小，出射光瞳孔則可以決定出射光束的角度大小 ϕ'，如圖 13-4 所示。

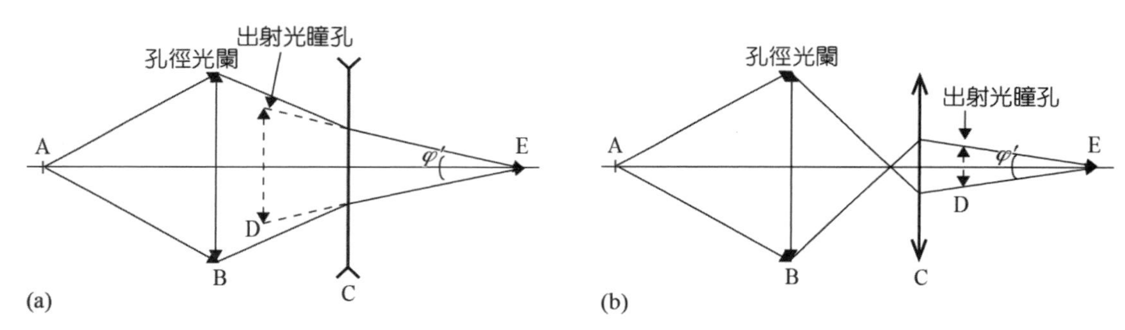

圖 13-4：(a)孔徑光闌形成虛像的出射光瞳；(b)孔徑光闌形成實像的出射光瞳。

同樣的，由於出射光瞳孔和孔徑光闌是物像共軛的關係，所以當主光線離開系統時，看起來像是來自出射光瞳孔的中心。因為主光線是來自物體近軸光束的中心，所以也是模糊影像中心。對整個系統而言，出射光瞳孔和入射光瞳孔是共軛的。就好像主平面的關係一樣。因此，如果入射光瞳孔恰好位於第一主平面的位置，那麼出射光瞳孔就會在第二主平面上並且大小相等。

第二節　眼鏡放大率

Visual Optics

眼鏡放大率(M_{spec})定義為戴矯正鏡片時的視網膜影像大小和沒戴矯正鏡片時的視網膜影像大小的比值。如圖 13-5(a)所示，主光線以角度 q 朝向入射光瞳孔（入瞳）入射，最後由出射光瞳孔（出瞳）以角度 q' 出射，並且在視網膜上形成影像。若假設出射光瞳孔到視網膜的距離為 h，則影像大小為

$$(13\text{-}1)\qquad I_e = h\tan q'\text{。}$$

圖 13-5(b)則顯示戴矯正鏡片的情形。光線一樣以角度 q 的方式入射在矯正鏡片上，經鏡片屈折後，光線以 q_m 的角度朝向入射光瞳孔（入瞳）進入眼睛，最後從出射光瞳孔（出瞳）以 q_m' 的角度出射，在視網膜形成影像。此時影像大小為

$$(13\text{-}2)\qquad I_m = h\tan q_m'\text{。}$$

戴矯正鏡片的眼鏡放大率為

$$(13\text{-}3)\qquad M_{spec} = \frac{h\tan q_m'}{h\tan q'} = \frac{\tan q_m'}{\tan q'}\text{。}$$

理論上已經證明在入射光瞳孔和出射光瞳孔之間，入射角度和出射角度的關係是一樣的，即

$$(13\text{-}4)\qquad \frac{\tan q_m'}{\tan q'} = \frac{\tan q_m}{\tan q}\text{。}$$

所以眼鏡放大率可以由計算入射角度的正切函數(tan)比值來得到，也就是

$$(13\text{-}5)\qquad M_{spec} = \frac{\tan q_m}{\tan q}\text{。}$$

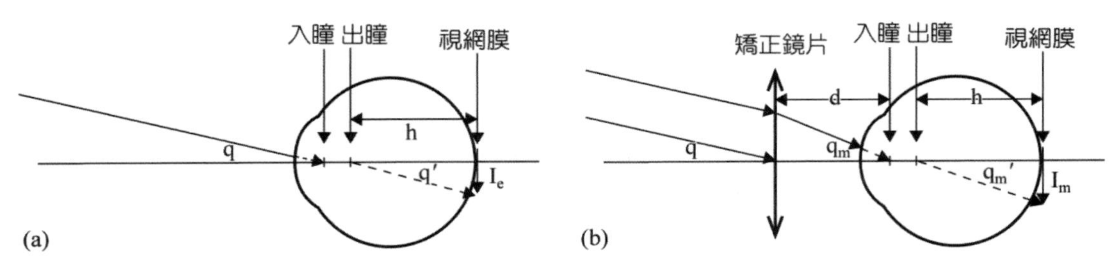

圖 13-5：(a)未戴矯正鏡片時的視網膜影像大小；(b)戴矯正鏡片時的視網膜影像大小。

由圖 13-6 可以看到，矯正鏡片會將平行光聚焦在其第二焦點上，形成大小為 I 的影像。因此有

(13-6) $$I = f_2 \tan q = (f_2 - d)\tan q_m$$ 。

故眼鏡放大率為

(13-7) $$M_{spec} = \frac{\tan q_m}{\tan q} = \frac{f_2}{f_2 - d} = \frac{1}{1 - \dfrac{d}{f_2}} = \frac{1}{1 - dP}$$ ，

其中 P 是矯正鏡片的屈光力。通常眼睛角膜頂點到入射光瞳孔的距離為 3mm，所以矯正鏡片到入射光瞳孔的距離(d)等於頂點距加上 3mm。

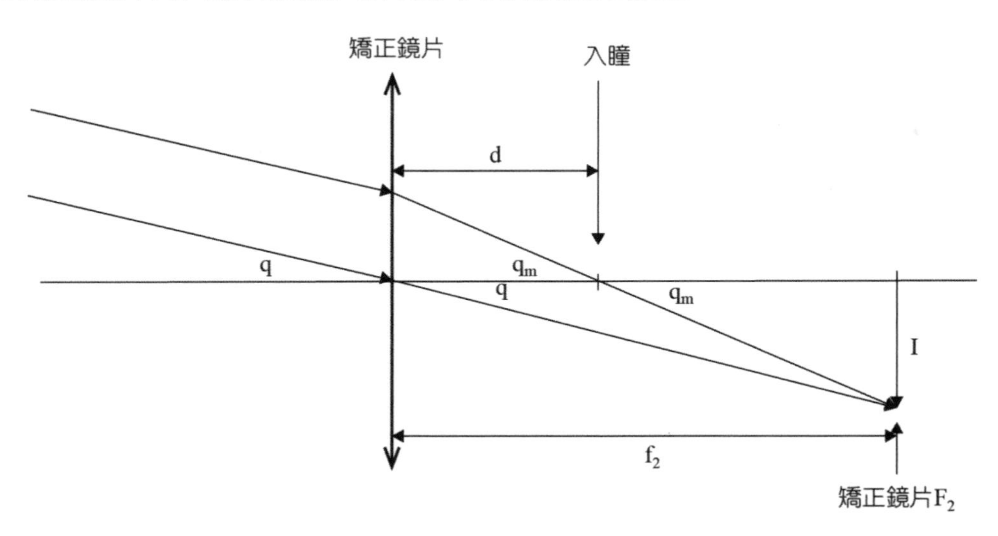

圖 13-6：平行光線通過矯正薄鏡片的情形。

範例 13-1

某人的看遠矯正是頂點距 12.00mm 的+5.00D 薄鏡片，並且假設眼睛的入射光瞳孔在角膜後方 3.00mm 的位置，則眼鏡放大率為多少？

解答

利用(13-7)式，

$$M_{spec} = \frac{1}{1-(0.012\text{m}+0.003\text{m})\times(+5.00\text{D})} = 1.08 \text{。}$$

眼鏡放大率為 1.08，表示矯正後的視網膜影像大小會增加 8%。

範例 13-2

某人的看遠矯正是頂點距 12.00mm 的 −6.00D 薄鏡片，並且假設眼睛的入射光瞳孔在角膜後方 3.00mm 的位置，則眼鏡放大率為多少？

解答

利用(13-7)式，

$$M_{spec} = \frac{1}{1-(0.012\text{m}+0.003\text{m})\times(-6.00\text{D})} = 0.92 \text{。}$$

眼鏡放大率為 0.92，表示矯正後的視網膜影像大小會縮減 8%。

範例 13-1 和範例 13-2 顯示，遠視眼矯正後會因為視網膜影像較大而覺得看東西有放大的效果。相反地，近視眼矯正後會因為視網膜影像較小而覺得看東西有縮小的效果。

範例 13-3

假設範例 13-1 改用隱形眼鏡矯正，則眼鏡放大率又為多少？

解答

首先計算隱形眼鏡所需要的矯正度數。利用鏡片的有效度數知道，

$$P=\frac{+5.00\text{D}}{1-(0.012\text{m})\times(+5.00\text{D})}=+5.32\text{D}$$

因為隱形眼鏡戴在角膜上，所以鏡片到入射光瞳孔的距離為 3mm。利用(13-7)式，

$$M_{spec}=\frac{1}{1-(0.003\text{m})\times(+5.32\text{D})}$$
$$=1.02\text{ 。}$$

眼鏡放大率為 1.02，表示矯正後的視網膜影像大小會增加 2%。與範例 13-1 比較，隱形眼鏡矯正遠視眼所得到的眼鏡放大率比較小。

範例 13-4

假設範例 13-2 改用隱形鏡眼鏡矯正，則眼鏡放大率為多少？

解答

首先計算隱形眼鏡所需要的矯正度數。利用鏡片的有效度數知道，

$$P=\frac{-6.00\text{D}}{1-(0.012\text{m})\times(-6.00\text{D})}=-5.60\text{D}$$

因為隱形眼鏡戴在角膜上，所以鏡片到入射光瞳孔的距離為 3mm。利用(13-7)式，

$$M_{spec}=\frac{1}{1-(0.003\text{m})\times(-5.60\text{D})}$$
$$=0.98\text{ 。}$$

眼鏡放大率為 0.98，表示矯正後的視網膜影像大小會縮減 2%。與範例 13-2 比較，隱形眼鏡矯正近視眼所得到的眼鏡放大率比較大。

從範例 13-3 和範例 13-4 可以看到，利用隱形眼鏡矯正屈光不正會比較接近原來（未矯正）的視覺感受。在遠視眼矯正部分，隱形眼鏡矯正的眼鏡放大率小於框架眼鏡矯正的眼鏡放大率；而在近視眼矯正部分，隱形眼鏡矯正的眼鏡放大率反而大於框架眼鏡矯正的眼鏡放大率。這個結論也可以引申為當頂點距減少時，遠視矯正的眼鏡放大率會變小，而近視矯正的眼鏡放大率會變大；反過來，當頂點距增加時，遠視矯正的眼鏡放大率會變大，而近視矯正的眼鏡放大率會變小。

另外，遠視（正）度數越多，則眼鏡放大率會越大；近視（負）度數越多，則眼鏡放大率越小。

第三節　形狀因素和屈光力因素

Visual Optics

假設矯正鏡片是厚鏡片，其前表面和後表面的曲率半徑分別為 r_1 和 r_2，所對應的屈光力分別是 P_1 和 P_2，鏡片厚度為 t，鏡片材質折射率為 n，則此厚鏡片的眼鏡放大率可以分成兩個部分來看：一個具有矯正處方 (P_b)，也就是厚鏡片後頂點屈光力的薄鏡片，以及 P_1 和 (P_2-P_b) 組成的平光厚鏡片，也就是一個無焦系統，如圖 13-7 所示。

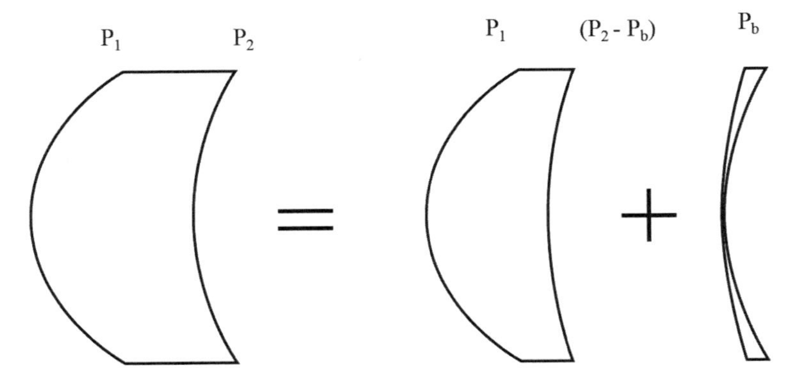

圖 13-7：厚鏡片分解成平光厚鏡片和具有矯正處方的薄鏡片。

薄鏡片矯正的眼鏡放大率已經在上一節內容中講述了，這裡針對平光厚鏡片的眼鏡放大率加以說明。如圖 13-8 所示，平行光線通過平光厚鏡片時，光線 1 以角度 α 朝向前表面的曲率中心 (C_1) 直接進入鏡片，然後在後表面被折射離開。而光線 2 則在前表面進入鏡片，然後被屈折朝向後表面的曲率中心 (C_2)，最後直接以角度β的方式離開鏡片。光線 1 和光線 2 經過前表面後形成影像 I，因為是平行光入射，所以像距為前表面的第二焦距

$$(13\text{-}8) \qquad v_1 = \frac{n}{P_1} \text{。}$$

影像 I 再成為後表面的物體，由於最後是平行光出射，所以其物距為後表面的第一焦距

$$(13\text{-}9) \qquad u_2 = -\frac{n}{P_2 - P_b} \text{。}$$

透過平光厚鏡片的眼鏡放大率為

$$(13\text{-}10) \qquad \frac{\tan\beta}{\tan\alpha} = \frac{v_1 - r_1}{u_2 - r_2} = \frac{\dfrac{n}{P_1} - \dfrac{n-1}{P_1}}{-\dfrac{n}{P_2 - P_b} - \dfrac{1-n}{P_2 - P_b}} = \frac{\dfrac{1}{P_1}}{\dfrac{-1}{P_2 - P_b}} = -\frac{P_2 - P_b}{P_1} \text{。}$$

又從厚鏡片的後頂點屈光力公式知

$$(13\text{-}11) \qquad P_2 - P_b = P_2 - \left(\frac{P_1}{1 - \dfrac{t}{n} P_1} + P_2 \right) = -\frac{P_1}{1 - \dfrac{t}{n} P_1} \text{。}$$

代入前一式，可得平光厚鏡片的眼鏡放大率為

$$(13\text{-}12) \qquad \frac{1}{1 - \dfrac{t}{n} P_1} \text{。}$$

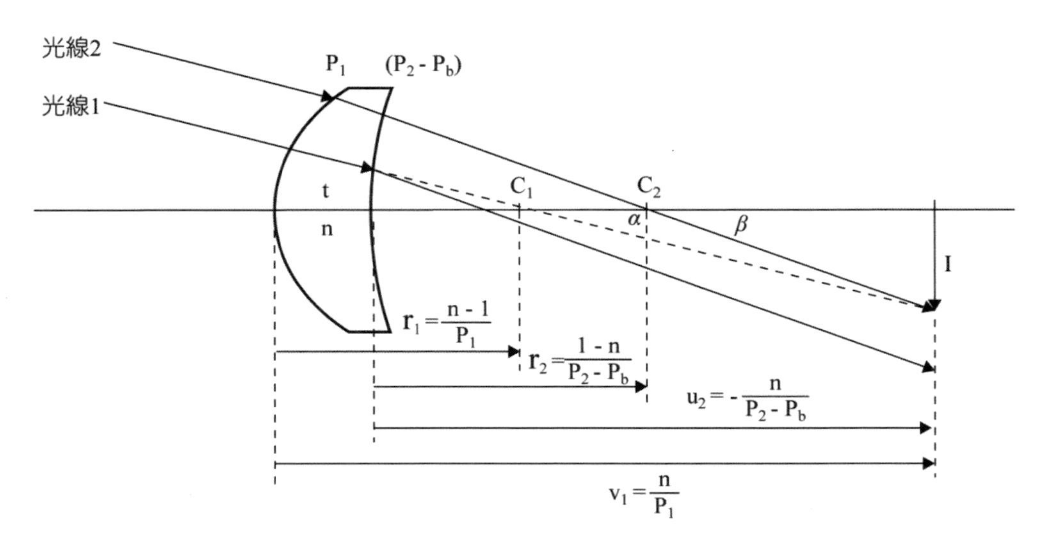

圖 13-8：平行光線通過平光厚鏡片的情形。

因此，矯正厚鏡片的放大效果會先經過平光厚鏡片的放大，再經過矯正薄鏡片(P_b)的放大，故總眼鏡放大率為

(13-13) $$M_{spec} = \frac{1}{1-\frac{t}{n}P_1} \times \frac{1}{1-dP_b}$$ 。

上式等號右邊的前項稱為形狀因素(shape factor)

(13-14) $$M_{shape} = \frac{1}{1-\frac{t}{n}P_1}$$ 。

而後項稱為屈光力因素(power factor)

(13-15) $$M_{power} = \frac{1}{1-dP_b}$$ ，

其中 d 是厚鏡片後表面至眼睛入射光瞳孔的距離。

範例 13-5

某人配戴一副頂點距為 12mm、-10.00DS 的塑膠鏡片 $(n = 1.5)$。鏡片前表面屈光力是+5.00D 且中心厚度為 5mm。總眼鏡放大率為何？假設眼睛的入射光瞳孔是在角膜後方 3.00mm 的位置。

解答

從形狀因素(13-14)式知

$$M_{shape} = \frac{1}{1 - \frac{0.005\text{m}}{1.5} \times (+5.00\text{D})} = 1.017 \text{。}$$

從屈光力因素(13-15)式知

$$M_{power} = \frac{1}{1 - (0.012\text{m} + 0.003\text{m}) \times (-10.00\text{D})} = 0.87 \text{。}$$

總眼鏡放大率為

$$M_{spec} = (1.017) \times (0.87) = 0.885 \text{。}$$

範例 13-6

承範例 13-5，若將鏡片厚度增加為 8mm 並維持處方不變，則總眼鏡放大率又為何？

解答

增加鏡片厚度而不更改處方，則會改變到形狀因素，所以

$$M_{shape} = \frac{1}{1 - \frac{0.008\text{m}}{1.5} \times (+5.00\text{D})} = 1.027 \text{。}$$

總眼鏡放大率為

$$M_{spec} = (1.027) \times (0.87) = 0.893 \text{。}$$

總眼鏡放大率比範例 13-4 的結果大。(注意：鏡片的後表面屈光力會改變)

範例 13-7

承範例 13-5，若將鏡片前表面改為+8.00D 維持處方不變，則總眼鏡放大率又為何？

解答

將前表面屈光力變為+8.00D 而不更改處方，則會改變到形狀因素，所以

$$M_{shape}=\frac{1}{1-\frac{0.005m}{1.5}\times(+8.00D)}=1.027$$ 。

總眼鏡放大率為

$$M_{spec}=(1.027)\times(0.87)=0.893$$ 。

總眼鏡放大率比範例 13-5 的結果大。

範例 13-8

承範例 13-5，若採用折射率為 1.4 的鏡片材質並保持前表面屈光力以及處方不變，則總眼鏡放大率又為何？

解答

若採用折射率 1.4 材質而不更改前表面屈光力以及處方，則改變到形狀因素，所以

$$M_{shape}=\frac{1}{1-\frac{0.005m}{1.4}\times(+5.00D)}=1.018$$ 。

總眼鏡放大率為

$$M_{spec}=(1.018)\times(0.87)=0.886$$ 。

總眼鏡放大率比範例 13-5 的結果大。

從範例 13-5 至 13-8 說明，當鏡片的厚度越厚、前表面屈光力越大（越彎曲）、以及折射率越小的話，形狀因素會變得較大，導致總眼鏡放大率變得更大；反之，鏡片的厚度越薄、前表面屈光力越小（越平坦）、以及折射率越大的話，形狀因素會變得較小，導致總眼鏡放大率變得更小。

第四節　相對眼鏡放大率

Visual Optics

前一節的眼鏡放大率是同一眼睛的矯正視網膜大小與未矯正視網膜影像大小的比值。但是處理雙眼不等視的問題時，要比較的是左右眼的視網膜影像大小。這牽涉兩個不同的眼睛，如果繼續使用眼鏡放大率直接比較的話，會因為比較基準不同（左右眼的未矯正視網膜影像大小可能不同）而產生誤差。因此先建立一個標準正視眼，然後再將每個眼睛（右眼和左眼）的矯正視網膜影像大小和標準正視眼的視網膜影像大小去比較。一般常用標準正視眼的屈光力是+60.00D。相對眼鏡放大率(relative spectacle magnification, RSM)定義為矯正非正視眼之視網膜影像大小 I_a 和標準正視眼之視網膜影像大小 I_s 的比值，所以

(13-16)　$$RSM = \frac{I_a}{I_s}$$ 。

因為相對眼鏡放大率是兩個清晰影像的大小比較，所以可以利用節點概念來計算影像大小（第三章第二節-節點）。對標準正視眼（屈光力為 P_s ）而言，角度 q 之入射光線所形成的影像大小為

(13-17)　$$I_s = -\frac{1}{P_s}\tan q$$ 。

對於矯正非正視眼而言，若矯正鏡片處方為 P_b ，眼睛屈光力為 P，兩者之間的距離為 d，即由矯正鏡片的第二主點位置到眼睛第一主點位置的距離，則矯正系統（矯正鏡片加上眼睛）的等價屈光力為

(13-18)　$$P_a = P_b + P - dP_bP$$ ，

所以角度 q 之入射光線所形成的影像大小為

$$(13\text{-}19)\quad I_a = -\frac{1}{P_a}\tan q \text{ 。}$$

因此，相對眼鏡放大率為

$$(13\text{-}20)\quad RSM = \frac{P_s}{P_a} \text{ 。}$$

範例 13-9

某人左眼以+60.00D 的薄鏡片來模擬。此人眼睛同時有軸性和屈折性兩種成分的屈光不正，而矯正處方為頂點距 12mm 的 −6.00DS 薄鏡片。假設標準正視眼的屈光力也為+60.00D，則此人左眼的相對眼鏡放大率(RSM)為何？

解答

先找出矯正系統的等價屈光力，

$$P_a = (-6.00D) + (+60.00D) - 0.012m \times (-6.00D) \times (+60.00D) = +58.32D$$

利用(13-20)式，得

$$RSM = \frac{+60.00D}{+58.32D} = 1.03 \text{ 。}$$

所以相對眼鏡放大率為 1.03，其意思是矯正後的視網膜影像大小是正視眼視網膜影像大小的 1.03 倍。

一、屈折性非正視眼

如果非正視眼的軸長與標準正視眼的軸長相等，但是屈光力卻與標準正視眼的屈光力不同，則稱為屈折性非正視眼(refractive ametropia)。對屈折性近視眼而言，因為屈光力較標準正視眼大，所以清晰影像會在視網膜前方，視網膜影像是模糊的。由於軸長相等，所以模糊影像大小 (I_M) 和標準正視眼的視網膜影像大小 (I_S) 相等。對屈折性遠視眼而言，因為屈光力較標準正視眼小，所以清晰影像會在視網膜後方，視網膜影像是模糊的。由於軸長相等，所以模糊影像大小 (I_H) 仍然和標準正視眼的視網膜影像大小 (I_S) 相等。如圖 13-9 所示。

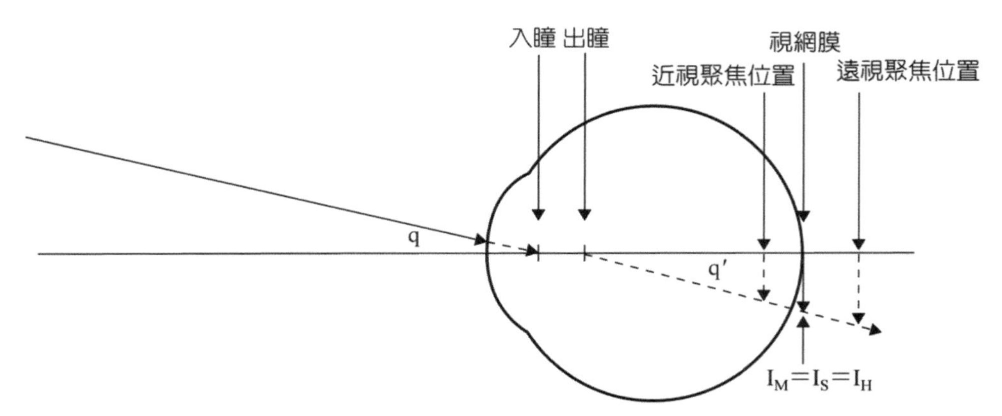

圖 13-9：屈折性非正視眼與標準正視眼之視網膜影像大小的比較。

假設屈折性非正視眼屈光力(P)與標準正視眼屈光力 (P_s) 的關係為

(13-21) $P = P_s + P_w$，

其中 P_w 為兩者之間的差異，那麼矯正系統的等價屈光力為

(13-22) $P_a = P_b + (P_s + P_w) - dP_b(P_s + P_w) = (P_b + P_w - dP_bP_w) + P_s(1 - dP_b)$。

因為矯正鏡片屈光力可以將屈光力差異 P_w 中和，所以有

(13-23) $P_b + P_w - dP_bP_w = 0$。

因此矯正系統的等價屈光力為

(13-24) $P_a = P_s\left(1 - dP_b\right)$。

故屈折性非正視眼的相對眼鏡放大率 (RSM_r) 為

(13-25) $RSM_r = \dfrac{P_s}{P_a} = \dfrac{1}{1 - dP_b}$。

範例 13-10

一個屈折性近視者需要離眼睛第一主平面 14mm 距離的 – 8.00DS 矯正，則相對眼鏡放大率(RSM)為多少？若改用隱形眼鏡矯正又如何？假設第一主平面在角膜後方 1.348mm 且標準眼屈光力為+60.00D。

解答

(1) 框架眼鏡矯正

利用(13-25)式可得到

$$RSM_r = \frac{1}{1-0.014m\times(-8.00D)} = 0.90\text{。}$$

結果表示此屈折性近視者矯正後之視網膜影像大小是標準正視者之視網膜影像大小的 0.90 倍。

(2) 隱形眼鏡矯正

首先計算隱形眼鏡度數。因為第一主平面在角膜後方 1.348mm，所以原本框架眼鏡的頂點距為(14mm – 1.348mm)=12.652mm。隱此隱形眼鏡度數為

$$P_{CL} = \frac{-8.00D}{1-0.012652m\times(-8.00D)} = -7.26D\text{。}$$

再利用(13-25)式可得到

$$RSM_r = \frac{1}{1-0.001348m\times(-7.26D)} = 0.99\text{。}$$

結果表示此屈折性近視者矯正後之視網膜影像大小是標準正視者之視網膜影像大小的 0.99 倍。

二、軸性非正視眼

如果非正視眼與標準正視眼的屈光力相等，但是眼睛軸長卻與標準正視眼的軸長不同，則稱為軸性非正視眼(axial ametropia)。對軸性近視眼而言，因為屈光力相等，所以清晰影像會與標準正視眼的視網膜位置一致。但是因為軸長較標準正視眼長，所以視網膜影像是模糊的並且模糊影像大小(I_M)比標準正視

眼的視網膜影像大小(I_S)大。對軸性遠視眼而言，因為屈光力相等，所以清晰影像與標準正視眼的視網膜位置一致。但是因為軸長較標準正視眼短，所以視網膜影像是模糊的並且模糊影像大小 (I_H) 比標準正視眼的視網膜影像大小 (I_S) 小。如圖 13-10 所示。

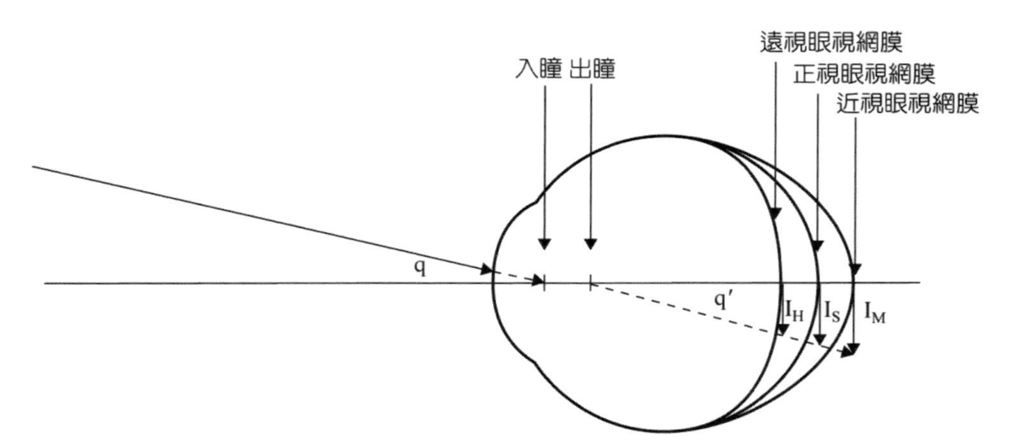

圖 13-10：軸性非正視眼與標準正視眼之視網膜影像大小的比較。

因為軸性非正視眼與標準正視眼有相同的屈光力，即

$$(13\text{-}26)\qquad P = P_s，$$

所以矯正系統的屈光力為

$$(13\text{-}27)\qquad P_a = P_b + P_s - dP_bP_s。$$

故軸性非正視眼的相對眼鏡放大率 (RSM_a) 為

$$(13\text{-}28)\qquad RSM_a = \frac{P_s}{P_b + P_s - dP_bP_s} = \frac{1}{1-\left(d-\frac{1}{P_s}\right)P_b}。$$

從上式知，$d = \frac{1}{P_s}$ 時，$RSM_a = 1$。也就是說，當矯正鏡片置於軸性非正視眼的第一焦點時，視網膜影像大小與標準正視眼的視網膜影像大小一樣大（如圖 13-11 所示），此性質稱為納普定律(Knapp's law)。

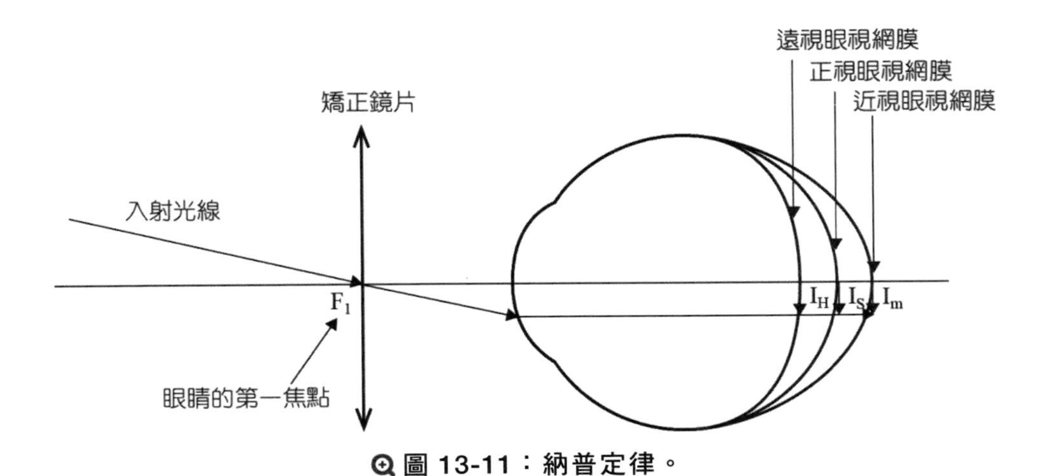

圖 13-11：納普定律。

範例 13-11

一個軸性近視者需要離眼睛第一主平面 14mm 距離的－8.00DS 矯正，則相對眼鏡放大率(RSM)為多少？若改用隱形眼鏡矯正又如何？假設第一主平面在角膜後方 1.348mm 且標準眼屈光力為+60.00D。

解答

(1) 框架眼鏡矯正

利用(13-28)式可得

$$RSM_a = \frac{1}{1-\left(0.014\text{m}-\frac{1}{+60.00\text{D}}\right)\times(-8.00\text{D})} = 1.02 \text{ 。}$$

結果表示此軸性近視者矯正後之視網膜影像大小是標準正視者之視網膜影像大小的 1.02 倍。

(2) 隱形眼鏡矯正

首先計算隱形眼鏡度數。因為第一主平面在角膜後方 1.348mm，所以原本框架眼鏡的頂點距為(14mm－1.348mm)=12.652mm。隱此隱形眼鏡度數為

$$P_{CL} = \frac{-8.00\text{D}}{1-0.012652\text{m}\times(-8.00\text{D})} = -7.26\text{D} \text{ 。}$$

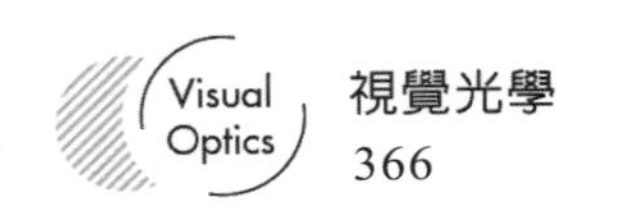

再利用(13-28)式可得到

$$RSM_a = \frac{1}{1-\left(0.001348\text{m}-\frac{1}{+60.00\text{D}}\right)\times(-7.26\text{D})} = 1.13 \text{ 。}$$

結果表示此軸性近視者矯正後之視網膜影像大小是標準正視者之視網膜影像大小的 1.13 倍。

從範例 13-10 和範例 13-11 可以發現，對於屈折性屈光不正而言，以隱形眼鏡矯正的結果比框架眼鏡矯正的結果更接近標準正視眼的視網膜影像大小。而對於軸性屈光不正而言，以框架眼鏡矯正的結果比隱型眼鏡矯正的結果更接近標準正視眼的視網膜影像大小。所以，一般來說，在比較雙眼視網膜影像大小時，屈折性屈光不正以隱形眼鏡矯正較佳，而軸性屈光不正以框架眼鏡矯正較佳。

自我練習

一、選擇題

( ) 01. 0.95 的眼鏡放大率是指 (A) 5%的影像縮小 (B) 5%的影像放大 (C) 95%的影像縮小 (D)95%的影像放大。

( ) 02. 一個配戴 −6.50OU 處方眼鏡的配戴者來你這邊並詢問要配隱形眼鏡。此人戴隱形眼鏡會感受到的影像縮小是 (A)比戴眼鏡少 (B)比戴眼鏡多 (C)和戴眼鏡一樣 (D)可多可少，取決於隱形眼鏡的製造方法。

( ) 03. 增加鏡片的頂點距會有何作用？ (A)增加眼鏡放大率 (B)增加正鏡片的放大率，減少負鏡片的放大率 (C)增加負鏡片的放大率，減少正鏡片的放大率 (D)減少眼鏡放大率。

( ) 04. 一個 −5.00D 鏡片，置於眼角膜前 12mm 處，則該鏡的放大率大約為多少？ (A)放大 8.7% (B)縮小 7.0% (C)縮小 8.7% (D)放大 7.0%。

( ) 05. 一個 −6.00D 鏡片，置於眼角膜前 12mm 處，則該鏡片的眼鏡放大率為 (A)縮小成 92% (B)縮小 7.0% (C)縮小 12% (D)縮小成 88%。

( ) 06. 考慮一個薄鏡片，其屈光力為 −8.00D 並且配戴時離眼睛入射光瞳孔 16.0mm。請問眼鏡放大率的增益或虧損為多少？ (A) −88.65% (B) +11.35% (C) −11.35% (D) +88.65%。

( ) 07. 某人的看遠矯正是頂點距 12.00mm 的+4.00D 薄鏡片，並且假設眼睛的入射光瞳孔是在角膜後方 3.00mm 的位置，則下列有關眼鏡放大率之敘述何者正確？ (A)框架眼鏡矯正的放大率為 5.0× (B)隱形眼鏡矯正的放大率為 4.0× (C)框架眼鏡矯正的放大率較大 (D)框架矯正和隱形眼鏡矯正有相同的放大率。

( ) 08. 某人的看遠矯正是頂點距 12.00mm 的 −5.00D 薄鏡片，並且假設眼睛的入射光瞳孔是在角膜後方 3.00mm 的位置，則視網膜影像大小 (A)增加 7% (B)縮小 7% (C)減少 93% (D)不變。

( ) 09. 如果在保持後頂點屈光力不變的情況下，將鏡片的基弧做得比較平坦，則對眼鏡鏡片的放大率會有什麼樣的變化？（注意：鏡片的前表面為基弧。） (A)形狀因素會增加 (B)形狀因素會下降 (C)不會對形狀因素有所影響 (D)屈光力因素會增加。

( ) 10. 增加鏡片的厚度會 (A)增加眼鏡放大率 (B)降低眼鏡放大率 (C)增加正鏡片的放大率而降低負鏡片的放大率 (D)增加負鏡片的放大率而降低正鏡片的放大率。

( ) 11. 增加鏡片的基弧會如何影響眼鏡放大率？ (A)增加 (B)降低 (C)沒有任何影響 (D)有負的影響。

( ) 12. 一個鏡片 ($n=1.7$) 的後頂點屈光力為+13.50D，前表面屈光力為+6.0D，如透鏡的中心厚度為 6mm 且頂點距離為 15mm，則此透鏡的總放大率為何？ (A) 1.1 倍 (B) 1.2 倍 (C) 1.3 倍 (D) 1.4 倍。

( ) 13. 下列鏡片的眼鏡放大率為何？+7.25DS、基弧＝+10.25D、 $n=1.66$ 高折射率塑膠、中心厚度 3.5mm、頂點距 9mm。 (A) 1.12 (B) 0.98 (C) 0.89 (D) 1.02。

( ) 14. 某鏡片的前表面屈光力為+5.00D 而後表面屈光力為-2.00D。鏡片的折射率為 1.523 且中心厚度為 3.00mm。配戴時的頂點距為 14.00mm 並且角膜至入射光瞳孔的距離為 3.00mm。請問這鏡片的形狀放大率比較接近下列何者？ (A) 0.94× (B) 1.01× (C) 1.33× (D) 2.50×。

( ) 15. 某人配戴一副頂點距為 12.00mm、 –2.00D的晜牌 ($n=1.523$) 鏡片。鏡片前表面屈光力是+6.00D 且中心厚度為 3.00mm。總眼鏡放大率為何？假設眼睛的入射光瞳孔是在角膜後方 3.00mm 的位置。 (A) 0.971 (B) 1.012 (C) 0.98 (D) 1.12。

( ) 16. 某人左眼以+58.00D 的薄鏡片來模擬。此人的眼睛同時有軸性和屈折性兩種成分的屈光不正，而頂點距為 12.00mm 的薄鏡片矯正是 –4.00D。則此人左眼的相對眼鏡放大率(RSM)為何？假設標準眼的屈光力為+60.00D。 (A) 1.057 (B) 1.034 (C) 0.943 (D) 0.968。

( ) 17. 一個屈折性近視者需要離眼睛第一主平面 13.00mm 距離的 –8.00D 矯正。則有關框架眼鏡矯正和隱形眼鏡矯正的相對眼鏡放大率(RSM)何者敘述錯誤？假設第一主平面在角膜後方 1.348mm 且標準眼屈光力為+60.00D。 (A)框架矯正的 RSM 小於 1 (B)隱形矯正的 RSM 小於 1 (C)隱形眼鏡矯正有較小的視網膜影像大小 (D)框架矯正的 RSM 小於隱形矯正的 RSM。

( ) 18. 一個軸性近視的非正視者需要一個離眼睛第一主平面有 13.00mm 距離的 –8.00D 薄鏡架鏡片矯正。則有關框架眼鏡矯正和隱形眼鏡矯正的相對眼鏡放大率(RSM)何者敘述正確？假設第一主平面在角膜後方 1.348mm 且標準眼屈光力為+60.00D。 (A)框架矯正的 RSM 小於 1 (B)隱形矯正的 RSM 小於 1 (C)隱形眼鏡矯正有較小的視網膜影像大小 (D)框架矯正的 RSM 小於隱形矯正的 RSM。

二、計算題

01. 某人以頂點距 14mm 的 4.00D 薄鏡片來角正看遠視力，假設眼睛的入射光瞳孔在角膜後方 3mm 的位置，則眼鏡放大率為多少？
02. 某人配戴一副頂點距為 12mm、+6.00DS 的塑膠鏡片(n＝1.6)。鏡片前表面屈光力是+4.00D 且中心厚度為 4mm。總眼鏡放大率為何？假設眼睛的入射光瞳孔是在角膜後方 3.00mm 的位置。
03. 一個屈折性近視者需要離眼睛第一主平面 13mm 距離的 5.00DS 矯正，則相對眼鏡放大率(RSM)為多少？假設第一主平面在角膜後方 1.348mm 且標準眼屈光力為+60.00D。
04. 一個軸性近視者需要離眼睛第一主平面 13mm 距離的+6.00DS 矯正，則相對眼鏡放大率(RSM)為多少？假設第一主平面在角膜後方 1.348mm 且標準眼屈光力為+60.00D。

MEMO

CH 14

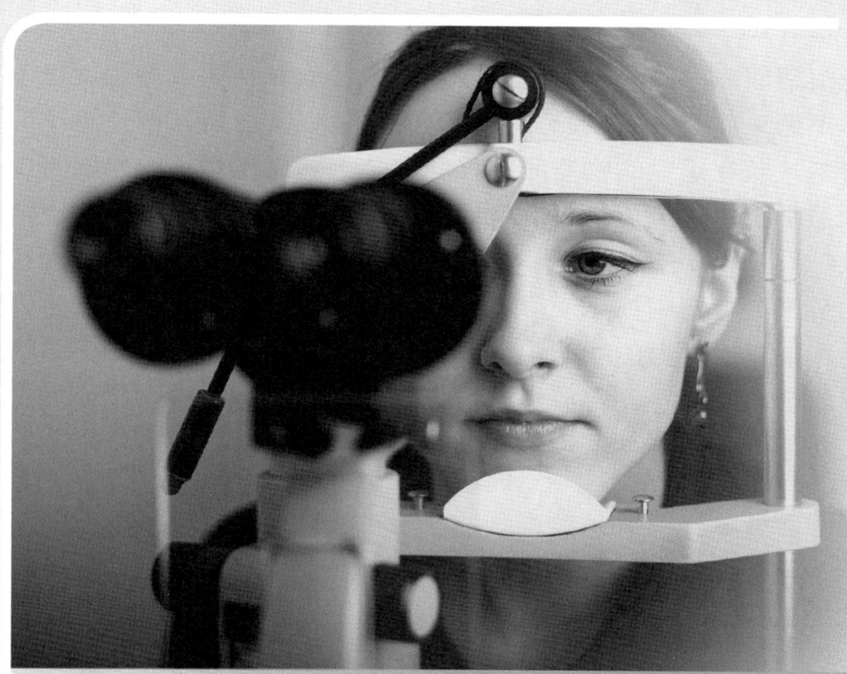

調節與景深

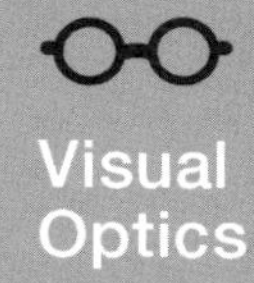

Visual Optics

第一節　調節振幅
第二節　眼球調節需求
第三節　老花
第四節　景深

第一節　調節振幅

前一章談論眼睛屈光狀態時，都是假設眼睛處於放鬆狀態下，也就是沒有調節的情況下。不過，此時眼睛屈光力是固定的，所以只能將某個位置（即遠點）的物體看清楚。若在遠點的物體開始移向眼睛，物體所發出的光線將會以更發散的方式到達眼睛，那麼清晰影像會聚焦到視網膜後方，眼睛就看不清楚物體了，如圖 14-1(a)。解決這種問題的方法就是增加正屈光力，以便把因物體移近所多出來的負聚散度抵銷掉，使得清晰影像能維持聚焦在視網膜上。人類眼睛能提供這種增加正屈光力的功能，我們稱為調節(accommodation)。眼睛進行調節時，睫狀肌會收縮，懸韌帶放鬆，造成水晶體變更圓更厚，因而增加水晶體的屈光力。參見圖 14-1(b)。

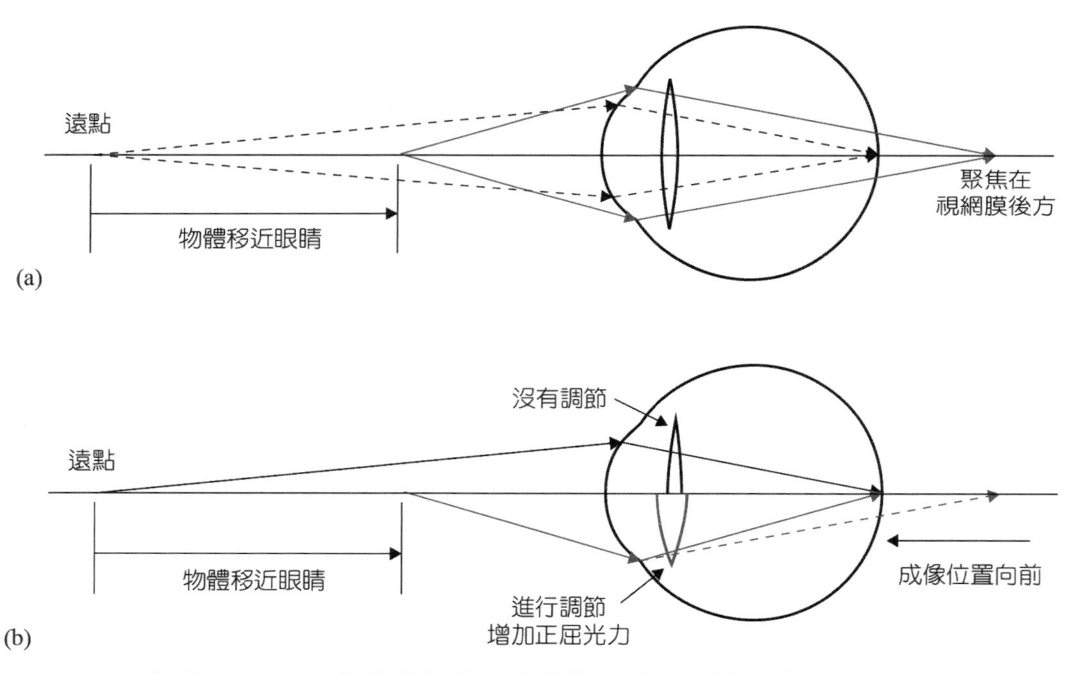

圖 14-1：(a)物體移近眼睛的成像情形；(b)眼睛調節作用。

當物體一直靠近眼睛，眼睛就必須調節更多，以增加更多的屈光力。然而調節作用不可能無窮盡地增加所需要的屈光力，因此相對某眼睛而言，物體只能移到某個位置，此時眼睛已經用盡所有調節能力來保持清晰影像在視網膜上。若物體再繼續靠近眼睛，由於眼睛已經無法提供更多的調節，此時物體所形成的清晰影像便只能成像到視網膜後方，而開始變得不清楚了。眼睛作最大調節時，物體最接近眼睛而能保持清晰影像的位置稱為近點(near point)。遠點和近點之間的距離稱為眼睛的調節範圍(range of accommodation)，而此時眼睛在調節上所能增加的最大屈光力稱為調節振幅(amplitude of accommodation)。調節振幅 (A_{amp}) 的計算與遠點和近點的位置有關，如圖 14-2 所示，可以得到

$$(14\text{-}1) \qquad A_{amp} = U_{FP} - U_{NP} = \frac{1}{u_{FP}} - \frac{1}{u_{NP}} ,$$

其中 u_{FP}、u_{NP} 分別代表遠點和近點的距離，而 U_{FP} 和 U_{NP} 則分別代表由遠點和近點位置發出的光線到達眼睛的聚散度。兩者聚散度的差值就是眼睛能提供的調節振幅。

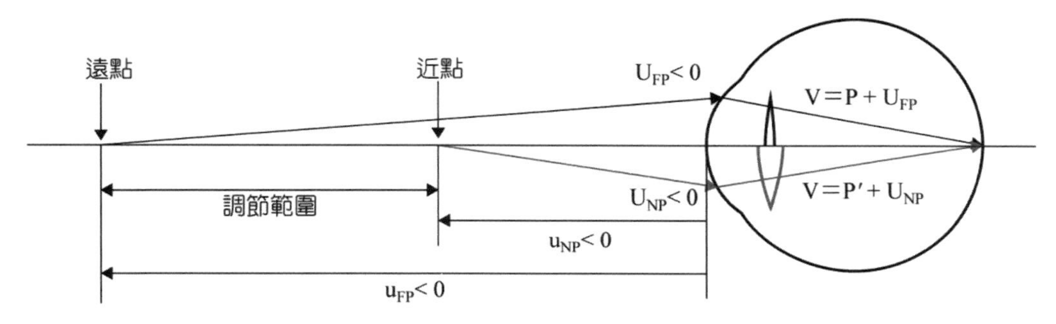

圖 14-2：調節範圍與調節振幅。

範例 14-1

某人眼睛的遠點在眼前 1.5m 並且近點在眼前 15cm，則此人眼睛的調節振幅為多少？

解答

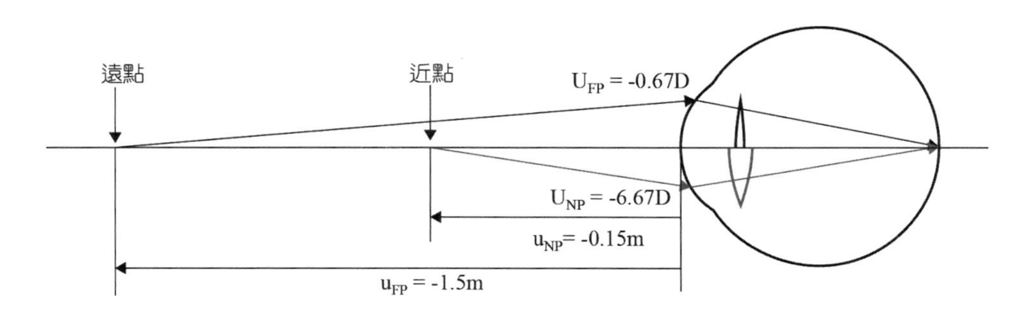

如上圖所示，利用(14-1)式得

$$A_{amp} = \frac{1}{-1.5\text{m}} - \frac{1}{-0.15\text{m}} = (-0.67\text{D}) - (-6.67\text{D}) = 6.00\text{D} \text{ 。}$$

所以此人的調節振幅為 6.00D。

範例 14-2

某人近視 −2.00D 並且調節振幅為 10.00D，則此人的調節範圍為何？

解答

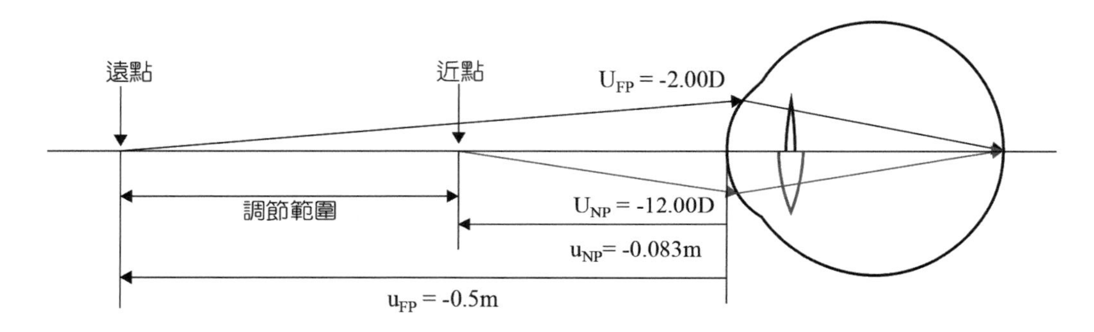

如上圖。近視 −2.00D 即表示此人從遠點發出光線的入射聚散度為 $U_{FP} = -2.00\text{D}$，所以遠點距離為

$$u_{FP} = \frac{1}{-2.00\text{D}} = -0.5\text{m} = -50\text{cm} \text{ 。}$$

負號代表遠點位置在眼前。又，因為眼睛具有調節振幅 $A_{amp} = 10.00\text{D}$，所以近點發出光線的入射聚散度為 $U_{NP} = -12.00\text{D}$，所以近點距離為

$$v_{NP} = \frac{1}{-12.00\text{D}} = -0.083\text{m} = -8.3\text{cm} \text{ 。}$$

負號代表近點位置在眼前。因此，此人的調節範圍為眼前 50cm 到眼前 8.3cm。

眼睛因為調節的關係，所以可以把眼前一定距離範圍的東西看清楚，這個距離範圍稱為眼睛的清晰視覺範圍。清晰視覺範圍和眼睛屈光狀態和調節振幅有關。在正視眼和近視眼的情形下，清晰視覺範圍是遠點和近點之間的距離範圍。在遠視眼的情形下，若調節振幅夠大，則清晰視覺範圍是從無窮遠到近點的距離範圍；若調節振幅不夠大，則可能甚至沒有清晰視覺範圍。

當眼睛配戴有度數的鏡片之後，清晰視覺範圍也會隨鏡片的度數而有所改變。

範例 14-3

某人遠視+5.00D，調節振幅為 8.00D，若只配戴+4.00D 鏡片，則此人清晰視覺範圍為何？

解答

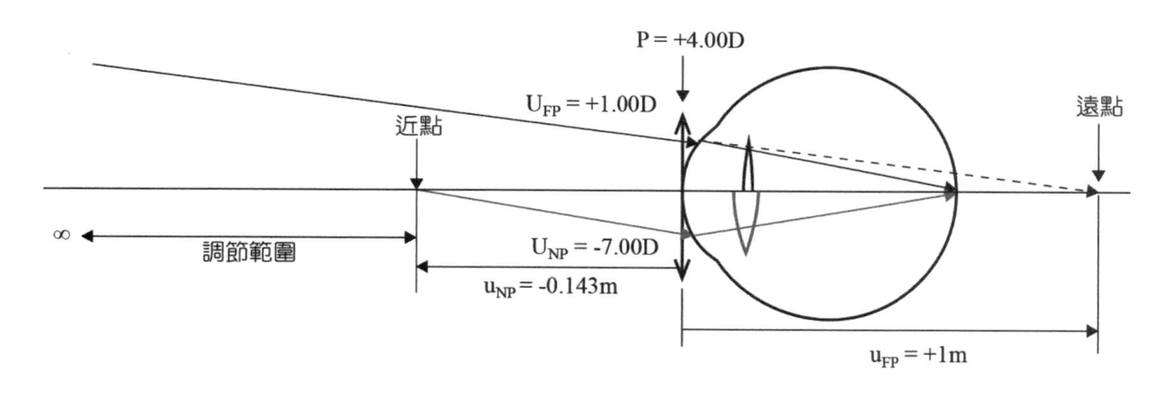

如上圖所示。此人只配戴+4.00D 鏡片，表示此人戴鏡時相當於一位+1.00D 遠視的人，即此時 $U_{FP} = +1.00D$，遠點距離為

$$u_{FP} = \frac{1}{+1.00D} = +1m = +100cm ,$$

即眼後 100cm。因為調節振幅 8.00D，所以 $U_{NP} = -7.00D$，近點距離為

$$v_{NP} = \frac{1}{-7.00D} = -0.143m = -14.3cm ,$$

即眼前 14.3cm。故此時的清晰視覺範圍為眼前無窮遠至眼前 14.3cm。

第二節　眼球調節需求

調節需求是指眼睛因為物體的外在刺激下，欲將此物體看清楚所需要的調節。調節需求與實際上眼睛真正提供的調節量（調節反應）不同。

調節需求的計算類似調節振幅的運算，就是比較由遠點和任一位置的物體所發出的光線到達眼睛時的聚散度之差異。因此，假設 u_{FP}、u_x 分別代表遠點和任一位置 x 之物體的距離，而 U_{FP} 和 U_x 則分別代表由遠點和任一位置 x 之物體所發出的光線到達眼睛的聚散度，則眼球調節需求 (A_x) 為（如圖 14-3(a)所示）

$$A_x = U_{FP} - U_x = \frac{1}{u_{FP}} - \frac{1}{u_x} \text{。} \tag{14-2}$$

當眼睛前方配戴有度數的鏡片時，入射光線會先經鏡片作用，再傳遞至眼睛，所以雖然稍微麻煩一些，但是眼球調節需求的計算方式仍是以上述的觀念進行，如圖 14-3(b)所示。

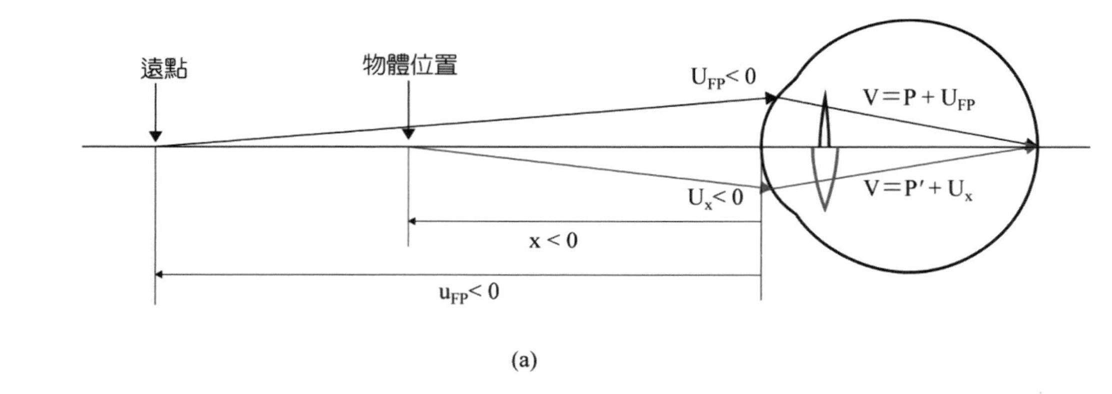

(a)

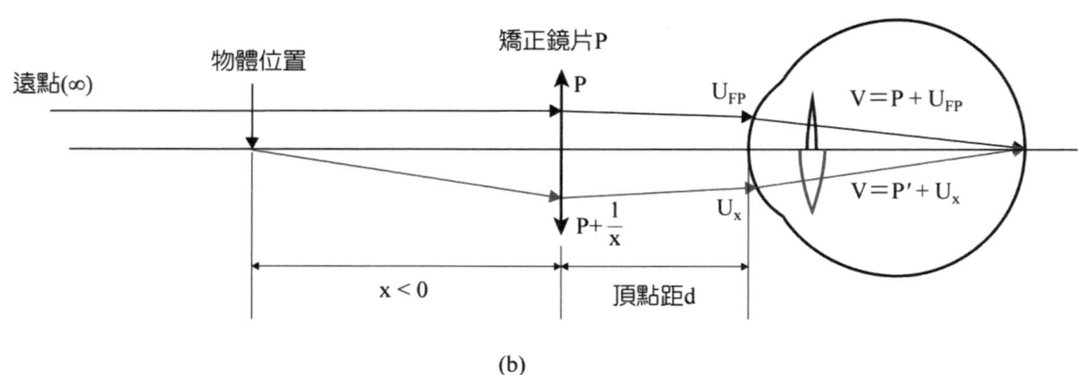

(b)

圖 14-3：眼球調節需求。

範例 14-4

某位未矯正近視者，他的遠點在眼睛前方 40cm 處。假設此人注視眼睛前方 20cm 處的書本，則他要得到清晰視網膜影像所需的調節是多少？

解答

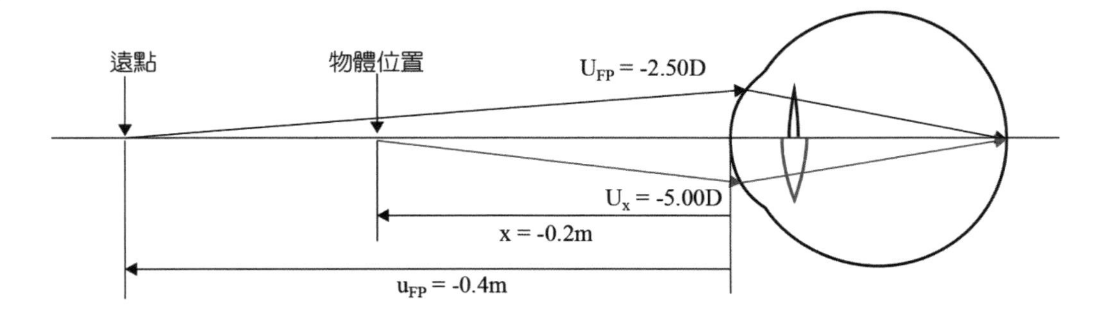

遠點在眼前 40cm，即

$$U_{FP} = -2.50D \text{。}$$

閱讀距離為眼前 20cm，相當於

$$U_x = -5.00D \text{。}$$

兩者之差為

$$A_x = (-2.50D) - (-5.00D) = +2.50D \text{。}$$

因此，調節需求為 2.50D。

範例 14-5

某遠視者配戴頂點距為 12mm 的+6.00D 的框架眼鏡矯正。當注視位於框架眼鏡鏡片前方 30cm 的壁報時，此人的調節需求是多少？若此人改用隱形眼鏡矯正，看著相同距離的壁報時，調節需求又是多少？

解答

(1) 框架眼鏡矯正

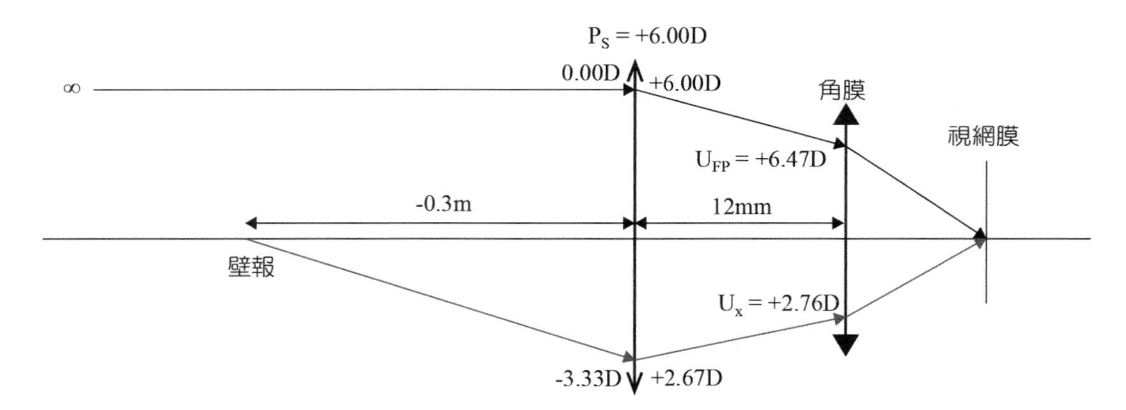

如上圖所示。當此人戴著框架眼鏡看遠時，平行光入射，入射聚散度為0.00D。經過矯正鏡片作用，出射聚散度為+6.00D。光線繼續傳播至角膜，此時光線的聚散度變為

$$U_{FP} = \frac{+6.00D}{1 - 0.012m \times (+6.00D)} = +6.47D \text{ 。}$$

看壁報時，入射聚散度為

$$U = \frac{1}{-0.3m} = -3.33D \text{ ，}$$

經矯正鏡片作用後，出射聚散度為+2.67D。光線繼續傳播至角膜，此時光線的聚散度變為

$$U_x = \frac{+2.67D}{1 - 0.012m \times (+2.67D)} = +2.76D \text{ 。}$$

所以調節需求為

$$A_x = (+6.47D) - (+2.76D) = +3.71D \text{ 。}$$

(2) 隱形眼鏡矯正

首先計算隱形眼鏡矯正度數。

$$P = \frac{+6.00D}{1 - 0.012m \times (+6.00D)} = +6.47D \text{ 。}$$

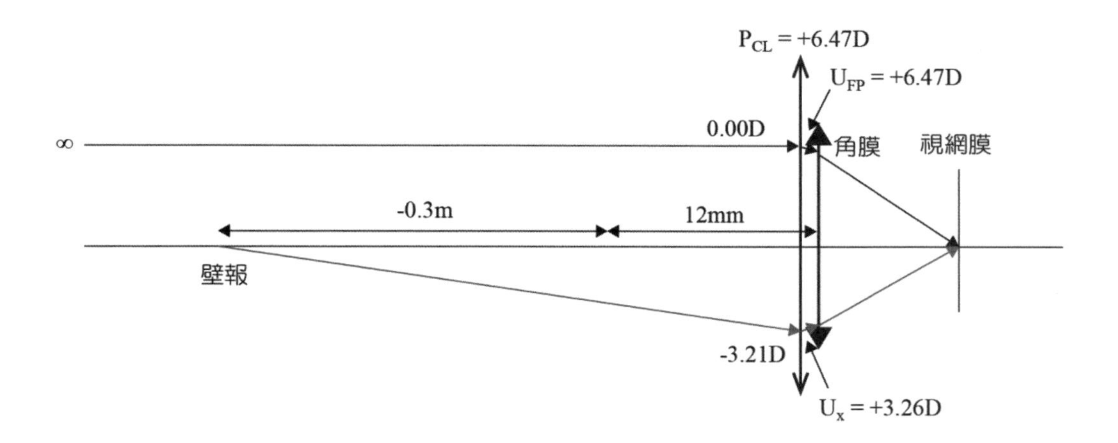

如上圖所示。當此人戴著隱形眼鏡看遠時，平行光入射，入射聚散度為0.00D。經過矯正鏡片作用，出射聚散度為+6.47D。光線直接進入角膜，所以

$$U_{FP} = +6.47D \text{。}$$

看壁報時，距離變為 31.2cm，所以入射聚散度為

$$U = \frac{1}{-0.312m} = -3.21D \text{，}$$

經矯正鏡片作用後，出射聚散度為+3.26D。一樣地，光線直接進入角膜，所以

$$U_x = +3.26D \text{。}$$

所以調節需求為

$$A_x = (+6.47D) - (+3.26D) = +3.21D \text{。}$$

比較兩種矯正結果，隱形眼鏡矯正的調節需求會少於框架眼鏡的調節需求。

範例 14-6

某近視者配戴頂點距為 12mm 的 −6.00D 的框架眼鏡矯正。當注視位於框架眼鏡鏡片前方 30cm 的壁報時，此人的調節需求是多少？若此人改用隱形眼鏡矯正，看著相同距離的壁報時，調節需求又是多少？

解答

(1) 框架眼鏡矯正

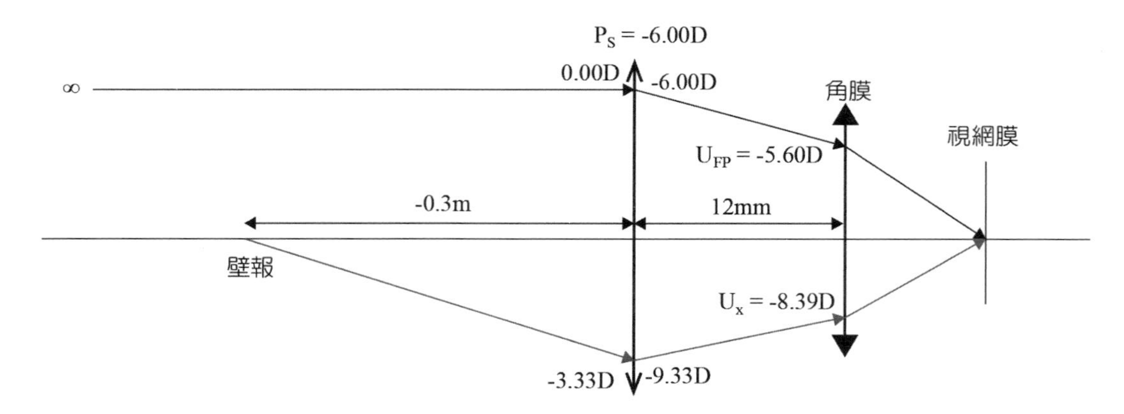

如上圖所示。當此人戴著框架眼鏡看遠時，平行光入射，入射聚散度為0.00D。經過矯正鏡片作用，出射聚散度為 − 6.00D。光線繼續傳播至角膜，此時光線的聚散度變為

$$U_{FP} = \frac{-6.00\text{D}}{1-0.012\text{m}\times(-6.00\text{D})} = -5.60\text{D}\text{ 。}$$

看壁報時，入射聚散度為

$$U = \frac{1}{-0.3\text{m}} = -3.33\text{D}\text{ ，}$$

經矯正鏡片作用後，出射聚散度為 − 9.33D。光線繼續傳播至角膜，此時光線的聚散度變為

$$U_x = \frac{-9.33\text{D}}{1-0.012\text{m}\times(-9.33\text{D})} = -8.39\text{D}\text{ 。}$$

所以調節需求為

$$A_x = (-5.60\text{D}) - (-8.39\text{D}) = +2.79\text{D}\text{ 。}$$

(2) 隱形眼鏡矯正

首先計算隱形眼鏡矯正度數。

$$P = \frac{-6.00\text{D}}{1-0.012\text{m}\times(-6.00\text{D})} = -5.60\text{D}\text{ 。}$$

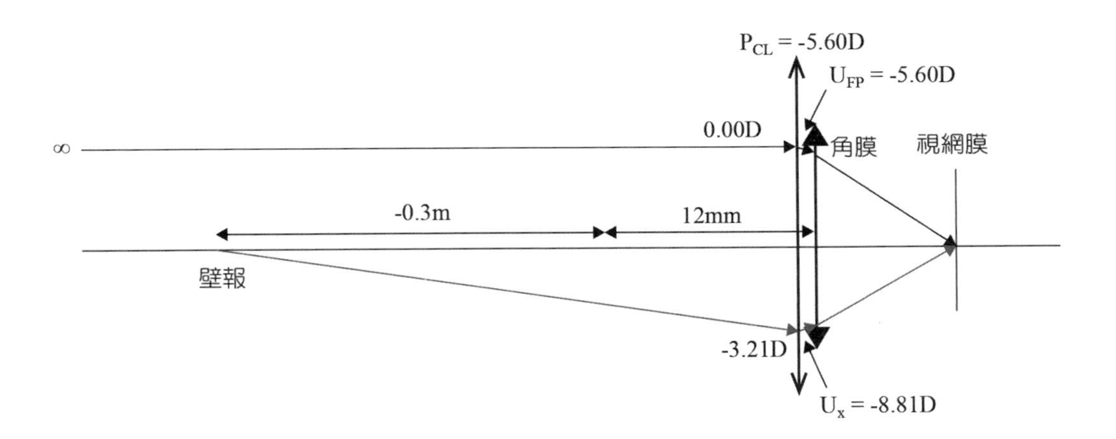

如上圖所示。當此人戴著隱形眼鏡看遠時，平行光入射，入射聚散度為 0.00D。經過矯正鏡片作用，出射聚散度為 – 5.60D。光線直接進入角膜，所以

$U_{FP} = -5.60D$ 。

看壁報時，距離變為 31.2cm，所以入射聚散度為

$$U = \frac{1}{-0.312m} = -3.21D \text{ ，}$$

經矯正鏡片作用後，出射聚散度為 – 8.81D。一樣地，光線直接進入角膜，所以

$U_x = -8.81D$ 。

所以調節需求為

$A_x = (-5.60D) - (-8.81D) = +3.21D$ 。

比較兩種矯正結果，隱形眼鏡矯正的調節需求會多於框架眼鏡的調節需求。

由範例 14-5 以及範例 14-6 可知，雖然物體離眼鏡平面一樣的距離，表面上看起來的調節需求好像一樣，都是 –3.33D（此處之調節需求稱為眼鏡調節需求）。但是，遠視與近視在矯正之後，遠視矯正者的實際眼球調節需求比較多，而近視矯正者的實際眼球調節需求會比較少。另外，以框架眼鏡矯正和隱形眼鏡矯正比較的話，對遠視矯正者而言，框架眼鏡矯正需要比隱形眼鏡矯正較多

的眼球調節需求；而對近視矯正者而言，框架眼鏡矯正則需要比隱形眼鏡矯正較少的眼球調節需求。還有，隱形眼鏡矯正的眼球調節需求，在遠視者和近視者的情況都是一樣的，事實上依據理論計算，他們的結果和正視者的眼球調節需求也都一樣。

第三節 老花

當年紀越來越大，調節能力會越來越下降，結果造成原本可以看清楚的近距離物體開始變得越來越模糊，近距離工作變得越來越困難。這是因為調節下降，因而眼睛能提供的額外屈光力越來越少，使得眼睛的近點位置離眼睛越來越遠。通常年紀到四十歲以上就會開始出現前面講的老花現象。有關調節振幅與年紀的關係，Hofstetter 提出一些期望值公式：

1. 最小振幅期望值：

(14-3) $A_{min} = 15.00D - 0.25D \times$ 年齡。

2. 平均振幅期望值：

(14-4) $A_{ave} = 18.50D - 0.30D \times$ 年齡。

3. 最大振幅期望值：

(14-5) $A_{max} = 25.00D - 0.40D \times$ 年齡。

很明顯地，改善的方法就是外加正屈光力。一般經驗法則是在保有一半調節振幅以上的能力時，老花者用眼才會感到舒適且能持久。例如，某老花者的工作近距離是 40cm，則相當於 2.50D 的調節需求。若此人的調節振幅只剩下 4.00D，為了在近距離工作時仍保有一半的調節振幅，那麼此人只能付出 4.00D 的一半，也就 2.00D 的調節，顯然不足 2.50D 的調節需求。所以我們就給予 0.50D 的外加正屈光力。這 0.50D 就是近附加度數，常以 ADD 表示，故

(14-6) $ADD = A_x - \dfrac{A_{amp}}{2}$。

範例 14-7

某正視者調節振幅只有 4.00D，為使 25cm 的近距離工作不致產生困難，則依據經驗法則之近附加應為多少？

解答

正視者的調節需求為

$$A_x = 0.00D - \frac{1}{-0.25m} = +4.00D \text{ 。}$$

利用(14-6)式得

$$ADD = (+4.00D) - \frac{4.00D}{2} = +2.00D \text{ 。}$$

因此近附加度數為 2.00D。

最後提醒的是，因為遠視矯正者通常需要較多的調節需求，所以會比近視者較早出現老花現象。另外，採用不同矯正方式也會對發生老花現象的遲早有一些影響。例如採用隱形眼鏡矯正的近視者會比框架眼鏡矯正的近視者需要較多的調節需求，所以隱形眼鏡矯正的近視者會比框架眼鏡矯正的近視者稍微早一點出現老花的現象。

第四節　景深

Visual Optics

一、景深

雖然光學系統失焦會在視網膜或影像感測器上形成模糊影像，但是視網膜的感光細胞或是影像感測器元件本身有尺寸大小以及對訊息處理時所存在的誤差，解析能力是有其極限的，所以並不是有一點點的模糊都可以偵測出來。因此，如果模糊影像的程度不是很大並且是在感光細胞或是感測器無法偵測的時候，那麼視覺系統或是影像解析系統會將這種小程度的模糊影像仍是認為是清晰的。

我們以簡單的薄球面鏡片來說明一下上述情形會有如何表現。如圖 14-4 所示，假設有一屈光力為 P 的正球面鏡片（鏡片直徑為 d_m），後方距離 v 的位置上有一螢幕（或說視網膜或感測器）。螢幕上清晰影像的共軛物體位在鏡面前方距離 u 的位置。若將被聚焦的物體稍微前後移動，則螢幕上會產生模糊影像。移動距離越大，則造成模糊影像的直徑大小就越大。如果視覺系統或影像解析系統可容忍的模糊影像大小為直徑 b，那麼欲使螢幕上的影像不被偵測出模糊，則物體移動的距離會受到限制。物體可被移動的最遠位置到最近位置的範圍，稱為景深(depth of field)。在景深範圍內的物體在螢幕上所形成的影像都不會被偵測出模糊。換句話說，在景深範圍內的影像都是清晰的。

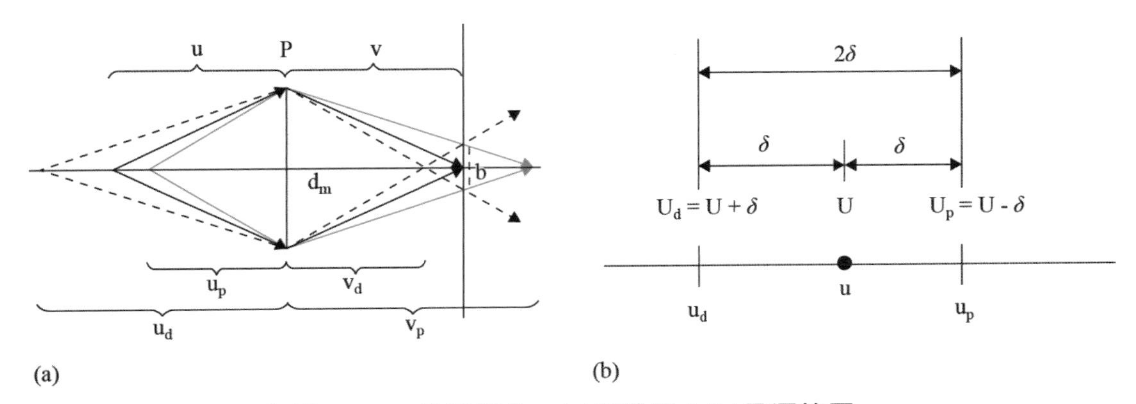

圖 14-4：景深概念。(a)光線圖；(b)景深範圍。

景深範圍經常以聚散度（屈光值）的方式來描述。假設物體最遠可被移到 u_d 的位置而最近可被移到 u_p 的位置上，則其相對應的共軛影像位置分別在 v_d 和 v_p 的位置上，並且在螢幕上的模糊影像直徑為 b。利用相似三角形對應邊成比例，可以從圖 14-4 得到

(14-7) $$\frac{d_m}{v_d} = \frac{b}{v - v_d} ,$$

(14-8) $$\frac{d_m}{v_p} = \frac{b}{v_p - v} 。$$

比較上兩式可得

(14-9) $$\frac{b}{d_m} = \frac{v - v_d}{v_d} = \frac{v_p - v}{v_p} 。$$

因此有

$$(14\text{-}10)\quad \frac{b}{d_m v}=\frac{1}{v_d}-\frac{1}{v}=\frac{1}{v}-\frac{1}{v_p}\rightarrow\frac{b}{d_m}V=V_d-V=V-V_p\text{，}$$

其中，V、V_d、V_p分別代表物體在聚焦、最遠、最近位置時的出射聚散度。另外，從聚散度方程式知

$$(14\text{-}11)\quad V=P+U\text{，}$$

$$(14\text{-}12)\quad V_d=P+U_d\text{，}$$

$$(14\text{-}13)\quad V_p=P+U_p\text{。}$$

上式中，U、U_d、U_p分別代表物體在聚焦、最遠、最近位置時的入射聚散度。最後可得

$$(14\text{-}14)\quad \frac{b}{d_m}V=U_d-U=U-U_p\text{，}$$

其中 $U=\frac{1}{u}$、$U_d=\frac{1}{u_d}$、$U_p=\frac{1}{u_p}$。我們將 $\frac{b}{d_m}V$ 稱為屈光景深(δ)，它代表最遠（最近）位置屈光值和聚焦位置屈光值的差。最遠位置屈光值與最近位置屈光值的差稱為總景深(2δ)，即

$$(14\text{-}15)\quad 2\delta=2\frac{b}{d_m}V\text{。}$$

景深大小與模糊容忍程度(b)成正比，而與鏡片孔徑(d_m)成反比。

範例 14-8

一個+5.00D 鏡片有 40mm 的直徑和一個與 50cm 處物體精確共軛的像屏。當可容忍模糊圓直徑是 1mm 時，則景深為何？

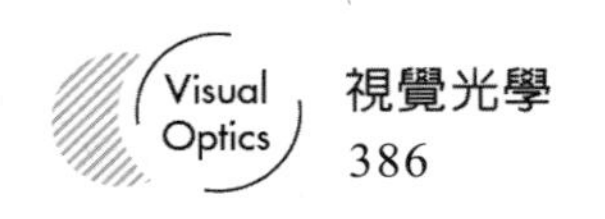

解答

因為物體位置在鏡前 50cm 處，所以入射聚散度為

$$U = \frac{1}{-0.5\text{m}} = -2.00\text{D}$$ 。

經過鏡片作用之後，出射聚散度為

$$V = (+5.00\text{D}) + (-2.00\text{D}) = +3.00\text{D}$$ 。

利用(14-15)式可以得到

$$\delta = \frac{0.001\text{m}}{0.04\text{m}} \times (+3.00\text{D}) = +0.075\text{D}$$ 。

所以景深的屈光值範圍為 $-1.925\text{D} \sim -2.075\text{D}$。

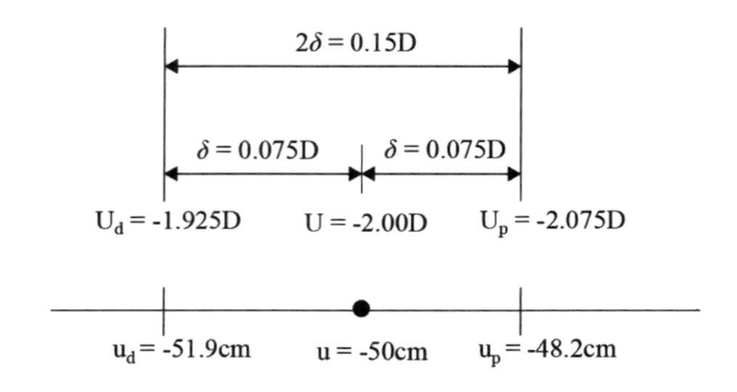

對應景深的線性範圍為鏡前 51.9cm~48.2cm。

範例 14-9

將眼睛看成是一個以+60.00D 鏡片描述的簡併模型眼。在人眼中心凹處的一個視錐細胞的典型直徑是 3μm（微米）。假設模糊圓至少在 3 個視錐細胞大小時，眼睛才能偵測到模糊。則對於遠物而言，當瞳孔直徑是 2mm 時，眼睛的屈光景深為何？

解答

因為觀看遠物，所以入射聚散度為 0.00D。經眼睛屈光作用後，出射聚散度為+60.00D。

利用(14-15)式可以得到

$$\delta = \frac{3\times 3\times 10^{-6}\text{m}}{0.002\text{m}}\times(+60.00\text{D}) = +0.27\text{D}。$$

所以屈光景深為±0.27D。

二、超焦距

前一段說明光學系統因為景深的關係，使得聚焦位置前後的景深範圍空間都具有清晰的影像。如果光學系統聚焦在無窮遠處的話，就只有比聚焦位置近的景深範圍空間具有清晰的影像，而另一部分的景深範圍空間根本不存在的（因為不可能比無窮遠更遠）。但是，若讓光學系統聚焦在系統前某一段距離上，使得景深範圍的最遠處剛好在無窮遠，則可看清楚的空間範圍就會從無窮遠到系統前的某一段距離上。要得到如此結果，系統應聚焦在哪裡呢？因為無窮遠所對應之屈光值為 0.00D，若光學系統具有景深 δ，則系統可以聚焦在屈光值為 $(-\delta)$ 的對應位置。此時，景深範圍為屈光值在 $0\sim(-2\delta)$ 的對應範圍內。這個與屈光值 $(-\delta)$ 對應的位置之距離稱為超焦距(hyperfocal distance)。如此聚焦，系統可以在無窮遠至一半超焦距之間的空間範圍具有清晰的影像，如圖 14-5 所示。

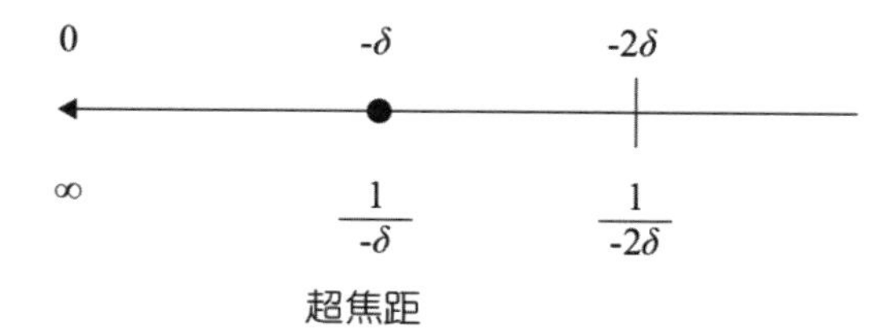

圖 14-5：超焦距的概念。

範例 14-10

一隻眼睛有±0.25D 的屈光景深，當眼睛聚焦在超焦距時，景深的線性範圍為何？

解答

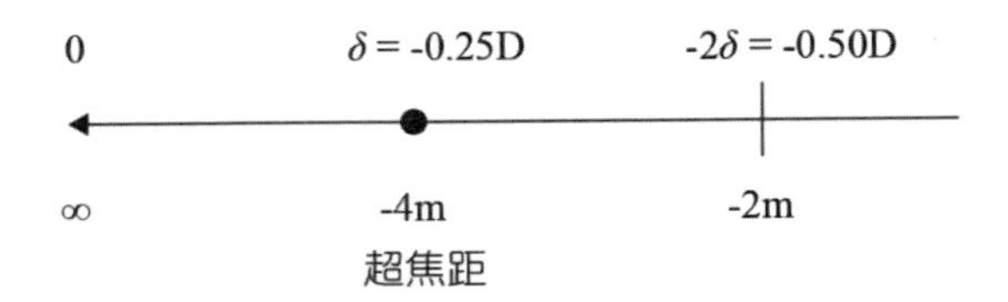

如上圖所示，景深的屈光值範圍為 0.00D~－0.50D，所對應的線性範圍為眼前無窮遠至 2m 處。

三、景深與調節振幅的關係

前一節提到，調節振幅是眼睛的遠點與近點所對應之屈光值之差。若考慮眼睛具有景深時，則當眼睛在放鬆狀態下聚焦在遠點處，可以看清的最遠距離會比遠點更遠（如果可以更遠的話）；當眼睛在最大調節時，可以看清楚的最近距離會比近點還要近。因此，當有景深存在時，由最遠位置與最近位置所對應的屈光值之差所得到的結果，會與不存在景深時所得到的結果不同。我們將存在景深時，所得到的調節振幅稱為表觀（明顯）調節振幅(apparent amplitude of accommodation)；將不存在景深時，所得到的調節振幅稱為真實調節振幅(true amplitude of accommodation)。從圖 14-6 可以簡單看出這兩種調節振幅之間的關係為

(14-16)　$A_{apparent} = A_{true} + 2\delta$（表觀調節振幅＝真實調節振幅＋總景深）。

其中 δ 代表眼睛的景深。

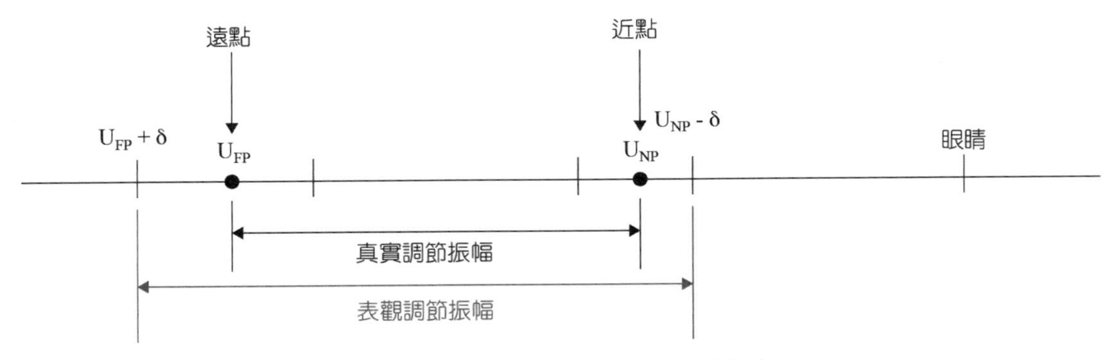

圖 14-6：景深與調節振幅的關係。

範例 14-11

當某人從完全矯正的鏡片觀看時，最近可以看到眼前 10cm。假設眼睛具有± 0.25D 的景深，則此人的真實調節振幅為多少？

解答

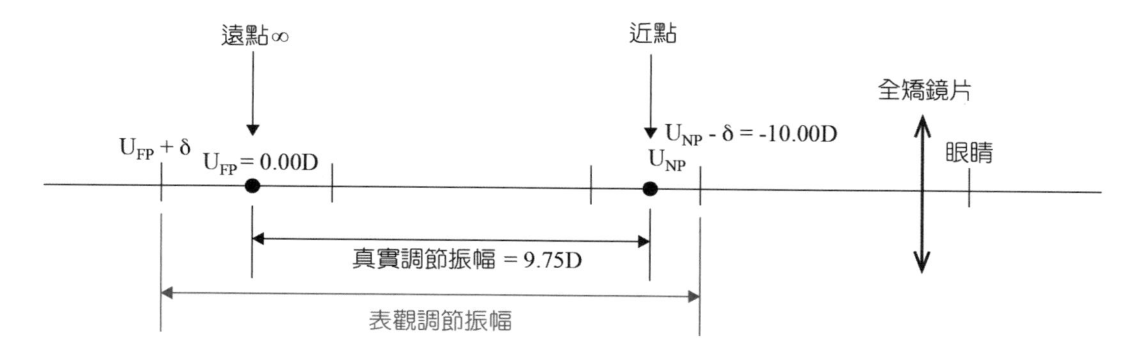

完全矯正時相當於正視者。由於最近可以看到眼前 10cm，所以對應的屈光值為 −10.00D。從上圖知，因為景深為 0.25D，近點對應的屈光值為 −9.75D，因此真實調節振幅為 9.75D。

範例 14-12

某正視者的真實調節振幅為 8.00D，若總景深為 2.00D，則此人的清晰視覺範圍為何？

解答

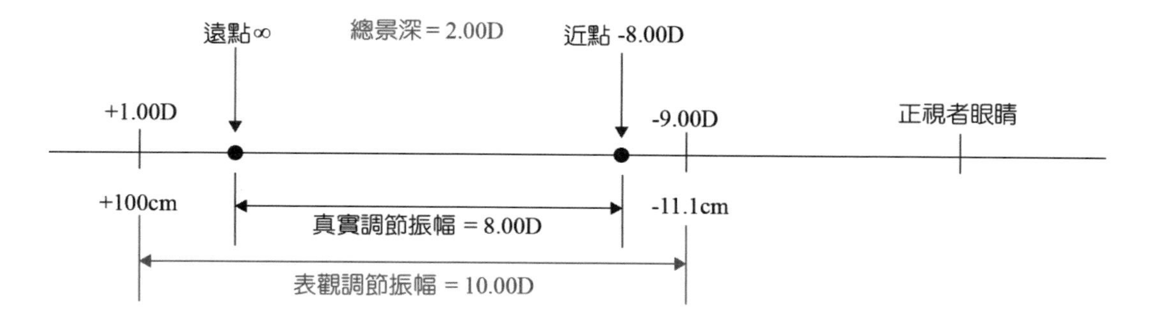

正視者遠點在無窮遠，對應屈光值為 0.00D。因為真實調節振幅為 8.00D，所以近點對應的屈光值為 − 8.00D。由於總景深為 2.00D，所以景深為 1.00D。因此，最近位置所對應的屈光值為 − 9.00D，相當於眼前 11.1cm。故清晰視覺範圍為眼前無窮遠至 11.1cm。

自我練習

一、選擇題

( ) 01. 近視眼的遠點與近點 (A)均在眼球前方 (B)均在眼球後方 (C)均在眼球前方，但相差 1m (D)均在眼球前方，但相差 10m。

( ) 02. 一個眼球其遠點在眼前 200cm，其近點為眼前 20cm，其調節幅度為多少？ (A) 3.50D (B) 4.50D (C) 5.50D (D) 7.50D。

( ) 03. 一個+3.00D 的遠視者，在未矯正時最近可以看到 14cm，其調節振幅為 (A) 0.33D (B) 3.00D (C) 4.00D (D) 10.00D。

( ) 04. 假設一隻眼睛的遠點在眼前 2.5m 並且近點在眼前 10cm，則此眼的調節振幅為多少？ (A) 10.00D (B) 9.60D (C) 7.50D (D) 6.00D。

( ) 05. 假設某人近視 3.00D，近點在 15cm，那麼它的調節振幅為 (A) 3.00D (B) 3.67D (C) 5.46D (D) 6.67D。

( ) 06. 某人屈光度數為 –2.00D，其調節幅度為 4.00D，此眼球的遠點及近點為下列何者？ (A)遠點眼前 50cm，近點眼前 17cm (B)遠點眼前 50cm，近點眼前 25cm (C)遠點眼後 50cm，近點眼前 25cm (D)遠點眼後 50cm，近點眼前 17cm。

( ) 07. 未知度數的受檢者戴用 –3.00D 的隱形眼鏡，可以看清楚的距離是眼前 100 cm 至 20cm。拿掉隱形眼鏡後，可以看清楚的最近距離為何？ (A)8.33cm (B)10.00cm (C)12.50cm (D)25.00cm。

( ) 08. 承上題，此人屈光不正為 (A) –3.00D (B) –4.00D (C) –5.00D (D) –6.00D。

( ) 09. 一近視眼看近物時，所用的調節力比遠視眼看近物時 (A)大 (B)差不多 (C)小 (D)完全相等。

( ) 10. 當近視者由隱形鏡片矯正改為框架眼鏡矯正時，眼球調節需求的變化如何？ (A)不變 (B)變小 (C)變大 (D)先變小再變大。

( ) 11. 某物體離矯正鏡片 50cm，則眼鏡調節需求為 (A) 5.00D (B) 4.00D (C) 3.00D (D) 2.00D。

( ) 12. 一個未矯正的遠視眼，遠點在眼後 50cm，當他要讀眼前 20cm 的字體，需要多少屈光度的調節力？ (A) 7.00D (B) 6.00D (C) 5.00D (D) 4.00D。

( ) 13. 某位未矯正近視者，他的遠點在眼睛前方 50cm 處。假設此人注視眼睛前方 20cm 處的書本，則他要得到清晰視網膜影像所需的調節是多少（即眼球調節需求）？ (A) 2.00D (B) 3.00D (C) 4.00D (D) 5.00D。

( ) 14. 某遠視者配戴頂點距為 14mm 的+12.00D 的框架眼鏡矯正。當注視在框架眼鏡鏡片前方 25cm 的掛毯時，此人的眼球調節需求是多少？ (A) 5.41D (B) 4.24D (C) 4.00D (D) 3.79D。

( ) 15. 某近視者配戴頂點距為 14mm 的 –12.00D 的框架眼鏡矯正。當注視在框架眼鏡鏡片前方 25cm 的掛毯時，此人的眼球調節需求是多少？ (A) 4.00D (B) 4.24D (C) 2.80D (D) 3.79D。

( ) 16. 大雄的眼睛可以用屈光力為+62.00D 和軸長 22.2mm 的簡併眼（折射率假設為 1.336）來描述。若框架鏡片（頂點距 12mm）前方 40cm 處有一朵花，這時大熊的眼球調節需求為何？ (A) 2.32D (B) 2.5D (C) 2.67D (D) 2.95D。

( ) 17. 張太太兩眼近視可以分別被 –4.00DS 的眼鏡矯正，有 12mm 的頂點距離。當她在看眼鏡前 20cm 的針線時，她的眼鏡調節需求(spectacle accommodative demand)為何？ (A) +3.70D (B) +4.00D (C) +4.30D (D) +5.00D。

( ) 18. 承上題，她的眼球調節需求(ocular accommodative demand)為何？ (A) +3.70D (B) +4.00D (C) +4.30D (D) +5.00D。

( ) 19. 某正視者調節振幅只有 3.00D，為使 40cm 的近距離工作不致產生困難，請問依經驗法則之近附加為多少？ (A) 0.50D (B) 1.00D (C) 1.50D (D) 2.00D。

( ) 20. 一位近視 2.00D 的病患，調節振幅為 3.50D，戴著 –1.50D 的隱形眼鏡。其清晰視覺範圍為 (A)眼前無窮遠至 28.6cm (B)眼前 50cm 至 20.0cm (C)眼前 200cm 至 25cm (D)眼前無窮遠至 25cm。

( ) 21. 假設某人近距離工作時的調節需求為 3.00D，其調節振幅只剩 4.00D，依據經驗法則，所需 ADD 為多少？ (A) 1.00D (B) 2.00D (C) 3.00D (D) 4.00D。

( ) 22. 一位+2.50D 之遠視者，調節振幅為 6.50D。不戴矯正眼鏡時的清晰視覺範圍為 (A)眼前無窮遠至 15.4cm (B)眼前 40cm 至 15.4cm (C)眼前無窮遠至 25cm (D)眼前 40cm 至 25cm。

( ) 23. 遠視+3.50DS 患者，其近點(near point)距離為 40cm。若病人使用最大調節幅度的一半，習慣閱讀距離為 40cm，請問下列近用眼鏡度數何者最適當？ (A) +1.50DS (B) +2.50DS (C) +3.00DS (D) +3.50DS。

( ) 24. 將眼睛看成是一個以+60.00D 鏡片描述的簡併眼模型。在人眼中心凹處的一個視錐細胞的典型直徑是 3μm（微米）。假設模糊圓至少在 3 個視錐細胞的大小時，眼睛才能偵測到模糊。則對於遠物而言，當瞳孔直徑是 3mm 時，眼睛的屈光景深為何？ (A) ±0.06D (B) ±0.12D (C) ±0.18D (D) ±0.24D。

( ) 25. 一隻眼睛有±0.25D 的景深。當眼睛聚焦在超焦距時的景深是多少？(A)眼前無窮遠至 2m (B)眼前無窮遠至 4m (C)眼前 2m 至 4m (D)眼前 4m 至 8m。

( ) 26. 一位 −5.00D的近視和老花的病人，全景深為 2.00D，在沒有矯正的情況下，他的近點為 15cm。他能看得清楚的最遠距離為多少？ (A) 25cm (B) 33.3cm (C) 50cm (D) 100cm。

( ) 27. 一位患者在景深為+2.00D 的情況下，最遠可看 40cm，最近可看 10cm；假設景深為 0 的情況下，則其近點約為多少 cm？ (A) 10 (B) 11 (C) 12 (D) 13。

( ) 28. 一位 −3.00DS顧客，調節幅度為 3.00D。當他配戴眼鏡後，可看清楚距離為眼前 100cm 到 20cm，其總景深為多少？ (A) 0.50D (B) 1.00D (C) 1.50D (D) 2.00D。

( ) 29. 某病患透過近附加觀看，其清晰視覺範圍從眼前 100cm 到 25cm。如果此病患總景深為 1.50D，則近附加是多少？ (A) 1.75D (B) 1.00D (C) 2.50D (D) 1.50D。

( ) 30. 一位已矯正的 5.00D 遠視者，若其超焦距為 0.50m 並且真正調節振幅為 8.00D，可以看清楚的最近距離為眼前 (A) 100cm (B) 50cm (C) 12.5cm (D) 10cm。

( ) 31. 當某人從完全矯正鏡片之雙光子片觀看時，能將眼前 10cm 到 66.67cm 的範圍看清楚。若其景深為±0.50D，則 (A)真正的調節振幅為 7.50D

(B)觀調節振幅為 7.50D　(C)此人近附加(ADD)為 1.50D　(D)此人近附加(ADD)為 1.00D。

(　) 32. 某正視者真正的調節振幅為 5.00D，若總景深為 1.50D，則此人的清晰視覺範圍為　(A)眼前 133cm 至 17.4cm　(B)眼前無窮遠至 23.5cm　(C)眼前 133cm 至 20cm　(D)眼前無窮遠至 17.4cm。

(　) 33. 一個+6.00D 鏡片有 36mm 直徑和一個與 40cm 處物體精確共軛的像屏。當可容忍模糊圓直徑是 1mm 時，則　(A)屈光景深為 ±0.05D　(B)總景深為 0.10D　(C)線性景深範圍為 40.8cm 至 39.2cm　(D)線性景深範圍為鏡片前 41.7cm 至 38.5cm。

(　) 34. 某顧客屈光度數為 –3.00D，其調節幅度為 4.00D。若考慮景深(depth of field) ± 1.00D，其明視範圍應為多少？　(A)眼前 67cm 到 25cm　(B)眼前 50cm 到 20cm　(C)眼前 50cm 到 12.5cm　(D)眼前無限遠(∞)到 14.3cm。

(　) 35. 周女士是一位可以被+1.00D 遠視眼鏡完全矯正的病人，有 2D 的總景深(total depth of field)。當她戴上眼鏡後，看近的明視範圍(range of clear vision)從 67 公分到 20 公分，則戴眼鏡看遠部分的明視範圍為　(A)從 100 公分到 25 公分　(B)從 50 公分到 40 公分　(C)從無限遠(∞)到 40 公分　(D)從無限遠(∞)到 50 公分。

(　) 36. 承上一題，看近的近附加度數(ADD)為多少？　(A) 1.00D　(B) 1.50D　(C) 2.00D　(D) 2.50D。

(　) 37. 承第 35 題，周女士不戴眼鏡時的明視範圍為　(A)從無限遠(∞)到 100 公分　(B)從 200 公分到 67 公分　(C)從無限遠(∞)到 67 公分　(D)從無限遠(∞)到 50 公分。

(　) 38. 某人是一位可以被+2.00D 遠視眼鏡完全矯正的病人，有 1D 的總景深(total depth of field)。當她戴上眼鏡後，看近的明視範圍(range of clear vision)從 67 公分到 20 公分，則此人的真實調節振幅為　(A) 1.00D　(B) 1.50D　(C) 2.00D　(D) 2.50D。

(　) 39. 承上題，此人的近附加度數為　(A) 1.00D　(B) 1.50D　(C) 2.00D　(D) 2.50D。

(　) 40. 承上題，此人不戴眼鏡時的明視範圍為　(A)從 100 公分到 33 公分　(B)從 200 公分到 50 公分　(C)從無限遠(∞)到 200 公分　(D)從無限遠(∞)到 100 公分。

二、計算題

01. 某人眼睛的遠點在眼後 40cm 並且近點在眼前 12.5cm，則此人眼睛的調節振幅為多少？
02. 某人近視 4.00D，調節振幅為 8.00D，若只配戴 3.00D 鏡片，則此人清晰視覺範圍為何？
03. 某遠視者配戴頂點距為 14mm 的+5.00D 的框架眼鏡矯正。當注視位於框架眼鏡鏡片前方 25cm 的壁報時，此人的調節需求是多少？
04. 某近視者調節振幅只有 3.00D，為使 25cm 的近距離工作不致產生困難，則依據經驗法則之近附加度數應為多少？（假設已用隱形眼鏡完全矯正看遠視力）
05. 一位絕對老花（即沒有調節能力）的正視者戴著+2.50D 的看近矯正。此人的總景深為 0.50D。當配戴老花矯正眼鏡時，其看近的清晰視覺範圍為何？若此人配戴的是+1.00D 的看近矯正，則清晰視覺範圍又為何？
06. 一位老花者透過雙光鏡片的近附加子片觀看時，清晰視覺範圍為眼前 100cm 至 25cm。此人的景深為±0.50D（即總景深為 1.00D）。請問此人的真實調節振幅為多少？所配戴的近附加度數為多少？
07. 當一位近視病人服用縮瞳劑來治療青光眼時，未矯正的看遠視力為 20/20 並且總景深為 2.00D。如果此病人停用縮瞳劑，瞳孔恢復原先的直徑大小，則預期的最大近視為多少度？
08. 一位絕對老花的正視者具有 200cm 的超焦距。當此人配戴+2.50DS 的閱讀眼鏡時，其清晰視覺範圍為何？
09. 近視 1.00D 的患者在沒有任何矯正的情況下，近點在眼前 20cm。若總景深為 1.50D，則此人可以看清楚的最遠距離為何？

MEMO

CH 15

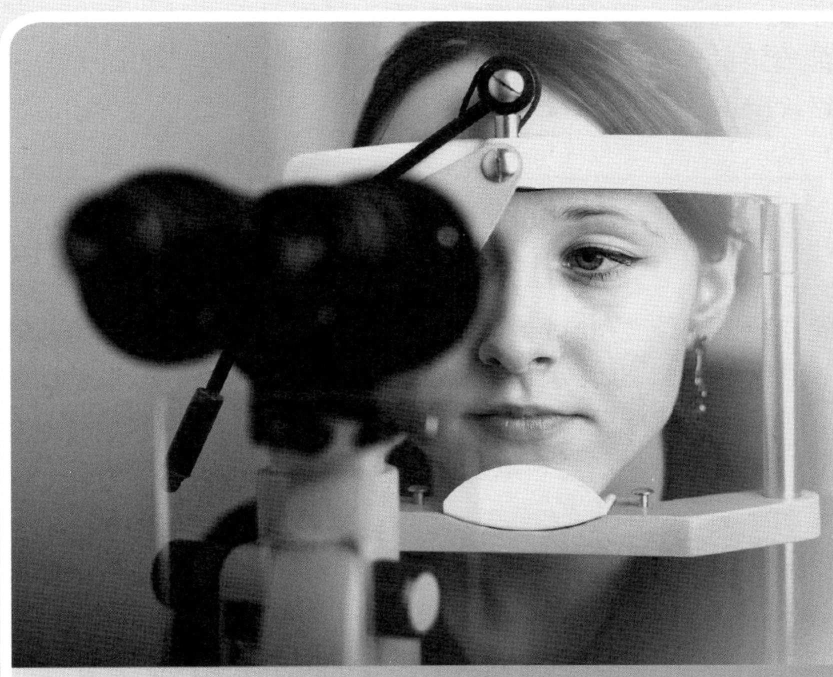

多焦鏡片

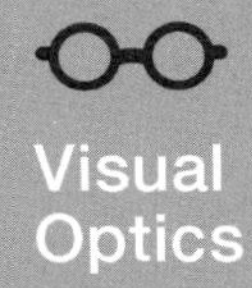

Visual Optics

具有老花現象的人，在矯正時遇到的最大問題在於看遠和看近時必須經常更換眼鏡，造成不便。若能有單一眼鏡既能看遠，又能看近，就方便許多了。這種既能看遠又能看近的眼鏡是因為鏡片在不同的區域具有不同的屈光力，這種鏡片稱為多焦鏡片(multifocal lenses)。

第一節　雙光鏡片

雙光鏡片將鏡片分為視遠區(distant zone)和視近區(near zone)，視遠區的部分常稱為鏡片的主片，視近區的部分則常稱為鏡片的子片。視遠區的屈光力即一般的矯正處方，而視近區和視遠區的屈光力差異即為近附加度數(ADD)。近附加度數是考慮使用者的屈光、調節、以及近工作距離等狀態來決定。

一、雙光鏡片型式

1. 一線雙光鏡片(executive bifocals)：如圖 15-1 所示，鏡片上半部為視遠區，下半部為視近區。視遠區和視近區的光學中心都在鏡片的幾何中心上。
2. 圓形雙光鏡片（round 或 Kryptok bifocals）：如圖 15-2 所示，鏡片下半部嵌入一個圓形子片作為視近區，子片的光學中心位於圓形子片的幾何中心。圓形子片經常以類似 R22 的形式表示，其中 R 代表圓形子片，22 代表子片直徑為 22mm。因此，子片光學中心在子片上緣的下方 11mm 處。

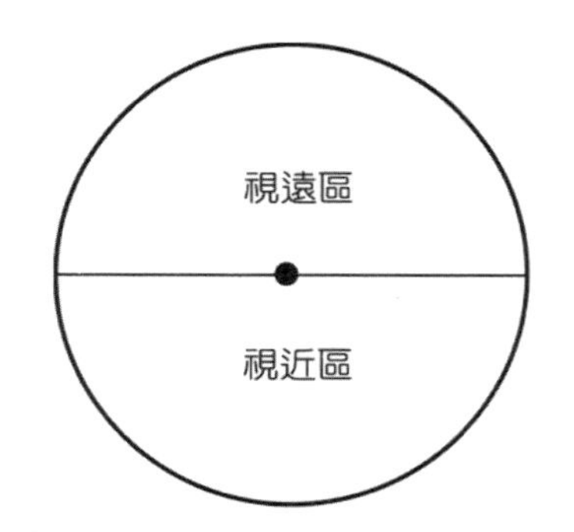

圖 15-1：一線雙光鏡片。

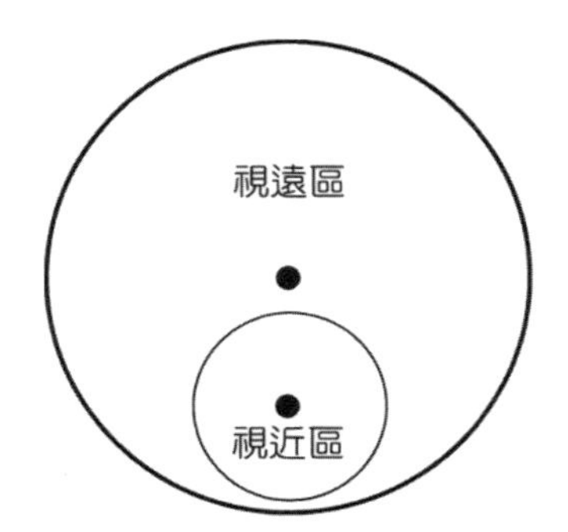

圖 15-2：圓形雙光鏡片。

3. 平頂雙光鏡片（flat-top 或 staight-top bifocals）：如圖 15-3 所示，鏡片下半部嵌入一個將圓形子片的上緣截成平頂形式作為視近區，子片的光學中心位於圓形子片的幾何中心。平頂雙光鏡片經常以類似 22×16 的記法表示，其中

22 表示子片的直徑，16 代表子片的垂直深度為 16mm。因此，子片光學中心在平頂上緣的下方 5mm 處。

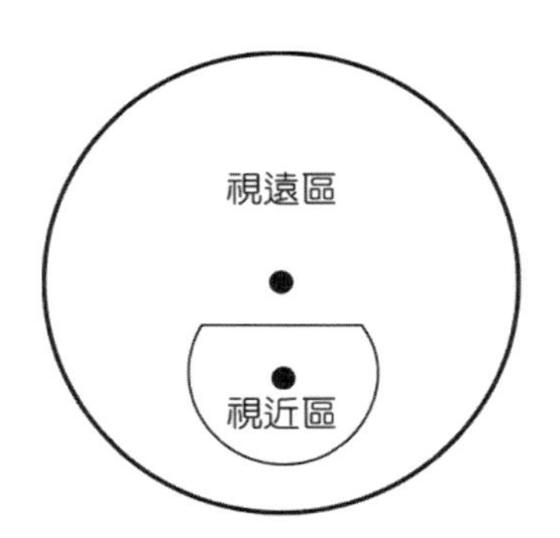

圖 15-3：平頂雙光鏡片。

4. Ultex 雙光鏡片：如圖 15-4 所示，鏡片下方嵌入一個部分圓形子片作為視近區，子片的光學中心經常位於鏡片下緣，也可以在稍高的位置。子片的直徑若為 38mm，那麼子片的光學中心就在子片上緣的下方 19mm 處。

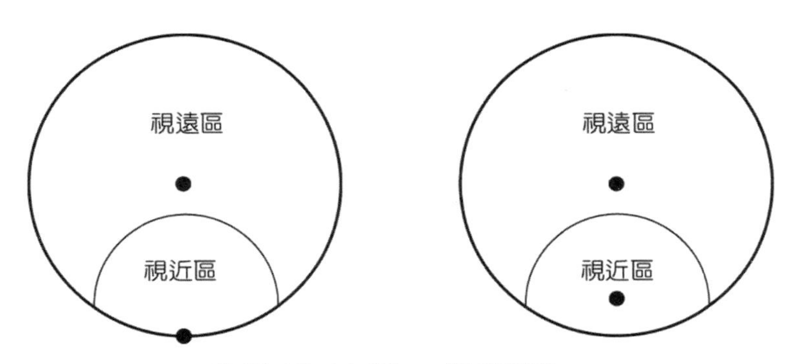

圖 15-4：Ultex 雙光鏡片。

二、子片嵌入與子片高度

子片嵌入(segment inlet)是指子片的光學中心相對於遠視力參考點（DRP 或 MRP）的向內位移，其目的在確保兩眼子片的視野一致並且防止子片在閱讀眼位上產生的水平稜鏡效應，參見圖 15-5。假設遠用瞳距為 PD_d，近用瞳距為 PD_n，子片嵌入 (h_{seg}) 為

(15-1) $$h_{seg} = \frac{PD_d - PD_n}{2}$$ 。

還有，因為遠視力參考點不一定在鏡框幾何中心上，所以子片光學中心相對於鏡框幾何中心的橫向位移稱為總嵌入(total inlet)。若兩眼的鏡框幾何中心相聚 PD_F 的距離，則子片的總嵌入 (h_t) 為

$$(15\text{-}2) \qquad h_t = \frac{PD_F - PD_n}{2} \text{。}$$

子片總嵌入相當於遠視力參考點相對於鏡框幾何中心的內移和子片嵌入的總和，其中遠視力參考點相對於鏡框幾何中心的內移為

$$(15\text{-}3) \qquad h_{oc} = \frac{PD_F - PD_d}{2} \text{。}$$

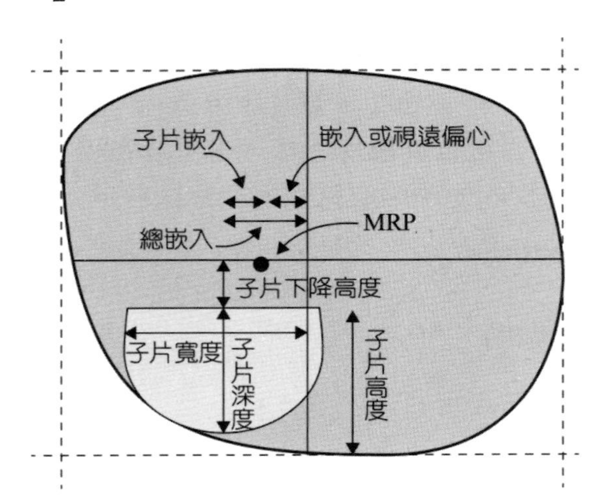

圖 15-5：子片嵌入與總嵌入。

另外，子片高度是指子片上緣位於配戴者瞳孔垂直下瞼緣處時，從子片上緣至鏡圈內緣最低點處的距離。子片高度可以根據配戴者的使用目的來確定，分為遠用為主和近用為主兩種情況。若以遠用為主時，子片高度應位於配戴者瞳孔垂直下瞼緣處下方 2mm 的位置。若以近用為主時，子片高度應位於配戴者瞳孔垂直下瞼緣處的位置。子片高度需進行實際測量來得到。

範例 15-1

雙眼處方為 −5.00DS 且 ADD ＝ +1.50D。若鏡框大小 56mm，鼻樑長度(DBL)是 16mm。病人的遠用瞳距為 64mm，近用 PD 為 60mm。則請問鏡片光學中心應如何移動？子片嵌入以及總嵌入各為多少？

解答

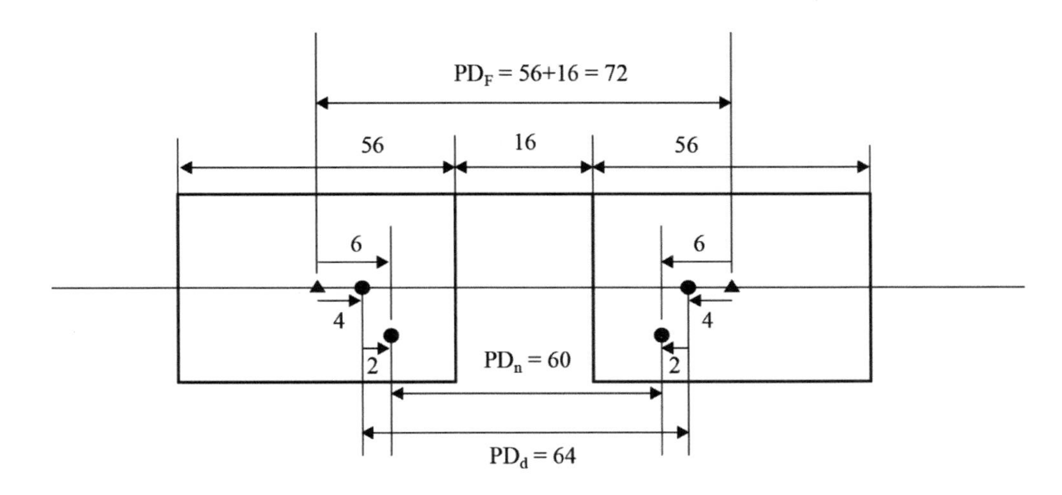

光學中心偏移：

$$h_{oc} = \frac{PD_F - PD_d}{2} = \frac{(56mm + 16mm) - 64mm}{2} = 4mm \text{ 。}$$

子片嵌入：

$$h_{seg} = \frac{PD_d - PD_n}{2} = \frac{64mm - 60mm}{2} = 2mm \text{ 。}$$

總嵌入：

$$h_t = \frac{PD_F - PD_n}{2} = \frac{(56mm + 16mm) - 60mm}{2} = 6mm \text{ 。}$$

故鏡片光學中心應向內移 4mm，子片嵌入向內移 2mm，而子片總嵌入向內移 6mm。

三、像跳

由於在視遠區和視近區的分界線上，兩者屈光力是不連續的，所以當視線從視遠區往下進入視近區時，會突然感受到不同的稜鏡效應。如圖 15-6(a)所示，在分界線上方的稜鏡效應為

$$(15\text{-}4)\qquad Z = hP_d，$$

其中 P_d 是主片的屈光力，h 是分界線相對主片光學中心的偏移距離。另外，在分界線下方的稜鏡效應為

$$(15\text{-}5)\qquad Z' = hP_d + h'(ADD)，$$

其中 ADD 是子片的近附加度數，h' 是分界線相對於子片光學中心的偏移距離。

兩者間的稜鏡效應差異 (Z_d) 為

$$(15\text{-}6)\qquad Z_d = h'(ADD)。$$

因為近附加度數為正屈光力，所以上述稜鏡效應差異的基底方向是朝向子片的光學中心，即稜鏡基底向下(BD)。因此，當視線從上向下通過分界線時，眼睛會突然感受到額外的基底向下稜鏡效應，結果造成會突然看到有影像跳上來，這就是像跳(image jump)現象。像跳的程度取決於子片在分界線（子片上緣）上造成的稜鏡效應程度。

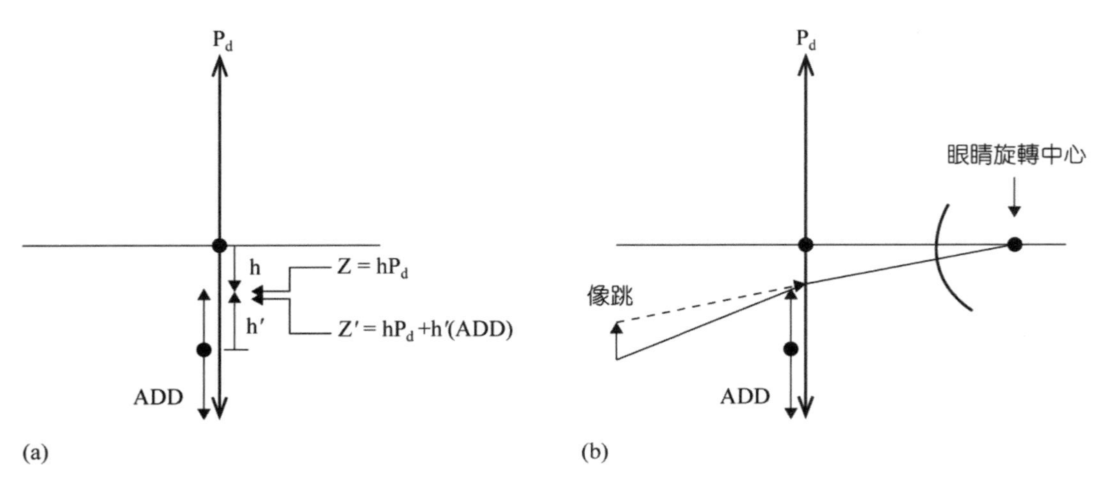

圖 15-6：(a)子片稜鏡效應；(b)像跳現象。

三光鏡片的光學原理和雙光鏡片一樣，在此就不再贅述。

範例 15-2

某病患需要+6.00DS 的看遠矯正且 ADD = +2.00D。如果子片形式是 22×16 的平頂子片，則產生的像跳量為多少？

解答

因為子片形式為 22×16 的平頂子片，所以子片光學中心與上緣分界線的距離為

$$h' = 5\text{mm} = 0.5\text{cm}$$ 。

利用(15-6)式得到

$$Z_d = 0.5\text{cm} \times (2.00\text{D}) = 1^{\Delta}$$ 。

故像跳量為 1^{Δ} BD。

四、清晰視覺範圍

範例 15-3

某人配戴一副完全矯正的雙光鏡片，近附加度數為+1.50D。若從主片觀看時，清晰視覺範圍為眼前無窮遠至 50cm。當從子片觀看時，清晰視覺範圍為何？

解答

從主片觀看的清晰視覺範圍為眼前無窮遠至 50cm，其所對應之屈光值為 0.00D~−2.00D。當從子片看出去時，因為近附加度數為 1.50D，所以清晰視覺的對應屈光值範圍為−1.50D~−3.50D，相當於眼前 66.7cm~28.6cm，如下圖所示。圖形顯示主片和子片的清晰視覺範圍有重疊的部分，這代表此人可以透過這個雙光鏡片配合適當的調節將眼前無窮遠至 28.6cm 的範圍看清楚。

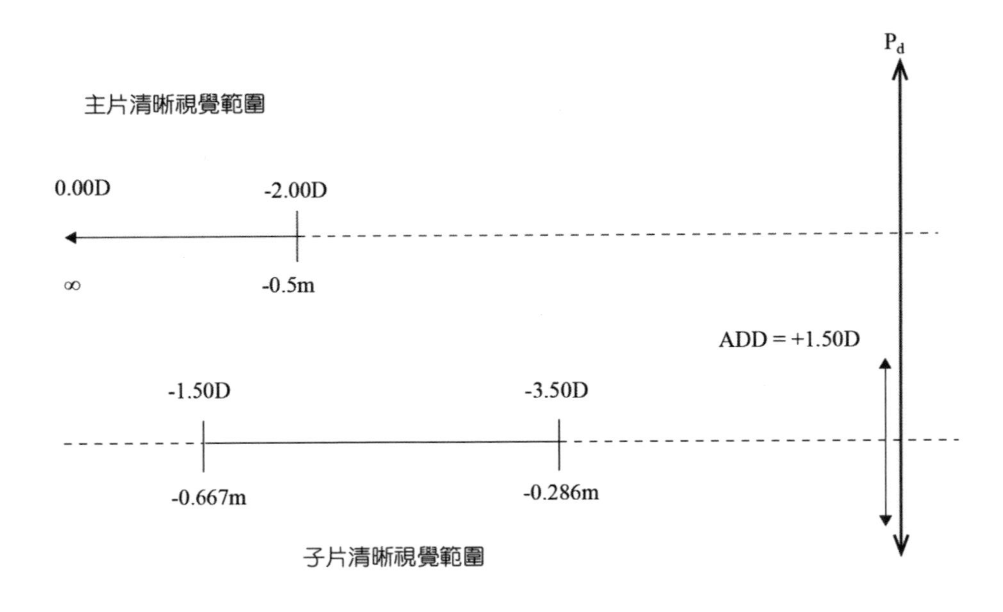

範例 15-4

某近視者調節振幅為 1.50D，配戴完全矯正的雙光鏡片，近附加度數 ADD = +2.00D。則此人戴鏡時的清晰視覺範圍為何？

解答

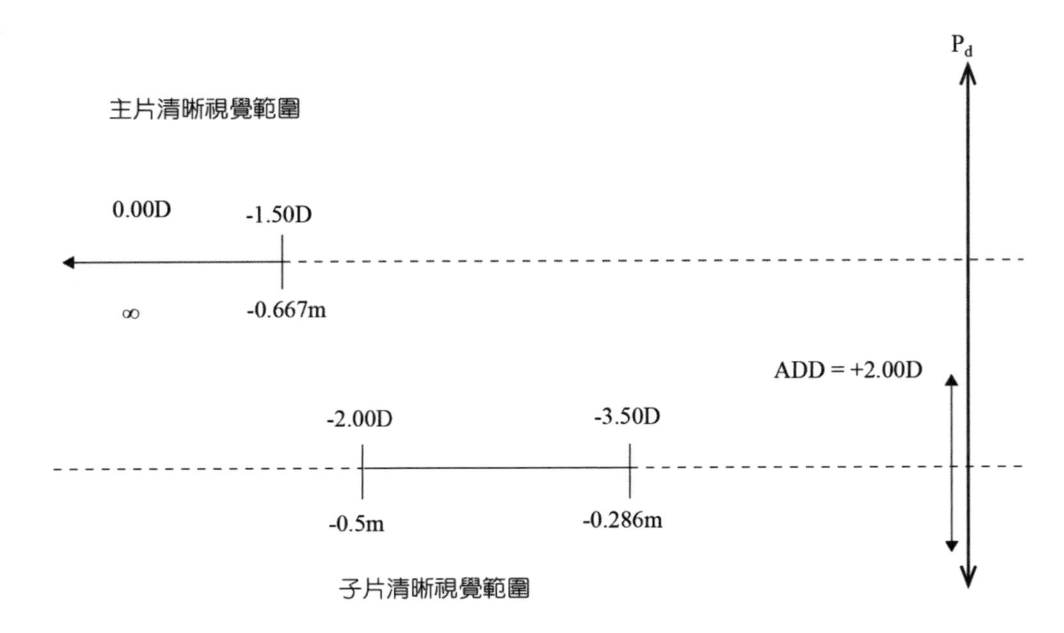

從主片觀看的清晰視覺對應屈光值為 0.00D~–1.50D，所以清晰視覺範圍為眼前無窮遠至 66.7cm。當從子片看出去時，因為近附加度數為 2.00D，所以清晰視覺的對應屈光值範圍為 –2.00D~–3.50D，相當於眼前 50cm~28.6cm，如上圖所示。

範例 15-4 的圖形中顯示此人配戴的雙光鏡片時，無法讓配戴者將眼前 66.7cm~50cm 的區域範圍看清楚。如果配戴者希望這段區域範圍也能看清楚的話，則可以考慮配戴三光鏡片，加入適當的中附加度數來涵蓋這段區域。當然也可以考慮下一節所談論的漸進多焦鏡片來矯正。

第二節　漸進多焦鏡片

Visual Optics

漸進多焦鏡片(progessive addition lenses, PAL)是一種將視遠區的屈光力以連續變化的方式過渡到視近區的屈光力的鏡片，如圖 15-7。由於屈光力的連續變化，所以從遠到近都可以影清晰的影像，而且沒有雙光或三光鏡片的像跳現象。

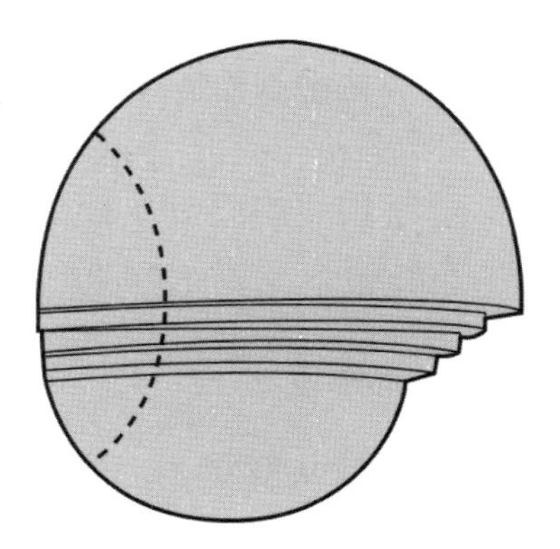

圖 15-7：漸進多焦鏡片屈光力的連續變化。

漸進多焦鏡片共分為四個區域：視遠區、視近區、連接視遠視近的漸進帶(progressive corridor)和兩旁的像差區，如圖 15-8。

1. 視遠區屬於遠用度數的區域，目前的技術可以使其與單光鏡片有差不多的表現。

2. 視近區屬於構成近用閱讀度數的區域，其位置必須考量到人眼閱讀時的輻輳量。近用區的大小會受到鏡片設計參數和鏡框大小所影響。
3. 漸進帶則是由視遠區到視近區作屈光力連續變化的區域。當漸進帶比較短的時候，漸進度數變化比較快；反之，漸近帶比較長時，漸進度數的變化會比較慢。而漸進帶的長短會影像到視近區的大小。
4. 像差區在漸進帶的兩側，這是因為屈光力連續變化下所造成無法避免的效應，主要會是像散的像差，所以也稱像散區。

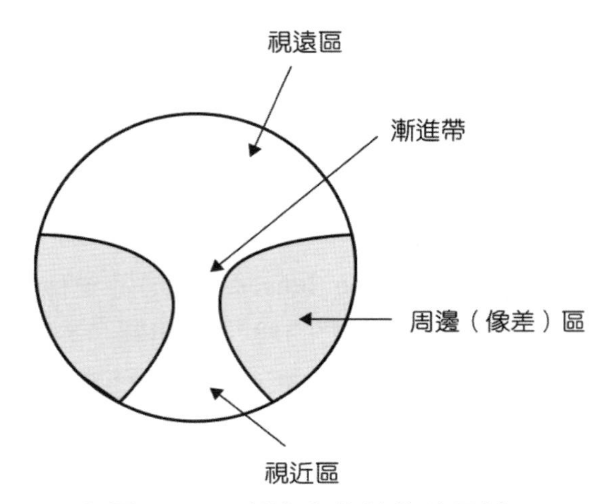

圖 15-8：漸進多焦鏡片的區域。

漸進多焦鏡片基本上分為兩種類型的設計：硬式設計與軟式設計。

硬式設計的特點是：

1. 視遠區和視近區較大，光學性能穩定。
2. 漸進帶比較短且比較窄，屈光力變化較快。
3. 適應比較困難，適應時間會拉長。
4. 周邊像差大。

軟式設計恰好和硬式設計相反，視遠視近區相對較小、漸進帶較長，屈光力變化慢、適應較快；周邊像差較小。圖 15-9 顯示硬式設計與軟式設計的差別。

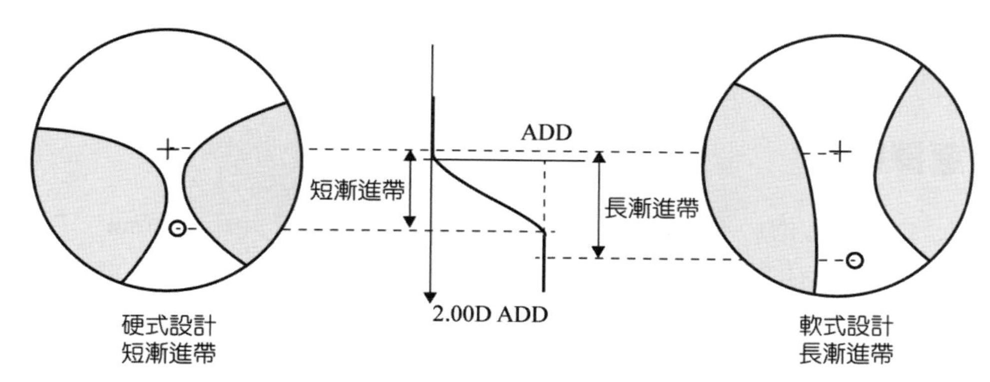

圖 15-9：硬式設計 vs.軟式設計。

適合選擇漸進多焦鏡片來配戴的人包括：

1. 希望避免單光老花眼鏡戴上、摘下的麻煩。
2. 不喜歡雙光鏡片難看的外形。
3. 需要看近工作，又不想暴露年齡的人。
4. 除了看遠和看近外，有時還需要看中距離的人。
5. 喜歡嘗試新鮮事物的人。

而比較容易適應漸進多焦鏡片的人如：

1. 主動性強，對漸進多焦點鏡片的適應症相當了解。
2. 剛開始進入老花眼，由於加光度低，容易適應。
3. 個子較高，脖子較長，脊柱靈活性較好。
4. 無暈車、內耳疾病等情況。
5. 有較好的閱讀習慣（如脊背挺的較直的人）。

自我練習

一、選擇題

( ) 01. 雙眼處方為 –3.00DS 且 ADD = +2.00D。若鏡框大小 50mm，DBL 是 18mm。病人的 PD 為 62mm，近用 PD 為 58mm。則 (A)鏡片中心內移 5mm (B)子片中心總內移 5mm (C)子片中心總內移 3mm (D)鏡片中心內移 2mm。

( ) 02. 假設 OU：+2.00DS 伴隨 1^{Δ}BI 且 ADD = +2.00D。若鏡框大小 46mm，DBL 是 18mm。病人的遠/近 PD 為 70mm/66mm。則 (A)鏡片中心內移 3mm (B)子片中心總內移 2mm (C)子片中心總外移 1mm (D)鏡片中心外移 6mm。

( ) 03. 一鏡框具有 54.0mm 的 A 尺寸和 20.0mm 的 DBL。病患的瞳距(PD)為 68.0mm 且近瞳距(near PD)為 65.0mm。找出子片嵌入。 (A)每隻眼 3.0mm 向外 (B)每隻眼 1.5mm 向外 (C)每隻眼 1.5mm 向內 (D)每隻眼 3.0mm 向內。

( ) 04. 一鏡框具有 54.0mm 的 A 尺寸和 20.0mm 的 DBL。病患的瞳距(PD)為 68.0mm 且近瞳距(near PD)為 65.0mm。找出總子片嵌入。 (A)每隻眼 1.5mm 向外 (B)每隻眼 1.5mm 向內 (C)每隻眼 4.5mm 向內 (D)每隻眼 9.0mm 向內。

( ) 05. 一副眼鏡規格 56□16，瞳距 62mm，要使鏡片光學中心與瞳距相符，水平移心量是多少？向哪個方向移動光心？ (A)內移 2mm (B)內移 5mm (C)外移 2mm (D)外移 5mm。

( ) 06. 測量遠用瞳距的結果為 64mm，計算近用瞳距的結果為 59mm，則鏡片的子片內偏距為 (A) 1.5mm (B) 2.0mm (C) 2.5mm (D) 3.0mm。

( ) 07. 病患的處方為看遠 –4.00D 加上 +2.00D 的 ADD。下列哪一型雙光鏡片在閱讀位置上會得到最小的稜鏡效應，若病患往下看離光學中心的 10mm 處？ (A)一線型(executive)雙光鏡片 (B)平頂型(straight-top) 28 雙光鏡片 (C)圓頂型(round-top) 22 雙光鏡片 (D) Ultex 雙光鏡片。

( ) 08. 一病患需要+4.00DS 的看遠矯正且 ADD = +1.50D。如果子片形式是 R22 圓形子片，則產生的像跳量為 (A) 4.4^{Δ} (B) 2.75^{Δ} (C) 1.65^{Δ} (D) 6.05^{Δ}。

( ) 09. 鏡片的處方是球面+4.00D，ADD = +2.50D。鏡片由 CR-39 製成且具有圓形 22 的子片，下落 2mm，並且向內 2mm。此鏡片的像跳是 (A) 0.12^{Δ}BU (B) 0.75^{Δ}BD (C) 2.0^{Δ}BU (D) 2.75^{Δ}BD。

( ) 10. 一病患需要+3.00DS 的看遠矯正且 ADD = +2.00D。如果子片形式是寬 22mm 的圓頂形子片，則像跳量為 (A) 1.5^{Δ} (B) 1.0^{Δ} (C) 3.3^{Δ} (D) 2.2^{Δ}。

( ) 11. 一病患需要 −2.00DS 的看遠矯正且 ADD = +1.00D。如果子片形式是一線型子片，則跳量為 (A) 0.0^{Δ} (B) 1.1^{Δ} (C) 2.2^{Δ} (D) 0.5^{Δ}。

( ) 12. 一位尚餘+2.0D 調節幅度的顧客，戴一 ADD 為+1.5D 的雙焦眼鏡，其看近的調適距離，下列何者正確？ (A) 50~33 公分 (B) 67~29 公分 (C) 67~50 公分 (D) 50~20 公分。

( ) 13. 關於漸進多焦鏡片的硬式設計，下列敘述何者錯誤？ (A)散光區分布較集中 (B)視近區比較窄 (C)漸進帶比較短，度數變化大 (D)眼睛適應時間較長。

( ) 14. 和硬性設計的漸進鏡相比，軟性設計者漸進區鏡度變化速率如何？ (A)更快 (B)更慢 (C)相同 (D)更寬。

二、計算題

01. 雙眼處方為 6.00DS 且 ADD = +1.00D。若鏡框大小 60mm，鼻樑長度(DBL)是 18mm。病人的遠用瞳距為 66mm，近用 PD 為 62mm。則請問鏡片光學中心應如何移動？子片嵌入以及總嵌入各為多少？

02. 某近視者調節振幅為 2.00D，配戴完全矯正的雙光鏡片，近附加度數 ADD = +1.50D。則此人戴鏡時的清晰視覺範圍為何？

MEMO

CH 16

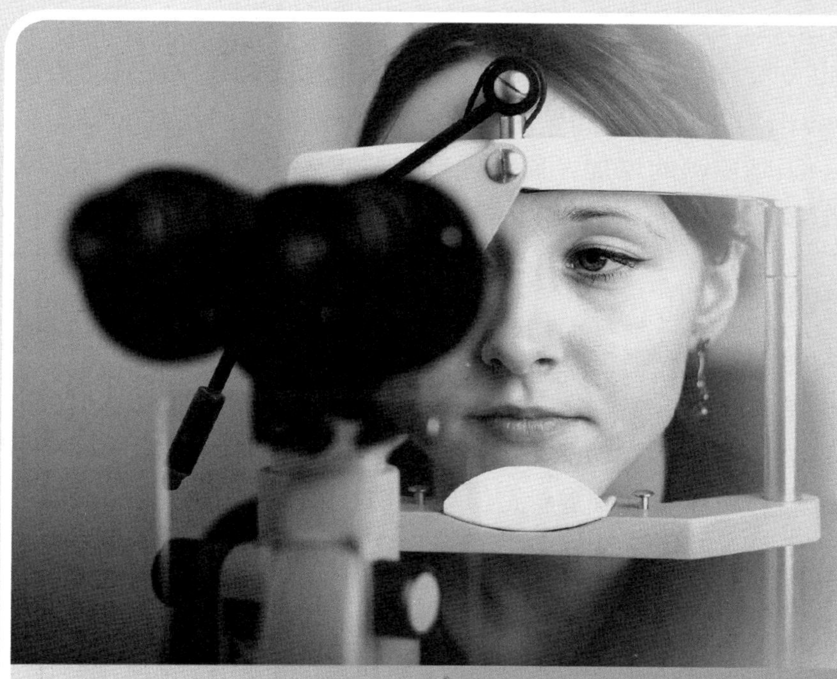

高度數鏡片

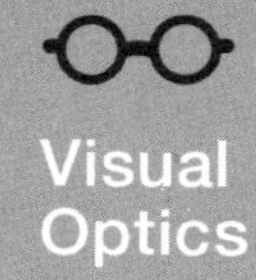

第一節　高度數正鏡片

無水晶體眼以及高度遠視者需要使用高度數正鏡片來矯正。配戴者在使用高度數正鏡片時會出現下列幾種問題，包括：視網膜影像的增加、視野的縮小、存在環盲區、眼睛旋轉的增加、雙眼內聚的要求、鏡片像差的增加、視野中的物體泳動、配戴者外觀等。

一、視網膜影像的增加

由眼鏡放大率知道，正鏡片矯正時會使視網膜影像的大小增加。特別是無水晶體眼所配戴之高度數正鏡片，其增加幅度更大，通常病患會感受到這種影像的增加。由於所看到的影像比較大的時候，常常會讓人覺得物體比較接近，所以此類病患配戴矯正鏡片時需要重新習慣新的物體大小與距離之間的關係。

二、視野的縮小

所謂視野(field of view)是指可以被光學系統成像的物體平面範圍，其範圍可以由光學系統的入射光瞳孔來決定。假設有一光學系統包含一個針孔以及一個孔徑。因為孔徑上沒有鏡片，所以針孔很明顯是這個光學系統的孔徑光闌，也是系統的入射光瞳孔。當針孔與孔徑的相對位置不同時，則可以被系統成像的物體平面範圍也會不同，如圖 16-1 所示。

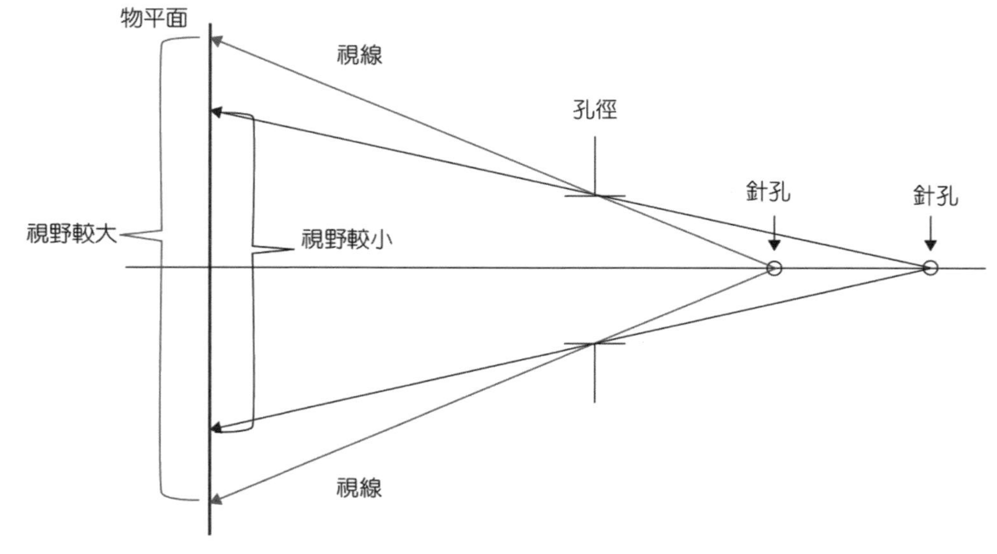

圖 16-1：視野。

當孔徑上有鏡片時，由於光線受鏡片屈折的關係，必須以入射光瞳孔來考量視野的大小。假設針孔在鏡片後方 d 的距離，鏡片直徑尺寸為 2h 並且屈光力為 P，則可以被此光學系統成像的物體平面範圍所張開的角度大小為 ϕ，如圖 16-2 所示。首先，由針孔（物距為 u）被鏡片（屈光力為 P）成像可以得到入射光瞳孔的位置（像距為 v），其關係為

$$(16\text{-}1) \qquad \frac{1}{v} = P + \frac{1}{u} = P + \frac{1}{-d} \rightarrow v = \frac{-d}{1-dP} \text{。}$$

因此，視野所張開之角度為

$$(16\text{-}2) \qquad \tan\frac{\phi}{2} = \frac{h}{|v|} = \frac{h|1-dP|}{d} \text{。}$$

如果正鏡片屈光力 P 越大，則視野 ϕ 會越小。

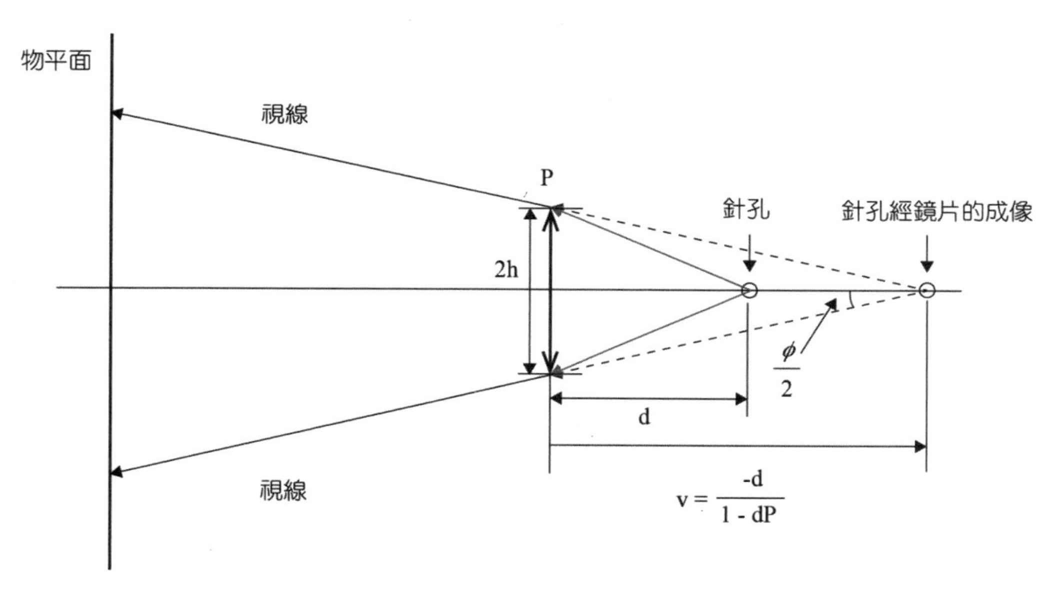

圖 16-2：單一鏡片的視野。

範例 16-1

某人配戴直徑 40mm 之+4.00D 鏡片，其離瞳孔之距離為 15mm，則其入射光瞳孔之視野為多少？

解答

利用(16-2)式，

$$\tan\frac{\phi}{2}=\frac{0.02\text{m}\times\left|1-0.015\text{m}\times(+4.00\text{D})\right|}{0.015\text{m}}=1.25\text{，}$$

$$\phi=2\tan^{-1}(1.25)=103°\text{。}$$

視野範圍為 103°。

範例 16-2

某人配戴直徑 40mm 之+10.00D 鏡片，其離瞳孔之距離為 15mm，則其入射光瞳孔之視野為多少？

解答

利用(16-2)式，

$$\tan\frac{\phi}{2}=\frac{0.02\text{m}\times\left|1-0.015\text{m}\times(+10.00\text{D})\right|}{0.015\text{m}}=1.13\text{，}$$

$$\phi=2\tan^{-1}(1.13)=97°\text{。}$$

視野範圍為 97°。

從以上兩個範例可以看出，當正鏡片的度數越來越高時，視野範圍會變得越來越小。增加鏡片尺寸，即增加(16-2)式中的 h，可以增加視野。另外，將配鏡時的頂點距縮短，即縮短(16-2)式中的 d，也可以增加視野。

三、環盲區

當眼睛的視線由正鏡片周邊的內緣移往鏡片周邊的外緣時，由於稜鏡效應的關係，外部空間會有部分區域突然不見，出現影像不連續的狀態。這個影像消失的空間範圍稱為環盲區(ring scotoma)。如圖 16-3，當視線通過正鏡片內緣時，因為光線受到鏡片屈折的關係，所以在視線 AD 以內的物體空間可以被看見。當視線通過正鏡片外緣時，由於沒有鏡片屈折作用，所以在視線 BD 以外的物體空間可以被看見。結果造成陰影區域的空間不會出現在眼睛的視線範圍內。

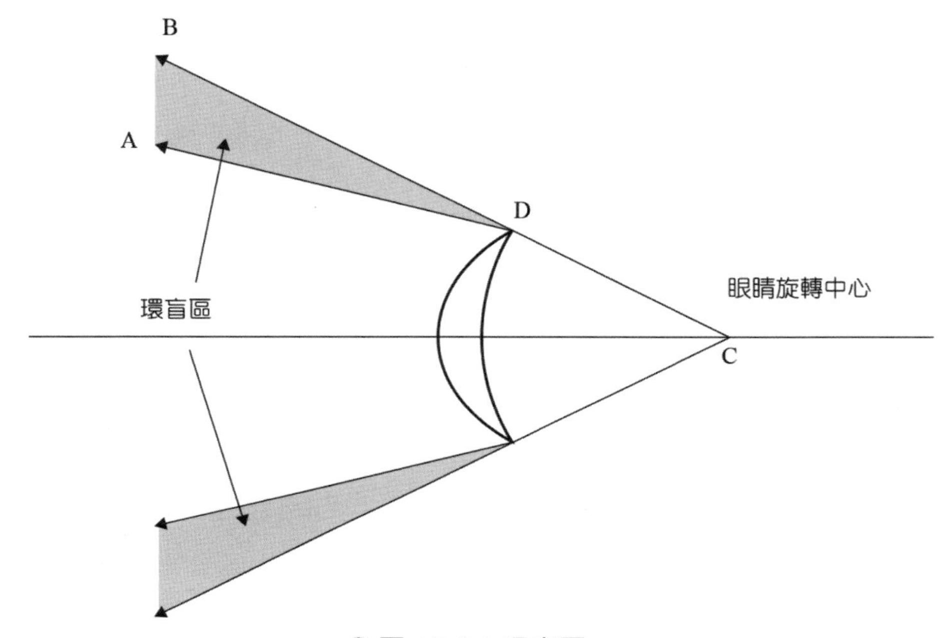

圖 16-3：環盲區。

四、眼睛旋轉增加

第九章的稜鏡有效性提到，當鏡片具有正度數時，稜鏡效應會造成眼睛需要多轉一些角度。當正鏡片度數越大時，眼睛所受稜鏡效應越大，所需旋轉的角度也就增加。

五、雙眼內聚（輻輳）需求

病患配戴正鏡片時，若鏡片中心距離符合雙眼看遠時的瞳距（即遠用瞳距），則在眼睛注視近物時，視線會朝鏡片光學中心的內側看出去，因而產生基底向外(BO)的稜鏡效應，結果造成閱讀時需要更多的輻輳（雙眼內聚）。這會使雙眼的正融像輻輳(positive fusional convergence)有壓力而導致不舒適。解決方法可以讓鏡片中心距離稍微小於遠用瞳距，則看遠時會有一點點基底向內(BI)的稜鏡效應，但是閱讀看近時可以舒緩雙眼的正融像輻輳。這個方法適合用於看遠時具有外斜位的病患。

六、鏡片像差的增加

正鏡片度數增加會造成像差的增加，這包括了單色像差與色像差的部分。色像差主要是在鏡片邊緣會出現色彩條紋的影像，一般來說影響不大。在單色像差部分，球面像差和彗差受到孔徑大小的影響，所以當瞳孔比較小的時候，這兩種像差所造成的影響可以忽略。至於斜向的像散和場曲兩種像差則會對視力以及對比敏感度有顯著的影響。最後是畸變，當鏡片具有高度數的時候，正鏡片所產生之枕型畸變會變得更明顯。所以，在設計高度數正鏡片時，首要注意像散和場曲的控制，接著就要注意畸變的控制。

七、視野中的物體泳動

如圖 16-4 所示，泳動現象是在雙眼保持不動而旋轉頭部（圖形中向右旋轉）使雙眼注視點從 M 到 N 的過程中，因為 M 受到基底朝右的稜鏡效應而造成影像朝反方向（圖形中的左方）更多的移動。要避免泳動現象，最簡單的方法是頭部不動，眼睛旋轉即可。但是眼睛從斜方向看出去反而產生影像畸變效應。所以，最佳的方式應該是慢慢旋轉頭部而眼睛也慢慢地跟著頭部旋轉。

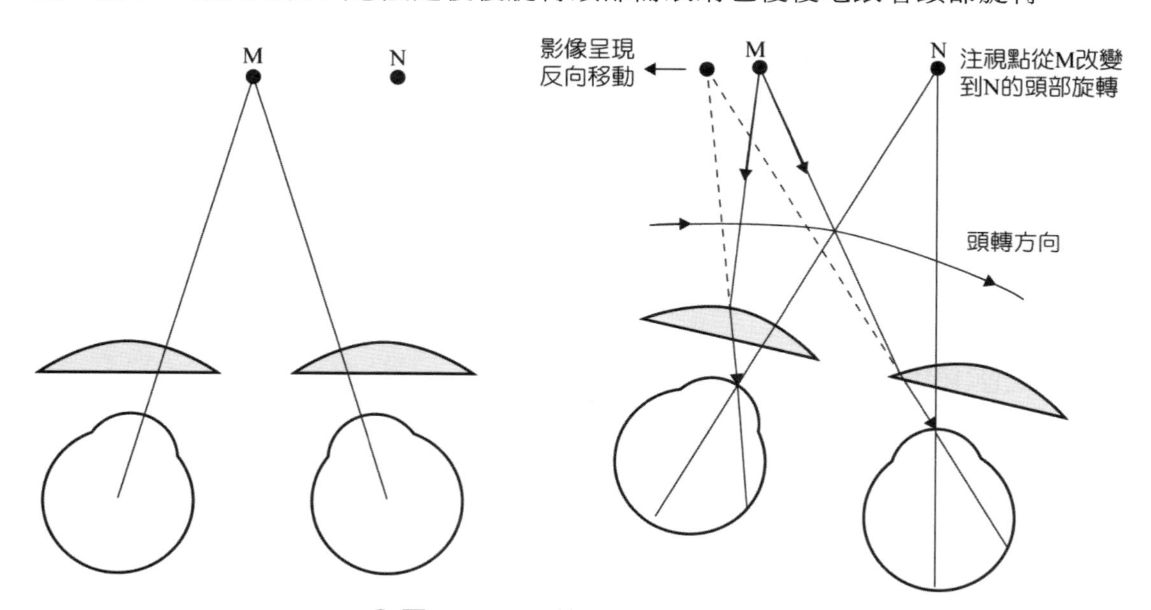

圖 16-4：正鏡片的泳動現象。

八、配戴者外觀

由於正鏡片具有放大效應，所以配戴正鏡片時，配戴者雙眼會顯著放大。另外，由於鏡片的放大率與像差（影像扭曲）的增加，會使得配戴者在行為舉止上稍顯笨拙。這些都造成外觀上的困擾，使得病患比較會拒絕配戴高度數正鏡片。

欲減少上述高度數正鏡片所造成的問題，在鏡片設計時可以特別注意下列幾個重點：

1. 減少鏡片重量：例如使用塑膠鏡片、選用小尺寸的鏡框。
2. 減少鏡片厚度：例如使用縮徑鏡片、全徑非球面鏡片。
3. 降低眼鏡放大率：例如減少鏡片厚度、使用較平坦的前弧、鏡框 PD 與遠用 PD 要相等。
4. 增加視野：例如縮小頂點距、增加鏡片尺寸、採用非球面的前弧（鏡片周邊屈光力較小）。
5. 最小化鏡片像差：例如改變片型和使用非球面前弧都是控制像差的原則工具。
6. 提供最適合的多焦形式和位置的選擇：由於沒有調節能力，所以清晰視覺範圍受限於遠、近焦點處的景深。老年無水晶體眼患者在使用雙光鏡片時會有絆倒的危險，所以可以配製看遠的單光眼鏡和另一支閱讀用的雙光或單光眼鏡。若沒有閱讀眼鏡可用，可以教導病患將看遠的眼鏡從鼻子上向下移。
7. 提供眩光和 UV 輻射的保護。

第二節　高度數負鏡片

Visual Optics

高度數負鏡片會出現的問題主要有關的是：鏡片重量和厚度、影像的縮小、視野以及外觀。

一、鏡片重量和厚度

由於負度數鏡片是中央薄且周圍厚的型態，在重量上的問題比較不像高度數正鏡片來得嚴重。通常只要選擇密度比玻璃小的塑膠鏡片就不會有問題。但是高度數負鏡片在鏡片邊緣上會有明顯的厚度問題。

首先我們來看鏡片中心厚度與邊緣厚度之間的關係。假設鏡片的尺寸大小為 2h（h 為半直徑），前後表面的曲率半徑分別為 r_1 、 r_2，前後表面之弧矢距或稱垂度(sagitta)分別為 s_1 、 s_2，則透過簡單的幾何關係可知鏡片尺寸大小、球面曲率半徑和弧矢距三者的關係（如圖 16-5 之說明），其分別為

(16-3) $$s_1 = r_1 - \sqrt{r_1^2 - h^2}$$ ，

(16-4) $$s_2 = r_2 - \sqrt{r_2^2 - h^2}$$ 。

如果鏡片尺寸的半直徑(h)遠小於曲率半徑 r_1 、 r_2 的話，上兩式可以簡化成

(16-5) $$s_1 = \frac{h^2}{2r_1}$$ ，

(16-6) $$s_2 = \frac{h^2}{2r_2}$$ 。

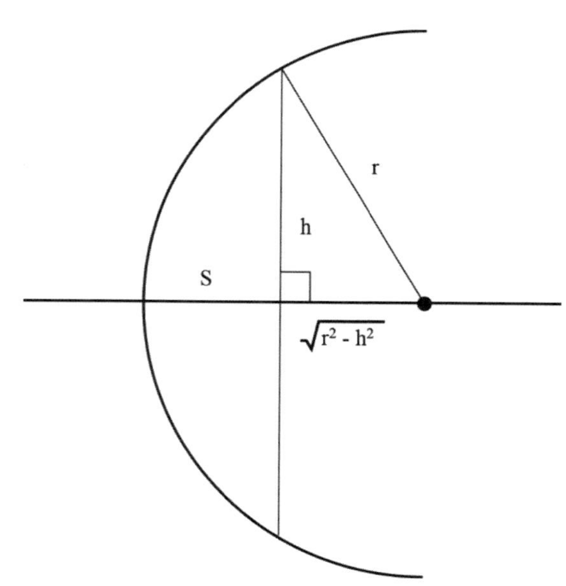

圖 16-5：弧矢距（垂度）與鏡片尺寸大小、球面曲率半徑之關係。

由圖 16-6 可以看出鏡片中心厚度(t)與邊緣厚度(e)之間的關係：

(16-7)　$t = e + s_1 - s_2$ 。

若鏡片不是新月型而是其他形式的話，則上式可以寫成

(16-8)　$t = e + s_{凸} - s_{凹}$ ，

其中 $s_{凸}$ 代表凸表面的弧矢距（垂度）而 $s_{凹}$ 代表凹球面的弧矢距（垂度）。

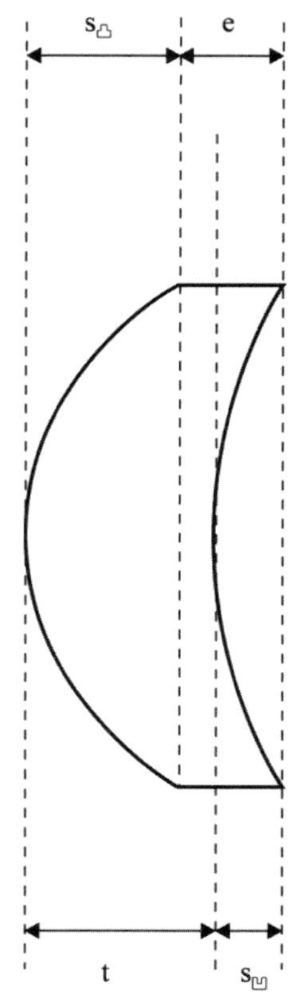

圖 16-6：鏡片中心厚度(t)與邊緣厚度(e)之間的關係。

範例 16-3

鏡片直徑大小為 70mm 且材質折射率為 1.5 的負鏡片，前表面屈光力為+6.00D，後表面屈光力為－10.00D，若中心厚度為 2mm，則邊緣厚度為多少？又，鏡片直徑改為 50mm，其他數據不變，則邊緣厚度又為多少？

解答

(1) 直徑 70mm：

先計算前表面之弧矢距（垂度）。因為屈光力為+6.00D，所以前表面曲率半徑(r_1)為

$$r_1 = \frac{1.5-1}{+6.00D} = 0.083m = 83mm \text{ 。}$$

前表面弧矢距 ($s_{凸}$) 為

$$s_{凸} = 83mm - \sqrt{(83mm)^2 - (35mm)^2} = 7.7mm \text{ 。}$$

再計算後表面之弧矢距（垂度）。因為屈光力為－10.00D，所以後表面曲率半徑(r_2)為

$$r_2 = \frac{1-1.5}{-10.00D} = 0.05m = 50mm \text{ 。}$$

後表面弧矢距 ($s_{凹}$) 為

$$s_{凹} = 50mm - \sqrt{(50mm)^2 - (35mm)^2} = 14.3mm \text{ 。}$$

利用(16-8)式，可得到

$$e = t - s_{凸} + s_{凹} = 2mm - 7.7mm + 14.3mm = 8.6mm \text{ 。}$$

所以邊緣厚度為 8.6mm。

(2) 直徑 50mm：

先計算前表面之弧矢距（垂度）。因為前表面曲率半徑 (r_1) 為 83mm，所以前表面弧矢距 ($s_{凸}$) 為

$$s_{凸} = 83mm - \sqrt{(83mm)^2 - (25mm)^2} = 3.9mm \text{ 。}$$

再計算後表面之弧矢距（垂度）。因為後表面曲率半徑(r_2)為 50mm，所以後表面弧矢距$(s_{凹})$為

$$s_{凹} = 50mm - \sqrt{(50mm)^2 - (25mm)^2} = 6.7mm \text{ 。}$$

利用(16-8)式，可得到

$$e = t - s_{凸} + s_{凹} = 2mm - 3.9mm + 6.7mm = 4.8mm \text{ 。}$$

所以邊緣厚度為 4.8mm。

從以上範例可以看見，對負鏡片而言，鏡片尺寸越大（相當於 h 越大），邊緣厚度會越厚。所以要減少鏡片邊緣厚度，可以讓鏡片越小越好。這可以透過訂製較小尺寸的鏡片或是選擇較小尺寸的鏡框來達到。同時，鏡框的幾何中心距離(FPD)最好和病患的瞳孔距離(PD)一樣，如此可以避免配鏡時的移心，造成鏡片裝框時有一邊的邊緣厚度較厚。另外，可以選擇較高折射率的鏡片也可以使鏡片厚度減少。

二、影像的縮小

從眼鏡放大率知道，負鏡片矯正會使視網膜影像縮小，負度數越高，縮小程度越大。在外觀也使得眼睛明顯縮小。欲改善此情況，可以縮短頂點距來改善（眼鏡放大率會增加）。若可以的話，隱形眼鏡矯正在這種情況下比框架眼鏡矯正來得好。

三、視野

負度數鏡片的視野是增加的，但是在鏡片邊緣會存在複視區。如圖 16-7 所示，當視線通過負鏡片內緣時，因為光線受到鏡片屈折的關係，所以在視線 BD 以內的物體空間可以被看見。當視線通過負鏡片外緣時，由於沒有鏡片屈折作用，所以在視線 AD 以外的物體空間可以被看見。結果造成陰影區域的空間會在眼睛從內緣移向外緣時重複出現，這個區域就是複視區。由於複視區在鏡片邊緣較遠處，所以一般比較不會被注意到。

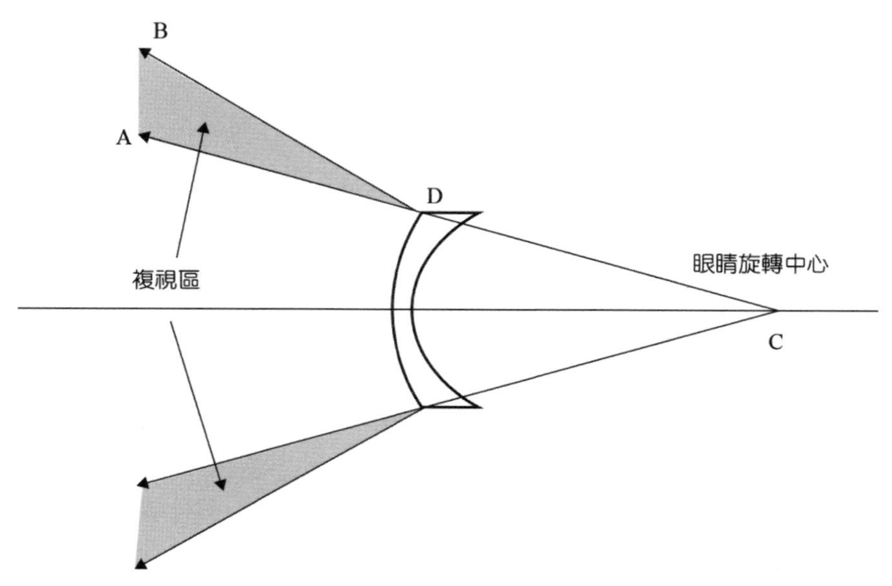

圖 16-7：負鏡片的複視區。

四、外觀

除了影像縮小造成的外觀影響外，明顯的邊緣厚度所造成的反射現象也會影響觀察者。解決方法包括：對邊緣鍍抗反射膜、在邊緣塗色或鏡片染色等。

第三節　菲涅耳鏡片

菲涅耳鏡片是一種非常薄、輕質的鏡片並且和有度數或稜鏡的鏡片有相同的光學性質。它主要是將許多靠近稜鏡頂角的一小部分做適當的排列來達成所要求的光學性質，如圖 16-8 所示。當取用許多相同頂角的小稜鏡平行排列時，可以得到相同的稜鏡光學性質，稱為菲涅耳稜鏡(Fresnel prisms)。當取用頂角漸增的小稜鏡作適當的同心圓排列時，可以得到球面的光學性質，稱為菲涅耳球鏡(Fresnel lenses)。

一般，稜鏡的主要材料是聚氯乙烯(PVC)，折射率大約是 1.525，厚度約 1mm 左右。菲涅耳鏡片非常適合用於非常高度屈光不正之矯正、短暫作為試鏡片或診斷用鏡片、高附加度或子片的偏心配置、鏡片度數已不生產或是製作價格高昂或要長期等待等情況。優點是薄、輕質、大孔徑、配置位置無限制及診間應用。缺點則是對比下降、視力稍降、同心溝槽的可見性（外觀）。

菲涅耳鏡片會使視力稍微下降，下降的原因包括：散射光、畸變和色像差，其中散射光是由稜鏡溝槽產生的。理論上，溝槽寬度越小時，聚焦越精準，解析越好。然而溝槽太小就會開始產生繞射，因而降低解析力。另外，鏡片解析力也取決於物體的方向，平行溝槽方向的部分解析力最差，而與溝槽方向垂直的部分惡化情況較少。同心溝槽產生的可見性外觀可以利用鏡片染色或是變色鏡片來改善。

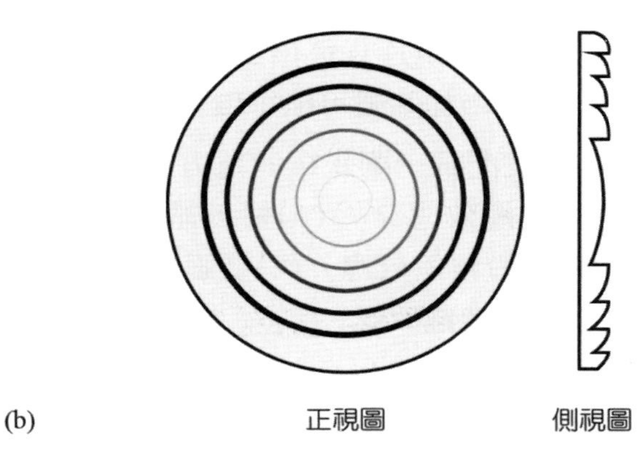

圖 16-8：(a)菲涅耳稜鏡；(b)菲涅耳球鏡。

自我練習

一、選擇題

(　) 01. 關於高度數鏡片的選擇，下列何者正確？ (A)材質上優先考慮玻璃片 (B)高度數的負鏡片會讓眼睛的外觀看起來變得很大 (C)選用低折射率鏡片是有效減少厚度的方法 (D)解決高度數負鏡片周邊的近視環(myopic ring)最有效的方法是進行鏡片邊緣的加工處理。

(　) 02. 有關高度正鏡片出現環盲區的敘述，下列何者錯誤？ (A)鏡片頂點距越大，環盲區會越小 (B)鏡片直徑增加，環盲區變大 (C)眼睛瞳孔越小，環盲區越大 (D)增加基弧可縮小環盲區。

(　) 03. 一位高度近視的小朋友配戴一副正確的遠方矯正的眼鏡，當他閱讀時最可能產生怎樣的稜鏡效應？ (A)雙眼基底朝下朝內的稜鏡效應 (B)雙眼基底朝上朝外的稜鏡效應 (C)雙眼基底朝下朝外的稜鏡效應 (D)雙眼基底朝上朝內的稜鏡效應。

(　) 04. 高度近視鏡片容易產生下列何種問題？ (A)眼睛外觀太大 (B)視野太小 (C)鏡片邊緣太厚 (D)出現環盲區。

(　) 05. 根據模型眼，假設眼睛屈光力為+60.00D，而角膜屈光力為+43.00D。若有一位無水晶體病患，其配戴的矯正鏡片位置在眼睛的第一焦點上，則其視網膜影像大小會增加多少比例？ (A) 15% (B) 28% (C) 40% (D) 48%。

(　) 06. 關於菲涅耳稜鏡(Fresnel prisms)，下列何者錯誤？ (A)可作為改善外觀使用 (B)只能在檢查的時候使用 (C)視野有缺陷時，可將稜鏡的基底朝向盲區 (D)稜鏡的像差可能使視力下降。

(　) 07. 下列何者不是菲涅耳鏡片的好處？ (A)使用方便 (B)可以協助視野缺陷的病人 (C)可以使影像更清晰 (D)可以減少眼鏡的重量。

二、計算題

01. 某人配戴直徑 50mm 之+2.00D 鏡片，其離入射瞳孔之距離為 17mm，則此入射瞳孔之視野為多少？

02. 某人配戴直徑 40mm 之 4.00D 鏡片，其離入射瞳孔之距離為 15mm，則此入射瞳孔之視野為多少？

03. 鏡片直徑大小為 60mm 且材質折射率為 1.6 的負鏡片，前表面屈光力為+5.00D，後表面屈光力為 12.00D，若中心厚度為 1.5mm，則邊緣厚度為多少？

04. 承上題，若鏡片直徑改為 70mm，其他數據不變，則邊緣厚度為多少？

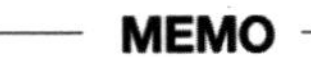

CH 17

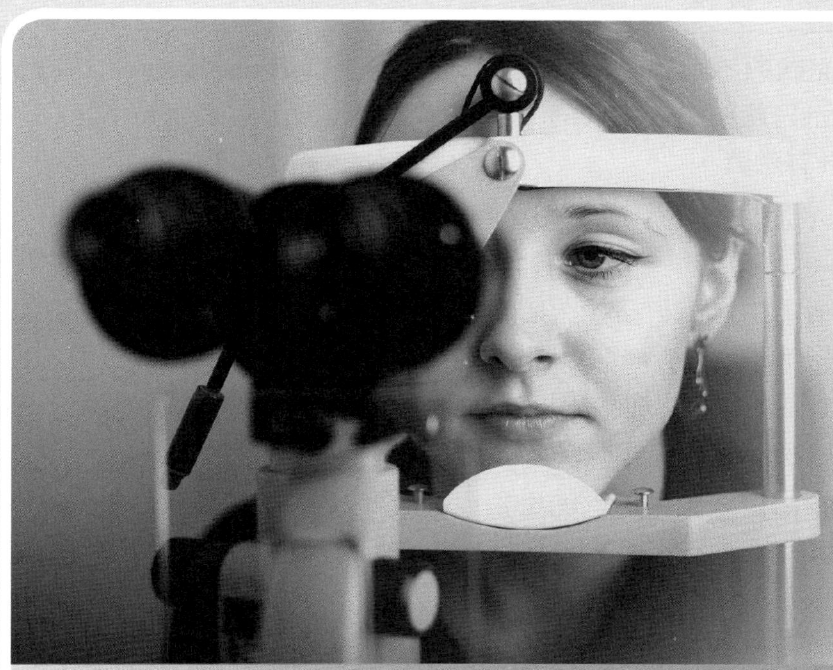

屈光參差

Visual Optics

第一節　屈光參差

當兩眼的屈光狀態不同時，我們稱之為屈光參差(anisometropia)。不過，實際上很難有兩眼屈光狀態完全相同的情形，所以在臨床上兩眼屈光不正相差達 1.00D 以上時才具有意義。

屈光參差若不加以矯正，會造成一些視覺問題，尤其是兒童時期更為重要。例如一位 5~6 歲兒童，一眼遠視而另一眼正視。在任何的觀看距離時，正視眼都可以提供清晰影像，但是遠視眼只能提供模糊影像。長久下去，遠視眼會變成功能性弱視(functional amblyopia)。又例如一眼近視而另一眼正視，則看遠時使用正視眼，看近時使用近視眼，因此比較不會發展成弱視。但是，立體視覺能力會變得比較差或造成其他雙眼視覺問題。

兩眼屈光參差即使矯正了，仍然會造成一些雙眼視覺問題，包括：調節、聚散、視網膜影像大小（不等視）等問題。底下逐一來討論。

一、屈光參差對調節的影響

根據第十四章的內容已經知道，不同的屈光不正經矯正後對相同物體的調節需求是不同的。但是依據 Herring 神經支配原則，兩眼的調節量是相同的，因此矯正後仍然會造成雙眼看近物時一眼清楚而另一眼模糊，這稱為誘發性屈光參差(induced anisometropia)。通常調節反應不會超過近視較多的眼睛的調節需求。

範例 17-1

某人 OD：+2.00D，OS：－5.00D，配鏡頂點距為 12mm。若工作距離為 40cm，則誘發性屈光參差為多少？

解答

(1) 右眼的調節需求：

看遠時，光線傳播至角膜的聚散度為

$$U_{FP} = \frac{+2.00D}{1-0.012m\times(+2.00D)} = +2.05D\ 。$$

看 40cm 的距離時，入射聚散度為

$$U=\frac{1}{-0.4m}=-2.50D，$$

經矯正鏡片作用後，出射聚散度為 − 0.50D。光線繼續傳播至角膜時的聚散度為

$$U_x=\frac{-0.50D}{1-0.012m\times(-0.50D)}=-0.50D。$$

所以調節需求為

$$A_x=(+2.05D)-(-0.50D)=+2.55D。$$

(2) 左眼的調節需求：

看遠時，光線傳播至角膜的聚散度為

$$U_{FP}=\frac{-5.00D}{1-0.012m\times(-5.00D)}=-4.72D。$$

看 40cm 的距離時，入射聚散度為

$$U=\frac{1}{-0.4m}=-2.50D，$$

經矯正鏡片作用後，出射聚散度為 − 7.50D。光線繼續傳播至角膜時的聚散度為

$$U_x=\frac{-7.50D}{1-0.012m\times(-7.50D)}=-6.88D。$$

所以調節需求為

$$A_x=(-4.72D)-(-6.88D)=+2.16D。$$

所以配戴者的調節不會超過 2.16D。當一眼聚焦時，另一眼則離焦 $2.55D-2.16D=0.39D$，此即誘發性屈光參差的量。

範例 17-2

某人 OD：+2.00D，OS： − 5.00D，配鏡頂點距為 12mm。若工作距離為 40cm，並且近附加度數為 2.00D，則誘發性屈光參差為多少？

解答

(1) 右眼的調節需求：

看遠時，光線傳播至角膜的聚散度為

$$U_{FP} = \frac{+2.00D}{1 - 0.012m \times (+2.00D)} = +2.05D \text{ 。}$$

看 40cm 的距離時，入射聚散度為

$$U = \frac{1}{-0.4m} = -2.50D \text{ ，}$$

經矯正鏡片作用後，出射聚散度為+1.50D。光線繼續傳播至角膜時的聚散度為

$$U_x = \frac{+1.50D}{1 - 0.012m \times (+1.50D)} = +1.53D \text{ 。}$$

所以調節需求為

$$A_x = (+2.05D) - (+1.53D) = +0.52D \text{ 。}$$

(2) 左眼的調節需求：

看遠時，光線傳播至角膜的聚散度為

$$U_{FP} = \frac{-5.00D}{1 - 0.012m \times (-5.00D)} = -4.72D \text{ 。}$$

看 40cm 的距離時，入射聚散度為

$$U = \frac{1}{-0.4m} = -2.50D \text{ ，}$$

經矯正鏡片作用後，出射聚散度為 – 5.50D。光線繼續傳播至角膜時的聚散度為

$$U_x = \frac{-5.50D}{1 - 0.012m \times (-5.50D)} = -5.16D \text{ 。}$$

所以調節需求為

$$A_x = (-4.72D) - (-5.16D) = +0.44D \text{ 。}$$

所以配戴者看近時產生的誘發性屈光參差為 $0.52D - 0.44D = 0.08D$ 。

對於誘發性屈光參差的解決方法中，一種是犧牲遠視眼的看遠視力，增加矯正度數。例如範例 17-1 中，可以將遠視眼的矯正度數改成+2.39D，雖然看遠不清楚，但是看近時所需要的調節需求會和另一眼差不多，而減少誘發性屈光參差。另一種解決方法則是看近時加入近附加度數。例如範例 17-2 加入適當的近附加度數之後，看近時所產生的誘發性屈光參差可以大幅降低甚至消失，不會影響兩眼的看遠視力。

二、屈光參差對兩眼聚散的影響

屈光參差會對兩眼聚散系統造成影響是因為當兩眼視線未經過鏡片光學中心時所產生的稜鏡效應所導致，尤其兩眼矯正鏡片屈光力不同時所造成的稜鏡效應亦不同。我們分為水平方向和鉛直方向來討論。

(一) 水平稜鏡差異

因為雙眼的水平融像聚散運動(horizontal fusional vergence movements)的振幅比較大，所以一般屈光參差的水平稜鏡差異很少導致問題。人眼的正融像聚散運動(positive funsional vergence movement)可以克服基底向外(BO)的稜鏡效應差異；而負融像聚散運動可以克服基底向內(BI)的稜鏡效應差異。例如，雙眼前各放置 5^{Δ} BO 稜鏡，由於正融像運動可以融像，但是影像會因為雙眼單視使得調節系統被刺激而產生模糊。另外，若雙眼前各放置 5^{Δ} BI 稜鏡，因為負融像運動的最大量大約是 10^{Δ}，所以可能產生複視的情況。

範例 17-3

病患處方 OD：+4.00DS；OS：－1.00DS，光學中心對齊遠用 PD。以病患視線方向而言，若雙眼視軸通過光學中心的左方 20mm，則水平稜鏡差異為何？

解答

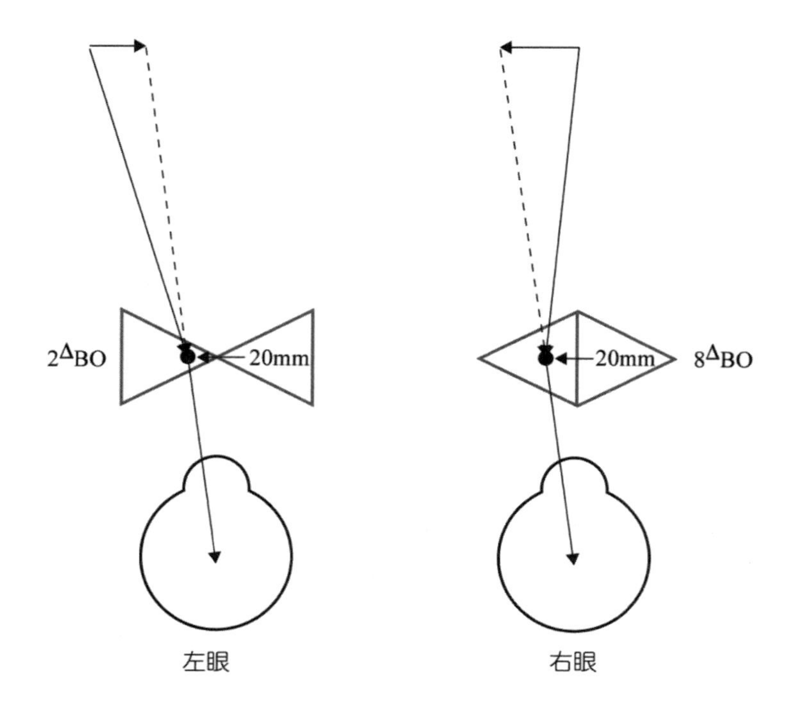

如圖所示，右眼稜鏡效應為

$$Z_r = 4.00D \times 2cm = 8^{\Delta}(BO)$$ 。

左眼稜鏡效應為

$$Z_l = 1.00D \times 2cm = 2^{\Delta}(BO)$$ 。

所以若以進入左眼眼鏡的光線為基準，則進入右眼眼鏡的光線會比進入左眼眼鏡的光線更往外偏移，故水平稜鏡差異為 10^{Δ} BO OD。

（二）鉛直稜鏡差異

因為雙眼的鉛直融像運動(vertical fusional movements)的振幅比較小，所以兩眼鉛直稜鏡效應會引起視疲勞(eyestrain)症狀。例如當遮閉左眼時，右眼前放置 10^{Δ} BD 稜鏡，此時右眼向上旋轉觀看前方物體，此時被遮蔽的左眼也會向上旋轉。若雙眼不遮蔽，但右眼前仍放置 10^{Δ} BD 稜鏡，此時雙眼看見一上一下影像，無法融像，造成複視。如果在雙眼不遮蔽的情形下，右眼前改放置 2^{Δ} BD 稜鏡，由於鉛直融像運動可以克服而進行融像。

範例 17-4

雙光鏡片配戴者的遠視力矯正處方為 OD：+2.00DS/－0.50DC×180，OS：+5.00DS。若閱讀眼位在光學中心下方 8mm，則鉛直稜鏡差異為何？

解答

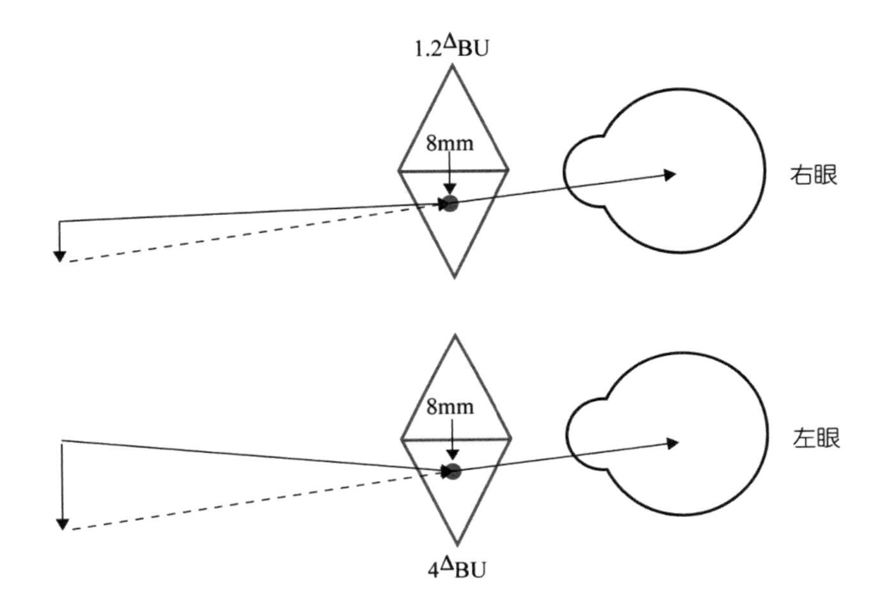

如圖所示。因為右眼鉛直方向的屈光力為+1.50D，所以右眼稜鏡效應為

$$Z_r = 1.50D \times 0.8cm = 1.2^{\Delta}(BU)$$ 。

左眼稜鏡效應為

$$Z_l = 5.00D \times 0.8cm = 4^{\Delta}(BU)$$ 。

所以若以進入右眼眼鏡的光線為基準，則進入左眼眼鏡的光線會比進入右眼眼鏡的光線更往上偏移，故鉛直稜鏡差異為 2.8^{Δ} BU OS。

當眼鏡的兩鏡片中心對準看遠視力的瞳孔（即遠用 PD），則遠視者在閱讀眼位（鏡片光學中心下方）上會產生 BU 稜鏡，而近視者則產生 BD 稜鏡。當兩眼矯正屈光力不同時，會使得配戴者在閱讀時產生不同的鉛直稜鏡效應，因而造成閱讀上的不適。如果是單光配戴者，只要閱讀時向下調整頭位即可，當然這會造成調節上的問題。如果是雙光配戴者，當屈光參差比較溫和時，可以

由鉛直融像運動來克服。但是若屈光參差顯著時，看近還是會有問題。通常，近距離工作若伴隨有視疲勞或其他症狀時，應該針對誘發性鉛直稜鏡差異做評估。而閱讀眼位的鉛直稜鏡補償可以有下列方法來處理：

1. 降低看遠視力光學中心。
2. 開立閱讀用的單光鏡片處方。
3. 開立兩眼不相似的雙光子片處方。
4. 開立補償的雙光子片處方。
5. 開立稜鏡子片處方。
6. 開立 slab-off 鏡片處方。
7. 開立 Fresnel 貼膜(press-on)稜鏡處方。
8. 開立隱形眼鏡處方。

三、屈光參差對視網膜影像大小的影響

在第十三章的相對眼鏡放大率已經提到在處理不等像問題時必須將兩眼的視網膜影像大小和一個標準正視眼比較，理論上才能知曉兩眼的影像差距。我們再將一些結論整理如下。表 17-1 是非正視眼與標準正視眼的視網膜影像大小之比較。

❑ 表 17-1：非正視眼與標準正視眼的視網膜影像大小之比較（相對眼鏡放大率 RSM）。

類型	未矯正	框架眼鏡矯正（眼鏡在眼睛第一焦點上，納普定律）	隱形眼鏡矯正
軸性近視	較大	相等	較大
軸性遠視	較小	相等	較小
屈折性近視	相等	較小	大約相等
屈折性遠視	相等	較大	大約相等

表 17-2 顯示未矯正和已矯正的屈光參差是否存在不等視的情形。

❑ **表 17-2：未矯正的和已矯正的屈光參差的不等視存在與否。**

類型	未矯正	框架眼鏡矯正	隱形眼鏡矯正
軸性屈光參差	存在	不存在	存在
屈折性屈光參差	不存在	存在	不存在

第二節　不等視

Visual Optics

不等視(aniseikonia)定義為兩眼眼球影像(ocular images)的大小和形狀的相對差異，其中眼球影像是指眼睛屈光系統（含矯正）所形成的視網膜影像以及視網膜影像在視網膜神經終端的修飾和在視皮質區的表現。

由於兩眼在水平方向上存在分隔距離（即瞳距），若注視物體偏向一側，則物體與兩眼的距離不同，兩眼的視網膜影像大小和形狀自然而然有所不同。這種不等視稱為生理性不等視，可以利用心理因素補償來解決。假若不等視不是由上述生理性因素造成的就稱為異常不等視，一般分為解剖性的和光學性的。解剖性的異常不等視是指因為視網膜感光細胞的分離程度（密度）以及大腦皮質的視覺路徑功能組織所造成的。光學性的異常不等視有兩種本質：一種是內在的，也就是只和眼睛本身的屈光系統有關；另一種是誘發的，也就是因為矯正屈光不正鏡片的放大率性質引起的。

不等視依據影像尺寸的差異可分為對稱差異和非對稱差異，分述如下：

一、對稱差異

1. 整體(overall)性對稱差異：指兩眼的眼球影像比較在所有方向上有相同的增減，如圖 17-1。

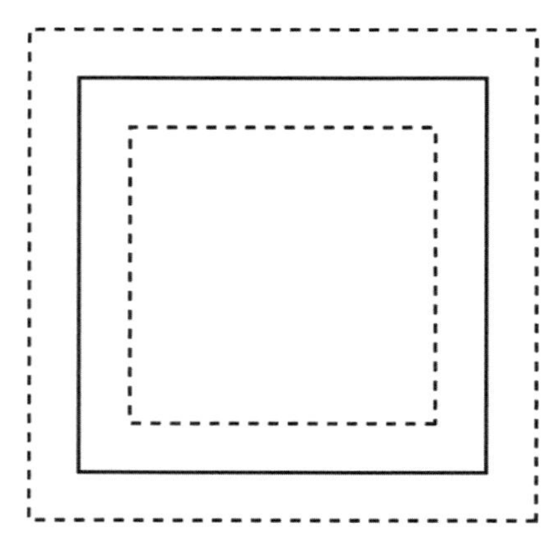

圖 17-1：整體性對稱差異。

2. 子午線（經線）性(meridional)對稱差異：指兩眼的眼球影像比較在某一方向上有增減，如圖 17-2。

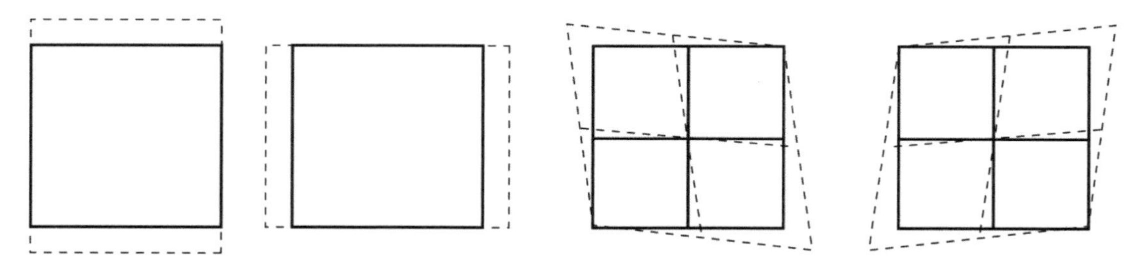

圖 17-2：子午線（經線）性對稱差異。

二、非對稱差異

1. 沿某方向漸漸增減影像大小，例如一般平稜鏡（圖 17-3）。

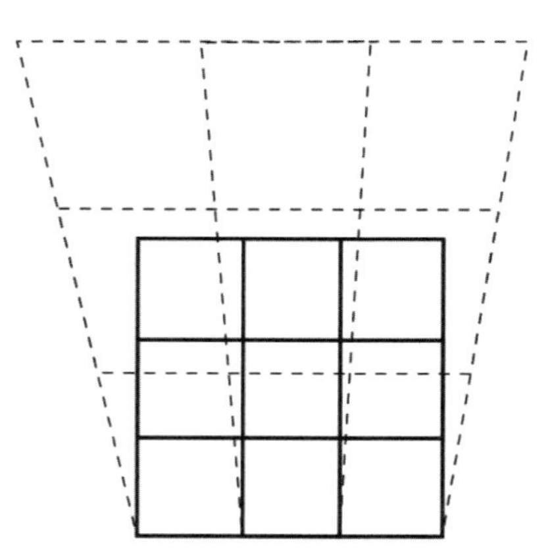

圖 17-3：一般平稜鏡的非對稱差異。

2. 從視軸往所有方向漸漸增減影像大小，例如桶型和枕型（圖 17-4）。

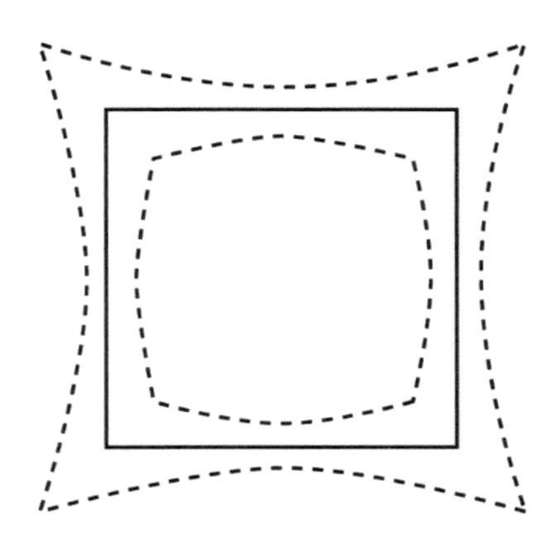

圖 17-4：桶型和枕型的非對稱差異。

當兩眼有不等視情況發生時，經常會感到視疲勞、頭痛、複視、暈眩、神經緊張。如果這些症狀在單眼遮蓋時會消失不存在，則不等視很可能就是這些症狀的潛在原因。在處理不等視的時候，會依據其複雜程度採取下列方法：

1. 改變處方來降低不等視的差異。例如降低高散光度數、刪除低散光度數，以及降低球面度數的差異。
2. 利用隱形眼鏡矯正，因為在放大率上有比較小的變化。
3. 開立一對等角鏡片(isogonal lenses)，它們具有相似的放大率。
4. 依據物像測量儀(eikonometer)所測定的不等視量開立一對等像鏡片(iseikonic or size lenses)處方。

自我練習

一、選擇題

( ) 01. 右眼 −3.00DS / −0.50DC × 180，左眼 −4.00DS / −1.00DC × 090，已知單眼 PD 相等，雙眼總 PD 為 60mm，鏡片配製時，製作成總 PD 為 68mm，則將產生多少稜鏡度？ (A) 0.8^{Δ}，基底朝內 (B) 0.8^{Δ}，基底朝外 (C) 3.2^{Δ}，基底朝內 (D) 3.2^{Δ}，基底朝外。

( ) 02. 某患者的處方為 OD：−5.00 / −1.00 × 180，OS：−3.00 / −2.00 × 90，PD = 30mm / 30mm，因配鏡人員的疏忽，將兩鏡片光學中心的距離配成 34mm/36mm，如果配戴該眼鏡時將產生雙眼共多少稜鏡度？ (A) 3.8^{Δ}底朝外 (B) 5^{Δ}底朝內 (C) 3.8^{Δ}底朝內 (D) 5^{Δ}底朝外。

( ) 03. 處方是 OD：−12.50DS，OS：−11.00DS。工作單上記載的配戴者 PD 是 59mm。當眼鏡完成時，MRP 之間的距離是 61mm。引發不必要的稜鏡為 (A) 0.2^{Δ}BI (B) 0.2^{Δ}BO (C) 2.4^{Δ}BI (D) 2.4^{Δ}BO。

( ) 04. 處方是 OD：+5.00DS，OS：+3.50DS。工作單上記載的配戴者 PD 是 62mm。當眼鏡完成時，MRP 之間的距離是 65mm。引發不必要的稜鏡為 (A) 0.2^{Δ}BO (B) 0.2^{Δ}BI (C) 1.3^{Δ}BO (D) 1.3^{Δ}BI。

( ) 05. 41 歲的某人剛開始感覺長時間近距離工作有些困難，他表示希望將眼鏡改為隱形眼鏡。此人的遠用處方為：右：+6.75 / −0.75 × 180、左：+6.75 / −0.75 × 180，下列敘述何者正確？ (A)此人在配戴隱形眼鏡之後，近距離工作時將感覺更疲勞 (B)此人在配戴隱形眼鏡之後，近距離工作時的疲勞感將獲得改善 (C)此人在配戴隱形眼鏡之後，近距離工作時的疲勞程度仍然相同 (D)此人在配戴隱形眼鏡之後，近距離工作時必須增加調節力。

( ) 06. 一位病患可以完全由下列的處方矯正：

OD：+2.00 / −1.00 × 90，

OS：−8.00 / −2.00 × 180。

如果病患透過這些鏡片的光學中心下方 15mm 觀看，計算因為偏心所造成的總稜鏡效應。 (A) 3^{Δ}BD OS (B) 12^{Δ}BD OS (C) 15^{Δ}BD OS (D) 18^{Δ}BD OS。

( ) 07. 一病患配戴的框架眼鏡，在右眼是 +4.00 / −2.00×180，在左眼是+2.00D 的球面。如果病患往主要參考點(Major Reference Point)下方 10.0mm 閱讀，那麼病患透過雙眼觀看時的稜鏡度是多少？ (A) 0.00^{Δ} (B) 2.00^{Δ}BU OD (C) 4.00^{Δ}BU OD (D) 2.00^{Δ}BU OS。

( ) 08. 一鏡框具有 54.00mm 的 A 尺寸和 16.0mm 的 DBL。B 尺寸為 42.00mm。病患的瞳距為 64.00mm。病患配戴下列的處方：

OD： −2.00 / −2.00×180

OS： +4.00 / −1.00×030

找出閱讀時的鉛直不平衡量；病患是看向低於遠光學中心下方 10.0mm 處。 (A) 7.25^{Δ}BU OD (B) 0.75^{Δ}BU OD (C) 0.75^{Δ}BD OD (D) 7.25^{Δ}BD OD。

( ) 09. 有一個病患右眼配戴 +8.00DS / −4.00DC×030 而左眼配戴 −2.00DS / −2.00DC×135 的眼鏡。病患向下看距離鏡片 MRP 的 10.0mm 位置。病患雙眼會接受多少的鉛直稜鏡效應？ (A) 8.00^{Δ}BD OD (B) 2.00^{Δ}BD OD (C) 2.00^{Δ}BU OD (D) 8.00^{Δ}BU OD。

( ) 10. 一個具有屈光參差的人，當強迫往雙光眼鏡下方觀看時會感受到 (A)老花 (B)內斜視 (C)雙眼等像 (D)視疲勞。

( ) 11. 雙光鏡片配戴者的遠視力矯正處方為 OD：+1.50DS / −1.00DC×180，OS：+2.50DS。若閱讀眼位在光學中心下方 10mm，則鉛直稜鏡效應為何？ (A) 2.0^{Δ}BU，OS (B) 2.0^{Δ}BU，OD (C) 3.0^{Δ}BU，OS (D) 3.0^{Δ}BU，OD。

( ) 12. 病患處方 OD：+3.00DS；OS：+1.00DS，光學中心對齊遠用 PD。以病患視線方向而言，若雙眼視軸通過光學中心的左方 20mm，則總稜鏡效應為何？ (A) 8^{Δ}BI (B) 4^{Δ}BI (C) 8^{Δ}BO (D) 4^{Δ}BO。

( ) 13. 有關不等視(anisometropia)的度數矯正所造成的雙眼影像大小不相同(aniseikonia)的敘述，下列何者正確？ (A)因為單眼眼軸長度較長所造成的近視。配戴眼鏡矯正時，近視眼的影像小於正視眼的影像 (B)因為單眼眼軸長度較短所造成的遠視。配戴眼鏡矯正時，遠視眼的影像大於正視眼的影像 (C)雙眼眼軸長度相同，因為單眼弧度較平所造成的遠視。配戴眼鏡矯正時，遠視眼的影像大於正視眼的影像 (D)雙眼眼軸長度相同，因為單眼弧度較陡所造成的近視。配戴眼鏡矯正時，近視眼的影像大於正視眼的影像。

( ) 14. 某個配戴者有不等視眼，且左右眼鏡片都是正度數。一個鏡片比另一個的度數高。要減輕不等像，以下所有步驟都是適當的，其中一個除外。以下哪個步驟不適當？ (A)減少度數較高的正鏡片厚度 (B)增加度數較高的正鏡片的基弧彎曲程度 (C)選用有最小頂點距離的鏡架 (D)增加度數較低的正鏡片的中心厚度。

( ) 15. 關於屈光參差及納普定律的敘述，何者錯誤？ (A)軸性近視配戴眼鏡為較佳選項，屈折性近視配戴隱形眼鏡較佳 (B)納普定律必須將鏡片放置在眼球的焦點上才成立 (C)納普定律主要探討的是鏡片屈光度對眼鏡放大率的影響 (D)屈光參差可能會造成稜鏡效應及不等像。

( ) 16. 某人雙眼處方如下：OD –6.00DS；OS –2.00DS。下列何者可以減少屈光參差造成的不等視影響？ (A)增加左眼鏡片厚度 (B)減少右眼鏡片的厚度 (C)增加右眼鏡片的前表面弧度 (D)增加左眼鏡片的前表面弧度。

( ) 17. 一位病患可以完全由下列 14mm 頂點距的框架眼鏡處方矯正：

OD：+2.00DS，

OS：–8.00DS。

下列哪一種在左鏡片的變化會降低雙眼之間眼鏡放大率的差異？ (A)增加鏡片厚度 (B)降低前表面屈光力 (C)將鏡片移離角膜 (D)增加鏡片的折射率。

二、計算題

01. 某人 OD：–1.00D，OS：–6.00D，配鏡頂點距為 12mm。若工作距離為 40cm，則誘發性屈光參差為多少？

02. 病患處方 OD：–1.50DS/–0.50DC×90；OS：–5.00DS/–1.00DC×180，光學中心對齊遠用 PD。以病患視線方向而言，若雙眼視軸通過光學中心的內側 4mm，則水平稜鏡差異為何？

03. 雙光鏡片配戴者的遠視力矯正處方為 OD：–2.50DS/–1.50DC×180，OS：–5.00DS/–1.00DC×90。若閱讀眼位在光學中心下方 10mm，則鉛直稜鏡差異為何？

CH 18

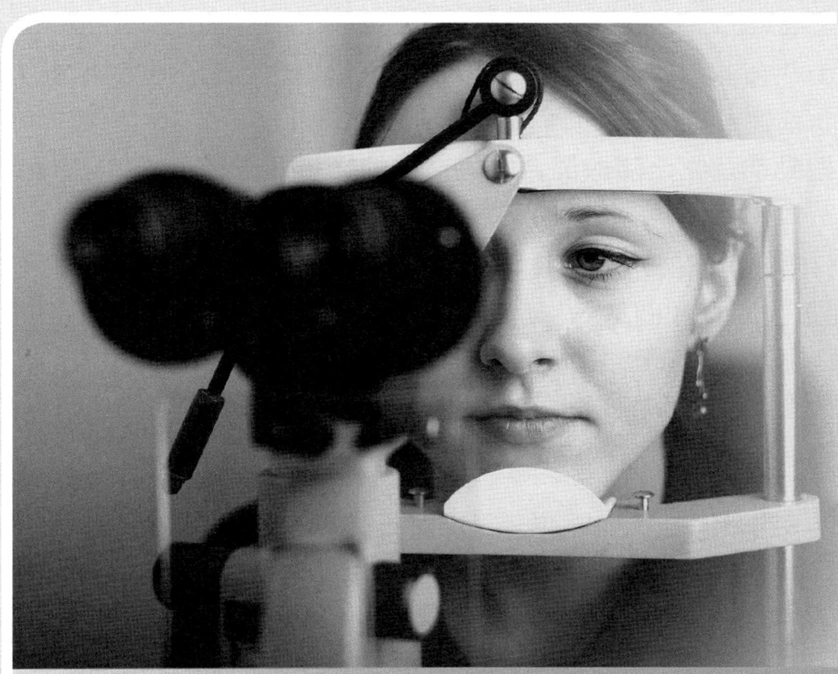

其他特殊鏡片

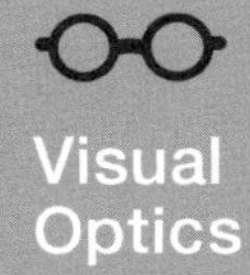

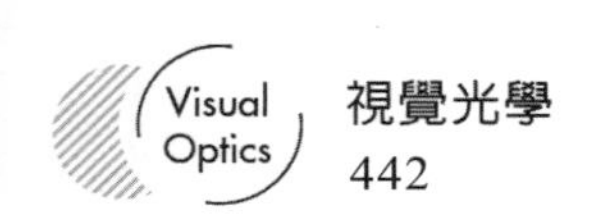

第一節　偏振

光是電磁波的一種而電磁波屬於橫波，也就是電場和磁場強度的振動方向與電磁波傳播方向垂直，而橫波才具有偏振性(polarization)。在一般的環境中，光在所有平面的振動都是完全隨機混合的，這樣的光稱為未偏振光(unpolarized light)。

圖 18-1 顯示偏振平面與水平面成 θ 角的波動振幅 A_m。光波的輻射強度 I_m 正比於 $(A_m)^2$。偏振光可以和向量一樣地分解出互相垂直的組成。圖 18-1 的水平組成有 $A_m\cos\theta$ 的振幅，而鉛直組成有 $A_m\sin\theta$ 的振幅。水平和鉛直組成的振動具有同時到達最大值，同時到達最小值的相關性。水平組成的輻射強度 I_x 隨它的振幅平方而改變，即

(18-1)　$$I_x = (A_m \cos\theta)^2，$$

則

(18-2)　$$I_x = I_m \cos^2\theta。$$

同樣地，鉛直組成則是包含正弦函數的平方。(18-2)式即為有名的馬呂斯定律(law of Malus)。

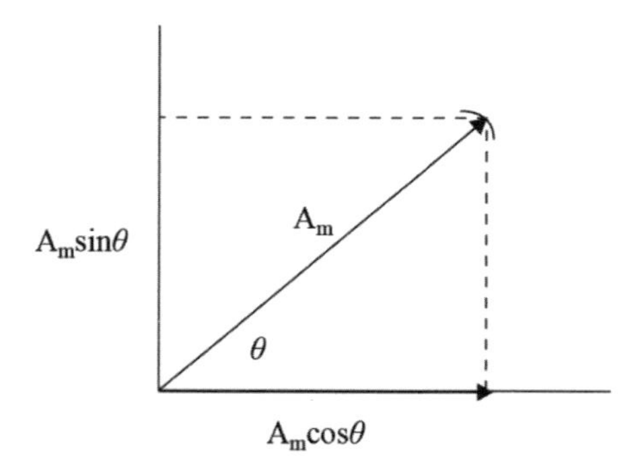

圖 18-1：偏振振幅的分解。

人造偏光板(polaroid)是可以產生偏振光的一種材質。當兩個完美的偏光板垂直交叉時，比如一個具有水平的穿透軸而另一個則是具有鉛直的穿透軸，沒有光會穿透。第二個偏光板經常稱為分析鏡(analyzer)，因為它分析著入射在它上面的光的平面偏振性質。當未偏振光入射在理想的偏光板時，有 50%在穿透軸平面上振動的光可以穿透。穿透光的輻射強度可以利用馬呂斯定律(18-2)式來得到，其中θ是入射光偏振平面和偏光板穿透軸之間的夾角。當偏振平面對齊理想偏光板的穿透軸時($\theta = 0$)，100%的光是穿透的。當偏振平面垂直於穿透軸時，θ等於 90°，沒有穿透發生。

範例 18-1

鉛直偏振光入射在吸收軸與鉛直方向形成60°的理想人造偏光板上。有多少比例的光會穿透？

解答

由於偏光板的吸收軸與鉛直方向形成60°的夾角，所以偏光板的穿透軸與鉛直方向形成30°的夾角，因此由馬呂斯定律(18-2)式知

$$\frac{I_x}{I_m} = \cos^2 30° = 0.75 \text{。}$$

故穿透比例為 75%。

除了利用偏光板來產生偏振光以外，反射、散射、折射都會產生偏振光。首先來看反射的情形。反射光會被部分或完全地偏振。當折射率n_1介質中的未偏振光入射在折射率n_2介質的表面上，圖 18-2 顯示折射光線和反射光線正好形成 90°角的情形。入射的未偏振光可以分解成兩個互相垂直的成分：一個是垂直紙面的振動（以圓點表示)，另一個是在紙面上以雙箭頭表示的振動。

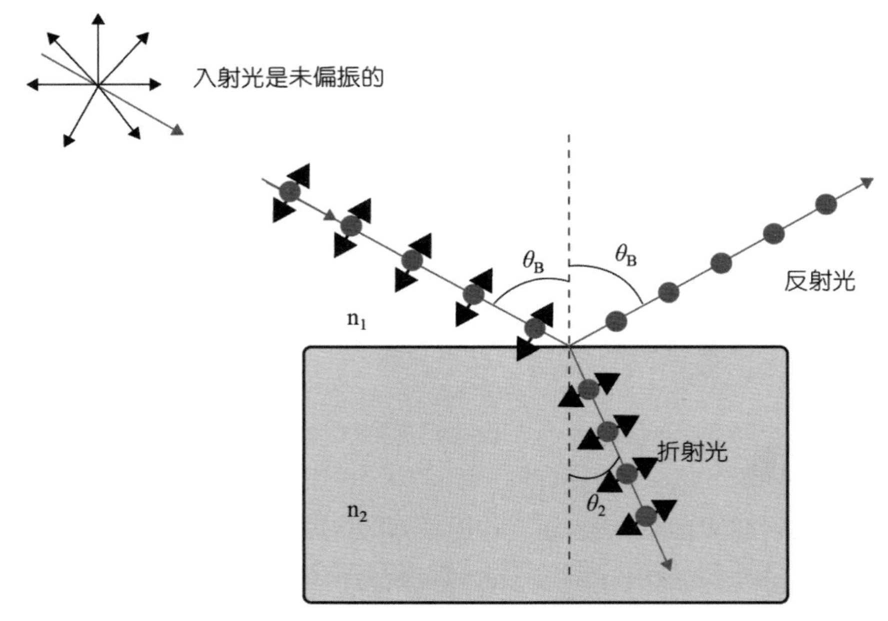

圖 18-2：反射引發的偏振。

圓點表示的光線在第二介質表面上建立垂直於紙面的振動然後再輻射傳播，所以反射光波和折射光波都由再輻射光波的建設性干涉產生。至於雙箭頭表示的光線則在介質表面上建立與紙面平行的振動然後再輻射傳播。這樣的振動平行於反射光的方向，所以不會在反射方向上再輻射（因為振動方向必須和傳播方向垂直）。因而入射光的這個成分不會有反射發生。因此，當反射方向垂直於折射方向時，鏡面反射的光在表面平面上是平面偏振的。當發生這種情況時的入射角稱為布魯斯特角(Brewster's angle)。我們利用司乃耳定律可以推導出布魯斯特角(θ_B)的方程式。因為

(18-3)　$n_1 \sin\theta_B = n_2 \sin\theta_2$，

並且反射角等於入射角以及反射線和折射線之間夾 90°的關係，所以有

(18-4)　$180° = \theta_B + 90° + \theta_2$

或說

(18-5)　$\theta_2 = 90° - \theta_B$。

故

$$(18\text{-}6)\qquad n_1 \sin\theta_B = n_2 \sin(90° - \theta_B) = n_2 \cos\theta_B \text{ ，}$$

所以

$$(18\text{-}7)\qquad \tan\theta_B = \frac{\sin\theta_B}{\cos\theta_B} = \frac{n_2}{n_1} \text{ 。}$$

上式就是布魯斯特定律(Brewster's law)。

範例 18-2

空氣中的未偏振光入射在折射率為 1.5 的鏡片上，什麼樣的入射角度會使反射光完整地偏振？

解答

當入射角滿足布魯斯特定律時，反射光會形成 100%的偏振光。利用(18-7)式可得

$$\tan\theta_B = \frac{1.5}{1} \rightarrow \theta_B = \tan^{-1} 1.5 = 56.3° \text{ 。}$$

所以入射角應為 56.3°。

上述討論顯示，當未偏振光以布魯斯特角入射在水平平面上（例如玻璃或水面），鏡面反射的光是水平偏振的。當鉛直偏振光以布魯斯特角入射在水平平面上時，沒有光發生鏡面反射。另外，具有鉛直穿透軸的偏光太陽眼鏡會阻擋以布魯斯特角反射的水平偏振光，如圖 18-3。這種太陽眼鏡可以降低從水面和地面發生鏡面反射所引起的眩光。

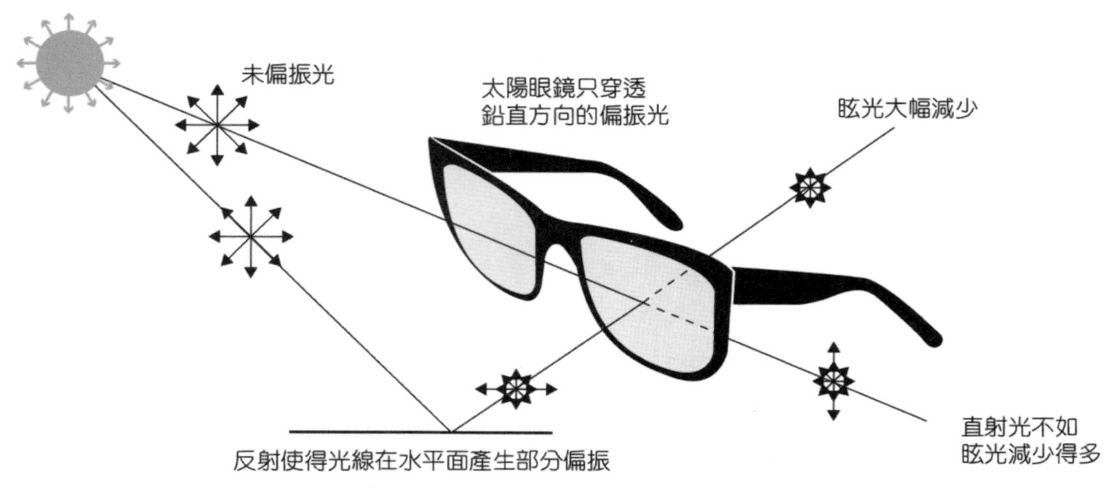

圖 18-3：太陽偏光眼鏡的原理。

散射也會產生偏振光，圖 18-4 顯示未偏振光入射在一個散射中心。在與前進方向垂直的散射光有最大的振動，因而形成平面偏振。在其他方向上的散射光則是部分偏振的。結果，與太陽成 90°的天窗是偏振的。隨著角度從 90°開始變化，偏振會減少。天窗的偏振現象可以利用配戴偏光太陽眼鏡來觀察。另外，多次散射光是去偏振的，因此藍天雖然是傾向於偏振的，但是白雲卻不傾向於偏振。

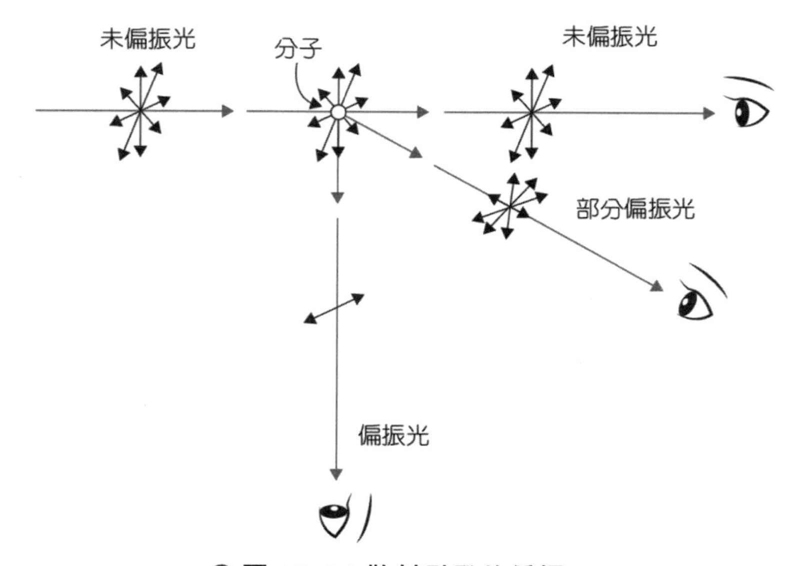

圖 18-4：散射引發的偏振。

折射也會發生偏振的情形。當透過適當方向並且是透明拋光的方解石(calcite)晶體觀看物體時，影像是雙重的，如圖 18-5 所示。這個現象稱為雙折射（birefringence 或 double refraction）。伴隨每一個影像的光是彼此互相垂直的平面偏振光。

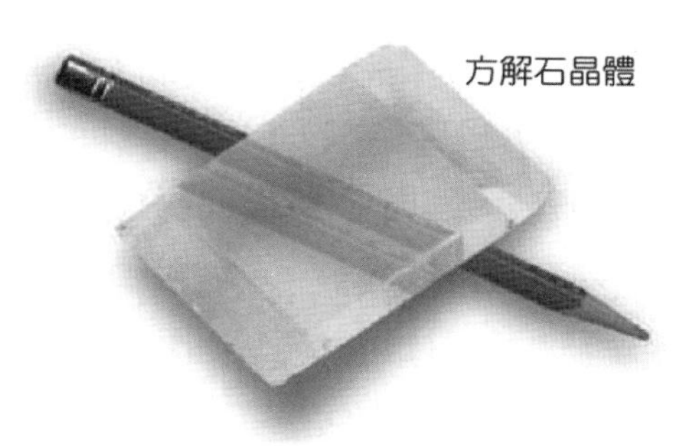

圖 18-5：雙折射的雙重影像。

偏振光在臨床上被用來研究雙眼視覺。例如考慮字串 POPEYE，其中 POPE 用鉛直穿透的偏光鏡覆蓋並且 EYE 以水平穿透的濾光鏡覆蓋。現在考慮一個人在左眼配戴水平穿透的濾光鏡，而在右眼配戴鉛直穿透的濾光鏡。此人的兩隻眼睛都看到字母 E（50% 的穿透）。用左眼，此人可以看到 EYE。用右眼，此人可以看到 POPE。我們可以使用這個安排來說明此人是否受到抑制，而且如果是的話，是哪一隻眼睛受到抑制。對正常人而言，我們也可以用這個安排來比較左右影像的清晰度。另外，偏光鏡也可以作為立體視的檢查，像是四燈融像系統(Worth four dot system)和立體測試卡(stereo fly)，參見圖 18-6。

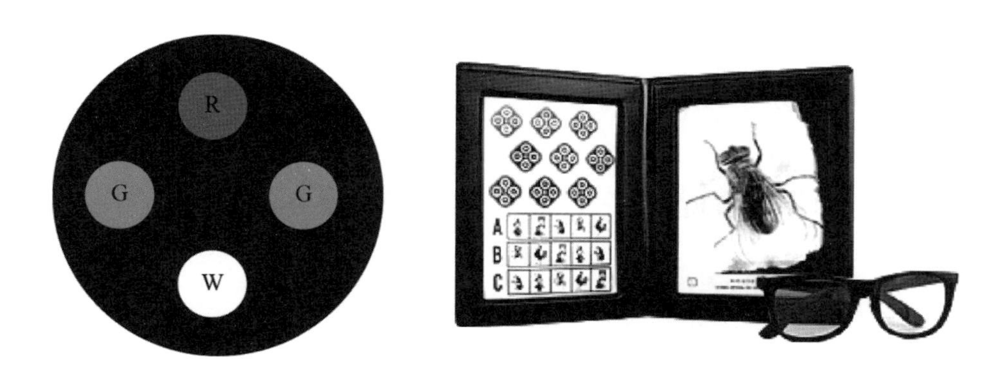

圖 18-6：左圖是四燈融像系統，右圖是立體測試卡。

第二節　鍍膜

光會因為反射的關係而減少穿透的光量，若光學系統的鏡片數量越多，則穿透量會加速減少。例如，折射率 1.5 的材質表面有 4%的反射，即穿透因子為 0.96。若系統中共有 5 個鏡片，這當中共有 10 個表面，則光的總穿透是 $(0.96)^{10}$ 或 0.67，即穿透光下降到 67%。同時，多次反射會產生降低影像品質的鬼影或眩光。

1930 年代，鍍膜技術進步到可以在真空腔中將材料氣化並且在鏡片表面上沉積成一層非常薄的薄膜，使得厚度均勻的抗反射薄膜(anti-reflection thin film)成為可能。這些薄膜透過破壞性干涉的原理減少光的反射比率，並且在同一時間因為建設性干涉增加光的穿透比率。

圖 18-7 顯示玻璃鏡片上鍍抗反射薄膜的構造。入射介質、薄膜和玻璃的折射率分別為 n_1、n_2 和 n_3。為了讓一層抗反射薄膜（AR 膜）能以最大效率工作，n_1-n_2 界面的反射比率 R_{12} 必須等於 n_2-n_3 界面的反射比率 R_{23}。對垂直入射的光線而言，菲涅耳公式(5-1)給出

$$(18\text{-}8)\qquad R_{12}=\frac{(n_2-n_1)^2}{(n_2+n_1)^2}\text{，}$$

和

$$(18\text{-}9)\qquad R_{23}=\frac{(n_3-n_2)^2}{(n_3+n_2)^2}\text{。}$$

因為 $R_{12}=R_{23}$，可以解出 n_2 得到

$$(18\text{-}10)\qquad n_2=\sqrt{n_1n_3}\text{。}$$

這是理想單層 AR 膜的折射率。

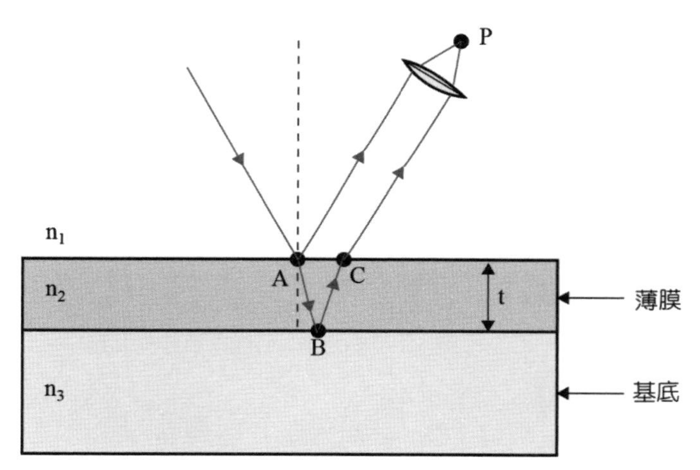

圖 18-7：玻璃鏡片上的抗反射膜。

範例 18-3

考慮空氣 (n = 1.000) 中的冕牌玻璃 (n = 1.523)，其理想單層抗反射膜的材質折射率應為多少？

解答

由(18-10)式可得

$$n_2 = \sqrt{1 \times 1.523} = 1.234 \text{。}$$

所以理想的材質折射率為 1.234。

實際的薄膜不必要有理想的折射率。在玻璃鍍膜上最廣泛被使用的薄膜材料是氟化鎂 (MgF_2)，折射率為 1.38。AR 膜的厚度條件要考慮到在反射上會有不同相位的變化，例如在圖 18-7 中，光在位置 A 的反射有 180°的相位變化，在位置 B 反射的光也有相位變化。因此，在反射光波之間的唯一相位差是起因於進入薄膜層中的光波的來回傳播距離(2t)。為了在反射光波之間有破壞性干涉，我們需要滿足

$$(18\text{-}11) \quad 2t = \frac{\lambda_{tf}}{2}$$

或說

$$(18\text{-}12) \quad t = \frac{\lambda_{tf}}{4} ,$$

其中 λ_{tf} 是光在膜層中的波長，t 是實際膜層的最小厚度。上式表明在玻璃上鍍抗反射薄膜的最小厚度是薄膜中波長 (λ_{tf}) 的四分之一。因為介質中的波長 (λ_{tf}) 與真空中波長 (λ) 的關係為

$$(18\text{-}13) \quad \lambda_{tf} = \frac{\lambda}{n_2} ,$$

所以有

$$(18\text{-}14) \quad t = \frac{\lambda}{4n_2}$$

或說

$$(18\text{-}15) \quad tn_2 = \frac{\lambda}{4} 。$$

我們將實際厚度和折射率的乘積，tn_2，稱為光學厚度(optical thickness)。因此結論是：當光學厚度是四分之一波長時的反射光會最少。

範例 18-4

在一玻璃鏡片上鍍有一層氟化鎂 (MgFl, n = 1.38) 的抗反射膜可以讓 555nm 的光完全通過鏡片而沒有反射，則薄膜的最小厚度為多少？

解答

最小膜厚等於四分之一的光學厚度，所以利用(18-15)式可得到

$$t \times 1.38 = \frac{555\text{nm}}{4} \rightarrow t = \frac{555\text{nm}}{4 \times 1.38} = 100.5\text{nm} 。$$

因此最小膜厚為 100.5nm。

圖 18-8 顯示單層、雙層和多層 AR 鍍膜的反射率。單層鍍膜不是理想的，所以最小值不是零。使用不同薄膜材質的四分之一波長厚度堆疊的層狀薄膜可以改進成果。典型上，高折射率薄膜先鍍在玻璃鏡片上接著是低折射率薄膜。

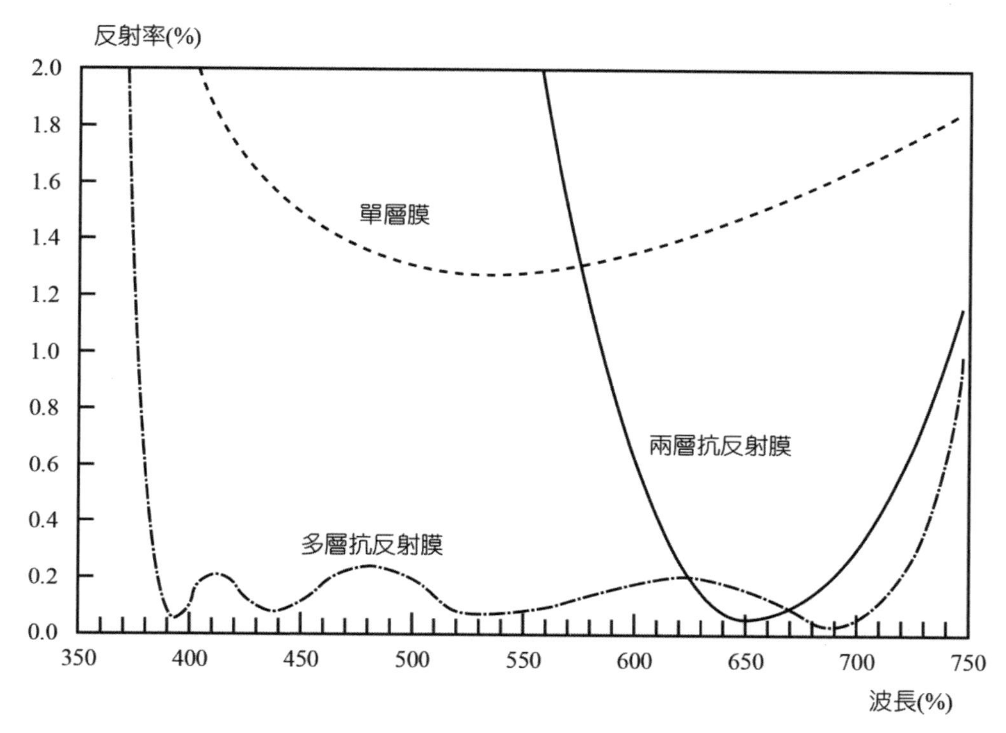

圖 18-8：單層、雙層和多層 AR 鍍膜的反射率。

當鍍膜的抗反射部分屬於可見光譜的範圍時，有一些反射會發生在光譜的紅色和藍紫色端，這使得鏡片有類似於成熟葡萄的紫紅色外觀。這樣的鏡片有時稱為敷霜鏡片(bloomed lens)。多層 AR 薄膜主要可以被設計成消去所有的可見光反射，或是被裁製成有留下特殊期望色彩的殘餘反射。帶藍的綠色是經常被使用的殘餘色彩，雖然藍色和金色也常被使用。有一些病患比較喜歡特定的殘餘色彩。

自我練習

一、選擇題

( ) 01. 對聚碳酸酯(n = 1.586)的玻璃窗而言，其布魯斯特角(Brewster's angle)為 (A) 32° (B) 37° (C) 53° (D) 58°。

( ) 02. 一偏光鏡片將其偏光軸置於與第二偏光鏡成 35°方式。同時考慮這對偏光鏡並且忽略表面反射和鏡片顏色的吸收，那麼通過這一對鏡片的光量約為 (A) 67% (B) 34% (C) 28% (D) 0。

( ) 03. 強度為 I_0 的無偏振光束入射在起偏器—分析器組成上。若出射強度為 $I_0/4$ 時，兩者穿透軸之夾角為多少？ (A) 45° (B) 60° (C) 75° (D) 90°。

( ) 04. 空氣中的未偏振光入射在眼用冕牌玻璃(n = 1.523)上。甚麼樣的入射角度會使反射光完全偏振？ (A) 56.7° (B) 53.1° (C) 42.8° (D) 37.5°。

( ) 05. 將偏光鏡片放在彼此互相垂直的兩個偏光鏡之間會導致 (A)因為互相垂直的兩塊偏光鏡阻擋所有光的穿透，所以沒有穿透 (B)有一些穿透，取決於光源的強度 (C)有一些穿透，取決於中間鏡片的指向 (D)因為偏光鏡上的碘吸收所有的可見光輻射所以沒有穿透。

( ) 06. 鉛直偏振光入射在吸收軸與鉛直軸形成 30°的理想人造偏光板上。有多少比例的光會穿透？ (A) 0% (B) 25% (C) 50% (D) 75%。

( ) 07. 抗反射(AR)膜會有淡淡的色彩顯示是因為 (A)實際上無法完全消除在可見光譜中的所有波長 (B)製造者希望確保眼睛照護專業人士可以分辨其他公司的鍍膜 (C)如果反射被消除，小鳥會嘗試飛行通過鏡片 (D)鏡片仍能在照片中顯示。

( ) 08. 鏡片鍍多層膜的最主要目的是 (A)美觀 (B)增加屈光力 (C)減少反射率 (D)增加硬度。

( ) 09. 在一玻璃鏡片上有一層氟化鎂(MgFl，n = 1.38)的 AR 鍍膜。入射光波長為 552nm 時的薄膜最小厚度為何？ (A) 400nm (B) 470nm (C) 100nm (D) 118nm。

(　) 10. 考慮空氣 (n =1.00) 中的眼用冕牌玻璃 (n =1.523) ，理想的折射率是 (A) 1.523　(B) 2.523　(C) 1.380　(D) 1.234。

(　) 11. 能完全消除黃色光 ($\lambda = 550$nm) 的抗反射(AR)鍍膜理想光學厚度是　(A) 275nm　(B) 138nm　(C) 106nm　(D) 23nm。

(　) 12. 氟化鎂的抗反射材質被用作鏡片上的抗反射鍍膜。膜層的厚度是 100nm。那麼材質的折射率為（以 550nm 為主）　(A) 1.38　(B) 1.50　(C) 1.33　(D) 1.63。

(　) 13. 抗反射(AR)膜在高折射率材質會比在標準折射率材質更不同的理由是 (A)高折射率材質比標準折射率材質有更多的色差　(B)高折射率材質會有標準折射率材質缺少的淡色顯示　(C)心理上的因素　(D)高折射率材質比標準折射率材質有更多的表面反射。

二、計算題

01. 當光線通過穿透軸夾 30°角的兩個偏光板時，有多少比例的光線可以穿透這個偏光板組合？
02. 在折射率為 1.586 的鏡片表面上，布魯斯特角為多少？
03. CR-39(1.498)鏡片的表面需要鍍上抗反射膜，則理想的鍍膜材料折射率為多少？
04. 若欲在鏡片上鍍一層折射率為 1.42 的抗反射膜，可以讓 500nm 的光完全通過鏡片而沒有反射，則薄膜的最小厚度為多少？

MEMO

CH 19

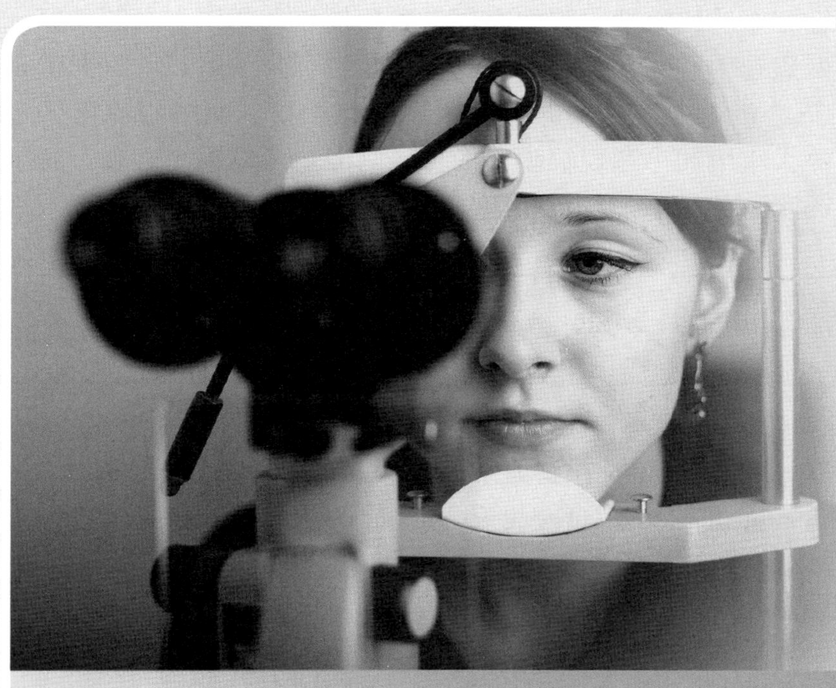

低視力輔具的光學

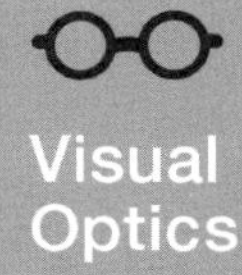

錐狀細胞在視網膜中心凹的分布密度非常高，可以提供最佳視力。而在周邊視網膜的錐狀細胞密度比較低，視力表現上會比較差。如果中心凹受傷，即使將影像清晰地聚焦在中心凹上，視力的表現依然會下降。所以就算對低視力患者矯正屈光不正之後，他（她）的視力表現仍無法得到明顯的改善。這時候，如果將物體的大小增加，讓視網膜影像可以刺激更多的感光細胞，應該可以幫助低視力患者獲得更多有關物體細節的訊息。

第一節　角度放大率

Visual Optics

要增加視網膜影像的大小，大致上可以分成四種方法：相對距離放大(relative distance magnification)、相對大小放大(relative size magnification)、投影放大(projection magnification)、角度放大(angular magnification)。

一、相對距離放大

圖 19-1 顯示相同物體在兩個不同距離的比較。假設大小為 O 的物體一開始的位置在眼前 u_1 的距離，然後物體移動到眼前 u_2 的距離。透過節線的概念可以決定出視網膜的影像大小分別為

(19-1)　$$I_1 = v\tan w_1 = v \times \frac{O}{u_1}\text{，}$$

(19-2)　$$I_2 = v\tan w_2 = v \times \frac{O}{u_2}\text{。}$$

其中 v 代表眼睛節點到視網膜的距離，w_1，w_2 分別為節線與光軸的夾角（即視角）。物距 u_1 和 u_2 準確地說要從眼睛節點開始量，不過眼睛節點大約在角膜後方 7mm 左右，所以如果物距遠大於 7mm 時，則可以忽略。物體移動所產生的視網膜影像的放大比例為

(19-3)　$$M = \frac{I_2}{I_1} = \frac{u_1}{u_2}\text{。}$$

因為是物距的比值，所以稱為相對距離放大率。

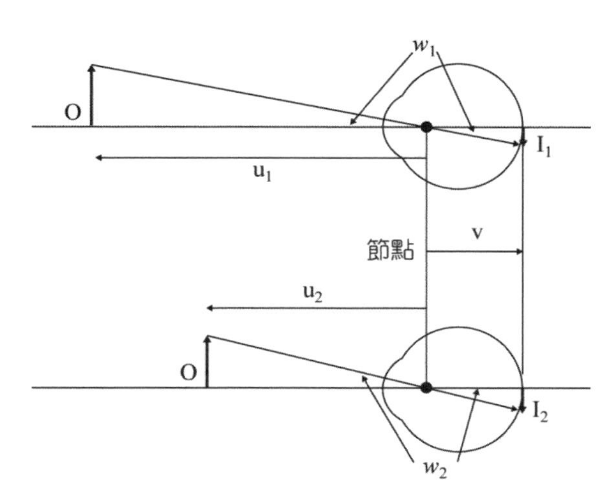

圖 19-1：相對距離放大。

範例 19-1

當物體從眼前 100cm 移近到眼前 20cm 時，相對距離放大率是多少？

解答

由(19-3)式可知

$$M=\frac{-100\text{cm}}{-20\text{cm}}=5X\text{ 。}$$

故相對距離放大率為 5X。

二、相對大小放大

圖 19-2 顯示在相同距離上不同物體大小的比較。假設在眼前 u 的距離上，兩個物體的大小分別為 O_1、O_2。同樣地，透過節線的概念可以決定出視網膜的影像大小分別為

$$(19\text{-}4)\qquad I_1=v\tan w_1=v\times\frac{O_1}{u}\text{，}$$

$$(19\text{-}5)\qquad I_2=v\tan w_2=v\times\frac{O_2}{u}\text{ 。}$$

不同物體大小所產生的視網膜影像的放大比例為

$$M=\frac{I_2}{I_1}=\frac{O_2}{O_1} \quad (19\text{-}6)$$

因為是物體大小的比值，所以稱為相對大小放大率。

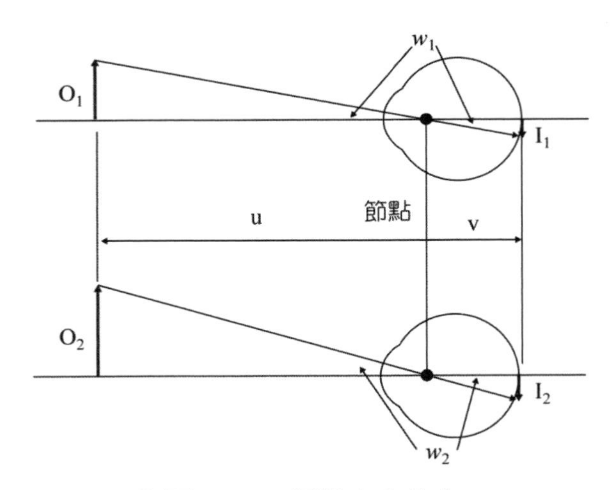

圖 19-2：相對大小放大。

範例 19-2

當與觀看一個 6m 遠高度為 10mm 的字母比較時，則觀看一個 6m 遠高度為 30mm 的字母，其相對大小放大率是多少？

解答

由(19-6)式知

$$M=\frac{30\text{mm}}{10\text{mm}}=3X。$$

故相對大小放大率為 3X。

三、投影放大

投影放大是利用在螢幕上將物體形成放大的影像來觀看，通常投影系統可以是光學式的或電子式的。好處是讓使用者可以很便利地在觀看距離上得到較大程度的放大。某種程度來看投影放大可以看成是相對大小放大的特殊形式。

四、角度放大

從圖 19-3 可以看到，視網膜影像大小的比值可以由視角 w_1 和 w_2 得到，尤其當角度很小的時候

(19-7) $$M=\frac{I_2}{I_1}=\frac{\tan w_2}{\tan w_1}\xrightarrow{w_1,w_2<<1}M=\frac{w_2}{w_1}$$ 。

上式即為廣義上的角度放大率。

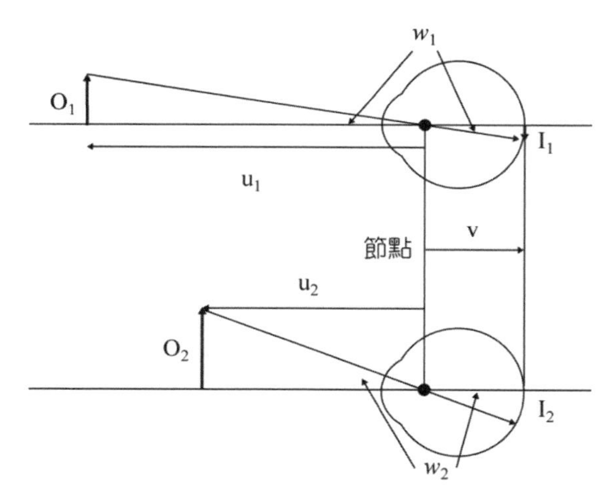

圖 19-3：角度放大率。

狹義的角度放大率是指透過光學系統（輔具）產生的視網膜影像大小與不透過光學系統（輔具）產生的視網膜影像大小的比值。我們將在底下的內容中介紹各種光學系統（輔具）的角度放大率。

第二節　放大鏡

一、一般放大鏡

在凸透鏡的成像類別中，如果物體位於第一焦點與鏡片之間時，影像是放大的正立虛像。在這個範圍內正好可以讓凸透鏡成為一個放大鏡(magnifier)使用。現在假設某人一開始以裸眼方式觀看眼前 u_1 距離的物體，如圖 19-4(a)。透過節線可以找出視角的正切函數值(tan)為

$$\text{(19-8)} \qquad \tan w_1 = \frac{O}{u_1} \text{。}$$

當此人在眼前 d 的距離使用放大鏡，觀看鏡前 u 距離的相同物體時，如圖 19-4(b)，物體的虛像（大小為 I）離放大鏡 v′的距離並且與眼睛的距離為 u_2。同樣地，從眼睛的節線知道

$$\text{(19-9)} \qquad \tan w_2 = \frac{I}{u_2} \text{。}$$

因此角度放大率 M 是

$$\text{(19-10)} \qquad M = \frac{I \times u_1}{O \times u_2} \text{。}$$

上式中，$\frac{I}{O}$ 正好是放大鏡的橫向放大率，而 $\frac{u_1}{u_2}$ 正好是眼睛觀看距離改變所引起的相對距離放大率。所以，放大鏡的總角度放大率 M 等於放大鏡的橫向放大率(m_{lens})和相對距離放大率(M_{dis})的乘積，即

$$\text{(19-11)} \qquad M = m_{lens} M_{dis} \text{。}$$

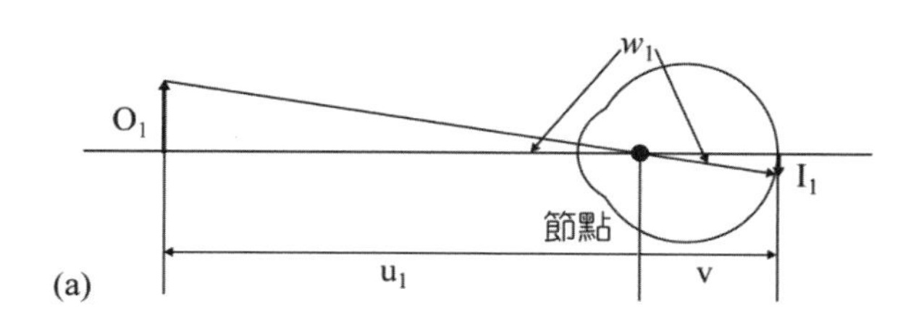

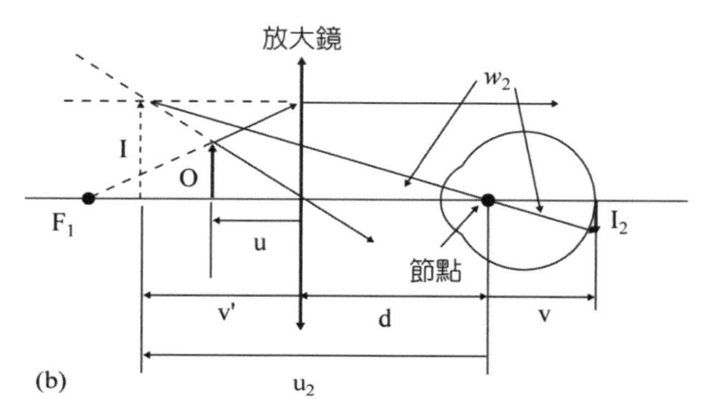

圖 19-4：(a)沒有放大鏡，直接觀看物體；(b)透過放大鏡觀看物體。

範例 19-3

一位正視者看著眼前 30cm 的一張郵票。為了仔細觀察郵票圖樣，此人拿一個+20.00D 的薄鏡片放在眼前 10cm 處當作放大鏡使用。相對於一開始 30cm 的觀看距離而言，當此人將郵票放在鏡片前方 4cm 時，可以得到多少的角度放大率？

解答

下圖是直接觀察的情形。

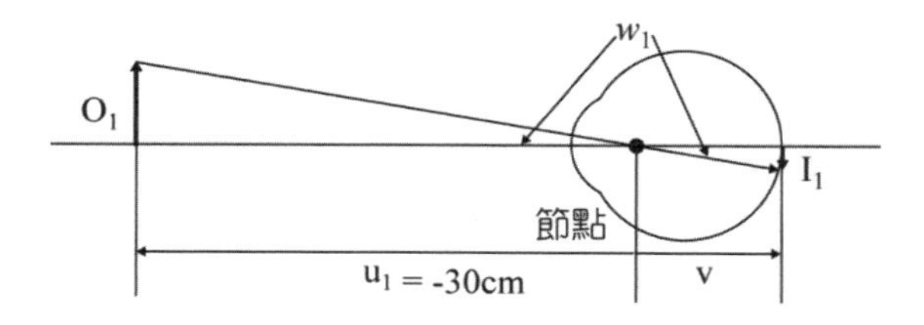

下圖則是使用放大鏡的情形。

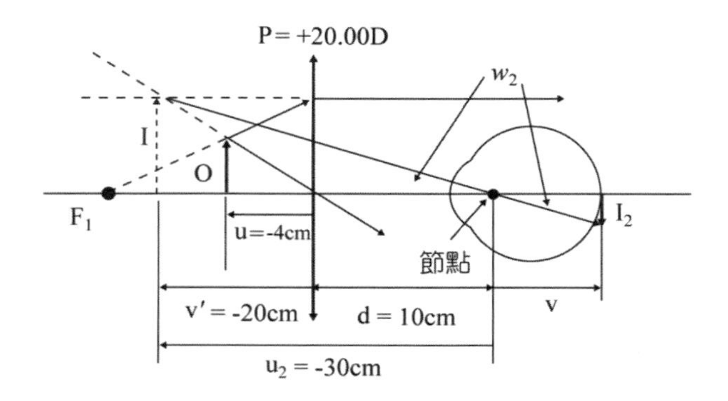

依據(19-11)式的結論，首先計算郵票經由鏡片的成像結果。因為郵票在鏡片前方 4cm，所以物距和其入射聚散度為

$$u = -0.04\text{m} \rightarrow U = \frac{1}{-0.04\text{m}} = -25.00\text{D}$$ 。

出射聚散度和像距為

$$V = (+20.00\text{D}) + (-25.00\text{D}) = -5.00\text{D} \rightarrow v' = \frac{1}{-5.00\text{D}} = -0.2\text{m} = -20\text{cm}$$ 。

所以成像在鏡前 20cm 處。又，橫向放大率為

$$m_{lens} = \frac{-25.00\text{D}}{-5.00\text{D}} = +5$$ 。

因為一開始觀察距離為 30cm，所以 $u_1 = -30\text{cm}$。使用放大鏡之後，因為放大鏡和眼睛相距 10cm 並且影像在鏡前 20cm，所以眼睛觀察的影像在眼前 30cm，所以 $u_2 = -30\text{cm}$。利用(19-11)式可得

$$M = (+5) \times \frac{-30\text{cm}}{-30\text{cm}} = +5\text{X}$$ 。

故使用放大鏡時可以得到+5X 的放大倍率。

二、準直放大鏡

從正鏡片的成像性質可以知道，若將物體從焦點內漸漸移往第一焦點時，所形成的正立放大虛像會越來越大，但是離放大鏡的距離卻也越來越遠。當物體幾乎在第一焦點上的時候（如圖 19-5），此時放大鏡的放大率為

$$(19\text{-}12)\quad M=\frac{\tan w_2}{\tan w_1}=\frac{\frac{O}{f_1}}{\frac{O}{u_1}}=\frac{u_1}{f_1}=-u_1P\ 。$$

上式說明當物體幾乎在第一焦點上的時候，總角度放大率只和一開始觀看物體時的物距(u_1)以及正鏡片的屈光力(P)有關。準直放大鏡(collimated magnifier)就是將物體放置在放大鏡第一焦點上來使用的放大鏡。

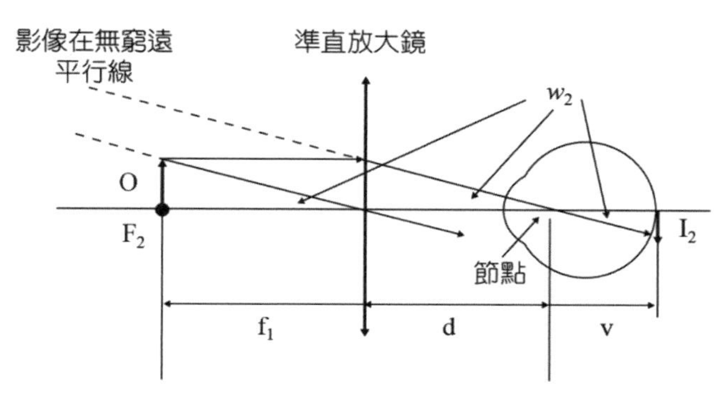

圖 19-5：準直放大鏡。

範例 19-4

由於老爺爺未矯正之近點在眼前 60cm。看報紙時非常不方便，所以拿出 +40.00D 的薄鏡片並且作為準直放大鏡來使用，則老爺爺的視網膜影像大小相對於近點可以增加為多少倍？

解答

由題目敘述知道

$u_1=-0.6\text{m}$ 。

利用(19-12)式可以得到

$M=-(-0.6\text{m})\times(+40.00\text{D})=+24\text{X}$ 。

因此，老爺爺的視網膜影像大小可以增加為 24X。

不同的人會因為他們有不同的近點而造成視網膜影像大小上有不同的增加，換句話說，雖然是使用相同的正鏡片，但是每個人所得到的角度放大率是不同的。所以，我們必須有一個標準的參考距離來界定每一個放大鏡的倍率。傳統的標準參考距離是 25cm，有時也稱為明視距離(distance of most distinct vision)。參考距離也有不同的主張，像是 40cm 或是 100cm 等。相對於 25cm 的參考距離而言，準直放大鏡（屈光力為 P）的角度放大率為

$$(19\text{-}13)\quad M=-\left(-0.25\text{m}\right)\times P=\frac{P}{4}\text{ 。}$$

因此，一個+10.00D 的薄正鏡片標示為 2.5X 的放大鏡，+20.00D 的薄正鏡片標示為 5.0X 的放大鏡，而+30.00D 的薄正鏡片會標示成 7.5X 的放大鏡。

範例 19-5

某人近點在眼前 50cm 處。若使用 10X 的準直放大鏡可以得到多少倍率？

解答

10X 準直放大鏡的屈光力為

$$P=4\times\left(10\text{X}\right)=+40.00\text{D 。}$$

因為此人的近點距離為眼前 50cm，所以 $u_1=-0.5\text{m}$ 。利用(19-12)式得到

$$M=-\left(-0.5\text{m}\right)\times\left(+40.00\text{D}\right)=+20\text{X 。}$$

故相對於此人的近點而言，放大倍率可達+20X。

第三節　顯微鏡

顯微鏡(microscope)可以提供比放大鏡更高的倍率，最簡單的顯微鏡包含兩個薄鏡片。接近物體的鏡片稱為物鏡(objective lens)，它的功能是將物體在顯微鏡內形成放大的實像，如圖 19-6 所示。接近眼睛的鏡片稱為目鏡(ocular lens)，目鏡相當於一個放大鏡，其作用是對顯微鏡內部的放大實像再作一次放大。若

觀察者是未調節正視者或已完全矯正的非正視者，則使用時調整顯微鏡使得離開目鏡的光線為平行光。若是未矯正的非正視者，則調整顯微鏡的聚焦位置落在非正視者眼睛的遠點上。

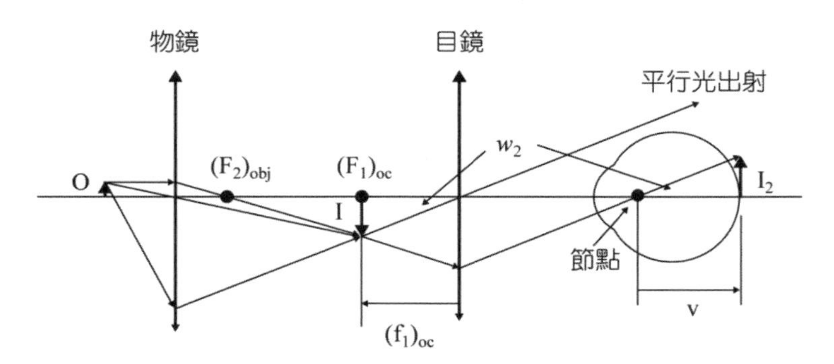

圖 19-6：顯微鏡的光線圖（正視者）。

因為視網膜影像大小的比值等於眼睛節點上對應角度的比值，所以假設 w_1 是一開始眼睛直接觀看距離 u_1 物體時節線與光軸的夾角，而 w_2 是離開顯微鏡的光線在眼睛節點上所對應的角度。參考圖 19-6，對於離開顯微鏡的平行光而言，內部影像(I)必須在目鏡的第一焦點上，所以顯微鏡的角度放大率

$$(19\text{-}14)\qquad M=\frac{\tan w_2}{\tan w_1}=\frac{\dfrac{I}{(f_1)_{oc}}}{\dfrac{O}{u_1}}=\frac{I\times u_1}{O\times(f_1)_{oc}}=-m_{obj}u_1P_{oc}\text{，}$$

其中 $(f_1)_{oc}$ 是目鏡的第一焦距，m_{obj} 是物體經由物鏡成像的橫向放大率。若以 25cm 為參考距離，則角度放大率變為

$$(19\text{-}15)\qquad M=m_{obj}\left(\frac{P_{oc}}{4}\right)\text{。}$$

另外，在牛頓式中，橫向放大率可以寫成

$$(19\text{-}16)\qquad m=-\frac{x'}{f_2}=-x'P_{obj}\text{，}$$

其中 x′ 是焦點外像距，也就是物鏡的第二焦點到顯微鏡內部影像(I)的距離。這個距離通常稱為光學筒長，它和實際筒長的距離是不同的。典型的光學筒長為 16cm。所以，(19-15)式也可以表示成

$$(19\text{-}17) \quad M = -\frac{x' P_{obj} P_{oc}}{4} \text{ 。}$$

範例 19-6

一個顯微鏡含有+40.00D 鏡片放在離目鏡的 10cm 處。當聚焦使得平面波離開時，物體在物鏡前方 4cm，則顯微鏡的放大率為何？

解答

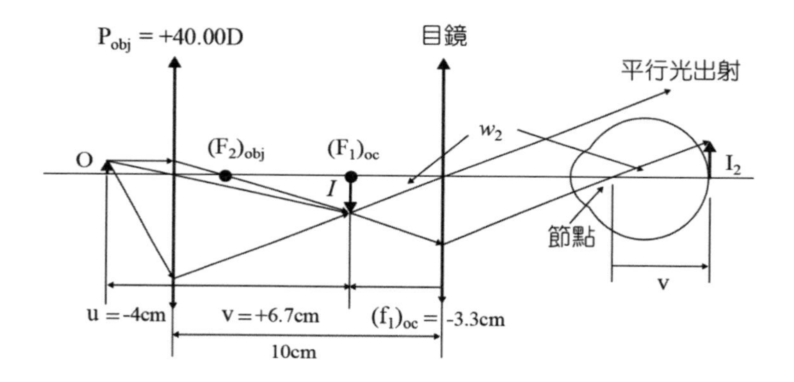

首先計算物鏡的成像。

$$u = -0.04\text{m} \rightarrow U = \frac{1}{-0.04\text{m}} = -25.00\text{D} \text{ 。}$$

$$V = (+40.00\text{D}) + (-25.00\text{D}) = +15.00\text{D} \rightarrow v = \frac{1}{+15.00\text{D}} = +0.067\text{m} = +6.7\text{cm} \text{ 。}$$

橫向放大率為

$$m_{obj} = \frac{-25.00\text{D}}{+15.00\text{D}} = -1.7 \text{ 。}$$

再計算目鏡屈光力。由圖形可以知道，目鏡的第一焦距為

$$(f_1)_{oc} = -(10\text{cm} - 6.7\text{cm}) = -3.3\text{cm} \text{ 。}$$

所以目鏡屈光力為

$$P_{oc} = -\frac{1}{(f_1)_{oc}} = -\frac{1}{-0.033m} = +30.30D$$ 。

利用(19-15)式可得到

$$M = (-1.7) \times \frac{+30.30D}{4} = -12.9X$$ 。

因此，可以得到－12.9X 的放大率，負號代表倒立影像。

範例 19-7

－100X 的複合式顯微鏡有 20X 的目鏡和 16cm 的光學筒長，請問物鏡和目鏡屈光力各為多少？

解答

首先，由 20X 的目鏡可以知道目鏡屈光力為

$$P_{oc} = 4 \times (+20X) = +80.00D$$ 。

因為光學筒長為 16cm 並且顯微鏡的放大倍率為－100X，所以由(19-17)式知道

$$-100X = -\frac{(0.16m) \times P_{obj} \times (+80.00D)}{4}$$ 。

$$P_{obj} = \frac{(-100X) \times 4}{-(0.16m) \times (+80.00D)} = +31.25D$$ 。

因此，物鏡屈光力為+31.25D，而目鏡屈光力為+80.00D。

以高斯系統來說，上述包含兩個鏡片的顯微鏡也可以看成是一個具有等價屈光力 P_e 的單鏡片，所以顯微鏡的角度放大率（相對於標準參考距離 25.00cm）和一個具有等價屈光力 P_e 的放大鏡一樣，即

(19-18) $$M = \frac{P_e}{4}$$ 。

範例 19-8

一個複合式顯微鏡包含一個+25.00D 目鏡位於+50.00D 物鏡後方 20cm 處，則相對於 25cm 的參考距離，可以得到多少的角度放大率？

解答

先計算出等價屈光力。

$$P_e = (+25.00D) + (+50.00D) - 0.2m \times (+25.00D) \times (+50.00D)$$
$$= -175.00D \text{。}$$

代入(19-18)式得

$$M = \frac{-175.00D}{4} = -43.75X \text{。}$$

所以角度放大率為－43.75X，負號代表倒立影像。

第四節　望遠鏡

Visual Optics

顯微鏡只要稍作修改就可以變成望遠鏡。顯微鏡是用來放大較近的微小物體，而望遠鏡則是被用來放大較遠的物體。因為望遠鏡是觀看遙遠物體，所以進入望遠鏡的光線為平行光。如果觀察者是未調節的正視者或是完全矯正的非正視者，則離開望遠鏡的光線必須是平行光，這種進來時是平行光而離開時也是平行光的望遠鏡稱為無焦望遠鏡(afocal telescope)。

無焦望遠鏡分為克卜勒式望遠鏡(Keplerian telescope)和伽利略視望遠鏡(Galilean telescope)。如圖 19-7 所示，克卜勒式望遠鏡擁有一個會聚的物鏡（正鏡片）和一個會聚的目鏡（正鏡片）；而伽利略式望遠鏡則擁有一個會聚的物鏡（正鏡片）和一個發散的目鏡（負鏡片）。

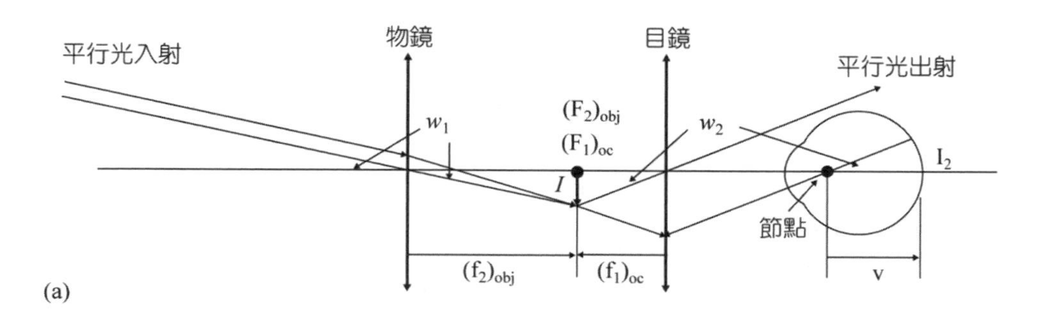

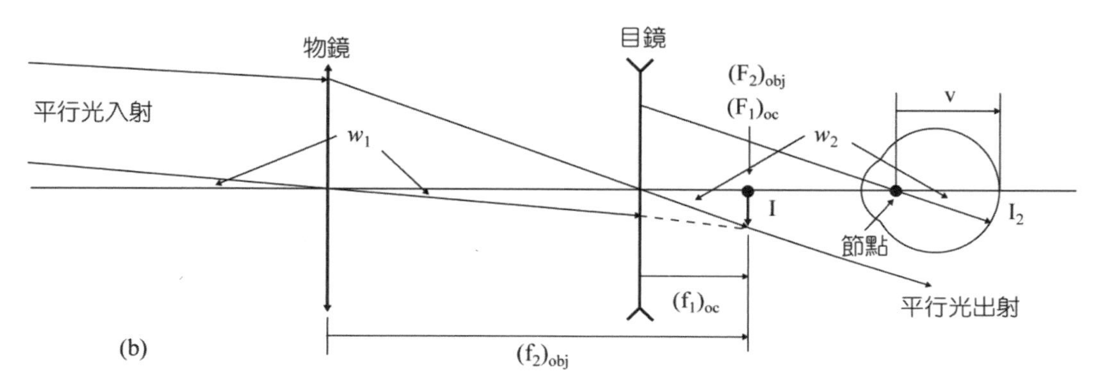

圖 19-7：(a)克卜勒式望遠鏡；(b)伽利略式望遠鏡。

從圖 19-7 可以看出，遠物的平行光以 w_1 的角度入射，物鏡將此平行光聚焦在第二焦點 $(F_2)_{obj}$ 上。由於離開目鏡的光線是平行光，所以物鏡的第二焦點剛好是目鏡的第一焦點 $(F_1)_{oc}$，並且出射的平行光是以 w_2 的角度離開並進入眼睛。假設觀察者直接觀看遠物的視網膜影像大小為 I_1，而透過望遠鏡注視遠物之視網膜影像大小為 I_2，則望遠鏡的角度放大率為

$$(19\text{-}19)\quad M=\frac{I_2}{I_1}=\frac{\tan w_2}{\tan w_1}=\frac{\dfrac{I}{(f_1)_{oc}}}{\dfrac{I}{(f_2)_{obj}}}=\frac{(f_2)_{obj}}{(f_1)_{oc}}=-\frac{P_{oc}}{P_{obj}}\text{。}$$

另外，望遠鏡兩鏡片之間的距離恰等於物鏡的第二焦距減去目鏡的第一焦距，即

$$(19\text{-}20)\quad d=(f_2)_{obj}-(f_1)_{oc}=\frac{1}{P_{obj}}+\frac{1}{P_{oc}}\text{。}$$

在克卜勒式望遠鏡中，因為物鏡和目鏡皆為正鏡片，屈光力皆為正值，所以角度放大率為負值，代表影像是倒立的。在圖 19-7(a)中的視網膜影像雖然是正立的，但是經由大腦解析會解釋為倒立的影像。在伽利略式望遠鏡中，因為物鏡為正鏡片而目鏡為負鏡片，屈光力一為正值一為負值，使得角度放大率為正值，代表影像是正立的。同樣地，在圖 19-7(b)中的視網膜影像雖然是倒立的，但是經由大腦解析會解釋為正立的影像。

範例 19-9

一個克卜勒式望遠鏡包含一個+5.00D 的物鏡和一個+15.00D 的目鏡。則望遠鏡的放大率和長度各為多少？

解答

放大倍率為

$$M = -\frac{+15.00\text{D}}{+5.00\text{D}} = -3\text{X}$$ 。

長度為

$$d = \frac{1}{+5.00\text{D}} + \frac{1}{+15.00\text{D}} = 0.267\text{m} = 26.7\text{cm}$$ 。

故望遠鏡的放大倍率為－3X（倒立放大），長度是 26.7cm。

範例 19-10

一個伽利略式望遠鏡包含一個+5.00D 的物鏡和一個－15.00D 的目鏡。則望遠鏡的放大率和長度各為多少？

解答

放大倍率為

$$M = -\frac{-15.00\text{D}}{+5.00\text{D}} = +3\text{X}$$ 。

長度為

$$d=\frac{1}{+5.00D}+\frac{1}{-15.00D}=0.133m=13.3cm$$ 。

故望遠鏡的放大倍率為+3X（正立放大），長度是 13.3cm。

如果將無焦望遠鏡視為一高斯系統，則因為是無焦，所以等價屈光力為0，故

(19-21) $$P_e=P_{obj}+P_{oc}-dP_{obj}P_{oc}=0$$ 。

從上式可得到

(19-22) $$M=-\frac{P_{oc}}{P_{obj}}=\frac{1}{1-dP_{obj}}=1-dP_{oc}$$ 。

範例 19-11

一個筒長為 25cm 的望遠鏡，若物鏡的屈光力為+3.00D，則放大倍率為何？又，目鏡屈光力為多少？

解答

利用(19-22)式，

$$M=\frac{1}{1-dP_{obj}}=\frac{1}{1-0.25m\times(+3.00D)}=+4X$$ 。

再利用(19-19)式可得

$$+4X=-\frac{P_{oc}}{+3.00D}\rightarrow P_{oc}=-12.00D$$ 。

故望遠鏡的放大倍率為+4X（正立放大），目鏡屈光力為－12.00D，屬於伽利略式望遠鏡。

如果未矯正的近視者或遠視者使用無焦望遠鏡，則會因為出射是平行光而無法得到清晰影像，所以必須調整望遠鏡，使得出來的光線為發散光（近視者）或是會聚光（遠視者）。更簡單的說法是將目鏡的部分屈光力作為矯正之用，剩下的屈光力再與物鏡形成另一個新的無焦望遠鏡。

範例 19-12

某遠視者需要頂點距 12mm 的+5.00D 薄鏡片矯正。若要使用一個可以調焦的克卜勒式望遠鏡，其包含一個+10.00D 的物鏡和一個+60.00D 的目鏡。在未戴矯正眼鏡時使用此可調焦望遠鏡並且令目鏡離眼睛 12mm，則放大倍率為何？應如何調整？

解答

因為需要+5.00D 的矯正，所以新的目鏡屈光力變為(+60.00D)–(+5.00D)=+55.00D。

放大倍率為

$$M=-\frac{+55.00D}{+10.00D}=-5.5X$$ 。

筒長為

$$d=\frac{1}{+10.00D}+\frac{1}{+55.00D}=0.118m=11.8cm$$ 。

故新的放大倍率為 – 5.5X（倒立放大），筒長應調整為 11.8cm（原本的筒長為 11.7cm）。

範例 19-13

某近視者需要頂點距 12mm 的 – 3.00D 的眼鏡矯正。若要使用一個可以調焦的伽利略式望遠鏡觀看遠物。這個望遠鏡有一個+3.00D 物鏡和一個 – 12.00D 目鏡。在未戴矯正眼鏡時使用此可調焦望遠鏡並且令目鏡離眼睛 12mm，則放大倍率為何？應如何調整？

解答

因為需要 – 3.00D 的矯正，所以新的目鏡屈光力變為 (–12.00D) – (–3.00D) = –9.00D。

放大倍率為

$$M = -\frac{-9.00D}{+3.00D} = +3X$$ 。

筒長為

$$d = \frac{1}{+3.00D} + \frac{1}{-9.00D} = 0.222m = 22.2cm$$ 。

故新的放大倍率為+3X（正立放大），筒長應調整為 22.2cm（原本的筒長為 25cm）。

當近視者在使用可調整的望遠鏡時，都需要把物鏡和目鏡之間的距離（筒長）縮短，並且若是克卜勒式望遠鏡則放大倍率會變大，若是伽利略式望遠鏡則放大倍率會變小。當遠視者在使用可調整的望遠鏡時，都需要把筒長拉長，並且若是克卜勒式望遠鏡則放大倍率會變小，若是伽利略式望遠鏡則放大倍率會變大，參考表 19-1 的整理。

❑ 表 19-1：未矯正之近視者或遠視者使用望遠鏡的調整結果。

屈光不正	克卜勒式望遠鏡		伽利略式望遠鏡	
	筒長	放大倍率	筒長	放大倍率
近視者	縮短	變大	縮短	變小
遠視者	拉長	變小	拉長	變大

自我練習

一、選擇題

( ) 01. 當物體從眼前 60cm 移近到眼前 20cm 時，角度放大率是多少？ (A) 2.4× (B) 3.0× (C) 1.25× (D) 0.33×。

( ) 02. 一個 10×的放大鏡，其屈光力為何？ (A) +10.00D (B) –10.00D (C) +40.00D (D) –40.00D。

( ) 03. 一塊 5.0×的放大鏡，其屈光力為 (A) +5.00D (B) +40.00D (C) +20.00D (D) +10.00D。

( ) 04. 準直放大鏡的物體必須放置在何處？ (A)人眼的近點上 (B)標準參考距離上 (C)鏡片上 (D)放大鏡的第一焦點上。

( ) 05. 對準直放大鏡來說，當屈光力變 3 倍時，其視野如何變化？ (A)視野變 3 倍 (B)視野變 1/3 倍 (C)視野變 9 倍 (D)視野變 1/9 倍。

( ) 06. 某人觀察 30cm 的物體，後來使用 6×的放大鏡，則可以得到多少放大效果？ (A) 6× (B) 1.8× (C) 7.2× (D) 3.6×。

( ) 07. 一個由+10.00D 的物鏡和+50.00D 的目鏡所構成的望遠鏡。它是屬於哪一種望遠鏡？ (A)克卜勒式(Keplerian) (B)伽利略式(Galilean) (C)天體式 (D)牛頓式(Newtonian)。

( ) 08. 一個由+20.00D 的物鏡和–40.00D 的目鏡所構成的望遠鏡。假若鏡片都屬於薄鏡片。那麼望遠鏡的放大率為多少？ (A) –2.0X (B) –0.5X (C) +0.5X (D) +2.0X。

( ) 09. 一個由+10.00D 的物鏡和+50.00D 的目鏡所構成的望遠鏡。假若鏡片都屬於薄鏡片，那麼望遠鏡的長度為何？ (A) 2.00cm (B) 8.00cm (C) 10.00cm (D) 12.00cm。

( ) 10. 由+50.00D 和+5.00D 所製成的無焦望遠鏡，其放大倍率為 (A) – 55× (B) +55× (C) – 10× (D) +10×。

( ) 11. 由+20.0D 及+4.0D 組合成克卜勒式望遠鏡，其放大率為何？ (A) 3 倍 (B) 4 倍 (C) 5 倍 (D) 6 倍。

( ) 12. 一個 5.0×的伽利略望遠鏡包含分開 10cm 的兩個鏡片。物鏡和目鏡的屈光力分別為多少？ (A) +8.0D，+40.0D (B) −8.0D，−40.0D (C) +8.0D，−40.0D (D) −8.0D，+40.0D。

( ) 13. 未矯正近視者使用伽利略式無焦望遠鏡時，應如何調整筒長？並且放大倍率如何變化？ (A)增長，倍率變大 (B)增長，倍率變小 (C)縮短，倍率變大 (D)縮短，倍率變小。

( ) 14. 未矯正遠視者使用可調焦的伽利略式望遠鏡時，其放大率會 (A)增加 (B)減少 (C)一樣 (D)不一定。

( ) 15. 一個由+10.00D 的物鏡和+50.00D 的目鏡所構成的望遠鏡。假若鏡片都屬於薄鏡片並且筒長是可以改變。那麼對物鏡前方 25.00cm 的實物而言，要產生一個複合式顯微鏡的光學筒長為多少？ (A) 2.67cm (B) 6.67cm (C) 12.00cm (D) 18.67cm。

二、計算題

01. 若將物體從眼前 50cm 移近到眼前 10cm 時，可得到多少的相對距離放大率？

02. 一位正視者看著眼前 40cm 的一張郵票。為了仔細觀察郵票圖樣，此人拿一個+15.00D 的薄鏡片放在眼前 10cm 處當作放大鏡使用。相對於一開始 40cm 的觀看距離而言，當此人將郵票放在鏡片前方 5cm 時，可以得到多少的角度放大率？

03. 某人看著眼前 30cm 的物體覺得細節不很清楚，所以拿+30.00D 的正鏡片做準直放大鏡使用。相對 30cm 而言，此人可以得到多少的放大倍率？

04. 一個 6X 的準直放大鏡，其屈光力為多少？

05. 一個顯微鏡含有+50.00D 鏡片放在離目鏡的 20cm 處。當聚焦使得平面波離開時，物體在物鏡前方 3cm，則顯微鏡的放大率為何？

06. 一個望遠鏡包含一個+6.00D 的物鏡和一個 24.00D 的目鏡。則望遠鏡的放大率和長度各為多少？

07. 某近視者需要頂點距 12mm 的 4.00D 的眼鏡矯正。若要使用一個可以調焦的伽利略式望遠鏡觀看遠物。這個望遠鏡有一個+5.00D 物鏡和一個 20.00D 目鏡。在未戴矯正眼鏡時使用此可調焦望遠鏡物且令目鏡離眼睛 12mm，則放大倍率為何？

自我練習解答

CH 01

一、選擇題

01. (D) 02. (C) 03. (C) 04. (C) 05. (B) 06. (D) 07. (A) 08. (D) 09. (A) 10. (D)
11. (D) 12. (D) 13. (D) 14. (D) 15. (D) 16. (D) 17. (D) 18. (C) 19. (D) 20. (C)
21. (C) 22. (D) 23. (D) 24. (A) 25. (D) 26. (C) 27. (B) 28. (C) 29. (B) 30. (A)
31. (A) 32. (D) 33. (A) 34. (B) 35. (C) 36. (D) 37. (B) 38. (C) 39. (B) 40. (D)
41. (A) 42. (C) 43. (D) 44. (C) 45. (B) 46. (C) 47. (A) 48. (B) 49. (A) 50. (D)
51. (D) 52. (D) 53. (C) 54. (A) 55. (A) 56. (D) 57. (C) 58. (C) 59. (C) 60. (C)
61. (A) 62. (C) 63. (D) 64. (A) 65. (A) 66. (C) 67. (B) 68. (B) 69. (A) 70. (C)
71. (A) 72. (B) 73. (C) 74. (B) 75. (C) 76. (D) 77. (C) 78. (D) 79. (D) 80. (B)
81. (C) 82. (C)

二、計算題

01. 1.58×10^{15}Hz　02. 1.05×10^{-18}J (焦耳)　03. 1.875
04. 1.89×10^{8} m/s　05. 0.4cm　06. 13°
07. 1.63　08. 33.3°　09. 0.47 弧分(arcmin)

CH 02

一、選擇題

01. (D) 02. (B) 03. (B) 04. (D) 05. (C) 06. (C) 07. (A) 08. (C) 09. (C) 10. (C)
11. (C) 12. (B) 13. (D) 14. (C) 15. (D) 16. (B) 17. (C) 18. (D) 19. (C) 20. (A)
21. (D) 22. (B) 23. (C) 24. (A) 25. (B) 26. (D) 27. (C)

二、計算題

01. −5.00D　02. +5.45D　03. 13.33cm
04. +1.00D；+1.33D；+1.67D；+2.50D

CH 03

一、選擇題

01. (A) 02. (D) 03. (A) 04. (B) 05. (A) 06. (B) 07. (C) 08. (C) 09. (B) 10. (C)
11. (C) 12. (A) 13. (D) 14. (D) 15. (B) 16. (D) 17. (D) 18. (D) 19. (B) 20. (D)
21. (D) 22. (B) 23. (A) 24. (B) 25. (D) 26. (B) 27. (B) 28. (C) 29. (C) 30. (B)
31. (B) 32. (B) 33. (A) 34. (B) 35. (B) 36. (D) 37. (C) 38. (B) 39. (C) 40. (A)
41. (A) 42. (B) 43. (C) 44. (C) 45. (C) 46. (A) 47. (D) 48. (C) 49. (D) 50. (A)
51. (B) 52. (B) 53. (A) 54. (B) 55. (B) 56. (A) 57. (D) 58. (D) 59. (C) 60. (D)
61. (D) 62. (D) 63. (B) 64. (C) 65. (B) 66. (C) 67. (D) 68. (D) 69. (A) 70. (C)
71. (A)

二、計算題

01. +5.86D
02. 表面前方 7.2cm；正立；虛像；0.53
03. 表面後方 30.4cm；倒立；實像；2cm
04. 第一焦點在球面的前（空氣）方 16.7cm 處；第二焦點在球面的後（玻璃）方 25cm 處
05. 球面後（水）方 44.3cm　06. 0.3mm　07. 2.26m

CH 04

一、選擇題

01. (A) 02. (A) 03. (D) 04. (C) 05. (B) 06. (C) 07. (B) 08. (C) 09. (C) 10. (B)
11. (C) 12. (C) 13. (B) 14. (D) 15. (A) 16. (A) 17. (B) 18. (C) 19. (B) 20. (A)
21. (C) 22. (A) 23. (B) 24. (C) 25. (D) 26. (C) 27. (D) 28. (B) 29. (B) 30. (B)
31. (C) 32. (A) 33. (C) 34. (B) 35. (D) 36. (B) 37. (D) 38. (A) 39. (D) 40. (A)
41. (A) 42. (B) 43. (A) 44. (D) 45. (D) 46. (D) 47. (D) 48. (A) 49. (D) 50. (A)
51. (A) 52. (B) 53. (D) 54. (B) 55. (D) 56. (B) 57. (C) 58. (C) 59. (D) 60. (D)
61. (C) 62. (D) 63. (B) 64. (C) 65. (C) 66. (B) 67. (D) 68. (C) 69. (C) 70. (D)
71. (C) 72. (D) 73. (B) 74. (A) 75. (B) 76. (B) 77. (D) 78. (C) 79. (D) 80. (A)

81. (C) 82. (C) 83. (B) 84. (A) 85. (B) 86. (A) 87. (C) 88. (C) 89. (A) 90. (C)
91. (B) 92. (A) 93. (D) 94. (D) 95. (B) 96. (B) 97. (A)

二、計算題

01. –2.50D　02. 1.6
03. 鏡前 16.7cm；正立；虛像；8.3cm
04. –5.00D　05. 鏡前 100cm
06. +10.00D 鏡片後方 20cm；實像；倒立；縮小

CH 05

一、選擇題

01. (D) 02. (A) 03. (B) 04. (D) 05. (A) 06. (B) 07. (C) 08. (D) 09. (C) 10. (B)
11. (C) 12. (C) 13. (B) 14. (B) 15. (D) 16. (A) 17. (C) 18. (C) 19. (C) 20. (D)
21. (A) 22. (A) 23. (D) 24. (C) 25. (A) 26. (C) 27. (C) 28. (A) 29. (C) 30. (C)
31. (D) 32. (D) 33. (D) 34. (A) 35. (C) 36. (B) 37. (A) 38. (A) 39. (B) 40. (D)
41. (B) 42. (C) 43. (C) 44. (A) 45. (D) 46. (C) 47. (B) 48. (B) 49. (B) 50. (B)
51. (B) 52. (D) 53. (C) 54. (D) 55. (C) 56. (B) 57. (B) 58. (C) 59. (A) 60. (A)
61. (A) 62. (B) 63. (D) 64. (B) 65. (C) 66. (D) 67. (C) 68. (B) 69. (C) 70. (C)
71. (D) 72. (A) 73. (B) 74. (C) 75. (B) 76. (D) 77. (D) 78. (C) 79. (D) 80. (A)

二、計算題

01. 4.0%；5.1%　02. 面鏡前方 5cm；+20.00D
03. 面鏡前方 21.05cm；實像；倒立；1.30cm
04. 實像；正立；+2.50　05. 面鏡後方 11.1cm；虛像；正立；+0.56
06. 角膜後方 3.9mm 處　07. 面鏡前方 3.64cm　08. 鏡片後方 11.13cm

CH 06

一、選擇題

01. (A) 02. (A) 03. (C) 04. (D) 05. (D) 06. (C) 07. (C) 08. (C) 09. (C) 10. (C)
11. (D) 12. (C) 13. (D) 14. (A) 15. (D) 16. (D) 17. (C) 18. (B) 19. (A) 20. (C)

21. (A) 22. (B) 23. (D) 24. (C) 25. (C) 26. (A) 27. (B) 28. (B) 29. (C) 30. (D)
31. (D) 32. (C) 33. (B) 34. (B) 35. (D) 36. (B) 37. (B) 38. (C) 39. (B) 40. (D)

二、計算題

01. 前頂點屈光力為 −16.67D；後頂點屈光力為 16.67D
02. 影像在第二主平面後方 10cm 或說系統後頂點後方 6cm 處，為倒立相等實像
03. 等價屈光力為+6.32D；前頂點屈光力為+6.12D；後頂點屈光力為+6.87D
04. 第一主平面在前表面前方 0.5cm；第二主平面在後表面前方 1.3cm

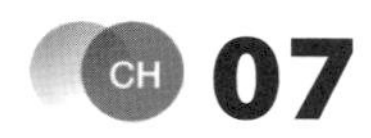

07

一、選擇題

01. (C) 02. (B) 03. (D) 04. (C) 05. (D) 06. (D) 07. (C) 08. (C) 09. (A) 10. (B)
11. (D) 12. (C) 13 (B) 14. (B) 15. (A) 16. (B) 17. (D) 18. (A) 19. (A) 20. (C)
21. (D) 22. (C) 23. (A) 24. (D) 25. (B) 26. (D) 27. (B) 28. (B) 29. (D) 30. (A)
31. (D) 32. (B) 33. (C) 34. (D) 35. (D) 36. (A) 37. (B) 38. (A) 39. (A) 40. (C)
41. (C) 42. (B) 43. (D) 44. (B) 45. (C) 46. (B) 47. (D) 48. (B) 49. (A) 50. (D)
51. (D) 52. (C) 53. (C) 54. (A) 55. (B) 56. (C) 57. (C) 58. (D) 59. (B) 60. (A)
61. (B) 62. (D) 63. (B) 64. (D) 65. (B) 66. (B) 67. (D) 68. (D) 69. (D) 70. (D)
71. (A) 72. (A) 73. (C) 74. (D) 75. (B) 76. (C) 77. (C) 78. (A) 79. (B) 80. (D)
81. (A) 82. (A) 83. (A) 84. (A) 85. (C)

二、計算題

01. (1)水平線影像在鏡後 50cm 處，鉛直線影像在鏡後 100cm；(2)50cm；(3)66.7cm；(4)+3.50D
02. $\dfrac{+5.00DC\times180/+6.00DC\times90}{-8.50DS}$ 03. +4.25D
04. −3.68DS / +4.36DC × 12 或 +0.68DS / −4.36DC × 101.7
05. (1) −3.50DS / +1.50DC × 135；(2) +1.50DC × 150 / +0.50DC × 60；(3) +5.00DS / −2.50DC × 90 或 +2.50DS / +2.50DC × 180

CH 08

一、選擇題

01. (C) 02. (C) 03. (D) 04. (C) 05. (B) 06. (C) 07. (A) 08. (A) 09. (D) 10. (C)
11. (B) 12. (B) 13. (D) 14. (B) 15. (A) 16. (C) 17. (C) 18. (B) 19. (C) 20. (C)
21. (C) 22. (D) 23. (B) 24. (B) 25. (D) 26. (D) 27. (C) 28. (A) 29. (D) 30. (A)
31. (A) 32. (A) 33. (A) 34. (C) 35. (D) 36. (D) 37. (B) 38. (C) 39. (A) 40. (C)
41. (C) 42. (B) 43. (C) 44. (A) 45. (B) 46. (D) 47. (A) 48. (B) 49. (B) 50. (A)
51. (B) 52. (D) 53. (C) 54. (C) 55. (A) 56. (A) 57. (D) 58. (A) 59. (A) 60. (A)
61. (A) 62. (A) 63. (B) 64. (A) 65. (A) 66. (B) 67. (B) 68. (B) 69. (C) 70. (B)
71. (A) 72. (C) 73. (A) 74. (D) 75. (C) 76. (B) 77. (C) 78. (B) 79. (C) 80. (D)
81. (A) 82. (A) 83. (D) 84. (D) 85. (C) 86. (B) 87. (C) 88. (B) 89. (C) 90. (D)
91. (B) 92. (A) 93. (B) 94. (D) 95. (B) 96. (A) 97. (B) 98. (C) 99. (C) 100. (C)
101. (A) 102. (B) 103. (C) 104. (A) 105. (C) 106. (B) 107. (C) 108. (C) 109. (B) 110. (A)
111. (B) 112. (D) 113. (B) 114. (A)

二、計算題

01. 6.3^{Δ}；18.9cm
02. 水平組成 5.2^{Δ}BO；鉛直組成 3^{Δ}BU
03. 7.2^{Δ}BU&I@56
04. 7.2^{Δ}BD
05. 2.3^{Δ}BI；3.8^{Δ}BD
06. 向內移 6mm
07. 水平向外移 9.2mm 並且鉛直向下移 0.8mm
08. 向外轉 3.5^{Δ}

CH 09

一、選擇題

01. (C) 02. (B) 03. (A) 04. (C) 05. (A) 06. (D) 07. (D) 08. (D) 09. (D) 10. (D)
11. (A) 12. (B) 13. (D) 14. (D) 15. (D) 16. (D) 17. (B) 18. (C) 19. (C) 20. (C)
21. (A) 22. (B) 23. (D) 24. (B) 25. (C) 26. (B) 27. (C) 28. (C) 29. (B) 30. (B)
31. (C) 32. (C) 33. (D)

二、計算題

01. 1.70D　02. +2.21D　03. –3.60D　04. –9.52D

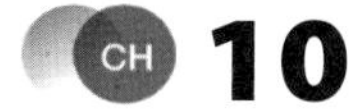

10

一、選擇題

01. (D) 02. (A) 03. (A) 04. (B) 05. (B) 06. (B) 07. (D) 08. (B) 09. (A) 10. (A)
11. (C) 12. (C) 13. (B) 14. (A) 15. (D) 16. (A) 17. (B) 18. (A) 19. (B) 20. (A)
21. (A) 22. (D) 23. (C) 24. (A) 25. (A) 26. (B) 27. (B) 28. (A) 29. (B) 30. (A)
31. (B) 32. (C) 33. (C) 34. (D) 35. (C) 36. (D) 37. (D) 38. (A) 39. (B) 40. (C)
41. (C) 42. (A) 43. (B) 44. (D) 45. (B) 46. (B) 47. (D) 48. (B) 49. (A) 50. (A)
51. (D) 52. (D) 53. (C) 54. (C) 55. (B) 56. (A) 57. (B) 58. (A) 59. (D) 60. (A)
61. (A)

二、計算題

01. 0.15^{Δ}　02. 0.20D
03. 折射率 1.5 的鏡片屈光力為+40.00D，折射率 1.6 的鏡片屈光力為 –32.00D
04. –6.22DS / –0.80DC×90　05. –8.17DS / –0.57DC×180　06. 20cm

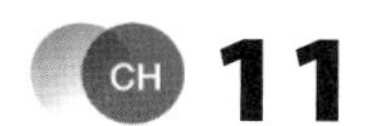

11

一、選擇題

01. (B) 02. (D) 03. (A) 04. (C) 05. (D) 06. (C) 07. (C) 08. (A) 09. (C) 10. (A)
11. (B) 12. (B) 13. (C) 14. (C) 15. (B) 16. (D) 17. (D) 18. (D) 19. (C) 20. (C)
21. (C) 22. (B) 23. (C) 24. (B) 25. (A) 26. (D) 27. (D) 28. (C) 29. (C) 30. (A)
31. (D) 32. (B) 33. (D) 34. (B)

二、計算題

01. +44.09D　02. 7.76mm　03. 23.2mm　04. 0.13mm

CH 12

一、選擇題

01. (D) 02. (D) 03. (D) 04. (D) 05. (C) 06. (D) 07. (A) 08. (A) 09. (C) 10. (C)
11. (A) 12. (D) 13. (C) 14. (A) 15. (A) 16. (C) 17. (B) 18. (D) 19. (D) 20. (D)
21. (A) 22. (C) 23. (C) 24. (C) 25. (B) 26. (B) 27. (C) 28. (D) 29. (C) 30. (D)
31. (B) 32. (A) 33. (D) 34. (B) 35. (B) 36. (B) 37. (B) 38. (D) 39. (A) 40. (C)
41. (B) 42. (C) 43. (A)

二、計算題

01. 近視；眼前 25.6cm； –3.91D ； –4.14D
02. 21.5mm；+3.82D　　03. 逆規散光
04. 逆規的複式近視散光(ATR CMA)　　05. +8.85DS / –1.80DC × 90

CH 13

一、選擇題

01. (A) 02. (A) 03. (B) 04. (B) 05. (A) 06. (C) 07. (C) 08. (B) 09. (B) 10. (A)
11. (A) 12. (C) 13. (A) 14. (B) 15. (C) 16. (A) 17. (C) 18. (D)

二、計算題

01. 0.94　　02. 1.11　　03. 0.94　　04. 0.98

CH 14

一、選擇題

01. (A) 02. (B) 03. (D) 04. (B) 05. (B) 06. (A) 07. (C) 08. (B) 09. (C) 10. (B)
11. (D) 12. (A) 13. (B) 14. (B) 15. (C) 16. (A) 17. (D) 18. (C) 19. (B) 20. (C)
21. (A) 22. (C) 23. (C) 24. (C) 25. (A) 26. (A) 27. (B) 28. (B) 29. (A) 30. (D)
31. (A) 32. (D) 33. (D) 34. (C) 35. (C) 36. (D) 37. (C) 38. (D) 39. (C) 40. (D)

二、計算題

01. 10.50D　02. 眼前 100cm 至 11.1cm　03. 4.37D　04. +2.50D
05. 眼前 44.44cm 至 36.36cm，共 8.08cm 的線性範圍；眼前 133.33cm 至 80cm，共 53.33cm 的線性範圍
06. 2.00D；1.50D　07. 近視 1.00D　08. 眼前 50cm 至 33.33cm
09. 眼前 400cm

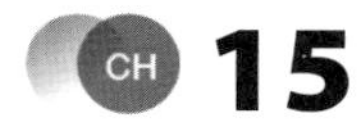

15

一、選擇題

01. (B)　02. (C)　03. (C)　04. (C)　05. (B)　06. (C)　07. (A)　08. (C)　09. (D)　10. (D)
11. (A)　12. (B)　13. (B)　14. (B)

二、計算題

01. 光心內移 6mm；子片嵌入內移 2mm；總嵌入為 8mm
02. 視遠時的清晰視覺範圍為眼前無窮遠至 50cm；視近時的清晰視覺範圍為眼前 66.7cm 至 28.6cm

CH 16

一、選擇題

01. (D)　02. (D)　03. (A)　04. (C)　05. (C)　06. (B)　07. (C)

二、計算題

01. 110°　02. 109°　03. 7.69mm　04. 10.57mm

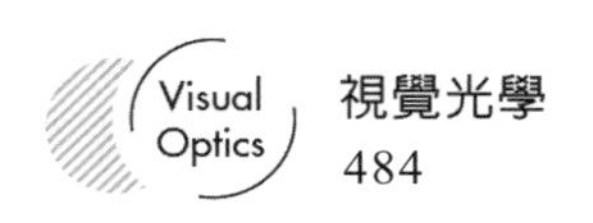

CH 17

一、選擇題

01. (C) 02. (B) 03. (C) 04. (C) 05. (B) 06. (D) 07. (A) 08. (D) 09. (D) 10. (D)
11. (A) 12. (D) 13. (C) 14. (B) 15. (C) 16. (C) 17. (A)

二、計算題

01. 0.26D　02. 2.8^{Δ}BI　03. 1^{Δ}BD OS 或 1^{Δ}BU OD

CH 18

一、選擇題

01. (D) 02. (B) 03. (A) 04. (A) 05. (C) 06. (B) 07. (A) 08. (C) 09. (C) 10. (D)
11. (B) 12. (A) 13. (D)

二、計算題

01. 37.5%　02. 57.8°　03. 1.22　04. 88nm

CH 19

一、選擇題

01. (B) 02. (C) 03. (C) 04. (D) 05. (B) 06. (C) 07. (A) 08. (D) 09. (D) 10. (C)
11. (C) 12. (C) 13. (D) 14. (A) 15. (B)

二、計算題

01. +5X　02. +5.33X　03. +9X　04. +24.00D
05. -3.57X，負號代表倒立影像
06. +4X，12.5cm　07. +3.2X

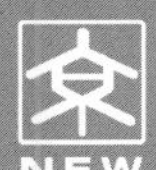

New Wun Ching Developmental Publishing Co., Ltd.

New Age · New Choice · The Best Selected Educational Publications — NEW WCDP

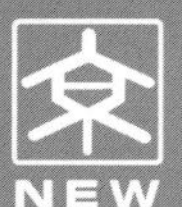

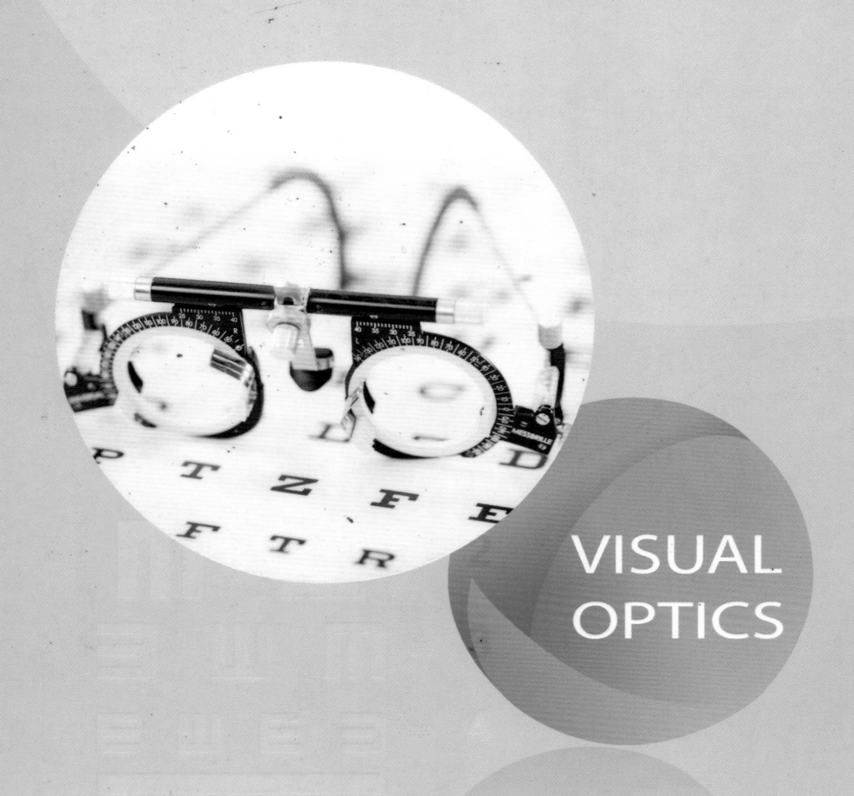

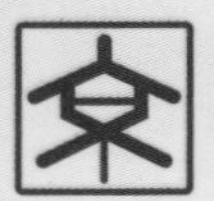

新文京開發出版股份有限公司
New Wun Ching Developmental Publishing Co., Ltd.